LIVRO-TEXTO DE OBESIDADE

Uma visão clínica e abrangente da ABRAN

LIVRO-TEXTO DE OBESIDADE

Uma visão clínica e abrangente da ABRAN

Editores

Durval Ribas-Filho

Carlos Alberto Nogueira-de-Almeida

ABRAN
ASSOCIAÇÃO BRASILEIRA DE NUTROLOGIA

MANOLE

Produção editorial: Rosana Arruda da Silva
Projeto gráfico: Departamento Editorial da Editora Manole
Diagramação: Estúdio Castellani
Ilustrações: Estúdio Castellani
Capa: Plínio Ricca
Imagem de capa: istockphoto.com

CIP-BRASIL. CATALOGAÇÃO NA PUBLICAÇÃO
SINDICATO NACIONAL DOS EDITORES DE LIVROS, RJ

L762

Livro-texto de obesidade : uma visão clínica e abrangente da ABRAN / editores Durval Ribas-Filho, Carlos Alberto Nogueira-de-Almeida. – 1. ed. – Santana de Parnaíba [SP] : Manole, 2021.
560 p. ; 23 cm.

Inclui bibliografia e índice
ISBN 9786555764000

1. Nutrologia. 2. Obesidade. 3. Obesidade – Dietoterapia. 4. Distúrbios alimentares – Aspectos psicológicos. 5. Obesidade em crianças. I. Ribas-Filho, Durval. II. Nogueira-de-Almeida, Carlos Alberto.

21-73097 CDD: 616.398
CDU: 616.33-008.4

Camila Donis Hartmann – Bibliotecária – CRB-7/6472

1ª Edição – 2021

Editora Manole Ltda.
Alameda América, 876
Tamboré – Santana de Parnaíba – SP – Brasil
CEP: 06543-315
Fone: (11) 4196-6000
www.manole.com.br | https://atendimento.manole.com.br/

Impresso no Brasil
Printed in Brazil

Editores

DURVAL RIBAS-FILHO

Mestre e doutor em Medicina pela Fundação Faculdade de Medicina de São José do Rio Preto (Famerp). Professor e coordenador científico de Pós-graduação em Nutrologia pela Associação Brasileira de Nutrologia (Abran). Professor e coordenador científico de Pós-graduação em Obesidade (CIOB) pela Abran. Professor Titular de Nutrologia da Faculdade de Medicina das Faculdades Integradas Padre Albino (Unifipa)/Faculdade de Medicina de Catanduva (Fameca). Professor do Ambulatório de Clínicas do Hospital Universitário Emílio Carlos da Unifipa. Chefe da Equipe Multidisciplinar de Terapia Nutricional do Hospital Universitário Emílio Carlos. Títulos de especialista em Nutrologia, Clínica Médica e Endocrinologia pelo Conselho Federal de Medicina (CFM). Diretor do Departamento de Obesidade e Síndrome Metabólica da Abran. Ex-membro efetivo da Câmara Técnica de Nutrologia do Conselho Regional de Medicina (Cremesp). Editor-associado das revistas científicas internacionais: *Nutrition & Diabetes* (Nature), *Journal of Medical and Health Sciences* (JMHS) e *International Journal of Nutrology* (IJN). Membro Titular da The Obesity Society (TOS), da Endocrine Society (ES) e da Academia Latino-Americana de Nutrologia. Presidente da Abran.

CARLOS ALBERTO NOGUEIRA-DE-ALMEIDA

Médico pela Faculdade de Medicina de Ribeirão Preto da Universidade de São Paulo (FMRP-USP) com Residência Médica em Pediatria junto ao Hospital das Clínicas de Ribeirão Preto (HCRP) da FMRP-USP. Mestre e Doutor em Pediatria pela USP. Título de Especialista em Pediatria e em Nutrologia. Certificado de Área de Atuação em Nutrologia Pediátrica. Estágio em Nutrição Infantil no Hospital São João – Universidade do Porto, Portugal. Diretor do Departamento de Nutrologia Pediátrica da Associação Brasileira de Nutrologia (Abran). Pesquisador Líder do Centro de Investigação em Nutrologia e Saúde – Cinus (CNPq-UFSCar). Membro do Conselho Científico do International Life Sciences Institute (Ilsi), Brasil.

Membro participante do Departamento Científico de Nutrologia da Sociedade Brasileira de Pediatria (SBP). Membro do Departamento de Nutrição da Sociedade de Pediatria de São Paulo (SPSP). Membro da American Society for Nutrition. Fellow da The Obesity Society. Ex-Presidente da The Obesity Society Latin America Affairs. Membro Titular da Academia Latino-americana de Nutrologia. Membro do Conselho editorial do *International Journal of Nutrology*. Pós-doutorando do Departamento de Clínica Médica da Área de Nutrologia da FMRP-USP. Professor Adjunto do Departamento de Medicina da Universidade Federal de São Carlos (UFSCar).

Coautores

ANA CLAUDIA DIAS MORENO

Graduação em Medicina pela Faculdade de Medicina de Jundiaí. Residência médica em Pediatria na Santa Casa de São Paulo (FCMSC/SP). Curso de pós-graduação em Nutrologia pela Associação Brasileira de Nutrologia (Abran).

ANA VALÉRIA SILVEIRA GARCIA RAMIREZ

Residência em Cardiologia Clínica pelo Hospital Beneficência Portuguesa de São José do Rio Preto – SP. Pós-graduação em Nutrologia pela Associação Brasileira de Nutrologia (Abran). Pós-graduação em Endocrinologia e Metabologia pelo Instituto de Pesquisa e Ensino Médico (Ipemed). Médica nutróloga pela Associação Brasileira de Nutrologia – Abran/AMB/CFM/CNRM. Professora de Pós-graduação em Nutrologia pela Abran. Médica mestranda na Pós-graduação da Fundação Faculdade de Medicina de São José do Rio Preto (Famerp/SP) na área de Ciências da Saúde.

ANDERSON DIETRICH

Graduação em Medicina pela Universidade Regional de Blumenau-SC. Médico nutrólogo pela Associação Brasileira de Nutrologia – Abran/AMB/CFM/CNRM. Residência médica em Cirurgia Cardiovascular pelo Instituto do Coração do Hospital das Clínicas da Universidade de São Paulo (InCor). Residência médica em Cirurgia Geral pelo Hospital Santa Isabel (HSI).

ANDRÉ SILVEIRA PINHO

Médico nutrólogo pela Associação Brasileira de Nutrologia – Abran/AMB/CFM/CNRM. Especialista em Cirurgia Plástica pelo CFM/AMB/SBCP. Membro titular da Sociedade Brasileira de Cirurgia Plástica. Especialista em Dermatocosmiatria pela Faculdade de Medicina do ABC (FMABC). Preceptor do serviço de residência médica em Cirurgia Plástica do Instituto Dr. José Frota (IJF-CE). Doutorando em

Ciências pela Faculdade de Medicina da Universidade de São Paulo (FMUSP). Graduação em Medicina pela Universidade Federal da Paraíba (UFPB). Cirurgia Geral pelo Complexo Hospitalar do Heliópolis, São Paulo-SP. Cirurgia Plástica pelo Hospital Sobrapar, Campinas-SP.

ARTHUR KAUFMAN

Graduação em Medicina pela Escola Paulista de Medicina. Doutorado pelo Departamento de Psiquiatria da Faculdade de Medicina de São Paulo. Professor doutor pela Faculdade de Medicina da Universidade de São Paulo (FMUSP), co-ordenador do Programa de Assistência ao Obeso (PRATO). Médico assistente do Instituto de Psiquiatria do Hospital das Clínicas da FMUSP. Professor de pós-graduação em Nutrologia pela Associação Brasileira de Nutrologia (Abran).

AUDIE NATHANIEL MOMM

Médico nutrólogo pela Associação Brasileira de Nutrologia – Abran/AMB/CFM/CNRM. Professor do curso de Medicina da Universidade Cidade de São Paulo (Unicid) e preceptor da Especialização em Nutrologia do Hospital do Servidor Público Estadual de São Paulo. Graduação em Medicina pela Universidade do Planalto Catarinense (Uniplac). Graduação em Nutrição pela Universidade Federal do Paraná, especialização em Nutrição Clínica (UGF), mestrado em Ciência e Tecnologia de Alimentos (UEPG). Pós-graduação em Nutrologia pela Abran.

AUGUSTO FRANÇÓIA MARGON

Médico nutrólogo pela Associação Brasileira de Nutrologia – Abran/AMB/CFM/CNRM. Título de especialista em Terapia Intensiva pela Associação de Medicina Intensiva Brasileira (Amib). Pós-graduação em Nutrologia pela Abran. MBA de Empreendedorismo e Novos Negócios na Fundação Getulio Vargas (FGV).

CARLA CRISTINA JOÃO NOGUEIRA DE ALMEIDA

Graduada em Direito pela Universidade de Ribeirão Preto (Unaerp). Graduada em Psicologia pela Unaerp. Membro do Centro de Estudos em Saúde e Nutrologia Infanto-juvenil pelo Conselho Nacional de Desenvolvimento Científico e Tecnológico (CNPq) da Unaerp. Estágio em Psicologia na Universidade do Porto, Portugal. Curso de Extensão em Psicoterapia de Orientação Psicanalítica. Membro do Grupo de Estudos Psicanalíticos Bioniano.

CARLOS ALBERTO WERUTSKY

Mestrado em Ciências do Movimento Humano pela Universidade Federal do Rio Grande do Sul e Doutorado em Medicina – Clínica Médica pela Universidade de São Paulo. Professor de pós-graduação do Curso Nacional de Nutrologia (CNNUTRO) da Associação Brasileira de Nutrologia (Abran). Professor e coordenador do Curso de pós-graduação em Nutrologia Esportiva (Abran-Instituto BWS). Diretor científico do departamento de Nutrologia Esportiva da Abran.

CRISTIANO COUTINHO RUDGE BARBOSA
Médico endoscopista do Hospital do Servidor Público Estadual de São Paulo (HSPE). Médico assistente da Gastroenterologia do Departamento de Clínica Médica do Hospital Ipiranga (HI). Professor do curso de Medicina da Universidade Nove de Julho (Uninove/SP). Pós-graduação em Nutrologia pela Associação Brasileira de Nutrologia (Abran). Pós-graduação em Nutrição Enteral e Parenteral pela Abran.

DIOGO FELIPE DOS SANTOS TOBIAS
Especialização em Clínica Médica, Gastroenterologia e Medicina Intensiva. Título de especialista em Terapia Intensiva pela Amib/AMB/CFM. Pós-graduação em Nutrologia pela Associação Brasileira de Nutrologia (Abran). Pós-graduação em Nutrição Enteral e Parenteral pela Abran.

DJEIME DA ROCHA BENFICA RIBEIRO
Médica nutróloga pela Abran/CFM/AMB/CNRM. Graduação em Medicina pela Pontifícia Universidade Católica de São Paulo (PUC-SP). Médica do Instituto Prevent Senior.

DURVAL RIBAS-NETO
Residência em Clínica Médica pelo Centro Universitário Padre Albino (Unifipa/Fameca/SP). Pós-graduação em Nutrologia pela Associação Brasileira de Nutrologia (Abran/MEC). Pós-graduação em Nutrição Enteral e Parenteral pela Abran/HSPE/SP. Preceptor de Clínica Médica no Ambulatório Programa Saúde da Família (PSF) da Unifipa/Fameca. Título de Especialista em Clínica Médica pela AMB/CFM. Médico nutrólogo pela Abran/AMB/CFM/CNRM.

EDVALDO GUIMARÃES JÚNIOR
Médico nutrólogo pela Abran/CFM/AMB/CNRM. Pós-graduação em Nutrologia pela Associação Brasileira de Nutrologia (Abran). Professor de Nutrologia na graduação de Medicina da Universidade Cidade de São Paulo (Unicid). Preceptor da especialização em Nutrologia do Hospital do Servidor Público Estadual (HSPE/IAMSPE). Preceptor/professor da pós-graduação de Nutrologia Esportiva da Abran/BWS. Responsável técnico pela Serra Guimarães Medicina Integrada Unidade São Paulo. Coordenador do Ambulatório de Nutrologia no Grupo São Cristóvão. Responsável pela Nutrologia Hospitalar no Hospital Alta Complexidade Vida's.

ELINE DE ALMEIDA SORIANO
Doutora em Clínica Médica pela Universidade do Estado de São Paulo (Unesp/Botucatu/SP). Diretora do Departamento de Nutrição Enteral e Parenteral da

Associação Brasileira de Nutrologia (Abran). Professora titular do Centro Universitário CESMAC (Centro de Ensino Superior de Maceió). Professora de Pós-graduação de Nutrologia do Curso Nacional de Nutrologia (Abran/HSPE). Professora e coordenadora científica de pós-graduação em Nutrição Enteral e Parenteral (Abran/HSPE). Médica nutróloga pela Abran/AMB/CFM/CNRM.

EMY FUKUDA
Residências médicas em Clínica Médica na Santa Casa de Misericórdia de Curitiba e Anatomia Patológica no Hospital Universitário Evangélico de Curitiba. Título de especialista em Anatomia Patológica pela Sociedade Brasileira de Patologia. Especialização em Patologia Oncológica no Hospital A. C. Camargo, em São Paulo. Mestre em Oncologia pela Fundação Antônio Prudente. Pós-graduação em Nutrologia pela Associação Brasileira de Nutrologia (Abran). Docente no Curso de Medicina da Universidade Federal do Paraná (UFP).

FABIANO ROBERT NEVES DA CRUZ
Médico nutrólogo pela Abran/CFM/AMB/CNRM. Membro da Câmara Técnica de Nutrologia do CRM-MG.

FERNANDA DE LUCA ALMEIDA
Médica pela Universidade Federal Fluminense. Residência médica em Pediatria pela Prefeitura Municipal do Rio de Janeiro, Hospital Municipal Salgado Filho. Título de especialista em Pediatria. Pós-graduação em Nutrologia pela Associação Brasileira de Nutrologia (Abran). Médica nutróloga pela Abran/CFM/AMB/CNRM. Professora do curso de pós-graduação em Nutrologia pela Abran. Pós-graduação em Avaliação Metabólica e Nutricional do Onívoro ao Vegetariano, Presidente da Associação Brasileira dos Médicos Vegetarianos (ABMV).

FLÁVIA GOUVEIA
Jornalista de ciência pelo Laboratório de Estudos Avançados em Jornalismo da Universidade Estadual de Campinas (Labjor-Unicamp). Doutora em Política Científica e Tecnológica pelo Departamento de Política Científica e Tecnológica/ Instituto de Geociências (DPCT-IG) da Unicamp.

GISELI ALBACH LENZ
Graduação em Medicina pela Universidade Federal de Minas Gerais (UFMG). Pós-graduação em Nutrologia pela Associação Brasileira de Nutrologia (Abran). Pós-graduação em Síndrome Metabólica pela (FCE/Abran/MEC). Atuação no serviço público na Prefeitura Municipal de Chapecó. Pós-graduanda em Nutrição Enteral e Parenteral pela Associação Brasileira de Nutrologia (Abran). Preceptora do Internato de Saúde Pública I e II da Universidade Comunitária do Oeste-Unochapecó.

IDIBERTO JOSÉ ZOTARELLI FILHO

Pesquisador em medicina regenerativa com células-tronco e biomateriais no programa de Biofísica Molecular (pós-graduação) da Unesp/Ibilce. Especialização pela Duke University - EUA na área de pesquisa clínica, escrita cientifica e tratamento estatístico. Prêmio internacional no Congresso Mundial de Terapia Celular e Células-Tronco na Philadelphia - EUA. Pesquisador experimental em Clínica Médica. Embaixador e editor científico na editora Bentham Science Publishers/ ORCPRESS. Coeditor chefe do *International Journal of Nutrology* (IJN). Editor científico chefe do *Journal of Medical and Health Sciences* (JMHS).

ISOLDA PRADO NEGREIROS

Graduação em Medicina pela Universidade Federal do Amazonas. Especialista em Clínica Médica pelo Hospital Universitário Getúlio Vargas da Universidade Federal do Amazonas e em Nutrologia pelo Hospital das Clínicas da Faculdade de Medicina de Ribeirão Preto da Universidade de São Paulo (FMRP-USP). Mestrado e doutorado em Medicina (Clínica Médica e Ciências Médicas) pela FMRP-USP. Professora de Medicina da Universidade do Estado do Amazonas (UEA). Editora-chefe da *Revista de Ciências da Saúde da Amazônia* (UEA). Coordenadora técnica da equipe de Terapia Nutricional da Fundação Hospital Adriano Jorge. Membro efetivo da Associação Brasileira de Nutrologia, da qual pertence ao grupo editorial da *Revista de Nutrologia/International Journal of Nutrology*. Membro do Conselho Editorial da Fundação Hospital Adriano Jorge. Parecerista *ad hoc* de *Nutrition Research*, *Renal Failure* e *BMJ Case Reports*. Professora de pós-graduação em Nutrologia pela Associação Brasileira de Nutrologia (Abran). Professora de pós-graduação em Nutrição Enteral e Parenteral pela Abran.

JOSÉ ALVES LARA NETO

Graduação em Medicina pela Universidade Católica de Córdoba. Especialização em Nutrologia pelo Conselho Federal de Medicina e Associação Médica Brasileira. Médico nutrólogo pela Abran/CFM/AMB/CNRM no Hospital e Maternidade São José, Hospital Netto Campello e SERMED Saúde Ltda. Co-coordenador do Curso Nacional de Nutrologia da Associação Brasileira de Nutrologia (CNNUTRO/ Abran). Membro efetivo do Corpo Diretivo da Associação Brasileira de Nutrologia (Abran). Cofundador da Academia Latino-Americana de Nutrologia (ALAN).

JOSÉ DELFIM MOHANA PINHEIRO

Graduação em Medicina pela Universidade Federal do Maranhão. Residência médica de Cirurgia Geral no Hospital Souza Aguiar - RJ. Residência médica em Cirurgia Vascular- Hospital da Lagoa - RJ. Pós-graduação em Cirurgia Vascular - PUC/RJ - Pós-graduação em Angiologia e Cirurgia Vascular - Instituto de Pós-graduação - Carlos Chagas - RJ. *Staff* da Cirurgia Vascular - Hospital Miguel Couto. Pós-graduação em Medicina do Trabalho – Universidade Gama Filho – RJ – Pós-graduação em Saúde Pública e Administração Hospital – Unaerp-SP – Pós-graduação em Medicina Estética-Universidade Souza Marques – RJ. Pós-graduação em Ciências do Anti-Aging (Universidade Paulista-SP) – Cursos de pós-graduação em Endocrinologia, Adequação Nutricional e Manutenção da Homeostase, Prevenção e Tratamento de Doenças Relacionadas à Idade (Centro Universitário Ingá). Membro efetivo do Corpo Diretivo da Associação Brasileira de Nutrologia (Abran). Cofundador da Academia Latino-Americana de Nutrologia (ALAN).

KARLA CRISTINA MALTA VILANOVA
Pediatra com título de especialista na área de atuação em Nutrologia Pediátrica pela SBP/Abran/AMB. Médica nutróloga pela Abran/CFM/AMB/CNRM. Mestre e doutora em Saúde da Criança e do Adolescente pela Faculdade de Medicina de Ribeirão Preto da Universidade de São Paulo (FMRP). Professora de Pediatria do Departamento Materno-Infantil da Universidade Federal do Piauí (UFPI). Ex-diretora do Departamento Científico da Sociedade Piauiense de Pediatria. Professora de pós-graduação em Nutrologia pela Associação Brasileira de Nutrologia (Abran). Professora de pós-graduação em Nutrição Enteral e Parenteral pela Abran.

LAUSANE CARVALHO DANTAS DIETRICH
Graduação em Medicina pela Fundação Universidade Regional de Blumenau (Furb-SC). Residência médica em Pediatria pelo Serviço de Pediatria do Município de São Paulo (SUS-SP), Hospital Dr. Fernando Mauro Pires da Rocha. Pós-graduação em Nutrologia pela Associação Brasileira de Nutrologia (Abran). Pediatra do corpo clinico do Hospital Santa Isabel de Blumenau-SC.

LILIA TOMAZ GODOI
Graduação em Medicina pela Universidade Severino Sombra (USS/RJ). Especialização em Dermatologia pela Faculdade de Ciências Médicas de Minas Gerais (FCM/MG). Pós-graduação em Dermatologia Estética Avançada (FCM/MG). Pós-graduação em Nutrologia pela Associação Brasileira de Nutrologia (Abran). Médica nutróloga (Abran/CFM/AMB/CNRM).

LISANDRO ALBERTO GARCÍA
Especialista em Gastroenterologia e Nutrição pela Universidade de Buenos Aires, Argentina (UBA). Professor da Cátedra de Nutrição da Faculdade de Medicina da Universidade de Buenos Aires (UBA). Professor de pós-graduação em Nutrologia pela Associação Brasileira de Nutrologia (Abran). Ex-presidente da Sociedade Argentina de Nutrição (SAN). Cofundador da Academia Latino-Americana de Nutrologia (ALAN).

LUCIANA CORRÊA DOS SANTOS LEÃO

Médica pela Centro Universitário Serra dos Órgãos (Unifeso) – Teresópolis-RJ. Residência médica em Ginecologia e Obstetrícia pelo Hospital Albert Sabin – Campinas-SP. Pós-graduação em Ultrassonografia em Ginecologia e Obstetrícia pela Faculdade de Tecnologia em Saúde (Fatesa) – Ribeirão Preto – SP. Pós-graduação em Nutrologia pela Associação Brasileira de Nutrologia (Abran). Médica nutróloga pela Abran/CFM/AMB/CNRM.

LUIZ ROBERTO QUEROZ

Graduação em Medicina pela Universidade Federal de São Paulo (Unifesp-SP). Título de especialista em Nutrologia e Endocrinologia pelo CFM/AMB. Co-coordenador científico do Curso Nacional de pós-graduação em Nutrologia da Abran. Membro efetivo do Corpo Diretivo da Associação Brasileira de Nutrologia (Abran). Cofundador da Academia Latino-Americana de Nutrologia (ALAN). Coordenador científico do curso de pós-graduação em Obesidade (CIOB) pela Abran. Vice-diretor do departamento de Obesidade e Síndrome Metabólica da Abran. Ex-membro efetivo da Câmara Técnica de Nutrologia do Conselho Regional de Medicina (Cremesp). Ex-presidente do Departamento Científico de Nutrologia da Associação Paulista de Medicina (APM).

MARCELLA GARCEZ DUARTE

Médica nutróloga pela Abran/CFM/AMB/CNRM. Mestre em Ciências da Saúde pela Escola de Medicina da PUC-PR. Membro da Câmara Técnica de Nutrologia do Conselho Regional de Medicina do Paraná (CRM-PR). Coordenadora de Pesquisa no Serviço de Nutrologia IAMSPE/Abran. Professora de pós-graduação em Nutrologia pela Associação Brasileira de Nutrologia (Abran). Diretora do Departamento de Fitoterapia da Abran.

MARCELO YAFFÉ

Médico especialista em Medicina Interna. Presidente da Sociedade Uruguaia de Nutrição (SUNUT). Responsável pela Unidade de Suporte Nutricional do Hospital Pasteur/Montevidéu, Uruguai. Coordenador de Administração dos Serviços de Saúde do Estado/Montevidéu, Uruguai.

MARCIA DE CASTRO SEBASTIÃO

Graduação na Faculdade de Ciências Médicas da Santa Casa de Misericórdia de São Paulo. Título de especialista em Pediatria pelo Conselho Regional de Medicina de São Paulo. Médica nutróloga pela Abran/CFM/AMB/CNRM. Coordenadora do Curso Nacional de pós-graduação de Nutrologia. Membro do Departamento de Pediatra da Associação Brasileira de Nutrologia (Abran). Membro efetivo do Corpo Diretivo da Abran. Cofundadora da Academia Latino-Americana de Nutrologia

(ALAN). Ex-presidente do Departamento Científico de Nutrologia da Associação Paulista de Medicina (APM).

MARIA ÂNGELA DE SOUZA

Graduação em Medicina pela Universidade de Santo Amaro. Mestrado em Ginecologia pela Universidade Federal de São Paulo/Escola Paulista de Medicina. Médica da Secretaria de Estado da Saúde de São Paulo e do Instituto de Assistência Médica ao Servidor Público Estadual (Serviço de Nutrologia e Coordenadora da pós-graduação em Nutrologia). Título de especialista em Tocoginecologia e Mastologia. Especialização em Terapia Nutricional e Nutrição Clínica pelo Grupo de Apoio de Nutrição Enteral e Parenteral do Hospital da Beneficência Portuguesa. Médica nutróloga pela Abran/CFM/AMB/CNRM. Diretora do Serviço de Nutrologia do Hospital do Servidor Público Estadual (HSPE - IAMSPE). Membro da Comissão de Ética em Pesquisa. Vice-diretora clínica do HSPE.

MARIA DEL ROSÁRIO ZARIATEGUI DE ALONSO

Graduação em Medicina pela Universidade de Buenos Aires (UBA, Argentina) e pela Universidade Federal de Santa Catarina. Médica nutróloga pela Abran/CFM/AMB/CNRM. Professora de Pós-graduação em Nutrologia pela Associação Brasileira de Nutrologia (Abran). Membro efetivo do Corpo Diretivo da Abran. Cofundadora da Academia Latino-Americana de Nutrologia (ALAN). Diretora do Departamento de Transtornos Alimentares da Abran. Coordenadora científica do curso de Pós-graduação em Nutrologia da Abran.

MARIA EDUARDA NOGUEIRA DE ALMEIDA

Acadêmica do curso de Nutrição e Metabolismo da Faculdade de Medicina de Ribeirão Preto da Universidade de São Paulo (FMRP-USP).

MARIA GRACIELA LUONGO DE MATOS

Médica nutróloga pela Abran/AMB/CFM/CNRM. Médica preceptora do curso de Medicina da Universidade Cidade de São Paulo (Unicid). Médica preceptora do curso de pós-graduação do Hospital do Servidor Público Estadual (HSPE/IAMSPE-SP). Docente orientadora da Liga Acadêmica de Nutrologia da Unicid. Especialização em Nutrologia no Instituto de Assistência Médica ao Servidor Público Estadual - IAMSPE. Pós-graduação em Nutrologia pela Associação Brasileira de Nutrologia (Abran/MEC). Pós-graduação em Nutrição Enteral e Parenteral pela Abran/MEC. Docência pela Fundação Getulio Vargas. MBA Executivo Internacional com ênfase em Logística Empresarial pela Fundação Getulio Vargas. Especialização em Administração Industrial pela Fundação Vanzolini/Escola Politécnica/Universidade de São Paulo. Graduação em Ciências Contábeis pela Universidade São Francisco (USF).

MARINA GONZALES RIBAS REIS

Graduação em Medicina pela Universidade de Ribeirão Preto (Unaerp-SP). Residência médica em Ginecologia e Obstetrícia pela Faculdade de Medicina de Ribeirão Preto da Universidade de São Paulo (FMRP). Título de especialista em Ginecologia e Obstetrícia pela FEBRASGO/AMB/CFM. Mestrado em Ginecologia e Obstetrícia pela pós-graduação da Faculdade de Medicina de Ribeirão Preto da Universidade de São Paulo (FMRP-USP).

MD AKHERUZZAMAN

Pesquisador para Doenças Não Transmissíveis no Centro Internacional para Pesquisa de Doenças do Trato Digestório/Dhaka/Bangladesh. Mestrado pelo Instituto de Nutrição e Ciências Alimentares da Universidade de Dhaka/Bangladesh/Índia. Membro no departamento do Ciências Nutricionais – Laboratório de Obesidade e Saúde Metabólica da Texas Tech University, EUA.

MURILO PEREIRA

Nutricionista pela Universidade Federal de Pelotas. Mestre e doutor em Ciência dos Alimentos pela Universidade Federal de Santa Catarina. Membro e coordenador da Academia Brasileira de Nutrição Funcional.

NATALIA GISELA SEGOVIA

Médica pela Universidade de Buenos Aires (UBA, Argentina). Professora e Educadora de Nutrição e Diabetes (UBA, Argentina). Ex-diretora da Sociedade Argentina de Nutrição (SUN).

NELSON LUCIF JUNIOR

Mestre pelo Departamento de Medicina Social da Faculdade de Medicina de Ribeirão Preto da Universidade de São Paulo (FMRP-USP). Doutor em Clínica Médica pela FMRP-USP. Especialista em Geriatria pela Associação Médica Brasileira (AMB). Especialista em Nutrologia pela AMB. Diretor do Departamento de Nutrologia Geriátrica da Associação Brasileira de Nutrologia (Abran). Docente do curso de pós-graduação em Nutrologia da Abran. Docente da Faculdade de Medicina da Universidade de Ribeirão Preto (Unaerp). Membro efetivo do Corpo Diretivo da Associação Brasileira de Nutrologia (Abran). Cofundador da Academia Latino-Americana de Nutrologia (ALAN).

NIKHIL V. DHURANDHAR

Professor da Universidade Helen Devitt Jones (UHDJ, Texas, EUA). Professor titular no Departamento de Ciências Nutricionais da Texas Tech University (TTU, EUA). Ex-presidente da The Obesity Society (TOS). Ex-editor-chefe da *International Journal of Obesity*. Membro do Conselho Editorial da revista *Nutrition & Diabetes* (Nature).

OCTAVIANO TOBIAS NUNES BOTELHO DA CRUZ

Graduação em Medicina pelo Centro Universitário Serra dos Órgãos (Unifeso). Pós-graduação em Endocrinologia pelo Fundação Educacional Lucas Machado (FELM). Pós-graduação em Nutrologia pela Associação Brasileira de Nutrologia (Abran). Médico nutrólogo pela Abran/AMB/CFM/CNRM.

ORSINE VALENTE

Professor titular do Departamento de Medicina da Universidade Federal de São Paulo (Unifesp). Professor emérito da Faculdade de Medicina do ABC (FMABC). Doutor em Endocrinologia pela Unifesp. Diretor do Departamento de Diabetes da Associação Brasileira de Nutrologia (Abran). Título de Especialista em Endocrinologia e Metabologia pela Sociedade Brasileira de Endocrinologia e Metabologia (SBEM). Residência em Clínica Médica e em Endocrinologia pela Unifesp. Professor de pós-graduação em Nutrologia pela Associação Brasileira de Nutrologia (Abran). Membro efetivo do Corpo Diretivo da Abran. Cofundador da Academia Latino-Americana de Nutrologia (ALAN). Membro do Conselho Editorial do *International Journal of Nutrology* (IJN).

PAULO FRANCISCO HENKIN

Graduação em Medicina pela Universidade Federal do Rio Grande do Sul (UFRGS). Residência médica em Medicina Interna (UFRGS/Santa Casa de Misericórdia de Porto Alegre-RS. Pós-graduação em Geriatria pela Pontifícia Universidade Católica do Rio Grande do Sul (PUCRS). Mestrado pela University of London em Nutrição Humana (UL, Inglaterra). Médico nutrólogo pela Abran/CFM/AMB/CNRM. Médico da Secretaria de Saúde do Estado do Rio Grande do Sul. Médico coordenador do Serviço de Saúde do Grupo RBS. Professor da pós-graduação em Nutrologia pela Associação Brasileira de Nutrologia (Abran). Coordenador da Equipe Multiprofissional de Terapia Nutricional (EMTN) do Serviço de Nutrologia Hospital Ernesto Dornelles (Senhed-PA). Coordenador da Câmara Técnica de Nutrologia do Conselho Regional de Medicina do RS (Cremers). Membro efetivo do Corpo Diretivo da Abran. Cofundador da Academia Latino-Americana de Nutrologia (ALAN).

RENATO AUGUSTO ZORZO

Graduação em Medicina pela Universidade Federal do Triângulo Mineiro. Residência médica em Pediatria e em Nefrologia Pediátrica no Hospital das Clínicas da Faculdade de Medicina de Ribeirão Preto da Universidade de São Paulo (FMRP-USP). Mestrado e doutorado pela FMRP-USP. Curso de pós-graduação em Nutrologia pela Associação Brasileira de Nutrologia (Abran). Pós-graduação em Nutrologia Pediátrica pela Boston University School of Medicine. Professor assistente da Universidade Federal de São Carlos (UFSCar), membro do Departamento de Nutrição da Sociedade de Pediatria de São Paulo (SPSP), membro do Departamento de Nutrologia da Sociedade

Brasileira de Pediatria (SBP). Revisor científico do *International Journal of Nutrology* (IJN) e do *Brazilian Journal of Food Technology* (BJFT).

RODRIGO FERNANDES WEYLL PIMENTEL
Médico cirurgião geral pela Santa Casa de Misericórdia da Bahia (HSCMBA). Médico nutrólogo pela Abran/CFM/AMB/CNRM. Mestre em Saúde Coletiva pela Universidade do Estado da Bahia (Uneb). Doutorando em Ciências da Saúde pela Universidade Federal da Bahia (UFB).

RÔMULO BAGANO MENESES
Médico nutrólogo pela Abran/CFM/AMB/CNRM. Médico intensivista no Hospital da Bahia e Santa Casa de Misericórdia da Bahia (HBSCBA). Graduação pela Escola Bahiana de Medicina e Saúde Pública (EBMSP). Especialista em Clínica Médica pelo Hospital Geral Ernesto Simões Filho (HGESF). Pós-graduado em Nutrologia pela Associação Brasileira de Nutrologia (Abran). Pós-graduação em Atenção Básica e Atenção Domiciliar pela Universidade Federal do Maranhão (UFMA). Pós-graduação em Nutrição Enteral e Parenteral pela Abran.

SANDRA LÚCIA FERNANDES
Graduação em Medicina pela Faculdade Irmandade da Santa Casa de Misericórdia de Vitória (FISCMV). Médica nutróloga do Hospital Meridional de Espirito Santo (HMES). Residência médica em Clínica Médica no Hospital Felício Rocho (Belo Horizonte-MG). Residência em Nutrologia pela Faculdade de Medicina de Ribeirão Preto da Universidade de São Paulo (FMRP-USP). Docente de Pós-graduação em Nutrologia do Curso Nacional de pós-graduação em Nutrologia da Associação Brasileira de Nutrologia (Abran/HSPE/SP). Docente de pós-graduação do Curso Nacional de Nutrição Enteral e Parenteral da Associação Brasileira de Nutrologia (Abran/HSPE/SP).

SARA MIRELLE MENDONÇA CHAVES COELHO LEITE
Graduação em Medicina pela Universidade Federal de Pernambuco. Médica nutróloga pela Abran/CFM/AMB/CNRM. Título de especialista em Terapia Nutricional Enteral e Parenteral pela Sociedade Brasileira de Nutrição Parenteral e Enteral (Braspen). Título de especialista em Pediatria pela Sociedade Brasileira de Pediatria (SBP).

SIMONE CHAVES DE MIRANDA SILVESTRE
Graduação em Medicina pela Universidade Federal de Minas Gerais (UFMG). Mestrado em Medicina (Clínica Médica) pela Universidade de São Paulo (USP). Residência em Nutrologia no Hospital das Clínicas da Faculdade de Medicina da Universidade São Paulo (HCFMUSP). Especialista em Clínica Médica

pelo Ministério da Educação e Cultura (MEC). Coordenadora da Comissão de Suporte Nutricional (CSN) e da Clínica de Nutrologia do Hospital Felicio Rocho (HFR). Ex-coordenadora da Especialização em Nutrologia no HFR. Ex-coordenadora do Núcleo de Segurança do Paciente do HFR. Membro do Comitê de Ética Médica no HFR. Médica nutróloga pela Associação Brasileira de Nutrologia - Abran/CFM/AMB/CNRM. Título de especialista na área de atuação em Terapia Enteral e Parenteral (Braspen). Professora de pós-graduação em Nutrologia pela Associação Brasileira de Nutrologia (Abran). Professora de pós-graduação em Nutrição Enteral e Parenteral pela Associação Brasileira de Nutrologia (Abran).

THIAGO SANTOS HIROSE
Graduação em Ciências Médicas pela Faculdade de Medicina de Ribeirão Preto da Universidade de São Paulo (FMRP-USP). Residência médica em Pediatria pelo Hospital das Clínicas da FMRP-USP - HC FMRP-USP. Residência médica em Endocrinologia Pediátrica pelo HC FMRP-USP. Título de especialista em Pediatria pela Sociedade Brasileira de Pediatria. Título de especialista em Endocrinologia Pediátrica da Sociedade Brasileira de Endocrinologia e Metabologia. Membro do Departamento de Endocrinologia da Sociedade de Pediatria de São Paulo. Docente de Endocrinologia no curso de Medicina da Universidade Estácio.

VALENTINA SUGO
Médica residente de Medicina Interna do Hospital Pasteur - Administração de Serviços de Saúde do Estado - Montevidéu, Uruguai.

VALTER MAKOTO NAKAGAWA
Graduação em Medicina na Faculdade de Ciências Médicas de Santos. Especialista em Clínica Médica, Medicina do Trabalho e Nutrologia. Título de especialista em Nutrologia pelo Abran/CFM/AMB. Co-coordenador científico do curso de pós-graduação em Nutrologia pela Associação Brasileira de Nutrologia (Abran). Secretário adjunto de Saúde de São Vicente-SP. Membro efetivo do Corpo Diretivo da Abran. Cofundador da Academia Latino-Americana de Nutrologia (ALAN). Ex-membro da Câmara Técnica de Nutrologia do Conselho Regional de Medicina do Estado de São Paulo (Cremesp). Diretor do Departamento de Assuntos Institucionais da Abran. Ex-presidente do Departamento de Nutrologia da Associação Paulista de Medicina (APM).

VIJAY HEGDE
Bacharel em Botânica pela Universidade de Mumbai, Índia. Mestrado em Fisiologia Vegetal pela Universidade de Mumbai, Índia. Doutorado em Biologia Molecular e Biotecnologia pela University of Sheffield, Reino Unido.

WASHINGTON LUIZ ABREU DE JESUS

Médico nutrólogo pela Abran/CFM/AMB/CNRM. Doutor em Saúde Pública pela Universidade Federal da Bahia (UFBA). Professor adjunto da UFBA e da Escola Bahiana de Medicina e Saúde Pública. Professor titular do Centro Universitário de Tecnologia e Ciências da Bahia (UNIFTC-Salvador e Feira de Santana). Responsável técnico pela área de Nutrologia da Secretaria da Saúde do Estado da Bahia. Supervisor do Programa de Residência em Nutrologia do Hospital Geral Roberto Santos, Salvador-BA.

Sumário

Apresentação

A obesidade representa um distúrbio metabólico, com consequências clínicas e nutrológicas e se manifesta pelo excesso de gordura corporal.

Em condições normais, o organismo preserva uma parte das reservas energéticas em depósito de ácidos graxos sob a forma de triglicerídeos neutros no tecido celular subcutâneo. Essa reserva calórica tem importância fundamental para a manutenção de funções celulares e orgânicas, particularmente durante períodos de jejum, seja entre refeições, seja no jejum noturno. Durante exercícios físicos prolongados de qualquer natureza, a mobilização de ácidos graxos a partir dessa reserva de gordura também é necessária para atender a demandas de energia dos músculos em atividade. Dessa forma, o corpo humano se organiza para manter um equilíbrio constante e preciso entre a energia ingerida, a acumulada e a consumida.

Muito embora esse balanço energético esteja quase sempre calibrado, desvios na ingestão e no consumo de calorias ao longo do tempo podem se tornar extremos, o que afeta a quantidade e a distribuição corporal da gordura armazenada. No mundo moderno disseminou-se um estilo de vida sedentário, de pouca atividade física na rotina e exercícios regulares quase inexistentes. Há um incentivo constante e simultâneo que gera aumento na procura e na ingestão de alimentos e bebidas de alta densidade calórica. Assim, tem se observado cada vez mais que indivíduos acumulam excedentes de gordura no organismo. Consequentemente, um enorme ganho de peso corporal tem sido registrado na população em geral. A distribuição anormal dessa gordura excedente nos órgãos e tecidos representa uma séria ameaça à saúde.

A obesidade decorre de atitudes e decisões pessoais, como exageros alimentares, nutrição não balanceada e atividade física mínima. O desenvolvimento da obesidade nesses indivíduos, no entanto, não ocorre por acaso. Existem fatores internos ("endógenos") que, impulsionados por fatores externos, ambientais, facilitam o ganho de peso e a distribuição anormal de gordura no organismo. Sabemos que alguns indivíduos carregam genótipos que predispõem à procura e ao consumo de alimentos ou bebidas com alto teor calórico. Essas escolhas propiciam a ingestão de calorias em excesso e predispõem ao acúmulo de gordura.

Também já foram identificados genes que se associam com um "metabolismo lento", pouco eficaz. Esses indivíduos tendem a acumular tecido gorduroso por não conseguirem "queimar" as calorias de forma eficiente, independentemente da qualidade e quantidade da ingestão calórica. Alguns têm perfil genético que induz ao sedentarismo, o que contribui ainda mais para o excesso de reservas de energia. Podemos afirmar, então, que certos indivíduos têm maior propensão a ganhar peso e acumular gordura corporal. Por outro lado, fatores externos, ambientais, exercem um efeito adicional marcante nesses sujeitos e favorecem o desenvolvimento da obesidade na população em geral.

A alimentação inapropriada é um fator diretamente ligado ao aparecimento da obesidade. A disponibilidade e a facilidade com que se pode adquirir e consumir alimentos com teor altamente calórico e, muitas vezes, com pouco valor nutritivo, são notórias. Tais produtos são oferecidos a baixo custo e em grandes quantidades por preço reduzido, sendo promovidos intensamente pelos meios de comunicação. Estes têm uma parcela de culpa na escalada da obesidade individual.

Outro fator externo está na educação precária da população. Uma grave consequência dessa falta de informação se reflete na inadequada alimentação, principalmente infantil. Em relação a este tema, existe um inexplicável desinteresse no ensino formal sobre a nutrição humana e, ainda pior, uma avalanche de desinformação. O conhecimento a respeito da nutrição humana é bastante precário e vai desde as escolas elementares, com ofertas de merenda escolar de conteúdo nutricional questionável, até as entidades de ensino superior, nas quais a educação e a pesquisa na área da nutrição são relegadas a segundo plano ou não existem. As organizações governamentais competentes e os serviços públicos ligados à nutrição humana em geral não dispõem de recursos suficientes, portanto têm seu papel de protagonista ofuscado ou são excluídos completamente da discussão. Dessa forma, a ausência de uma programação adequada nas áreas da nutrição e da alimentação proveniente dos órgãos públicos agrava ainda mais o problema.

A responsabilidade dos profissionais de saúde, como médicos e outros profissionais afins, no que diz respeito a educação, prevenção e tratamento da obesidade, deve ser ressaltada. Todos os profissionais da área de saúde devem procurar se educar e obter esclarecimentos sobre o assunto. Poderão, assim, repassar recomendações mais consistentes sobre o que se sabe e o que não se sabe a respeito da nutrição humana. Quando consultados, esses profissionais necessitam de dados científicos, inequívocos e já confirmados, para solidificar conceitos básicos, essenciais e refutar veementemente informações distorcidas, sem base científica. É importante rebater e confrontar a propagação de qualquer conhecimento dúbio, sem mérito e sem base na ciência. Infelizmente, a desinformação sobre a nutrição e alimentação humana é presença constante nos meios de comunicação na atualidade.

Este livro sobre a obesidade pretende preencher as diversas lacunas no ensino e promover conhecimento mais útil e prático sobre o assunto. Vários especialistas e cientistas da área de Nutrologia proporcionam ao leitor uma verdadeira aventura literária, cobrindo diversas facetas do problema. Os autores tecem considerações epidemiológicas e, com rara profundidade, abordam aspectos clinicopatológicos e o processo de avaliação da composição corporal de obesos.

Alguns capítulos detalham opções disponíveis de tratamento, incluindo dietas, manipulações nutricionais e de atividade física, além da cirurgia bariátrica. Atenção especial é dedicada a assuntos psicológicos e psicoterapêuticos, que são de grande interesse no acompanhamento de indivíduos obesos. A discussão sobre o tema da obesidade infantil é bastante pertinente e tem um lugar especial nesta obra. Um capítulo é inteiramente dedicado às repercussões metabólicas e clínico-nutrológicas que afetam a saúde dos indivíduos obesos. As informações contidas neste livro certamente servirão aos profissionais de saúde e a todos os interessados no tema da obesidade.

Prof. Dr. Eugenio Cersosimo
Professor de Medicina e diretor do Centro de Pesquisa Clínicas
Texas Diabetes Institute - Universidade do Texas, EUA

Prof. Dr. José Eduardo Dutra de Oliveira
Professor Emérito da Faculdade de Medicina de Ribeirão
Preto da Universidade de São Paulo (FMRP-USP)
Cofundador da Associação Brasileira de Nutrologia (Abran)

Prefácio

Fico agradavelmente satisfeita por ter sido convidada para escrever o prefácio deste livro, intitulado *Livro-texto de obesidade*, cujos editores aprecio de maneira especial, considerando que possuem uma experiência extraordinária comprovada por sua trajetória na área, ambos professores reconhecidos e qualificados que praticam o ensino contínuo e, portanto, são formadores de profissionais na especialidade de Nutrologia.

Este livro representa o fruto de uma longa dedicação ao ensino, bem como uma valiosa contribuição para a literatura médica.

A medicina é uma ciência em constante evolução e mudança. À medida que surgem novas descobertas sobre a obesidade em relação ao papel da epigenética, a função da microbiota intestinal, sua complexidade humoral, o aumento da obesidade infantil, a obesidade sarcopênica, os obesos metabolicamente saudáveis, o paradoxo da obesidade nos pacientes críticos etc., novas terapias também estão surgindo.

Embora exista abundante literatura sobre a obesidade, ela continua sendo uma doença pandêmica, com aumento de prevalência e incidência em muitos países e, portanto, um novo texto com informações atualizadas baseadas em evidências é necessário para organizar e padronizar a enorme quantidade de dados disponíveis e, assim, permitir ao leitor compreender melhor o complexo problema da obesidade.

O paciente obeso, além de sofrer de diversas comorbidades e consequências negativas para sua saúde, tem de suportar discriminação e culpa pela ligação com a ingestão calórica excessiva e o sedentarismo, geralmente atribuídos à falta de força de vontade.

Nas últimas décadas, o fracasso usual da terapia exclusiva com mudanças no estilo de vida e resistência ao uso crônico de medicamentos tem levado ao aparecimento de procedimentos cirúrgicos bem-sucedidos, embora nem sempre sustentáveis em longo prazo.

Estamos, portanto, diante de um crescente problema de saúde que afeta a sobrevivência e a qualidade de vida, no qual ainda faltam estratégias concretas que ofereçam soluções em termos de saúde pública.

Neste texto, os autores fornecem aos profissionais de saúde uma visão abrangente sobre a obesidade, em capítulos que cobrem a etiologia, o diagnóstico e a terapia em suas várias facetas clínicas e cirúrgicas (mudanças no estilo de vida, tratamento farmacológico, mudanças cognitivas e comportamentais e cirurgia bariátrica) com as informações mais atualizadas e completas, a fim de aprofundar o conhecimento científico nesta área.

Dra. Ana María Ferreira Heyn de Saguier
Médica nutróloga
Presidente da Federación Latinoamericana de Terapia Nutricional,
Nutrición Clínica y Metabolismo (Felanpe)
Ex-presidente da Sociedad Paraguaya de Nutrición
Professora da Universidad Católica de Asunción (UCA)
Professora convidada de pós-graduação em Nutrologia
da Associação Brasileira de Nutrologia (Abran).

Epidemiologia da obesidade 1

Washington Luiz Abreu de Jesus
Marcia de Castro Sebastião
Valter Makoto Nakagawa
Durval Ribas-Filho

Obesidade é um termo com origem no latim *obesitas,* que significa excesso de gordura. Está inserida no rol das doenças crônicas não transmissíveis (DCNT) e pode ser definida como a excessiva concentração de gordura corporal, em consequência do consumo exacerbado de alimentos de elevado teor calórico, associado principalmente a hábitos de vida sedentários, caracterizando um desbalanço energético, que possuem como determinantes os fatores genéticos, metabólicos, ambientais, sociais, culturais, econômicos, de estilo de vida ou ainda estar relacionada a fatores demográficos. É um problema de saúde pública que vem ganhando importância nas últimas décadas no mundo inteiro.[1]

A população com sobrepeso ou obesidade é definida como os habitantes com excesso de peso, que apresentam riscos à saúde em razão da alta proporção de gordura corporal. A medida mais utilizada é baseada no índice de massa corporal (IMC), que é um número único que avalia o peso de um indivíduo em relação à estatura (peso/estatura, com peso em quilogramas e estatura em metros). Esse indicador é apresentado tanto para dados "autorrelatados" (estimativas de altura e peso de pesquisas de saúde com base na população) quanto para dados "medidos" (estimativas precisas de altura e peso de exames de saúde) e é medido como uma porcentagem da população com 15 anos ou mais.

Com base na classificação da Organização Mundial de Saúde (OMS), adultos com IMC de 25 a 30 são definidos como excesso de peso, e aqueles com IMC de 30 ou mais, como obesos. No caso das crianças, utiliza-se o escore-Z para peso e estatura/comprimento, identificando-se como obesas aquelas que apresentam escore-Z maior que +2, ou seja, que estão com o IMC acima do percentil 95.[2,3]

Isoladamente ou quando associada a outras condições crônicas, a obesidade representa um estado de saúde de grande impacto social e financeiro, principalmente às famílias das pessoas acometidas e ao sistema de saúde, considerando-se o custo efetivo dos investimentos realizados a fim de cuidar das consequências decorrentes de seu tratamento.

Neste capítulo serão apresentados, de modo sucinto, os números da obesidade no mundo e no Brasil, por meio de dados epidemiológicos confiáveis sistematizados, fundamentais para o trabalho dos nutrólogos em todos os níveis do sistema de saúde, nos âmbitos público e privado. Serão consideradas as diferentes faixas etárias e as perspectivas epidemiológicas, assim como análises de tendências dos principais institutos mundiais que tratam da temática.

PANORAMA MUNDIAL

De acordo com dados da OMS, publicados em 2017 na revista *The Lancet*, no ano de 2016 a obesidade atingiu 13% da população adulta mundial, com prevalência em 11% dos homens e 15% das mulheres; e 18% das crianças e adolescentes entre 5 e 18 anos. O incremento percentual ocorrido no período de 1975 a 2016 praticamente triplicou.[4]

As taxas de obesidade em crianças e adolescentes em todo o mundo aumentaram de menos de 1% (equivalente a 5 milhões de meninas e 6 milhões de meninos) em 1975 para quase 6% em meninas e quase 8% em meninos em 2016. Combinado, o número de obesos com idade entre 5 e 19 anos cresceu mais de 10 vezes, de 11 milhões em 1975 para 124 milhões em 2016. Outros 213 milhões estavam com sobrepeso em 2016, mas o número caiu abaixo do limiar para a obesidade.[4,5] Tem-se verificado pelas projeções de dados recentes que proporção de indivíduos adultos acima do peso no mundo passará de 33% no ano de 2005 para 57,8% no ano de 2030.[6]

A Tabela 1 apresenta prevalências estimadas apuradas para a população escolar de ambos os sexos, no período de 2010 a 2013, demonstrando que nas regiões das Américas, na Europa e antiga União Soviética, e no Oriente Médio, as cifras representavam mais que o dobro da estimativa de prevalência global, indicando uma tendência que vem se sustentando nas últimas décadas.[6]

Tabela 1 Prevalência estimada do excesso de peso corporal nas crianças em idade escolar nas diferentes regiões mundiais, 2010-2013

Região	Obesidade		Acima do peso (incluindo obesidade)	
	Masculino	**Feminino**	**Masculino**	**Feminino**
Américas	9,6	9,3	27,9	26,3
Europa e antiga União Soviética	4,6	4,2	20,4	19,4
Oriente Médio e Norte da África	6,4	6,7	17	18,8
Sudeste Asiático (inclusive a Índia)	2,5	0,5	12,6	7,1
Oeste do Pacífico (inclusive a China)	2	1,2	8	6,2
África (Subsaariana)	1	1,1	3,8	5,7
Estimativa global	**3,8**	**3**	**14**	**12,1**

Fonte: Lobstein, 2013.[6]

A média do IMC da população adulta mundial está se elevando em ambos os sexos. Nas Américas, por exemplo, a maioria absoluta dos países tem a população maior de 18 anos com IMC > 25 kg/m², ou seja, em sobrepeso ou obesidade. Quando se analisam os sexos de modo independente, torna-se evidente que as mulheres apresentam maior tendência ao sobrepeso/obesidade.[4-7]

De forma global, entre 1975 e 2016, a prevalência de obesidade somada ao sobrepeso aumentou de 28,8 para 36,9% em homens e de 29,8 para 38% em mulheres, saindo de cifras de 850 milhões para 2 bilhões de indivíduos, o que os torna problemas de saúde pública de importante magnitude e transcendência no mundo atual.[4,6,7]

As Figuras 1 e 2 apresentam uma representação da distribuição no mundo da prevalência da obesidade (IMC ≥ 30 kg/m²) maior que 30%, em homens e mulheres com idade superior a 18 anos, em 2016.[5,7] Países como os EUA e Território do Alasca, Arábia Saudita e Nova Zelândia lideram o *ranking* da obesidade na população masculina, ao passo que na população feminina essas prevalências se distribuem nos cinco continentes, sendo muito importantes nos países da África (África do Sul, Argélia, Egito, Líbia, Marrocos, Tunísia), da América Latina (Bahamas e Ilhas Caribenhas, Chile, Cuba, El Salvador, Haiti, Suriname e Uruguai), da América do Norte (EUA e Território do Alasca, e México), da Oceania (Nova Zelândia, Melanésia e Micronésia) e do Oriente Médio (Bahrein, Catar, Chipre, Emirados Árabes Unidos, Irã, Iraque, Israel, Jordânia, Líbano, Kuwait, Turquia e Síria).[8]

Estudo realizado em 2008 pela Universidade de Tulane, em Nova Orleans, nos EUA, projetou a carga global de obesidade na população mundial de 2005 para 2030, estimando-se que em 2030 a prevalência dessa doença acometerá aproximadamente 19,7% da população, atingindo mais de 1 bilhão de pessoas ao redor do mundo, em um crescimento projetado de 51,35%. Os dados divulgados apontam para uma preocupação em relação à tendência de crescimento da obesidade nos países mais pobres, principalmente na América Latina e Caribe, Ásia e Ilhas do Pacífico, e na África Subsaariana. De acordo com as projeções desse estudo, a única região que terá um crescimento de baixo impacto é a Índia. Nas demais regiões, segue-se a tendência de elevação da prevalência proporcional ao crescimento populacional estimado.[9-11]

Atualmente, de acordo com dados da Organização para a Cooperação e Desenvolvimento Econômico (OCDE),* 1 em cada 4 pessoas nos seus países-membros apresenta obesidade, com consequências de longo alcance para indivíduos, sociedade e economia. As taxas médias de obesidade adulta nos países da OCDE aumentaram de 21% em 2010 para 24% em 2016; dessa forma, mais 50 milhões de pessoas agora vivem com obesidade. Estima-se que, entre 2020 e 2050, o excesso de peso e doenças relacionadas reduzirão a expectativa de vida em cerca de três anos nos países da OCDE, União Europeia e G20, de acordo com a análise da OCDE.[12]

---

* A OCDE constitui foro composto por 35 países, dedicado à promoção de padrões convergentes em vários temas, como questões econômicas, financeiras, comerciais, sociais e ambientais. Suas reuniões e debates permitem troca de experiências e coordenação de políticas em áreas diversas da atuação governamental. O Brasil participa das reuniões da OCDE desde 1996, quando aderiu ao Comitê do Aço.

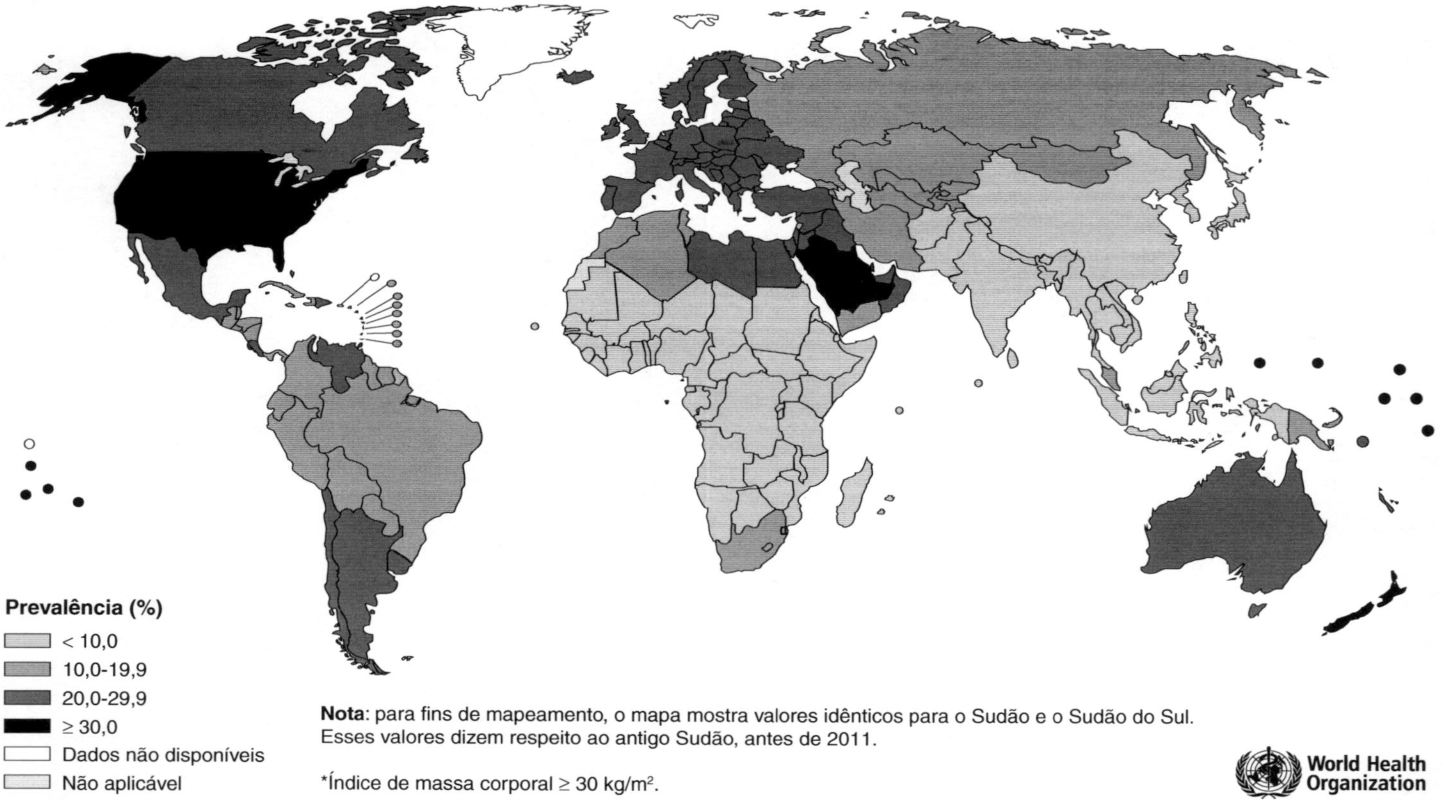

Figura 1 Prevalência estimada e padronizada de obesidade em homens adultos (> 18 anos), 2016.

Fonte: OMS, 2017.[8]

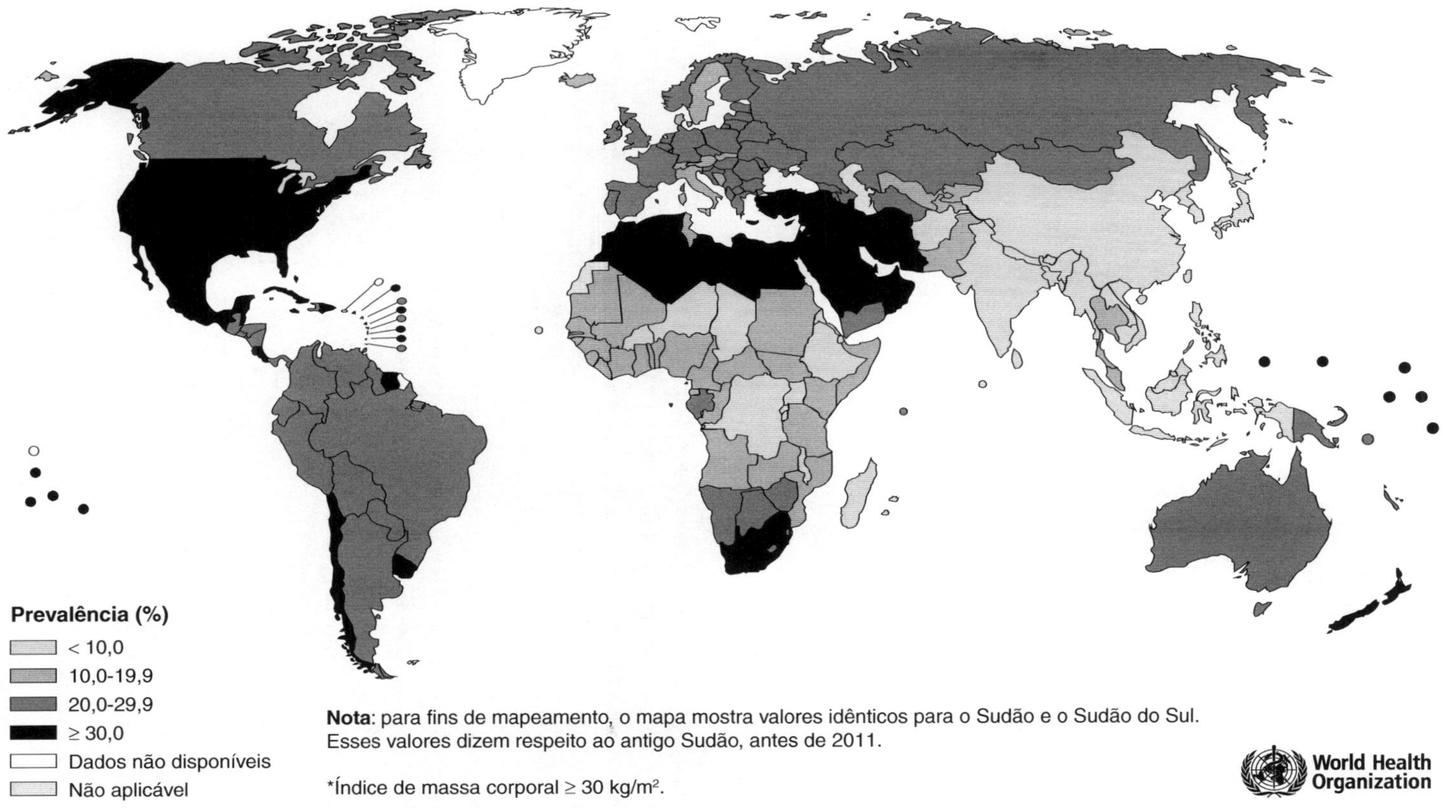

Figura 2 Prevalência estimada e padronizada de obesidade em mulheres adultas (> 18 anos), 2016.

Fonte: OMS, 2017.[8]

Tabela 2 Carga global de obesidade em 2005 e projeções para 2030

Regiões	Prevalência estimada (2005)	População estimada em milhões	Prevalência projetada (2030)	População projetada em milhões
Economias de mercado estabelecidas	22,1	164,7	36,2	270,1
Ex-economias socialistas	21,5	51,6	37	89
Crescente do Oriente Médio	14,6	93,5	24,1	154,5
América Latina e Caribe	19,6	98	38,3	191,8
Índia	4	42,2	5	52,1
China	4,2	47,1	12,6	141,2
Ásia e Ilhas do Pacífico	4,7	33,4	14,5	104
África Subsaariana	6,6	42,4	17,5	113,1
Total	**10,1**	**573**	**19,7**	**1.115,8**

Fonte: Kelly, 2008.[9]

Nesses países, as taxas de obesidade e sobrepeso adultas medidas são mais altas no Chile, México, EUA, Portugal e Finlândia, enquanto são mais baixas no Japão e na Coreia. Prevê-se que as taxas de obesidade e sobrepeso aumentem ainda mais até 2030, e Coreia e Suíça são os países em que essas taxas devem aumentar em um ritmo mais acelerado.[12,13]

Quando se analisam as consequências da obesidade e sobrepeso por faixa etária, crianças com excesso de peso apresentam baixo desempenho escolar e, quando crescem, têm menos probabilidade de concluir o ensino superior. Elas também mostram menor satisfação com a vida e têm mais chances de sofrer *bullying*, o que pode contribuir para um menor desempenho escolar. Crianças com peso saudável têm 13% mais chances de relatar bons desempenhos escolares do que crianças com obesidade.[12]

Na idade adulta, indivíduos com doença crônica associada ao excesso de peso têm 8% menos empregabilidade, com a perspectiva de absenteísmo em torno de 3,4%, de acordo com dados apurados na última década. Pessoas com excesso de peso correm maior risco de doenças crônicas e menor expectativa de vida, com redução dos anos potenciais de vida produtiva. Usam mais os serviços de saúde, passam por mais cirurgias e têm mais que o dobro de prescrições em comparação com pessoas com peso saudável.[12]

Em média, nos países da OCDE, o excesso de peso será responsável por 70% de todos os custos de tratamento para diabetes, 23% de custos de tratamento para doenças cardiovasculares e 9% para cânceres. Nesses países estima-se um gasto anual de cerca de 8,4% do orçamento em saúde para fornecer tratamento para doenças relacionadas ao excesso de peso.[12]

As desigualdades sociais no sobrepeso e na obesidade são fortes, especialmente entre as mulheres. Em cerca de metade dos oito países para os quais existem dados disponíveis, mulheres com baixa escolaridade têm 2-3 vezes mais chances de estar acima do peso do que aquelas com maior nível de escolaridade.[12] Na União Europeia, mulheres e homens de baixa renda têm, respectivamente, 90 e 50% mais probabilidade de desenvolverem obesidade, em comparação com os de maior renda, criando uma desigualdade crescente.[13]

Nos últimos anos, alguns países da OCDE confiaram em políticas fiscais para aumentar o preço de produtos potencialmente prejudiciais para incentivar uma dieta mais saudável. Também vêm sendo desenvolvidas políticas de comunicação projetadas para capacitar as pessoas a fazer escolhas mais saudáveis, que incluem novos esquemas de rotulagem de alimentos mais fáceis de entender, campanhas de mídia de massa para aumentar a conscientização do público, uso de redes sociais e novas tecnologias para campanhas de promoção da saúde e regulamentação reforçada da comercialização de produtos potencialmente prejudiciais, especialmente quando direcionados crianças.[12,13]

Pacotes abrangentes de políticas, incluindo não apenas comunicação, mas também intervenções escolares, intervenções em unidades de atenção primária à saúde e políticas regulatórias e fiscais mais amplas, fornecem uma solução acessível e econômica para combater obesidade e sobrepeso.[12,13]

PANORAMA BRASILEIRO

Os dados relacionados ao sobrepeso e à obesidade no Brasil vêm sendo consolidados por meio de levantamentos e pesquisas de abrangência nacional desde 1975, com o Estudo Nacional sobre Despesa Familiar (Endef). Em 1989, realizou-se a Pesquisa Nacional sobre Saúde e Nutrição (PNSN), seguida pela Pesquisa Nacional de Demografia e Saúde em 1986, 1996 e 2006; e pela Pesquisa de Orçamentos Familiares (POF) de 2003 e 2008. Mais recentemente, em 2013, foi realizada a Pesquisa Nacional de Saúde (PNS), que se constitui no mais completo, abrangente e representativo estudo de informações antropométricas e de saúde já realizado para o Brasil. A partir de 2006, entretanto, vem sendo realizado sistematicamente o inquérito telefônico denominado Vigitel (Vigilância de Fatores de Risco e Proteção para Doenças Crônicas), que coleta informações autorreferidas sobre hábitos de vida e saúde das pessoas.[7]

Além desses estudos oficiais, são também encontrados vários inquéritos que mensuram o sobrepeso e a obesidade em determinados grupos populacionais, sendo a maioria relacionada à obesidade infantil-juvenil, geralmente realizada nas populações escolares. Os dados obtidos por meio desses estudos apontam que em média 30% ou mais de crianças e adolescentes brasileiros encontram-se com excesso de peso.[13,14]

Um estudo realizado no Brasil em 2003 revelou frequência de obesidade em aproximadamente 15,8% das crianças escolares de 5 a 10 anos de idade, que frequentavam estabelecimentos de ensino públicos e privados.[15] Outros estudos brasileiros, que analisaram ambientes escolares privados exclusivamente, mostram que a prevalência de sobrepeso e obesidade em crianças varia de 26,5[16] a 34,4%,[17] sendo maior que nos adolescentes, comparativamente, nos quais as taxas de obesidade reveladas nesses ambientes situam-se em torno de 8,5%, aproximando nosso país das cifras apresentadas pelos países desenvolvidos. Há que destacar ainda uma associação positiva da obesidade em crianças e adolescentes em relação à renda, ou seja, com prevalência maior entre os filhos e filhas de famílias de melhor poder aquisitivo.

No tocante à população adulta, os estudos indicam maior prevalência de sobrepeso e obesidade entre os menos favorecidos economicamente. As tendências padronizadas das prevalências de obesidade na população brasileira, por grupos socioeconômicos, demonstraram que entre 1975 e 1989 a prevalência de obesidade praticamente dobrou, com crescimento de 63% para as mulheres e de 92% para os homens. O período compreendido entre 1989 e 2003 não apresentou diferença no crescimento das prevalências de obesidade para mulheres. Entre os homens, contudo, o crescimento foi menor do que no período anterior, mas mantendo patamares elevados, em torno de 70%. Um dado alarmante revelado nesse estudo é que, com o passar dos anos, a obesidade passou a atingir cada vez mais as populações mais pobres, tendo um aumento de 219% entre os homens e de 227% entre as mulheres dessas classes populacionais.[4,5,13,18]

A Vigitel, do Ministério da Saúde de 2018, aponta que a prevalência da obesidade no Brasil está em escalada de crescimento. No período compreendido entre 2006 e 2018, houve aumento de 67,8% na prevalência dessa doença na população brasileira, saindo de 11,8% em 2006 para 19,8% em 2018.[19]

Os dados coletados nessa pesquisa também apontam que o crescimento da obesidade foi maior entre os adultos de 25 e 34 anos e entre 35 e 44 anos, com 84,2 e 81,1%, respectivamente. E, apesar de o excesso de peso ser mais comum entre os homens, em 2018 as mulheres apresentaram obesidade ligeiramente maior, com 20,7%, em relação aos homens (18,7%).[19]

Um estudo de análise de tendência de prevalência realizado em 2014 a partir dos dados do Vigitel entre 2006 e 2012 identificou que a prevalência de obesidade no Brasil aumentou de 11,6 para 17,4% no período, com uma taxa de crescimento anual de 0,89%. Os autores concluíram que, se esse aumento percentual de obesidade persistir, poderemos em tendência linear, no período de aproximadamente dez anos, ter aproximadamente 25% da população residente com obesidade, nas cidades estudadas.[18]

Quando se analisam esses dados de modo desagregado, nas capitais brasileiras a obesidade está presente com bastante força entre os problemas de saúde da população. O *ranking* das capitais com maior prevalência estimada de obesidade demonstra um cenário bastante heterogêneo e preocupante.[18,19]

A frequência de adultos de ambos os sexos com obesidade variou entre 15,7% em São Luís e 23% em Cuiabá e Manaus. As menores frequências de obesidade ocorreram, entre mulheres, em Palmas (14,9%), São Luís (15,7%) e Florianópolis (16,4%), e, entre homens, em Aracaju (14,4%), Curitiba (14,8%) e Goiânia (15,5%). As maiores frequências de obesidade foram observadas, entre as mulheres, no Rio de Janeiro (24,6%), Rio Branco (23,0%) e Recife (22,6%), e, entre homens, em Manaus (27,1%), Cuiabá (25,4%) e Porto Velho (23,2%).[19] As Figuras 3 e 4 demonstram essas informações.

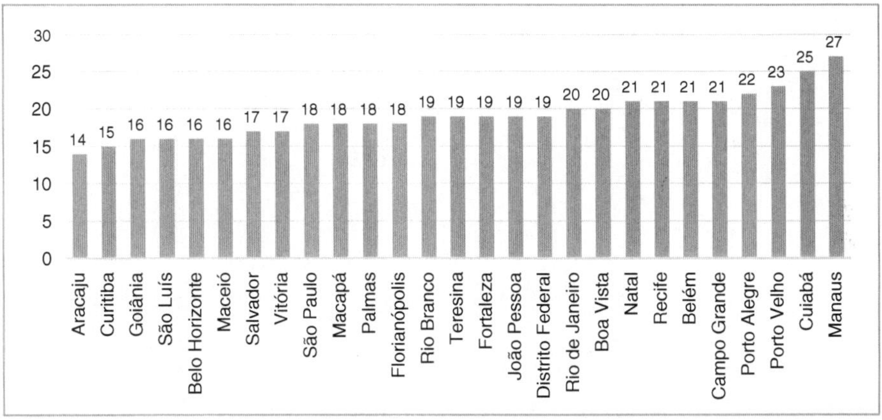

Figura 3 Percentual de homens (≥ 18 anos) com obesidade (IMC ≥ 30 kg/m²), segundo as capitais dos estados brasileiros e o Distrito Federal.
Fonte: Brasil. Ministério da Saúde. Vigitel Brasil; 2018.[19]

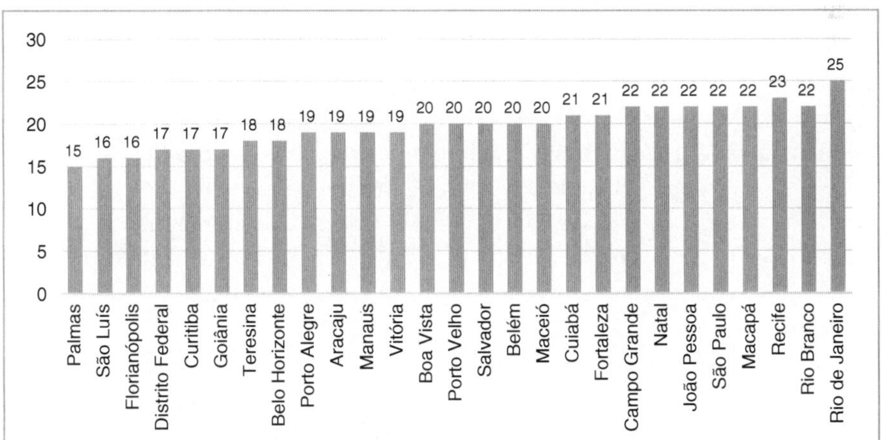

Figura 4 Percentual de mulheres (≥ 18 anos) com obesidade (IMC ≥ 30 kg/m²), segundo as capitais dos estados brasileiros e o Distrito Federal.
Fonte: Brasil. Ministério da Saúde. Vigitel Brasil; 2018.[19]

No conjunto das cidades pesquisadas, a frequência de adultos com obesidade foi de 19,8%, sendo ligeiramente maior entre as mulheres (20,7%) do que entre os homens (18,7%). A frequência de obesidade aumentou com a idade até os 44 anos para homens e até os 64 anos para mulheres. Em ambos os sexos, a frequência de obesidade diminuiu com o aumento do nível de escolaridade, de forma notável para mulheres (Tabela 3).[18,19]

Tabela 3 Percentual de indivíduos com obesidade (IMC ≥ 30 kg/m²) no conjunto da população adulta (≥ 18 anos) das capitais dos estados brasileiros e do Distrito Federal, por sexo, segundo idade e anos de escolaridade

Variáveis	Total		Sexo Masculino		Feminino	
	%	IC 95%	%	IC 95%	%	IC 95%
Idade (anos)						
18-24	7,4	6,1-8,7	6,8	5,3-8,3	8,1	6-10,2
25-34	18	16,2-19,8	18,1	15,5-20,7	17,9	15,5-20,3
35-44	23,2	23,2-21,4	25,8	22,9-28,8	21,1	18,9-23,4
45-54	24	24-22,3	22,9	20,3-25,6	24,9	22,7-27
55-64	24,6	24,6-22,9	20,4	17,8-23	27,7	25,6-29,9
65 e mais	21,5	21,5-20,2	18,3	16-20,6	23,6	22-25,3
Anos de escolaridade						
0-8	24,5	24,5-23,1	20,6	18,5-22,8	27,8	26-29,7
9-11	19,4	19,4-18,2	18	16,3-19,8	20,6	19-22,2
12 e mais	15,8	15,8-14,7	17,7	15,8-19,5	14,4	12,9-15,8
Total	**19,8**	**19,1-20,5**	**18,7**	**17,6-19,8**	**20,7**	**19,8-21,7**

Fonte: Brasil. Ministério da Saúde. Vigitel Brasil; 2018.[19]

O Ministério da Saúde do Brasil, por meio do Sistema Nacional de Vigilância Alimentar e Nutricional (Sisvan),[20] que consolida dados relativos ao estado nutricional da população brasileira assistida pelos serviços de Atenção Primária à Saúde (APS) no Sistema Único de Saúde (SUS), revelou que no período entre 2010 e 2019 o percentual de pessoas com sobrepeso e obesidade aumentou em praticamente todos os grupos etários e na população gestante, como se pode verificar na Tabela 4. Não estão disponíveis nesse sistema dados consolidados relativos à faixa etária de 6 a 10 anos.

Comparando-se os dados de 2010 e 2019, as crianças de 0 a 5 anos foram o único grupo que obteve um decréscimo percentual de sobrepeso para a idade no período (–0,4%). Nos adolescentes acompanhados pelos serviços de APS, o acréscimo percentual no período foi de 5,01% em relação ao sobrepeso, de 4,56% em relação à obesidade leve e moderada, e de 0,71% em relação à obesidade grave. Os adultos obtiveram um acréscimo percentual de 4,24% em relação ao sobrepeso, de

7,69% em relação à obesidade leve, de 3,48% em relação à obesidade moderada e de 1,75% em relação à obesidade grave. Gestantes em idade fértil obtiveram crescimento percentual de 5,44% em relação ao sobrepeso e de 7,83% em relação à obesidade na gestação. Por fim, os idosos obtiveram um acréscimo percentual de 9,51% em relação ao sobrepeso e à obesidade conjuntamente, no período.[20]

Tabela 4 Estado nutricional (peso elevado para a idade, sobrepeso e obesidade) das pessoas assistidas pela atenção primária à saúde no SUS, 2010 e 2019

Estado nutricional	2010 (%)	2019 (%)	Variação (%)
Criança (0-5 anos)			
Peso elevado para a idade	8,16	7,76	–0,4
Adolescente (11-19 anos)			
Sobrepeso	13,16	18,17	5,01
Obesidade I e II	3,35	7,91	4,56
Obesidade III	0,8	1,79	0,71
Adulto (20-59 anos)			
Sobrepeso	29,27	34,51	4,24
Obesidade I	10,87	18,56	7,69
Obesidade II	3,31	6,79	3,48
Obesidade III	1,39	3,14	1,75
Gestante (idade fértil)			
Sobrepeso	22,39	27,83	5,44
Obesidade	12,57	20,40	7,83
Idoso (> 60 anos)			
Sobrepeso/obesidade	41,86	51,37	9,51

Fonte: Sistema de Vigilância Alimentar e Nutricional – Sisvan.[20]

Estudo realizado em 2016[7] por pesquisadora da Universidade Federal de Minas Gerais revelou que o excesso de peso tem ocupado espaço nas agendas de pesquisa no Brasil há pouco tempo e que se faz necessário mensurar o fenômeno do sobrepeso/obesidade em médio e longo prazos no país. Os grupos populacionais mais vulneráveis têm uma proporção menor de indivíduos com sobrepeso e obesidade, mas todos os grupos têm proporções significativas de pessoas com excesso de peso. A tendência brasileira mostra que o crescimento é quase linear por grupo etário dos anos 2007 a 2013.

As projeções realizadas nesse estudo para 2030 mostram que teremos um aumento médio de 24,83% de adultos com sobrepeso e de 87,57% com obesidade. Se as políticas públicas do país conseguirem estimular a população a mudar os hábitos de vida e atuar contra o ganho de peso, será possível reduzir em 31,51% o sobrepeso e em 63,54% a obesidade no período. Caso a tendência de crescimento observada nos anos 2000 continue, a chance de se manterem pelo menos proporções constantes de sobrepeso e obesidade como proposto pela OMS é relativamente baixa.[7,18] Por isso é importante que as políticas de saúde se voltem para a prevenção desses agravos, com vistas a diminuir sua ocorrência e permitir que se possa gozar de melhores indicadores de saúde com investimentos efetivos nos cenários atuais e futuros de excesso de peso populacional.

DESAFIOS ATUAIS

O impacto na saúde, economia e na própria sociedade decorrente da eclosão da pandemia de Covid-19, vem demonstrando uma vinculação epidemiológica relacionada aos casos de pessoas com obesidade e outras comorbidades crônicas. Dados divulgados pelo Centro de Prevenção e Controle de Doenças (CDC) dos EUA, publicados pela Federação Mundial de Obesidade (WOF) em abril de 2020, revelam que a prevalência de obesidade entre os infectados é maior em adultos mais velhos em comparação com os jovens, e suas complicações, como hipertensão, diabetes e doenças cardiovasculares, aumentam com o aumento da gravidade e a duração da doença. Tem-se, portanto, que 48,3% dos pacientes internados pela Covid-19 no período de 1 a 30 de março deste ano, nos hospitais monitorados nos EUA, eram obesos.[21,22]

A obesidade foi um fator de risco para hospitalização e morte durante a pandemia de *influenza* H1N1 de 2009, e vem se confirmando também como fator de risco cada vez mais reconhecido para Covid-19 grave e morte, inclusive em pacientes jovens. Têm-se evidências de que também pode desempenhar um papel importante na transmissão do vírus, uma vez que o tecido adiposo pode se tornar um reservatório para SARS-CoV-2, levando a um derramamento viral prolongado, o que também foi observado com outros vírus, incluindo a *influenza* H1N1.[23]

A presença de um estado pró-inflamatório na obesidade pode prejudicar a resposta imune e a função pulmonar, bem como o estado clínico de outras doenças associadas ou concomitantes, como diabetes, hipertensão arterial, doença pulmonar obstrutiva crônica, doença cardiovascular, cirurgia bariátrica, dentre outras.[24] Uma observação interessante é a associação da obesidade com níveis séricos mais baixos de vitamina D.[25]

É fundamental aos médicos nutrólogos e a toda a equipe de saúde que estejam preparados e disponíveis para orientar adequadamente as pessoas e estabelecer a terapêutica nutrológica mais adequada para cada caso, considerando o arsenal disponível e as melhores evidências científicas.

REFERÊNCIAS BIBLIOGRÁFICAS

1. Souza SA, Silva AB, Cavalcante UMB, Lima CMBL, Souza TC. Obesidade adulta nas nações: uma análise via modelos de regressão beta. Cad Saúde Pública. 2018;34(8):e00161417. Epub Aug 20, 2018.

2. Sociedade Brasileira de Pediatria. Avaliação nutricional da criança e do adolescente – Manual de Orientação/Sociedade Brasileira de Pediatria. Departamento de Nutrologia. São Paulo: Sociedade Brasileira de Pediatria. Departamento de Nutrologia; 2009.
3. Cole TJ, Lobstein T. Extended international (IOTF) body mass index cut-offs for thinness, overweight and obesity. Pediatr Obes. 2012;7(4):284-94.
4. NCD Risk Factor Collaboration (NCD-RisC) (2017). Worldwide trends in body-mass index, underweight, overweight, and obesity from 1975 to 2016: a pooled analysis of 2416 population-based measurement studies in 128·9 million children, adolescents, and adults. Lancet (London, England). 390(10113):2627-42.
5. Sweeting HN. Measurement and definitions of obesity in childhood and adolescence: a field guide for the uninitiated. Nutr J. 2007;6:32.
6. Lobstein T. Prevalências e tendências ao redor do mundo. In: Frelut ML. (ed.). The ECOG's ebook on child and adolescent obesity; 2013. Retirado de ebook.ecog-obesity.eu.
7. Souza MN. Um panorama do sobrepeso e obesidade adulta: perspectivas para o conjunto das capitais estaduais até 2030 [dissertação]. Belo Horizonte: UFMG, Programa de pós-graduação em Demografia do Centro de Desenvolvimento e Planejamento Regional da Faculdade de Ciências Econômicas da Universidade Federal de Minas Gerais; 2016.
8. WHO Library Cataloguing-in-Publication Data Global status report on noncommunicable diseases 2014. 1. Chronic Disease – prevention and control. 2. Chronic Disease – epidemiology. 3. Chronic Disease – mortality. 4. Cost of Illness. 5. Delivery of Health Care. I. World Health Organization. Disponível em: https://apps.who.int/iris/bitstream/handle/10665/148114/9789241564854_eng.pdf;jsessionid=96F308095A010194BCC647E66656AC58?sequence=1; acessado em 25 de maio de 2021.
9. Kelly T, Yang W, Chen CS, Reynolds K, He J. Global burden of obesity in 2005 and projections to 2030. Int J Obes (Lond). 2008;32(9):1431-7.
10. NCD Risk Factor Collaboration (NCD-RisC) – Africa Working Group. Trends in obesity and diabetes across Africa from 1980 to 2014: an analysis of pooled population-based studies. Int J Epi Demiol. 2017;46(5):1421-32.
11. NCD Risk Factor Collaboration (NCD-RisC): Americas Working Group. Trends in cardiometabolic risk factors in the Americas between 1980 and 2014: a pooled analysis of population-based surveys [published correction appears in Lancet Glob Health. 2020 May;8(5):e648]. Lancet Glob Health. 2020;8(1):e123-e133.
12. OECD, Health at a glance 2019: OECD Indicators. Paris: OECD Publishing; 2019.
13. OCDE (2020). População com sobrepeso ou obesidade (indicador).
14. Oliveira CL, Fisberg M. Obesidade na infância e adolescência: uma verdadeira epidemia. Arq Bras Endocrinol Metab. 2003 Abr;47(2):107-8. Disponível em: http://www.scielo.br/scielo.php?script=sci_arttext&pid=S0004273020030002000001&lng=pt.; acessado em: 6 de julho de 2021.
15. Leão LSCS, Araújo LMB, Moraes LTLP, Assis AM. Prevalência de obesidade em escolares de Salvador, Bahia. Arq Bras Endocrinol Metab. 2003 Abr;47(2):151-7. Disponível em: http://www.scielo.br/scielo.php?script=sci_arttext&pid=S0004273020030002000007&lng=pt.; acessado em: 6 de julho de 2021.
16. Silva GAP, Balaban G, Nascimento EMM, Baracho JDS, Freitas MMV. Prevalência de sobrepeso e obesidade em adolescentes de uma escola da rede pública do Recife. Rev Bras. Saude Mater Infant. 2002 Apr;2(1):37-42. Disponível em: http://www.scielo.br/scielo.php?script=sci_arttext&pid=S151938292002000100006&lng=en. https://doi.org/10.1590/S1519-38292002000100006; acessado em 5 de julho de 2021.
17. Simon VGN, Souza JMP, Souza SB. Aleitamento materno, alimentação complementar, sobrepeso e obesidade em pré-escolares. Rev Saúde Pública. 2009 Feb;43(1):60-9. Disponível em: http://www.scielo.br/scielo.php?script=sci_arttext&pid=S0034-89102009000100008&lng=en. https://doi.org/10.1590/S0034-89102009000100008; acessado em 5 de julho de 2021.
18. Malta DC, Andrade SC, Claro RM, Bernal RTI, Monteiro CA. Evolução anual da prevalência de excesso de peso e obesidade em adultos nas capitais dos 26 estados brasileiros e no Distrito Federal entre 2006 e 2012. Rev Bras Epidemiol. 2014;17(Suppl.1):267-76. Disponível em: http://www.scielo.br/scielo.php?script=sci_arttext&pid=S1415790X2014000500267&lng=en. https://doi.org/10.1590/1809-4503201400050021; acessado em 5 de julho de 2021.

19. Brasil. Ministério da Saúde. Secretaria de Vigilância em Saúde. Departamento de Análise em Saúde e Vigilância de Doenças não Transmissíveis. Vigitel Brasil 2018: vigilância de fatores de risco e proteção para doenças crônicas por inquérito telefônico: estimativas sobre frequência e distribuição sociodemográfica de fatores de risco e proteção para doenças crônicas nas capitais dos 26 estados brasileiros e no Distrito Federal em 2018 / Ministério da Saúde, Secretaria de Vigilância em Saúde, Departamento de Análise em Saúde e Vigilância de Doenças não Transmissíveis. – Brasília: Ministério da Saúde, 2019. 132.: il. Disponível em: http://bvsms.saude.gov.br/bvs/publicacoes/vigitel_brasil_2018_vigilancia_fatores_risco.pdf ISBN 978-85-334-2705-1.
20. Ministério da Saúde. Sistema de Vigilância Alimentar e Nutricional – Sisvan. Disponível em: https://sisaps.saude.gov.br/sisvan/relatoriopublico/index.
21. Finer N, Garnett SP, Bruun JM. Covid-19 e obesidade. Clin Obes. 2020 Jun;10(3):e12365.
22. Garg S, Kim L, Whitaker M, O'Halloran A, Cummings C, Holstein R, et al. Hospitalization rates and characteristics of patients hospitalized with laboratory-confirmed coronavirus disease 2019 – Covid-NET, 14 States, March 1-30, 2020. MMWR Morb Mortal Wkly Rep. 2020;69(15):458-64.
23. Chua MWJ, Zheng S. Obesidade e Covid-19: O choque de duas pandemias. Obes Res Clin Pract. 2020 Jun 25: S1871-403X (20) 30315-X.
24. Sockalingam S, Leung SE, Cassin SE. The impact of coronavirus disease 2019 on bariatric surgery: redefining psychosocial care. Obesity (Silver Spring). 2020;28(6):1010-2.
25. Carter SJ, Baranauskas MN, Fly AD. Considerations for obesity, vitamin D, and physical activity amid the Covid-19 pandemic. Obesity (Silver Spring). 2020;28(7):1176-7.

Classificação de obesidade 2

Ana Claudia Dias Moreno
Diogo Felipe dos Santos Tobias
Carlos Alberto Nogueira-de-Almeida

INTRODUÇÃO

A obesidade é uma doença multifatorial considerada epidêmica em vários países do mundo. Os parâmetros mais utilizados para avaliação do estado nutricional de pessoas com idade entre 20 e 59 anos são o índice de massa corporal (IMC) e o perímetro ou circunferência da cintura. Também conhecido como índice de Quételet, o IMC foi desenvolvido por Lambert Quételet no fim do século XIX e tornou-se um preditor internacionalmente reconhecido de obesidade, tendo sido adotado em 1997 pela Organização Mundial da Saúde (OMS) e pelo Ministério da Saúde do Brasil.

A OMS divide a obesidade em três níveis: o grau I corresponde a IMC entre 30 e 34,9 kg/m^2; o grau II, IMC entre 35 e 39,9 kg/m^2; o e grau III, IMC acima de 40 kg/m^2.[1]

Essa classificação tem grande importância na abordagem de um paciente com diagnóstico de obesidade, pois, além de fazer parte do diagnóstico clínico, também servirá para a definição da melhor escolha do tratamento. De acordo com a International Obesity Task Force (IOTF),[2] bem como o I e o II Consensos Latino-americanos de Obesidade (1998 e 2002, respectivamente),[3,4] está indicado o tratamento farmacológico quando:

- O paciente tem IMC maior que 30 kg/m^2.
- O paciente tem uma ou mais doenças associadas ao excesso de peso (comorbidades) com IMC maior que 25 kg/m^2.
- O tratamento com dieta, modificações cognitivo-comportamentais, exercício e/ou aumento de atividade física já tenham sido comprovadamente tentados, sem sucesso.[5]

Conforme as *Diretrizes brasileiras de obesidade*[6] publicadas em 2016, o ideal é que o IMC seja usado em conjunto com outros métodos de determinação de gordura corporal. A combinação do IMC com medidas da distribuição de gordura pode ajudar a resolver alguns problemas do uso do IMC isolado. O ponto de corte para adultos baseia-se na associação entre IMC e doenças crônicas ou mortalidade.[1]

ÍNDICE DE QUÉTELET

A necessidade de um índice de peso corporal relativo normalizado foi reconhecida após as empresas seguradoras no século XIX notarem o aumento das reivindicações de pecúlio por morte de seus segurados obesos.

Louis I. Dublin (1882-1969), um estatístico que era vice-presidente da Metropolitan Life Insurance Company, foi o primeiro a liderar o desenvolvimento de tabelas de obesidade, com base nos pesos médios registrados para uma determinada altura. Conforme os dados se acumulavam, ele notou uma gama bastante ampla de pesos para pessoas do mesmo sexo e altura, que ele atribuiu às diferenças na "forma" do corpo ou na "moldura". Para resolver o problema, ele dividiu a distribuição de peso em uma determinada altura em terços e rotulou os quadros como "pequeno", "médio" e "grande". Os pesos médios desses quadros foram então denominados pesos "ideais", posteriormente rotulados – de forma menos presunçosa – como "desejáveis", para cada um dos três tipos. Para efeitos de seguro, era considerado como peso indesejado uma medida 20 a 25% acima do peso desejável para um determinado quadro e a obesidade mórbida equivalia a medidas 70 a 100% superiores ao peso desejável.

Após a Segunda Guerra Mundial, gradualmente a relação entre peso corporal e outras condições clínicas, particularmente doenças cardíacas e diabetes, tornou-se uma preocupação médica. A busca por um índice de peso relativo confiável e prático conferiu maior importância a estudos epidemiológicos e clínicos que estavam sendo iniciados. Ao explorar vários índices combinando peso e altura, ficou evidente na década de 1960 que, para adultos, o peso corporal normal em quilogramas era proporcional ao quadrado da altura em metros. Essa relação havia sido proposta originalmente em 1832 por Adolphe Quételet (1796-1874) e era conhecida no pequeno círculo de especialistas como o "índice de Quételet".

Adolphe Quételet foi um matemático, astrônomo e estatístico belga que desenvolveu um interesse apaixonado pelo cálculo de probabilidade aplicado para estudar as características físicas humanas e aptidões sociais. Seus estudos transversais pioneiros sobre o crescimento humano o levaram a concluir que, além dos surtos de crescimento após o nascimento e durante a puberdade, o peso aumenta conforme o quadrado da altura. Por sua aplicação de estatísticas comparativas a condições sociais e questões morais, Quételet é considerado um dos fundadores das ciências sociais. Seu trabalho principal, *Um tratado do homem e o desenvolvimento de suas faculdades*, publicado em 1835, é considerado um dos maiores livros do século XIX. Promotor incansável da coleta de dados estatísticos, com base no padrão de métodos e definições, Quételet organizou, em 1853, o primeiro

Congresso Internacional de Estatística, que lançou o desenvolvimento de uma nomenclatura uniforme das causas de morte aplicáveis a todos os países, progenitor da atual Classificação internacional de doenças.

Uma análise comparativa dos índices disponíveis de peso relativo e obesidade, publicada em 1972 por Ancel Keys (1904-2004), confirmou essa validade e renomeou a relação matemática como "índice de massa corporal". Desde então, em razão das evidências de associação da obesidade com várias doenças, o IMC tem sido usado para demonstrar a relação entre o excesso de peso relativo e morbidade e mortalidade.[7]

CLASSIFICAÇÃO DE PESO

O IMC é calculado da seguinte forma:

$$\text{IMC} = \text{massa corporal (kg)}/[\text{altura (m)}]^2$$

Para estudos populacionais, o IMC é aceito como uma medida geral de gordura corporal. Na Tabela 1, é apresentada a classificação de peso baseada no cálculo do IMC.

Há, no entanto, evidências de que um mesmo IMC pode refletir diferentes níveis de gordura em diferentes grupos étnicos e raciais. Essas variações na porcentagem de massa gorda para um mesmo IMC podem ser causadas por diversos fatores, como nível de atividade física, padrão dietético, comprimento de pernas e estrutura corporal.

Observa-se, por exemplo, que indivíduos com pernas longas têm um IMC mais baixo. Da mesma forma, os indivíduos com um corpo mais delgado (quadro menor) têm menos massa muscular e tecido conjuntivo. Indivíduos asiáticos, por sua vez, têm estruturas corporais menores e, portanto, menos massa muscular e um maior percentual de massa gorda para o mesmo IMC em comparação com indivíduos caucasianos. Grandes depósitos de gordura abdominal são responsáveis por maior porcentagem de gordura para o mesmo IMC em índios americanos e

Tabela 1 Classificação de peso pelo IMC

Classificação	IMC (kg/m²)	Grau/classe de obesidade	Risco de comorbidades
Magro ou baixo peso	< 18,5	0	Normal ou elevado
Peso normal	18,5-24,9	0	Normal
Sobrepeso ou pré-obeso	25,0-29,9	0	Pouco elevado
Obeso	30,0-34,9	I	Elevado
Obeso	35,0-39,9	II	Muito elevado
Obeso grave	≥ 40	III	Muitíssimo elevado

IMC: índice de massa corporal.

Fonte: Tabela retirada de Organização Mundial da Saúde.[8]

esquimós.[9,10] A massa de gordura abdominal pode variar, ainda, de indivíduo para indivíduo dentro de uma mesma faixa de IMC.[11]

A relação circunferência abdominal/quadril (RCQ) foi inicialmente a medida mais comum para avaliação da chamada "obesidade central". Seu cálculo é feito conforme apresentado a seguir:

RCQ = circunferência da cintura/circunferência do quadril

A medida da circunferência abdominal, por sua vez, reflete melhor o conteúdo de gordura visceral que a RCQ e se associa muito à gordura corporal total. A aferição da circunferência abdominal, feita no ponto médio entre o rebordo costal inferior e a crista ilíaca, é o método antropométrico utilizado para avaliar a gordura visceral. A Federação Internacional de Diabetes estabelece como ponto de corte para risco cardiovascular a medida de circunferência abdominal igual ou superior a 94 cm, em homens, e 80 cm, em mulheres. A relação entre circunferência abdominal e gordura corporal difere segundo a idade e entre os grupos étnicos, os pontos de corte para asiáticos e indianos, para o mesmo nível de risco, são menores por se associarem a aumento de risco para complicações metabólicas.[12] Segundo o National Cholesterol Education Program (NCEP) - Adult Treatment Panel III (ATP-III), o ponto de corte deve ser de 102 cm para homens e 88 cm para mulheres.[6] Os pontos de corte do National Institute for Health and Care Excellence (NICE) sugerem que homens com circunferência abdominal ≥ 94 cm ou mulheres com medidas ≥ 85 cm são considerados de maior risco (Tabela 2).

Van Itallie et al.[13] sugeriram a utilização do índice de massa livre de gordura (IMLG) e do índice de massa gorda (IMG), ajustados para a altura. O uso desses índices compensa diferenças de altura e idade e elimina algumas das diferenças entre grupos populacionais. Assim como o IMC é útil para avaliar o excesso ou déficit no peso corporal de indivíduos de diferentes alturas, o IMLG e IMG são potencialmente úteis na avaliação dos parâmetros de composição em indivíduos que diferem em altura (Figura 1).[9]

Tabela 2 Determinação de risco para desenvolvimento de síndrome metabólica a partir da correlação entre circunferência abdominal e IMC

		Circunferência abdominal	
	IMC (kg/m²)	Homem: 94-102 cm Mulher: 80-88 cm	Homem: > 102 cm Mulher: > 88 cm
Baixo peso	< 18,5	–	–
Peso normal	18,5-24,9	–	Risco aumentado
Sobrepeso	25,0-29,9	Risco aumentado	Alto risco
Obesidade	≥ 30	Alto risco	Muito alto risco

IMC: índice de massa corporal.

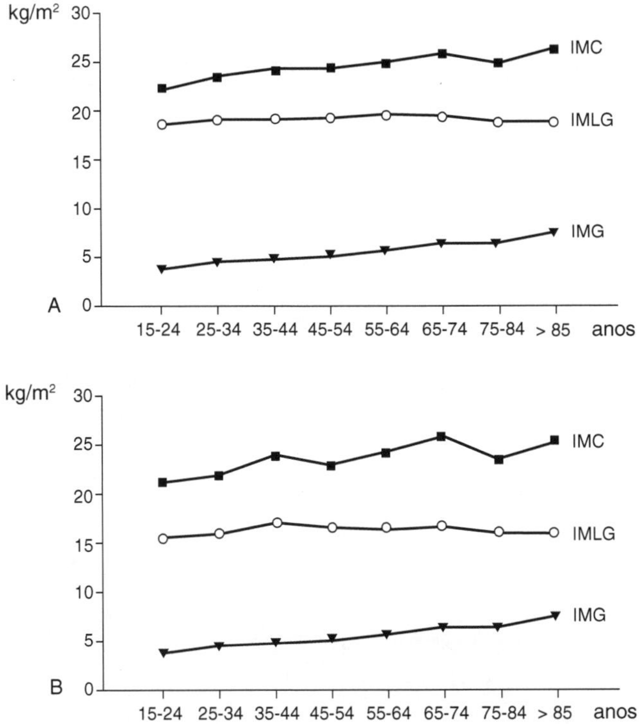

Figura 1 Índice de massa corporal médio (IMC), índice de massa livre de gordura (IMLG) e índice de massa gorda (IMG) em homens saudáveis (n = 2.986) (A) e mulheres saudáveis (n = 2.649) (B) para várias faixas etárias entre 18 e 98 anos.

OBESIDADE INFANTIL

A obesidade infantil ou pediátrica é um importante problema de saúde pública em todo o mundo, especialmente em países desenvolvidos. Diferente do que ocorre na população adulta, não existem limites internacionalmente aceitos de IMC para definir baixo peso, peso normal, sobrepeso e obesidade em crianças, pois os efeitos marcantes dos fatores idade, sexo, estado puberal e raça/etnia no crescimento dificultam a classificação. O IMC, portanto, não pode ser usado para crianças, pois é diretamente afetado pela dinâmica de crescimento.

O diagnóstico da obesidade infantil é realizado, então, de maneira clínica, e a avaliação da composição corporal (Tabela 3) é mais importante que a do peso nessa população.

Para que seja possível a utilização das medidas antropométricas na formulação do diagnóstico e na classificação da obesidade infantil, é necessária a utilização de pontos de corte (Tabela 4). Esses pontos de corte são definidos levando em

Tabela 3 Porcentagem de gordura para crianças e adolescentes

Classificação	Porcentagem de gordura (%)	
	Masculino	Feminino
Muito baixo	8-9	7-11
Baixo	10-12	12-17
Ideal	13-20	18-25
Moderadamente alto	21-24	26-29
Alto	25-30	30-38
Muito alto	31-42	39-43

Tabela 4 Correlação entre os critérios de definição dos pontos de corte para obesidade infantil

Escore-Z	Percentil	Desvio percentual (P/I)	Desvio percentual (P/E)	Desvio percentual (E/I)
0	50	100%	100%	100%
–1	15,8	90%	90%	95%
–2	2,28	75%	80%	90%
–3	13	60%	70%	85%

consideração a ideia de que deve existir uma medida média ou mediana associada a uma variação aceitável em torno dela. Os indivíduos que se desviarem dessa variação terão probabilidade maior de apresentar inadequação antropométrica e, portanto, algum tipo de alteração no seu estado nutricional.

Resumidamente, existem três maneiras de estabelecer os pontos de corte: desvios percentuais em relação à média, percentis e desvios-padrão (Figuras 2 e 3). Para definir o desvio percentual em relação à média, estabelece-se uma variação aceitável em torno dela e definem-se graus percentuais de distanciamento, para mais ou para menos, que resultam nos diagnósticos de eutrofia ou de desnutrição e seus diferentes estágios de gravidade, bem como para classificar a obesidade infantil. O percentil, por sua vez, é uma grandeza não aritmética de origem posicional, ou seja, para determinado valor de percentil observa-se qual porcentagem de indivíduos da mesma idade e sexo apresenta a medida abaixo desse valor. O desvio-padrão é utilizado sob a forma de escores-Z, de maneira semelhante ao desvio percentual em relação à média. Assim, consideram-se adequadas as medidas que se desviarem da média até um certo número de desvios-padrão; valores acima ou abaixo são considerados provavelmente indicativos de anormalidade. O escore-Z é justamente o número de desvios-padrão e é atribuído individualmente. A OMS recomenda que sejam utilizados os escores-Z.[5]

A correlação entre esses pontos de corte permite identificar os seguintes casos:

- Baixo peso para a idade (escore-Z de peso para idade < -2) trata-se de:
  - Criança baixa.
  - Criança magra.

World Health Organization

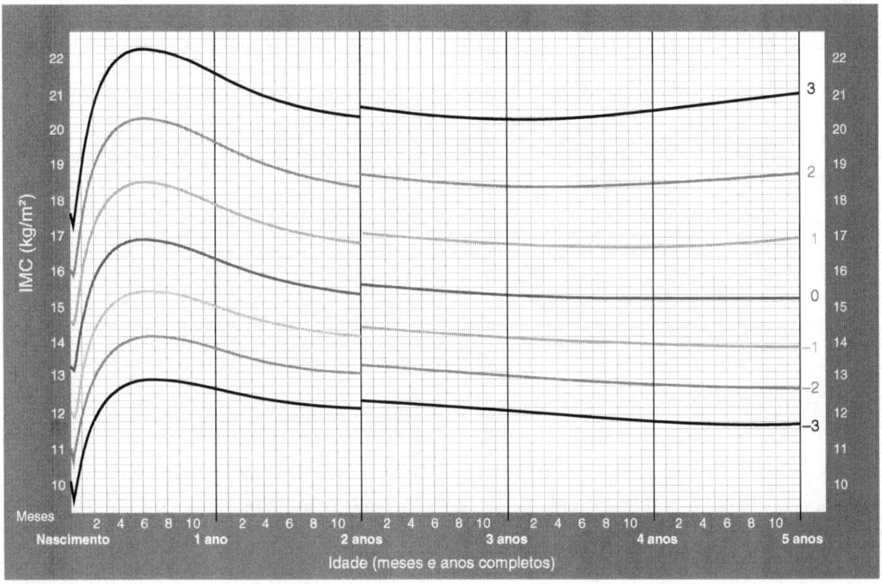

Figura 2 Pontos de corte (meninas).

Fonte: Figura adaptada de World Health Organization.[14]

World Health Organization

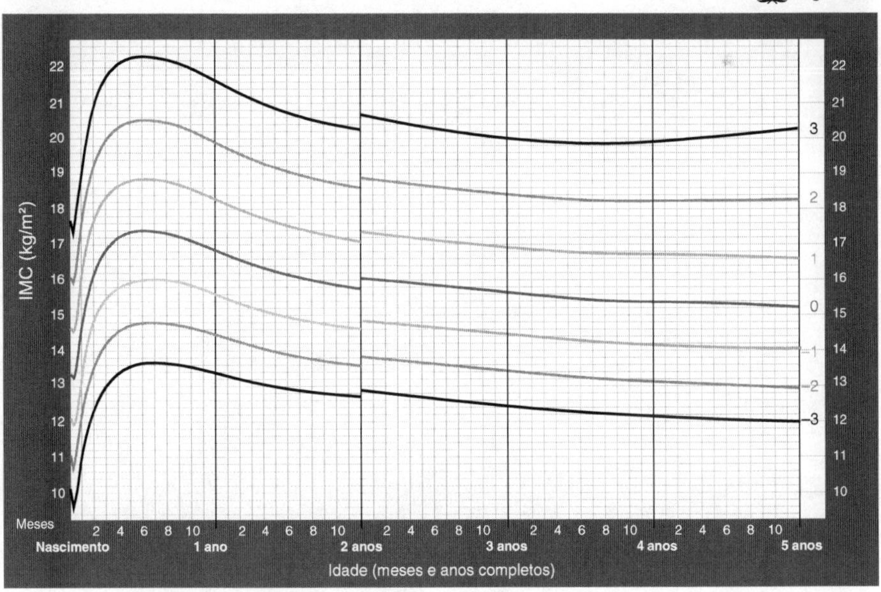

Figura 3 Pontos de corte (meninos).

Fonte: Figura adaptada de World Health Organization.[14]

- Baixo IMC (escore-Z de IMC < –2) trata-se de:
  - Criança magra (subnutrição aguda).
- Baixa estatura para idade (escore-Z de estatura para idade < –2) trata-se de:
  - Nanismo nutricional.
  - Baixa estatura.
- Elevado peso para idade (escore-Z de peso para idade > +2) trata-se de:
  - Criança alta.
  - Criança obesa.
- Elevado IMC (escore-Z de IMC para idade > +2) trata-se de:
  - Criança obesa.
- Elevada estatura para idade (escore-Z de estatura para idade > +2) trata-se de:
  - Gigantismo.

Além desses parâmetros, a IOTF desenvolveu um gráfico de crescimento de padrão internacional que permite a comparação da prevalência globalmente. Os pontos de corte comumente usados para sobrepeso e obesidade na infância incluem: 110 ou 120% de peso ideal para altura; escores-Z de peso para altura > +1 e > +2, e IMC no 85º, 90º, 95º e 97º percentis (com base em populações de referência internacionais ou específicas do país) Tabela 5. A IOTF recomenda o uso de seus gráficos internacionais de crescimento e dos pontos de corte específicos por idade e gênero que, em média, correspondem aos limiares do adulto. A classificação da IOTF (Tabelas 6 e 7) demonstrou ter alta especificidade, mas baixa sensibilidade.

Tabela 5 Pontos de corte de IMC

	Escore-Z		Percentil
	Menores de 5 anos	Maiores de 5 anos	Todas as idades
Sobrepeso	+2 a +3	+1 a +2	85-95
Obesidade	> +3	> +2	> 95

Tabela 6 Pontos de corte de IMC (kg/m^2) sugeridos pela International Obesity Task Force e Conde e Monteiro,[15] conforme faixa etária e sexo

Idade	Sobrepeso masculino		Sobrepeso feminino		Obesidade masculina		Obesidade feminina	
	IOTF	C&M	IOTF	C&M	IOTF	C&M	IOTF	C&M
10 anos	19,84	19,09	19,86	18,63	24,0	24,67	24,11	22,32
10 anos e 6 meses	20,20	19,38	20,29	19,04	24,57	25,14	24,77	22,91
11 anos	20,55	19,68	20,74	19,51	25,10	25,58	25,42	23,54
11 anos e 6 meses	20,89	20,00	21,20	20,01	25,58	25,99	26,05	24,21
12 anos	21,22	20,32	21,68	20,55	26,02	26,36	26,67	24,89

IMC: índice de massa corporal; IOTF: International Obesity Taskforce.

Tabela 7 Limites de IMC para magreza, sobrepeso e obesidade em crianças

IMC	Classificação
16	Magreza grau 3
17	Magreza grau 2
18,5	Magreza grau 1
23	Acima do peso (limite não oficial da Ásia)
25	Acima do peso
27	Obesidade (limite não oficial da Ásia)
30	Obesidade
35	Obesidade mórbida

IMC: índice de massa corporal.

CLASSIFICAÇÃO DA OBESIDADE

- Obesidade somática: estão presentes, basicamente, erros alimentares e sedentarismo.
- Obesidade sociopsicossomática: estão presentes erros alimentares e sedentarismo, mas a origem desses problemas está ligada a distúrbios psicológicos e/ou sociais.
- Obesidade induzida por fármacos: o início e/ou a manutenção da obesidade estão ligados à utilização de fármacos que atuam provocando fome, retardando a saciedade, reduzindo o gasto energético ou favorecendo o acúmulo de gordura (p. ex., anti-histamínicos, antipsicóticos, corticosteroides).
- Obesidade induzida por doenças endocrinológicas: geralmente associada à baixa estatura, seu início e/ou sua manutenção estão ligados à utilização de doenças que interferem no equilíbrio homeostático de reserva e na utilização de energia (p. ex., hipotireoidismo, deficiência do hormônio de crescimento, síndrome de Cushing, pseudo-hipoparatireoidismo primário).
- Obesidade induzida por doenças neurológicas: ocorre perda central do controle de fome e saciedade em decorrência de lesões anatômicas e/ou funcionais dos centros de controle hipotalâmicos (p. ex., lesões dos centros de fome e saciedade após traumatismo cranioencefálico, defeitos congênitos, cirurgias, radiação).
- Obesidade induzida por programação metabólica: essencialmente ligada a mudanças epigenéticas que ocorrem na gestação ou no início da vida, responsável pela programação do material genético para a manutenção de reservas gordurosas acima do desejado (p. ex., crianças nascidas com restrição de crescimento intrauterino que foram programadas, durante o período gestacional, para reservar energia com eficiência por meio de um metabolismo mais econômico e, adicionalmente, a ter mais fome e menos saciedade).

- Obesidade sindrômica: ligada a síndromes genéticas específicas que têm, no seu fenótipo, a obesidade como uma das características (p. ex., síndromes de Prader-Willi, de Bardet-Biedl, de Alström, de Cohen, de Smith-Magenis, do cromossomo X frágil, e deficiência congênita de leptina). Em geral, estão presentes dismorfismos e retardo no desenvolvimento neuropsicomotor.
- Obesidade genética: característica de indivíduos em que parte relevante dos genes ligados à obesidade encontra-se ativa e cuja tendência marcante para o acúmulo de gordura fica evidenciada pela grande dificuldade de emagrecimento e de manutenção de um peso saudável ao longo de toda a vida.
- Obesidade metabólica: ocorre quando o quadro está associado à presença de resistência periférica à insulina, elevando consideravelmente os riscos de comorbidades.

AVALIAÇÃO DA COMPOSIÇÃO CORPORAL E ANTROPOMETRIA

Antropometria (do grego *anthropos*, "humano"; e *metron*, "medida") refere-se à coleta e à correlação de medições de indivíduos humanos, incluindo a sistemática medição das características físicas, principalmente peso corporal, tamanho corporal e forma.

Indicadores antropométricos e de composição corporal são úteis para prever o desenvolvimento de doenças não transmissíveis, como diabetes ou doenças cardiovasculares, bem como para avaliar as relações entre a condição física e um estilo de vida ativo/inativo, identificar o declínio da capacidade física e demonstrar a incidência de sarcopenia.

As medidas antropométricas são necessárias, portanto, como parte dos métodos para desenvolver estratégias para a identificação precoce de declínio físico, planejar intervenções adequadas para evitar deficiências físicas e promover a qualidade de vida.

Conforme descrito pela OMS,[16] a plena apreciação da utilidade da antropometria requer uma compreensão dos níveis organizacionais da composição do corpo humano (Figura 4). Os cinco níveis organizacionais de composição corporal são:[12,17]

- Nível I (atômico): envolve cerca de cinquenta elementos, correspondendo a mais de 98% da massa corporal total, e é composto pela combinação de oxigênio, carbono, hidrogênio, nitrogênio, cálcio e fósforo com outros 44 elementos.
- Nível II (molecular): divide os compostos químicos corporais em mais de 100 mil moléculas diferentes agrupadas nas formas de lipídeos, água, proteínas, carboidratos e minerais.
- Nível III (celular): composto pela massa celular total, fluidos extracelulares e sólidos extracelulares.
- Nível IV (tecidos, órgãos e sistemas): dividido em tecidos adiposo, ósseo, epitelial, muscular e nervoso.

- Nível V (corpo inteiro): envolve as características morfológicas, como tamanho, forma e proporção do corpo.

Por essa complexidade de organização, a avaliação da composição corporal exige a realização de exames específicos para análise de medidas como estatura, massa corporal, perímetros, diâmetros e espessura de dobras cutâneas ou a utilização de aparelhos sofisticados para a avaliação desses parâmetros em conjunto.

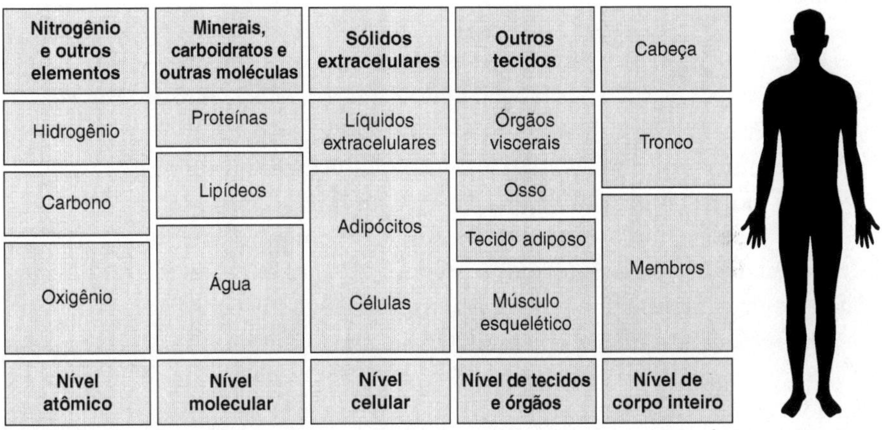

Figura 4 Os cinco níveis de composição corporal.

Podemos definir a composição corporal pelas seguintes técnicas:[1]

1. Unicamente indireta: pesagem hidrostática e pletismografia.
2. Duplamente indireta: medidas antropométricas de dobras, circunferências e diâmetros, ou impedância elétrica.

Dobras cutâneas

Muitos métodos são propostos para a avaliação da composição corporal. Dobras ou pregas cutâneas são medidas que visam avaliar a quantidade de gordura contida no tecido celular subcutâneo, permitindo a avaliação da quantidade de gordura contida no tecido adiposo subcutâneo.[18] As duas formas de mensurar essas medidas são:

- Somar os escores como uma indicação do grau relativo de adiposidade.
- Combinar esses escores com equações matemáticas destinadas a predizer o percentual de gordura corporal.

A avaliação por dobra cutânea pode ser criticada pelos seguintes fatores:

1. Dificuldade de separar gordura de músculo.
2. Limitação de abertura do aparelho.
3. Habilidade do avaliador.
4. Compressibilidade do adipômetro.
5. Grau de hidratação do examinado.

Bioimpedância[19]

Desde 1871, as propriedades elétricas dos tecidos vêm sendo estudadas, porém apenas na década de 1970 os fundamentos da bioimpedância elétrica (BIA) foram descritos. Atualmente, a BIA tem sido muito utilizada por ser um método não invasivo, prático e relativamente barato, capaz de estimar, além dos componentes corporais, a distribuição dos fluidos nos espaços intra e extracelulares.

Este método tem sido validado para estimar a composição corporal e o estado nutricional de indivíduos saudáveis e em diversas situações clínicas, como desnutrição, traumas, câncer, pré e pós-operatório, atletas, entre outros.

A bioimpedância baseia-se no modelo de um condutor cilíndrico, com comprimento e área transversal uniformes e homogêneos, cujo volume é diretamente relacionado com a impedância total, ou seja, com a resistência que o cilindro oferece à passagem de corrente elétrica. A impedância à corrente através do cilindro é relacionada diretamente ao comprimento do condutor e inversamente à sua área transversal. A composição (V) seria estimada, então, a partir da medida do quadrado da estatura dividida pela resistência (R):

$$V = \text{estatura}^2/R$$

O método da BIA considera o corpo humano como semelhante a esse cilindro, mesmo que ele seja heterogêneo e que seja possível admitir que seja composto por vários cilindros conectados em série, e não por um único cilindro; e fundamenta-se no princípio de que os tecidos corporais oferecem diferentes oposições à passagem da corrente elétrica. Essa oposição, chamada impedância (Z), tem dois vetores, denominados resistência (R) e reactância (Xc).

O vetor R mede a oposição ao fluxo da corrente elétrica através dos meios intra e extracelulares do corpo, estando diretamente associado ao nível de hidratação desses meios. No corpo, a corrente elétrica é transmitida pelos íons diluídos nos fluidos corporais, especificamente íons de sódio e potássio. Os tecidos magros são altamente condutores de corrente elétrica em razão da grande quantidade de água e eletrólitos, ou seja, apresentam baixa resistência à passagem da corrente elétrica. Por outro lado, gordura, ossos e pele constituem um meio de baixa condutividade, apresentando, portanto, elevada resistência.

O vetor Xc mede a oposição ao fluxo da corrente causada pela capacitância produzida pela membrana celular. Essa grandeza diz respeito à presença de um material isolante capaz de armazenar energia elétrica, formando um capacitor. No caso do corpo humano, esse capacitor é formado pela camada de lipídeo que separa a membrana citoplasmática e o material proteico. Esse acúmulo de energia gera um "atraso" no fluxo da corrente, gerando uma queda na tensão ou uma mudança de fase, que é definida como ângulo de fase (AF) ou, ainda, como arco tangente da relação Xc e R3.

A Figura 5 representa a relação geométrica entre Z, R, Xc e AF, dependendo da frequência da corrente elétrica. Em baixas frequências (f1), a impedância das células e das membranas é muito alta para que a corrente consiga penetrar o conteúdo celular, então as membranas funcionam como resistores e apenas o fluido extracelular pode ser medido. Conforme aumenta a frequência, a Xc aumenta na proporção da R, formando o AF. Nesse ponto máximo, o semicírculo atinge a frequência característica (fc) específica para o sistema. A fc é o valor máximo do semicírculo da bioimpedância e, a partir daí, começa a diminuir na proporção da R, enquanto aumenta na frequência da corrente elétrica.

Quando as frequências são maiores (fh), entre 50 e 100 kHz, a corrente elétrica passa através das membranas celulares, permitindo as medidas de impedância dentro e fora das células, determinando o balanço hídrico intra e extracelular e causando uma redução na Xc, aumento na R e diminuição do AF. O valor Z pode ser determinado pela fórmula:

$$Z = R^2 + Xc^2$$

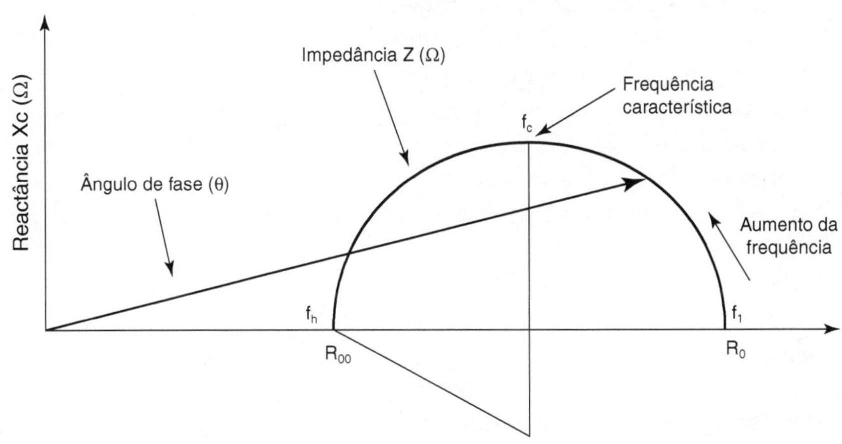

Figura 5 Demonstração da derivação gráfica do ângulo de fase, sua relação com a resistência, reactância, impedância e frequência da corrente aplicada por meio do gráfico de Cole.

Assim, por meio dos valores de Z, R e Xc, o analisador calcula a quantidade de água corporal total e sua distribuição intra e extracelular, determina a massa magra e, portanto, a composição corporal.

É possível encontrar aparelhos monofrequenciais (50 kHz) e multifrequenciais (5 a 1.000 kHz). A transmissão da corrente elétrica pelo corpo se dá através de quatro sensores metálicos, que em contato com as mãos e/ou pés registram a impedância dos segmentos corporais entre os membros superiores e o tronco, ou somente entre os membros inferiores.

O aparelho que avalia os segmentos superiores e inferiores é o mais utilizado. É composto por quatro eletrodos fixados no hemicorpo direito do indivíduo avaliado: na mão (próximo à articulação do metacarpo), no pulso (entre proeminências distais do rádio e da ulna), no pé (sobre o arco transverso da superfície superior) e no tornozelo (entre os maléolos medial e lateral). Uma corrente elétrica é aplicada nos eletrodos da mão e do pé e a queda de tensão provocada pela impedância é detectada pelo eletrodo proximal (pulso e tornozelo).

Em 2004, foi desenvolvida a BIA segmentar, permitindo a análise da composição corporal por segmento e o isolamento da massa dos membros e do tronco.

Para que a BIA tenha resultados com maior confiabilidade, é importante se atentar a algumas condições:

1. Calibração do aparelho.
2. Manutenção dos eletrodos.
3. Posição do indivíduo avaliado, conforme orientação do fabricante.
4. Jejum de 4 horas antes do exame.
5. Abstinência alcoólica de 8 horas antes do exame.
6. Abstinência de atividade física e sauna 8 horas antes do exame.
7. Esvaziamento da bexiga antes do exame.
8. Temperatura do ambiente em torno de 22 °C.
9. Ausência de lesões e resíduos na pele.
10. Distância mínima de 5 cm entre os eletrodos.
11. Observância do ciclo menstrual.
12. Utilização de material isolante entre as pernas (p. ex., uma toalha), na presença de obesidade.
13. Vedação para portadores de marca-passo.

Pesagem hidrostática

A pesagem hidrostática é comumente utilizada em locais de pesquisa para estimar a composição corporal. Ela baseia-se no princípio de Arquimedes: "Todo corpo mergulhado num fluido (líquido ou gás) sofre, por parte do fluido, uma força vertical para cima, cuja intensidade é igual ao peso do fluido deslocado pelo corpo". Desta forma, quando um corpo é pesado dentro da água, obtém-se o seu volume e densidade. O indivíduo é submerso na água, expira completamente, e técnicos registram seu peso. São realizadas diversas pesagens e utiliza-se a média entre as três pesagens maiores.

A determinação do volume é feita pela diferença entre o peso corporal fora da água e completamente submerso na água. Corpos mais densos tendem a afundar e menos densos tendem a flutuar, portanto, quanto maior o peso for dentro da água em relação ao volume, maior será a densidade.

Esta técnica é muito precisa, porém apresenta uma grande limitação, pois apenas os indivíduos adaptados ao meio aquático podem ser submetidos a este procedimento.[20]

Pletismografia de deslocamento de ar

Pletismografia é um método que exige um equipamento complexo, sofisticado e de alto custo, contudo tem a vantagem de ser simples, seguro e exigir cooperação mínima do sujeito avaliado. A avaliação ocorre em uma câmara de fibra de vidro com um assento para acomodar o avaliado. Utilizando um *software* específico, instalado em um microcomputador conectado à câmara, são determinadas as variações de volume de ar e de pressão no interior da câmara. Seu princípio se baseia na aplicação da lei de deslocamento de ar de Boyle, sendo possível determinar o ar deslocado e, assim, indiretamente determinar o volume corporal, obtendo-se assim a densidade corporal por meio da relação entre a massa corporal e o volume.[20]

Absorção radiológica de dupla energia[21,22]

A absorção radiológica de dupla energia (DEXA) é uma técnica de imagem bidimensional que usa raios X com duas energias diferentes. A atenuação do raio X depende da espessura do tecido e do coeficiente de atenuação do tecido. As imagens podem ser separadas em dois componentes (mineral ósseo e tecido mole), por isso esse método é mais amplamente utilizado para medir a densidade óssea e avaliar a composição corporal, sendo possível a avaliação quantitativa da massa magra e da massa gorda em segmentos isolados e no corpo total.

O princípio básico do DEXA é a utilização da fonte de raio X que converte um feixe em picos fotoelétricos de baixa energia que atravessam o corpo do paciente. A captação da imagem do corpo requer 5 minutos de exposição à radiação de 0,05 a 1,5 mrem. O exame é realizado com o indivíduo em decúbito dorsal, a partir de uma série de varreduras transversais partindo da cabeça até o pé. Não há necessidade de preparo para o exame.

Como o DEXA é bidimensional, não é possível obter medidas volumétricas compartimentais diretas, por isso estimativas de volume regionais são obtidas indiretamente. O tecido adiposo visceral, o subcutâneo e a infiltração gordurosa muscular não são identificados isoladamente no DEXA.

Tomografia computadorizada[20,22,23]

A tomografia computadorizada é considerada o padrão-ouro para determinação da gordura visceral, pois permite a diferenciação dos tecidos subcutâneo e visceral da região abdominal. Este método, no entanto, utiliza aparelho sofisticado e demanda pessoal especializado, além de ter alto custo e expor o indivíduo à radiação, fatores que limitam seu uso na rotina clínica.

A gordura visceral é mensurada em um único corte tomográfico na altura da cicatriz umbilical (L3-L4 ou L4-L5). Uma razão entre a área visceral e a subcutânea desta região > 0,4 ou uma área de gordura intra-abdominal > 130 cm^2 têm demonstrado associação com distúrbios do metabolismo glicolipídico.

Sua utilização permite a captação de imagens tridimensionais de alta resolução das partes completas ou selecionadas do corpo e o cálculo de volume a partir das projeções de raio X do corpo em diferentes ângulos. A tomografia pode determinar com precisão a gordura no músculo esquelético, tecidos moles e no fígado.

Na prática, no entanto, a composição corporal baseada em tomografia é, na maioria dos casos, limitada à análise bidimensional de um corte ou de um número limitado de cortes axiais do corpo. Isso ocorre por causa de duas limitações: a necessidade de manter o indivíduo o menor tempo possível sob efeito da radiação ionizante e a dificuldade de segmentação de diversos compartimentos diferentes. A tomografia, a ressonância magnética e o DEXA são hoje considerados os melhores métodos para a análise de composição corporal.

Ressonância magnética

A ressonância magnética usa as diferentes propriedades magnéticas dos núcleos de certos elementos químicos (p. ex., hidrogênio na água e na gordura) presentes nas células para produzir imagens de tecidos moles do corpo. A base para a imagem quantitativa da gordura e da água é a separação pelas diferentes frequências de prótons nos dois meios, o que permite separar os dois sinais em uma imagem de gordura e outra imagem de água. A ressonância magnética não usa radiação ionizante, o que permite a captação de uma imagem volumétrica tridimensional.[24]

Em comparação com a tomografia computadorizada, a ressonância magnética é um método não invasivo e isento de radiação, porém está sujeita a artefatos em maior frequência. Este método pode ser utilizado no diagnóstico e no acompanhamento de pacientes obesos de maior risco, mas seu custo é ainda mais alto que o da tomografia.

Ultrassonografia

A ultrassonografia (US) funciona a partir da conversão de energia elétrica em ondas sonoras que passam através do tecido adiposo, muscular e ósseo, de modo que parte da energia é refletida no receptor da sonda e transformada novamente em energia elétrica. A partir dessa energia refletida, o aparelho quantifica a espessura do tecido muscular e do tecido adiposo.

Possui a vantagem de ser um método de baixo custo, mais simples, prático, seguro e livre de radiações, apesar de necessitar de equipamentos específicos e de observadores treinados. A medida de gordura visceral por US representa uma evolução no diagnóstico da obesidade visceral.[24]

CONCLUSÃO

O diagnóstico e a classificação da obesidade são aplicados apenas para diagnosticar esta doença endêmica e como método de avaliação nutricional. A classificação baseada no IMC proposta pela OMS é considerada um método simples, rápido e reprodutível. Trata-se de um índice antropométrico usado como marcador para a massa gorda e para classificar a obesidade, estando positivamente associado a fatores de risco para doenças cardiovasculares e doenças metabólicas quando acima de 25 kg/m^2.

A relação entre IMC e massa de gordura corporal, no entanto, não é suficientemente forte para estimar com precisão a adiposidade em um determinado indivíduo, pois o IMC não leva em consideração a composição corporal (ou seja, a massa muscular esquelética). Portanto, se a quantidade de massa gorda é o verdadeiro fator de risco para a saúde cardiometabólica e para a longevidade, então o uso do IMC é apenas uma aproximação.

A medida da circunferência abdominal também se enquadra em uma aferição de simples aplicabilidade e de baixo custo, uma vez que necessita apenas de aparelhos como régua, balança e fita métrica. Sua aplicação permite estimar a quantidade de gordura abdominal, dado que influencia o risco cardiovascular, porém não é um método para definir ou classificar obesidade.

Existem vários outros métodos para avaliação da composição corporal, sendo os mais sofisticados e precisos a pesagem hidrostática e a DEXA, que possibilitam quantificar dos componentes corporais. Contudo, são consideradas avaliações caras e limitadas a um grupo populacional.[14]

REFERÊNCIAS BIBLIOGRÁFICAS

1. Ribas-Filho D, Suen VMM (coords.). Tratado de nutrologia. 2.ed. Barueri: Manole; 2018.
2. Lobstein T, Rigby N, Leach R. International Obesity Task Force (IOTF). Brussels: EASO; 2005.
3. Halpern A. *et al.* Consenso Latino-Americano sobre Obesidade; 1998.
4. Consenso Latino-Americano em Obesidade. Documentos. C2. Health Latin America. Rio de Janeiro: Abeso; 2002.
5. Nogueira-de-Almeida CA, Mello ED. Nutrologia pediátrica: prática baseada em evidências. Barueri: Manole; 2016.
6. Associação Brasileira para o Estudo da Obesidade e da Síndrome Metabólica (Abeso). Diretrizes brasileiras de obesidade 2016. 4.ed. São Paulo: Abeso; 2016. p.13-52. Disponível em: https://abeso.org.br/wp-content/uploads/2019/12/Diretrizes-Download-Diretrizes-Brasileiras-de-Obesidade-2016.pdf; acessado em: 7 de agosto de 2021.
7. Eknoyan G. Adolphe Quetelet (1796-1874) – the average man and indices of obesity. Nephrol Dial Transplant. 2008;23(1):47-51.
8. World Health Organization. Obesity: preventing and managing the global epidemic – report of a WHO Consultation. Geneva: World Health Organization; 1998.
9. Kyle UG, Genton L, Pichard C. Body composition: what's new? Curr Opin Clin Nutr Metab Care. 2002;5(4):427-33.
10. Stolarczyk LM, Heyward VH, van Loan MD, Hicks VL, Wilson WL, Reano LM. The fatness-specific bioelectrical impedance analysis equations of Segal et al.: are they generalizable and practical? Am J Clin Nutr. 1997;66(1):8-17.
11. Lutoslawska G, Malara M, Tomaszewski P, Mazurek K, Czajkowska A, Kêska A et al. Relationship between the percentage of body fat and surrogate indices of fatness in male and female Polish active and sedentary students. J Physiol Anthropol. 2014;33(1):10.
12. Beechy L, Galpern J, Petrone A, Das SK. Assessment tools in obesity: psychological measures, diet, activity, and body composition. Physiol Behav. 2012;107(1):154-71.
13. Van Itallie TB, Yang MU, Heymsfield SB, Funk RC, Boileau RA. Height-normalized indices of the body's fat-free mass and fat mass: potentially useful indicators of nutritional status. Am J Clin Nutr. 1990;52(6):953-9.
14. World Health Organization. Weight-for-age (5-10 years). Disponível em: https://www.who.int/growthref/who2007_weight_for_age/en/; acessado em: 7 de agosto de 2021.
15. Conde WL, Monteiro CA. Body mass index cutoff points for evaluation of nutritional status in Brazilian children and adolescents. J Pediatr (Rio J). 2006;82(4):266-72.
16. World Health Organization. Physical status: the use and interpretation of anthropometry – report of a WHO Expert Committee. World Health Organ Tech Rep Ser. 1995;854:1-452.
17. Ward LC. Human body composition: yesterday, today, and tomorrow. Eur J Clin Nutr. 2018;72(9):1201-7.
18. Rivas RC, Andries Junior O. Comparação entre a classificação do índice de massa corporal e da quantidade de gordura corporal. Corpoconsciência. 2006;10(2):30-40.
19. Eickemberg M, Oliveira CC, Roriz AKC, Sampaio LR. Bioimpedância elétrica e sua aplicação em avaliação nutricional. Rev Nutr. 2011;24(6):883-93.
20. Souza RGM, Gomes AC, Prado CMM, Mota JF. Methods for body composition analysis in obese adults. Rev Nutr. 2014;27(5):569-83.
21. Wagner DR, Heyward VH. Techniques of body composition assessment: a review of laboratory and field methods. Res Q Exerc Sport. 1999;70(2):135-49.
22. Borga MRI. Adipose tissue and muscle composition analysis. A J Investig Med. 2018;66:887-95.
23. Palladino MV, Damas KF, Tucunduva MJ. Estudo do índice de massa corpórea por meio da tomografia computadorizada. Sci Health. 2011;2(1):5-10.
24. Gouvêa HR, Faria SL, Faria OP, Cardeal MA, Bezerra A, Ito MK. Validation of ultrasound examination for assessment of the abdominal visceral fat in clinically serious obese patient. ABCD Arq Bras Cir Dig. 2013;26(Suppl 1):43-6.

LEITURA RECOMENDADA

Mancini MC (org.). Tratado de obesidade. 2.ed. Rio de Janeiro: Guanabara Koogan; 2015. p.302-6.

Associação Brasileira para o Estudo da Obesidade e da Síndrome Metabólica (Abeso). Diretrizes brasileiras de obesidade 2009/2010. 3.ed. Itapevi: AC Farmacêutica; 2009.

Lancha Junior AH, Lancha LOP (orgs.). Avaliação e prescrição de exercícios físicos: normas e diretrizes. Barueri: Manole; 2016.

Tur JA, Bibiloni MDM. Anthropometry, body composition and resting energy expenditure in human. Nutrients. 2019;11(8):1891.

Fernandez M, Toimil RF, Rasslan Z, Ilias EJ, Gradinar ALT, Malheiros CA. Assessment of body fat in obese patients preoperatively for bariatric surgery. ABCD Arq Bras Cir Dig. 2016;29(suppl 1).

Goossens GH. The metabolic phenotype in obesity: fat mass, body fat distribution, and adipose tissue function. Obes Facts. 2017;10(3):207-15.

Han JC, Lawlor DA, Kimm SY. Childhood obesity. Lancet. 2010;375(9727):1737-48.

Kêkê LM, Samouda H, Jacobs J, di Pompeo C, Lemdani M, Hubert H et al. Body mass index and childhood obesity classification systems: a comparison of the French, International Obesity Task Force (IOTF) and World Health Organization (WHO) references. Rev Epidemiol Sante Publique. 2015;63(3):173-82.

Lunardi CC, Petroski EL. Body mass index as a marker of dyslipidemia in children. Arq Bras Cardiol. 2009;93(1):22-7.

3 Síndrome metabólica em crianças e adolescentes

Carlos Alberto Nogueira-de-Almeida
Durval Ribas-Filho
Karla Cristina Malta Vilanova
Renato Augusto Zorzo
Thiago Santos Hirose

INTRODUÇÃO

O conceito de síndrome metabólica (SM) foi citado pela primeira vez em 1988 pelo médico endocrinologista e docente da Universidade de Stanford Gerald Reaven. À ocasião, o autor descreveu uma síndrome caracterizada por resistência insulínica, hipertensão arterial, dislipidemia e diabete melito tipo 2.[1] A definição original não envolvia obesidade abdominal, critério posteriormente incluído para o diagnóstico.[2,3]

Atualmente, a SM é definida como um conjunto de fatores bioquímicos, fisiológicos, clínicos e metabólicos que, quando concomitantemente presentes, elevam sobremaneira o risco de desenvolvimento de aterosclerose, eventos cardiovasculares, diabete melito tipo 2 e mortalidade por qualquer causa.[4]

No Brasil, a Pesquisa Nacional de Saúde de 2013, iniciativa que levou em consideração dados de mais de 59 mil pessoas de todas as regiões do país, demonstrou prevalência de SM de 5,8% entre pessoas com idade entre 18 e 59 anos e de 23,2% naqueles com 60 anos ou mais. Os fatores associados a maior risco de desenvolvimento foram sedentarismo, excesso de peso e gênero feminino; e os antecedentes mórbidos mais frequentemente associados foram insuficiência renal crônica, acidente vascular encefálico e doenças cardiovasculares.[5]

Quanto mais precocemente as alterações metabólicas ocorrem, maior é o risco de o seu impacto negativo resultar em processos deletérios por toda a vida do indivíduo, pois o funcionamento do metabolismo humano resulta do somatório do potencial genético com as interações ambientais.[6] Desde o ambiente intrauterino, o ser humano está suscetível à influência externa, de forma que estímulos nutricionais, ambientais, emocionais e físicos da gestante são capazes de interagir com o DNA em formação por meio dos eventos epigenéticos.[7] Quando esses estímulos, em especial nutricionais, ocorrem em período sensível dos eventos epigenéticos, os impactos são mais consistentes e duradouros. Tal intervalo, também chamado de janela de oportunidades, situa-se entre a concepção e o final do segundo ano de vida, os chamados primeiros mil dias de vida.[8,9] Todos esses dados chamam atenção para a importância do reconhecimento da SM, bem como para seu diagnóstico e para a intervenção feita precocemente na vida,[10] evitando-se a inércia terapêutica.

O evento primário disparador dos processos fisiopatológicos que resultam na SM é a resistência insulínica (RI).[3,4] A insulina tem papel fisiológico amplo no metabolismo humano, exercendo influência nas rotas metabólicas dos três macronutrientes, ou seja, carboidratos, proteínas e lipídeos. A RI é uma situação em que existe demanda do tecido periférico por concentrações mais elevadas de insulina para que a glicemia seja mantida dentro dos limites de normalidade. O evento apresenta elevada carga genética, mas, em geral, é disparado pela condição de excesso de adiposidade abdominal.[11] O tecido adiposo abdominal libera ácidos graxos livres e hormônios na corrente sanguínea, levando ao aumento de depósito de lipídeos no tecido muscular e em vísceras. Marcadores inflamatórios, como IL-6, TNF-alfa e proteína C reativa, se elevam na circulação. Esses eventos favorecem o desenvolvimento de aterosclerose, hipertensão arterial, esteatose hepática e dificuldade na captação periférica de glicose.[4,12]

De uma forma ideal, a avaliação da RI é feita utilizando-se o *clamp* euglicêmico hiperinsulinêmico, um método complexo e desconfortável ao paciente, cuja realização em larga escala é inviável.[13] Na prática clínica, a avaliação da RI pode ser feita por modelos matemáticos, como o HOMA-IR ou índice de QUICK, que levam em consideração as dosagens séricas de glicemia e insulina. Essas avaliações, em última análise, fazem referência à capacidade da insulina de otimizar a captação de glicose nos tecidos periféricos, como muscular e adiposo, e seu efeito inibidor da gliconeogênese hepática.[3]

Em adultos, não há um consenso sobre os critérios diagnósticos de SM, existindo pelo menos três propostas diferentes.[3] A Tabela 1 mostra os principais critérios utilizados para diagnóstico em adultos.[3,4]

Apesar da relevância do *cluster* de eventos que compõe o diagnóstico de SM, é importante a compreensão de que cada um desses parâmetros, individualmente, já indicaria necessidade de intervenções para o paciente portador. Os níveis glicêmicos aumentados precedem a evolução para pré-diabetes e diabetes melito tipo 2 (DM2), doença de alto risco para complicações como nefropatia, retinopatia e neuropatia, além do maior risco de doenças cardio e cerebrovasculares.[3] A dislipidemia, caracterizada tanto pelos níveis elevados de triglicerídeos (hipertrigliceridemia) quanto por níveis baixos de HDL-colesterol (hipoalfalipoproteinemia), assim como a hipertensão arterial, são fatores associados à elevação de risco para doença aterosclerótica e eventos cardiovasculares.[14]

Quando esses parâmetros estão presentes conjuntamente em critérios determinantes de SM, o risco de desenvolvimento de doença aterosclerótica cardiovascular está potencializado, assim como o de mortalidade geral. Vários estudos já demonstraram que, quando instalada em idade pediátrica, a SM é capaz de levar a alterações metabólicas preditivas de morbidade e mortalidade.[3]

Tabela 1 Diferentes critérios para o diagnóstico de síndrome metabólica em adultos

Parâmetros	NCEP	IDF, 2006	OMS, 1999
Obrigatório		Homens: CA ≥ 94 cm Mulheres: CA ≥ 80 cm Homens asiáticos: CA ≥ 90 cm	RI, intolerância à glicose ou DM
Número de critérios	≥ 3 dos listados abaixo	≥ 2 dos listados abaixo	≥ 2 dos listados abaixo
Glicose em jejum	≥ 100 mg/dL ou em tratamento	≥ 100 mg/dL ou diagnóstico de DM2	–
HDL-colesterol	Homens: < 40 mg/dL Mulheres: < 50 mg/dL	Homens: < 40 mg/dL Mulheres: < 50 mg/dL	Homens: < 35 mg/dL Mulheres: < 40 mg/dL
Triglicerídeos	≥ 150 mg/dL ou em tratamento	≥ 150 mg/dL ou em tratamento	≥ 150 mg/dL ou em tratamento
Obesidade central	Homens: CA ≥ 102 cm Mulheres: CA ≥ 88 cm	–	Homens: RCQ > 0,9 Mulheres: RCQ > 0,85 (ou IMC > 30 kg/m^2)
Hipertensão arterial	PAS ≥ 130 mmHg PAD ≥ 85 mmHg (ou em tratamento)	PAS ≥ 130 mmHg PAD ≥ 85 mmHg (ou em tratamento)	PAS ≥ 140 mmHg PAD ≥ 90 mmHg

CA: circunferência abdominal; DM: diabete melito; DM2: diabete melito tipo 2; IDF: International Diabetes Federation; NCEP: National Cholesterol Education Program; OMS: Organização Mundial da Saúde; PAD: pressão arterial diastólica; PAS: pressão arterial sistólica; RCQ: relação cintura/quadril; RI: resistência insulínica.

A obesidade, causa mais comum de RI em crianças, está associada a dislipidemia, DM2 e complicações vasculares de longo prazo. Em amostra de adolescentes nos Estados Unidos, avaliados no estudo NHANES III, realizado entre 1988 e 1994, a prevalência de SM foi de 6,8% entre adolescentes com sobrepeso e 28,7% entre os obesos.[15] Essas taxas, no entanto, podem subestimar a extensão atual do problema, porque tanto a magnitude quanto a prevalência da obesidade infantil aumentaram nas últimas décadas.

Conforme consenso publicado pela Endocrine Society,[16] crianças e adolescentes com índice de massa corporal (IMC) acima do percentil 85 (equivalente a +1 desvio-padrão do escore-Z) devem ser pesquisados para as seguintes comorbidades: pré-diabetes/DM2, dislipidemia, pré-hipertensão/hipertensão, doença hepática gordurosa não alcoólica, síndrome dos ovários policísticos, apneia do sono e doenças psiquiátricas. De acordo com o critério utilizado para a estimativa de prevalência de SM em crianças, há uma variação nessa porcentagem, por isso a importância de um critério a ser estabelecido para a população pediátrica.

A prevalência de SM entre crianças e adolescentes de 10 a 18 anos de idade foi avaliada no norte do México em 2004, em estudo transversal, com o objetivo de buscar uma definição para o diagnóstico precoce na adolescência.[17] Esse estudo atendeu aos critérios ATP III do National Cholesterol Education Program (NCEP), da OMS, da American Association of Clinical Endocrinologists (AACE) e do

European Group for the Study of Insulin Resistance (EGIR). Para isso, o grupo de pesquisa REGODCI modificou os critérios para adultos de acordo com a referência do Relatório de Bloomgarden do NCEP, sobre DM2 em jovens, e com o relatório sobre diagnóstico e tratamento da hipertensão na infância. A definição do REGODCI se baseou na avaliação clínica (história familiar de obesidade, DM2 e/ou hipertensão, peso ao nascer, pressão arterial e IMC de crianças e adolescentes) e na avaliação dos níveis de glicose, triglicerídeos e HDL-colesterol. A prevalência da SM foi de 6,5% conforme os critérios ATP III; de 7,7%, pelos critérios da AACE; de 4,5%, conforme os critérios da OMS; de 3,8% conforme os critérios do EGIR e de 7,8% (6,1-9,5) segundo as definições do REGODCI.[17]

Em 2008, foi realizado estudo transversal em duas etapas, no município de Embu, estado de São Paulo, que avaliou SM e fatores associados entre escolares pré-púberes.[18] Na primeira fase, o estado nutricional, pressão arterial e antecedentes pessoal e familiares para doenças cardiovasculares foram coletados. Na segunda fase, participaram os alunos com pelo menos um dos seguintes critérios: obesidade, história pessoal e história familiar de DM2. A SM foi definida pelos critérios do ATP III e da OMS. As prevalências de SM pelo ATP III e da OMS foram, respectivamente, de 9,3 e 1,9%. Entre os obesos, a SM estava presente em 25,8% (ATP III) e 5,2% (OMS). Crianças eutróficas apresentaram HDL baixo (23,6%), hiperglicemia (3,6%), HOMA-IR (0,9%) e SM pelo ATP (0,9%).[18]

Estudo de Pinho et al.,[19] publicado em 2012, mostrou que adolescentes com sobrepeso/obesidade apresentaram níveis maiores de pressão arterial, glicose, triglicerídeos, ácido úrico, PAI-1, fibrinogênio e insulina e níveis menores de HDL-colesterol em relação ao grupo controle. A análise de alterações e formação de *clusters* de fatores de risco demonstrou que 76,7% das adolescentes do grupo sobrepeso/obesidade apresentaram dois ou mais fatores de risco relacionados à SM, enquanto 79,5% das adolescentes do grupo controle apresentaram nenhuma ou apenas uma alteração.

A avaliação da RI por meio do HOMA-IR para o diagnóstico de SM em adolescentes e a análise sobre se a RI está relacionada com fatores genéticos, biológicos e ambientais foi publicada em 2015, em estudo realizado com 667 adolescentes (16,8 ± 0,3 anos) que viviam na área urbana de Santiago, no Chile. Foi determinado o corte ideal de HOMA-IR para diagnosticar SM segundo o critério de 2007 da International Diabetes Federation (IDF), no qual a RI foi definida como valores de HOMA-IR acima de 2,6. Dos participantes, 16% eram obesos e 9,4% preencheram os critérios para SM. Com base nesse valor, 16,3% dos participantes possuíam RI. Adolescentes com RI tiveram prevalência significativamente maior de obesidade, obesidade abdominal, hiperglicemia em jejum e SM em comparação com aqueles que não tinham RI. Histórias familiares de diabetes tipo 2, sarcopenia, obesidade e baixa adiponectinemia aumentaram significativamente o risco de RI e, entre adolescentes, HOMA-IR ≥ 2,6 foi associado a maior risco cardiometabólico.[20]

Outro grupo de risco que merece ser discutido são os pequenos para a idade gestacional (PIG). Por definição, considera-se PIG quando o peso e/ou comprimento ao nascer está abaixo de –2,0 desvios-padrão para a idade gestacional. Cerca de 90% dos pacientes PIG apresentam recuperação total ou parcial do ganho de peso e/ou do comprimento, os demais 10% mantêm-se abaixo da curva de crescimento e de seu potencial genético, necessitando do tratamento com hormônio de crescimento (GH). Além disso, alguns PIG podem apresentar uma rápida e precoce progressão no ganho de peso, aumentando em até três vezes o risco de obesidade na infância e, consequentemente, os riscos de SM.[21] Vale ressaltar que a restrição de crescimento intrauterino decorrente da privação nutricional sofrida pelos PIG leva a um mecanismo adaptativo de alteração da programação metabólica a fim de garantir maior aporte nutricional ao feto; no entanto, este processo pode levar a um quadro de RI e obesidade futura.[21]

Ainda não foram definidos valores de corte internacionalmente aceitos em relação à insulinemia em jejum e HOMA para a faixa etária pediátrica. Desde a publicação de Tem e McLaren,[22] o valor de 15 mcUI/mL tem sido usado, mas sem que estudos na faixa etária pediátrica tenham sido conduzidos para validá-lo. Outros pontos de corte, como 12, 27 e 30 mcUI/mL, também já foram sugeridos.[23]

Durante a puberdade, ocorrem eventos que se assemelham a uma RI fisiológica.[15,24,25] Seria imperativo, portanto, que os pontos de corte fossem definidos respeitando-se a variação biológica do indicador. Cuartero et al.[26] propuseram o uso do percentil 90 com base em levantamento que incluiu 372 indivíduos com idades entre 1 mês e 18 anos, no qual observaram variação significativa desses indicadores em relação a estadiamento puberal, idade e sexo. Apesar de bastante adequado do ponto de vista técnico, sua utilização prática para estudos populacionais esbarra na dificuldade da avaliação dos critérios de Tanner de todos os pacientes envolvidos e por isso a tendência, nos dias atuais, é que se utilize a correção apenas para idade e sexo.[27] Estudo de nosso grupo conduzido apenas com indivíduos eutróficos e maturadores médios mostrou que a insulinemia em jejum varia de maneira muito significativa entre as idades propostas, de forma a pressupor a existência de uma curva com valores ascendentes até por volta dos 13 aos 15 anos, com posterior queda, tanto para meninos como para meninas.[28] Lee et al., em estudo de 2020, encontraram a mesma distribuição.[27] Pelo fato de a glicemia em jejum não variar muito na faixa etária pediátrica, muitos autores sugerem que a utilização do HOMA-IR para avaliar a RI seria desnecessária, uma vez que o componente da equação que efetivamente varia é a insulinemia, sendo esse parâmetro suficiente para fazer a avaliação.[29,30] Essa posição é partilhada neste texto.

CRITÉRIOS EXISTENTES EM IDADE PEDIÁTRICA

Com o aumento do número de casos de obesidade infantil em todo o mundo, a avaliação dos riscos de aparecimento de doenças cardiovasculares na vida adulta é mandatória para o pediatra.[31] A SM é geralmente definida como um grupo de alterações em parâmetros de saúde que, quando aparecem em conjunto, aumentam o risco de surgimento de algumas doenças, especialmente as cardiovasculares.[32] Considera-se atualmente que o quadro é iniciado com o aparecimento de RI, que pode, posteriormente, seguindo seu processo fisiopatológico, culminar em pré-diabetes e DM2 em crianças e adolescentes,[22] além de doenças cardiovasculares, hipertensão arterial, esteatose hepática, dislipidemias, entre outras doenças.[6] Dentro da população pediátrica, há diferentes critérios para SM, mas ainda não existe uma diretriz para padronizá-los.[32]

Damiani et al.[33] descrevem que mesmo os critérios que inicialmente foram propostos para definir a SM são controversos. O endocrinologista responsável por essa primeira definição atualmente não recomenda mais seu uso, pois ela se baseava no aparecimento de pelo menos três alterações dentro de uma gama de critérios metabólicos, o que dificulta a identificação de qual conjunto destas alterações melhor a descreve. Para crianças, a dificuldade é ainda maior em razão das diferenças desses critérios metabólicos em relação aos adultos, por isso o aparecimento de qualquer alteração metabólica deve chamar a atenção do pediatra, buscando prevenir e tratar possíveis complicações futuras.

Weihe e Weihrauch-Bluher,[34] em revisão recente, compararam diferentes critérios de SM em crianças e adolescentes e verificaram que a prevalência pode variar entre 6 e 39% nos pacientes obesos, de acordo com o critério usado, mostrando que esta heterogeneidade pode dificultar a detecção precoce nessa faixa etária e que critérios devem ser estabelecidos de forma uniforme. Discute-se, ainda, a necessidade de se considerar gênero, estadiamento puberal, etnia, esteatose hepática não alcoólica e hiperuricemia como critérios diagnósticos.

A Tabela 2 mostra diferentes critérios para diagnóstico de SM em crianças e adolescentes, para todos eles a presença de três ou mais parâmetros positivos confirma o diagnóstico.

Um dos principais parâmetros da SM é a presença do aumento da circunferência abdominal (CA). Existem valores fixos predefinidos para adultos, mas para crianças e adolescentes são considerados elevados valores superiores aos pontos de corte definidos de acordo com tabelas por sexo e idade. Há uma dificuldade, no entanto, de estabelecer uma normativa de aferição de CA nesta faixa populacional,[34] o que atrapalha a uniformização do processo. Além disso, fatores como etnia e estadiamento puberal podem interferir diretamente nos valores de CA e, apesar de este ser potencialmente um bom preditor de adiposidade visceral, alguns estudos optam por utilizar o IMC como indicador preferencial de adiposidade.[32]

Tabela 2 Diferentes critérios de SM em crianças e adolescentes

Variáveis	Cook et al.[15]	Weiss et al.[30]	De Ferranti et al.[35]	Zimmet et al.[36]	Ahrens et al.[37]
Adiposidade	CA ≥ p90	IMC > 2 escores Z	CA ≥ p75	CA ≥ p90	CA ≥ p90
PAS	≥ p90	≥ p95	≥ p90	≥ 130 mmHg	≥ p90
PAD	≥ p90	≥ p95	≥ p90	≥ 85 mmHg	≥ p90
Triglicerídeos*	≥ 150 mg/dL	≥ p95	≥ 100 mg/dL	≥ 150 mg/dL	≥ p90
HDL-colesterol*	≤ 40 mg/dL	≤ p5	Mulheres: ≤ 45 mg/dL Homens: ≤ 50 mg/dL	≤ 40 mg/dL	≤ p10
Homeostase glicêmica	Glic ≥ 110 mg/dL	Pré-diabetes de acordo com os critérios da ADA	Glic ≥ 110 mg/dL	Glic ≥ 100 mg/dL	Glic ou HOMA-IR > p90

ADA: American Diabetes Association; CA: circunferência abdominal; Glic: glicemia em jejum; HOMA: *homeostasis model assessment*; p: percentil; PAD: pressão arterial diastólica; PAS: pressão arterial sistólica; *: coleta sem jejum.
Fonte: adaptada de Weihe et al.[34]

Engelmann et al.,[38] comparando crianças e adolescentes eutróficos a um grupo com sobrepeso ou obesidade (escore-Z de IMC entre +2 e +2,5) e obesidade grave (escore-Z de IMC > +2,5), usando os critérios ATP III, demonstraram aumento da prevalência da SM de acordo com a gravidade da obesidade (chegando a um valor de 50% nos indivíduos com obesidade mórbida) e risco 55% maior de SM nos pacientes com excesso de peso, além do aumento da prevalência de SM em indivíduos com RI grave.

Outra forma de avaliar a presença de acúmulo de gordura central e correlacionar com o aparecimento de SM de acordo com os critérios de Cook et al.[15] é calcular a relação circunferência abdominal/estatura (CA/E). Mokha et al.[39] avaliaram 3.091 indivíduos entre 4 e 18 anos de idade (56% brancos e 50% do sexo masculino), e mostraram que 9,2% desta população apresentava IMC normal, porém com CA/E aumentado (ponto de corte ≥ 0,5), e 80,2% com IMC aumentado (sobrepeso e obesidade) e CA/E aumentado; no grupo com aumento de IMC, a prevalência de SM era de 21,27% e no grupo com IMC normal, de 5,88% (cerca de seis vezes maior que nos indivíduos com IMC e CA/E normais). Da mesma forma que a avaliação de CA isolada, a relação CA/E necessita de padronização de métodos de avaliação para ser implantada.

Critério diagnóstico da Associação Brasileira de Nutrologia

O critério da Associação Brasileira de Nutrologia (Abran), publicado em 2020, é o primeiro critério brasileiro para o diagnóstico e o tratamento da SM em crianças e adolescentes.[40]

A maioria das propostas de SM para a faixa etária pediátrica inclui:[41]

- Indicadores de excesso de adiposidade corporal.
- Indicadores de alteração do perfil lipídico.
- Indicadores de alteração do perfil glicêmico.
- Indicadores de alteração na pressão arterial.

A fim de manter essa padronização, o critério proposto pela Abran também propõe o uso de indicadores que apontem para essa mesma direção, mas que sejam mais adequados à fisiopatologia da SM em idade pediátrica e mais simples de serem usados pelo clínico. Assim, a Abran recomenda o uso dos seguintes indicadores:

- Excesso de adiposidade corporal representado por circunferência abdominal aumentada.
- Alteração do perfil lipídico: triglicerídeos elevados e/ou HDL-colesterol baixo.
- Alteração do perfil glicêmico: glicemia elevada e/ou insulinemia elevada.
- Indicadores de alteração na pressão arterial: pressão arterial sistólica (PAS) e/ou diastólica (PAD) elevada.

Conforme esses critérios, será considerado como portador de SM o adolescente ou a criança com 7 anos de idade ou mais que apresentar valores alterados em pelo menos três desses quatro critérios, conforme aceito pela maioria dos autores.[37]

Para que o diagnóstico seja confirmado, é necessário que o paciente apresente indicação de que possui alguma alteração em três critérios, alterações de valor dentro do mesmo grupo de critério não são somadas. Assim, uma criança que apresenta triglicerídeos elevados e HDL-colesterol baixo, por exemplo, deve ser classificada como portadora de alteração no perfil lipídico e preenche com isso apenas um critério, mesmo possuindo dois indicadores alterados, por serem ambos do mesmo grupo. Deve-se salientar que, conforme consenso entre os autores, a resistência periférica à insulina (RPI), por ser o fator disparador de todo o processo, deveria ser considerada como critério fundamental e *sine qua non* para o diagnóstico; entretanto, pelas limitações do uso da insulinemia como método diagnóstico e impossibilidade do uso geral de métodos de maior complexidade, como o *clamp*, optou-se por considerar esse critério como um dos possíveis, mas não como obrigatório.

A proposta que justifica a criação de critérios para a definição de SM na criança e adolescência é indicar para o médico pediatra e das demais especialidades que o paciente com critérios para SM deverá ser acompanhado de perto e receber intervenção precoce com mudança do estilo de vida e, eventualmente, tratamento medicamentoso, evitando-se assim complicações na vida adulta. Entretanto, apesar de o diagnóstico de SM ser considerado com três dos quatro critérios identificados, a partir do momento que se identifica a presença de um critério para uma criança, ela deve ser considerada como grupo de risco para a síndrome e deve ser monitorada de perto.

Indicador de excesso de adiposidade

A Abran recomenda o uso da circunferência abdominal, valores acima do ponto de corte devem ser considerados elevados. A tabela de referência utilizada deriva do estudo populacional americano denominado National Health and Nutrition Examination Survey (NHANES III), que foi conduzido de 1988-1994 e o ponto de corte foi definido como o percentil 97 para idade e sexo.

Indicadores de alterações no perfil lipídico

A Abran recomenda a Atualização da Diretriz Brasileira de Dislipidemias e Prevenção da Aterosclerose, publicada em 2017, para os valores de triglicerídeos elevados ou de HDL-colesterol baixos.

Indicadores de alterações no perfil glicêmico

Em idade pediátrica, as alterações no perfil glicêmico frequentemente aparecem sob a forma de hiperinsulinismo,[37] ainda que, mais raramente, a hiperglicemia possa estar presente. O uso da insulinemia em jejum, portanto, torna-se fundamental para que o diagnóstico possa ser feito nas crianças em risco.[42] A Abran recomenda que valores de glicemia ou de insulinemia elevados sejam considerados alterados. A insulinemia foi considerada elevada quando acima de dois desvios-padrão para idade e sexo, em relação à média de crianças e adolescentes eutróficos, conforme definido por Nogueira-de-Almeida et al.[28,43]

Indicador de alteração na pressão arterial

A Abran recomenda que valores de PAS ou PAD elevados sejam considerados alterados. O ponto de corte foi definido com base nos valores de triagem para idade e sexo sugeridos pela Academia Americana de Pediatria (AAP) em 2017.[44]

As Tabelas 3 e 4 mostram os pontos de corte consolidados para cada um dos indicadores, respectivamente, para meninos e meninas.

Tabela 3 Pontos de corte consolidados para os indicadores de síndrome metabólica para meninos

Idade (anos)	Adiposidade	Perfil glicêmico		Perfil lipídico		Pressão arterial	
	CA (cm)	Glicemia em jejum (mg/dL)	Insulinemia em jejum (mcUI/mL)	HDL-colesterol* (mg/dL)	Triglicerídeos* (mg/dL)	PAS (mmHg)	PAD (mmHg)
	Maior que	Maior que	Maior que	Menor que	Maior que	Maior que	Maior que
7-8	72,3	100	7,92	45	85	106	68
8-9	77,0	100	7,92	45	85	107	69
9-10	81,9	100	8,69	45	85	107	70
10-11	86,9	100	8,69	45	100	108	72
11-12	91,7	100	12,18	45	100	110	74
12-13	96,1	100	12,18	45	100	113	75
13-14	100,0	100	13,74	45	100	120	80
14-15	103,2	100	13,74	45	100	120	80
15-16	106,0	100	10,27	45	100	120	80
16-17	108,3	100	10,27	45	100	120	80
17-18	110,3	100	10,27	45	100	120	80

CA: circunferência abdominal; HDL: lipoproteína de alta densidade; PAD: pressão arterial diastólica; PAS: pressão arterial sistólica; *: coleta sem jejum.

Tabela 4 Pontos de corte consolidados para os indicadores de síndrome metabólica para meninas

Idade (anos)	Adiposidade	Perfil glicêmico		Perfil lipídico		Pressão arterial	
	CA (cm)	Glicemia em jejum (mg/dL)	Insulinemia em jejum (mcUI/mL)	HDL-colesterol* (mg/dL)	Triglicerídeos* (mg/dL)	PAS (mmHg)	PAD (mmHg)
	Maior que	Maior que	Maior que	Menor que	Maior que	Maior que	Maior que
7-8	73,4	100	6,70	45	85	106	68
8-9	77,7	100	6,70	45	85	107	69
9-10	82,0	100	11,99	45	85	108	71
10-11	86,3	100	11,99	45	100	109	72
11-12	90,5	100	13,26	45	100	111	74
12-13	94,5	100	13,26	45	100	114	75
13-14	98,2	100	14,85	45	100	120	80
14-15	101,8	100	14,85	45	100	120	80
15-16	105,0	100	13,13	45	100	120	80
16-17	108,1	100	13,13	45	100	120	80
17-18	110,9	100	13,13	45	100	120	80

CA: circunferência abdominal; HDL: lipoproteína de alta densidade; PAD: pressão arterial diastólica; PAS: pressão arterial sistólica; *: coleta sem jejum.

TRATAMENTO

O tratamento da SM na infância e na adolescência inclui emagrecimento, modificações dietéticas, garantia de atividade física adequada, tratamento dos quadros associados e, eventualmente, farmacoterapia.

Emagrecimento

A combinação de dieta e exercícios é mais eficaz para diminuir o IMC do que qualquer intervenção isolada. Nenhum pesquisador demonstrou evidências para recomendar um plano alimentar específico porque a restrição adequada de calorias é o principal problema, mas as dietas de baixa carga glicêmica e as de baixo teor de carboidrato podem ser mais eficazes do que as dietas de baixa taxa de gordura na redução do peso e na melhora do risco de doença cardiovascular, pelo menos em curto prazo.[45] É importante observar que não é necessário atingir um IMC normal para diminuir o risco cardiometabólico. Estudos revelaram que a perda de peso e a melhora do IMC em 5 a 10% já podem promover benefícios metabólicos.[46]

Programas de perda de peso de intensidade moderada a alta associados ao aconselhamento comportamental, com dietas de balanço energético negativo e aumento da atividade física, podem tratar com sucesso a obesidade. Em revisão sistemática, foram avaliados crianças e adolescentes obesos com idades entre 4 e 18 anos com melhoria pequena a moderada em curto prazo, com uma diferença média na mudança de IMC de 2,4 kg/m^2 entre os grupos.[47] Evidências sugerem que essas melhorias podem ser mantidas completa ou parcialmente ao longo dos 12 meses após o término dos tratamentos. Dois medicamentos, a sibutramina ou o orlistate, combinados com intervenções comportamentais, resultaram em perda de peso pequena a moderada em curto prazo em adolescentes muito obesos (redução do IMC de 2,6 kg/m^2 a mais para sibutramina do que o tratamento comportamental associado ao placebo e 0,85 kg/m^2 para orlistate). Nenhum estudo acompanhou as mudanças de peso após o término do uso da medicação. Os efeitos colaterais potenciais foram maiores do que nas intervenções comportamentais e apresentaram gravidade variável.[47]

As opções farmacológicas no Brasil para tratar a obesidade em crianças são limitadas. Estudo publicado em 2020[48] concluiu que a liraglutida pode ser utilizada em associação com aconselhamento nutricional e atividade física para emagrecimento a partir dos 12 anos de idade. Esse medicamento foi aprovado recentemente para uso nessa faixa etária com peso corporal acima de 60 kg e IMC equivalente ao valor de 30 kg/m^2 no adulto, mas ajustado para idade e sexo.[49] A liraglutida é um análogo de GLP-1 com 97% de semelhança ao GLP-1 humano endógeno e atua no aumento da saciedade e na redução da fome. A dose ideal do medicamento é de 3 mg/dia, devendo ser iniciado de forma gradual até atingir a dose desejada. O estudo mostrou redução de 5% no peso corporal, redução de 1,58 kg/m^2 no IMC e redução de 0,22 no escore-Z para IMC em relação ao placebo. Os eventos adversos mais comuns foram transtornos gastrointestinais, especialmente náusea, que tende a ser mais relevante no início do tratamento e a cada ajuste de dose, reduzindo gradualmente após o estabelecimento e a manutenção da dose terapêutica.[48]

A cirurgia bariátrica em adolescentes, apesar de eficaz, tem indicações muito limitadas e é reservada para os mais gravemente afetados.[50] Além disso, os adolescentes que se submetem a esses procedimentos precisam de avaliação cuidadosa antes da cirurgia e de suporte nutricional e psicológico prolongado após a cirurgia.

As Dietary Guidelines for Americans (DGA) de 2010 recomendam desacelerar o ganho de peso enquanto se permitem o crescimento e desenvolvimento normais.[51] O comitê de especialistas formado pela American Medical Association (AMA), pelo Centers for Disease Control and Prevention (CDC) e pela Health Resources and Service Administration (HRSA) também recomenda que crianças com idades de 2 a 5 anos com sobrepeso e obesidade façam manutenção de peso até que o IMC seja inferior ao percentil 85, entretanto, se ocorrer perda de peso com uma dieta saudável e adequada, ela não deve exceder a média de 0,5 kg/mês e, se uma perda maior for observada, o paciente deve ser monitorado quanto a causas de perda excessiva de peso. Crianças de 6 a 11 anos e adolescentes de 12 a 18 anos com sobrepeso seguem o mesmo padrão, mas se apresentarem IMC com percentil ≥ 99, a perda de peso não deve exceder a média de 1 kg/semana.[45]

Modificações dietéticas

As mudanças do estilo de vida, ou seja, melhora na quantidade e qualidade alimentar e aumento da atividade física, são passos fundamentais para o tratamento da SM. A busca de uma boa alimentação envolve o tratamento individualizado, considerando-se a quantidade de calorias e a proporção de cada macronutriente ingeridas diariamente. Deve-se buscar profissional capacitado para auxiliar na busca da melhor alimentação para a criança e adolescente com SM.

A AAP, em 2017, em artigo sobre SM, discutiu a importância da boa alimentação para redução de peso e melhora dos demais componentes associados à síndrome.[52] Os autores reforçam o fato de que a diminuição do consumo energético, em conjunto com o aumento da atividade física, consegue garantir de forma mais objetiva a redução do peso dos pacientes do que cada item isoladamente e reduz riscos de doenças cardiovasculares associadas como hipertensão e dislipidemia, marcadores inflamatórios e RI.

Apesar da grande importância do consumo energético para o adequado controle de peso e para a diminuição de doenças associadas, alguns pontos qualitativos da alimentação merecem ser destacados:[53,54]

1. A redução do consumo de carboidratos, em especial os simples (p. ex., açúcar, doces, sucos, refrigerantes, *fast-foods*), e a preferência por alimentos com baixo índice glicêmico são mais eficazes em curto prazo para a perda de peso do que a redução do consumo de gorduras.
2. A redução do consumo de carboidratos simples diminui a secreção de insulina e, assim, diminui os riscos de RI, além de reduzir de forma efetiva a quantidade de triglicerídeos. O aumento do consumo de fibras reduz não somente a resistência insulínica, como também a sobrecarga de glicose a ser armazenada no fígado.
3. A redução do consumo de sódio e o aumento do consumo de azeite, frutas e vegetais podem resultar em diminuição dos níveis pressóricos e das doenças cardiovasculares.
4. A redução do consumo total de gorduras em 25 a 30%, com as gorduras saturadas representando menos de 10% do total de calorias, e o consumo de menos de 300 mg de colesterol por dia, são seguros e efetivos na redução de colesterol total e LDL-colesterol.

A ideia de fracionar o valor energético diário para reduzir incursões glicêmicas e insulinêmicas tem amparo na literatura científica. Jääskeläinen et al.[55] avaliaram uma amostra de perfil populacional com 6.247 adolescentes finlandeses e verificaram que a divisão calórica em pelo menos cinco refeições diárias estava robustamente associada à redução do risco de sobrepeso/obesidade e de adiposidade abdominal. Jung et al.,[56] em estudo coreano, também de base populacional, verificaram que a distribuição calórica em poucas refeições estava associada a risco aumentado de síndrome metabólica, mesmo após correção para vários fatores de confusão. Dehghan et al.[57] sugerem que porções grandes, que podem ser evitadas utilizando-se de fracionamento, são fator de risco conhecido para excesso de peso. Pedroni et al.,[58] em estudo brasileiro, mostraram que o hábito de realizar quatro ou mais refeições diárias mostrou-se benéfico, diminuindo as chances de acúmulo de adiposidade. Sendo assim, um dos aspectos que deve ser incluído nas orientações nutrológicas, paralelamente ao ajuste calórico, é o fracionamento da alimentação diária em cinco ou seis refeições: café da manhã, lanche da manhã, almoço, lanche da tarde, jantar e ceia (quando esta fizer parte do hábito da criança).

O acúmulo de gordura central associado à obesidade é o principal fator para a ocorrência da RI, sedentarismo e alimentação inadequada têm participação direta no processo. Uma dieta hipercalórica pode aumentar de forma consistente a RI; entretanto, deve-se discutir também os carboidratos, uma classe de macronutrientes que, *per se*, tem a capacidade de piorar a RI. Eles fazem parte da base da pirâmide alimentar, correspondendo a 50-55% do consumo total de calorias diárias, e são responsáveis por promover energia imediata às células, por meio de sua conversão rápida em glicose. Os carboidratos podem ser classificados, de acordo com sua estrutura molecular e resposta glicêmica, em:

1. Carboidratos simples *versus* complexos: os carboidratos denominados simples (p. ex., açúcar, mel, pão francês, arroz branco etc.) possuem estrutura simples e são digeridos de forma rápida no trato gastrointestinal (TGI), sendo convertidos em glicose mais rapidamente, com maiores picos glicêmicos em curto prazo; já os carboidratos complexos (p. ex., vegetais, nozes, arroz integral etc.) possuem estrutura complexa, cuja absorção no TGI é mais lenta, promovendo também conversão em glicose, entretanto com pico glicêmico menos intenso que os carboidratos simples. Os carboidratos complexos costumam apresentar fibras na sua constituição, o que lentifica sua absorção no TGI.
2. Índice glicêmico (IG) e carga glicêmica (CG): o IG é uma aferição do impacto dos carboidratos na resposta glicêmica do sangue,[59] podendo ser considerado alto (p. ex., pão, batatas, cereais), médio (p. ex., açúcar, refrigerantes) ou baixo (p. ex., leite e derivados, vegetais). É um dos principais fatores associados ao aumento da secreção de insulina, apesar de não ser o único – proteínas e alguns hormônios podem, em menor proporção, ampliar a secreção de insulina pós-prandial. A CG reflete a resposta da combinação de quantidade e qualidade de carboidrato na expressão da glicose plasmática e é um produto do índice glicêmico (IG) e da quantidade de carboidrato presente na porção de alimento consumido, comparado com o alimento padrão. Por essa associação de fatores, a CG apresenta precisão maior que o IG na avaliação da resposta de insulina e glicemia pós-prandial.

Para uma redução de peso e, consequentemente, de gordura central, alguns estudos defendem a redução do consumo de carboidratos, enquanto outros sugerem manter a proporção normal de carboidratos, mas trabalhar com alimentos com menor IG e/ou CG. O assunto é controverso na literatura,[60] porém pode servir como uma referência na reeducação alimentar individual em alguns casos. Apesar de a estratégia de reduzir a quantidade de carboidratos do valor total de calorias (dietas *low carb*, *very low carb* e cetogênica) para a redução de peso ser muito discutida em adultos, na população pediátrica deve-se considerar que os carboidratos são essenciais para adequados crescimento e desenvolvimento neuropsicomotor.[61] Por isso, a busca da alimentação adequada para redução do peso e, consequentemente, da RI, deve ser feita de forma individualizada por paciente, com acompanhamento por um profissional da saúde, para buscar a melhor solução para o sucesso do controle do peso e sem prejuízos à saúde e ao bem-estar do indivíduo.

Atividade física

A OMS recomenda que a prática de atividade física de crianças e adultos jovens inclua brincadeiras, jogos, esportes, atividades recreativas, a opção por caminhadas nos deslocamentos entre locais, ou ainda atividade planejada junto à família, na escola ou em ambientes comunitários. As recomendações que têm por objetivo melhoria das funções cardiovascular, osteomuscular e metabólicas são:

- Crianças e adolescentes entre 5 e 17 anos devem acumular diariamente pelo menos 60 minutos de atividade física moderada ou vigorosa.
- Maiores tempos acumulados de atividade física, além de 60 minutos ao dia, promovem benefícios adicionais à saúde.
- A maior parte do exercício físico diário deve ser aeróbico e atividades de intensidade vigorosa devem ser incorporadas pelo menos três vezes por semana, inclusive aquelas que promovem aumento de força muscular e óssea.

Define-se atividade física moderada ou vigorosa como uma atividade que causa aumento nas frequências cardíaca e respiratória. Em uma pessoa saudável, usualmente está associada a caminhada mais veloz, dança, natação ou ciclismo em terreno plano. O dispêndio energético é associado a mais de 3 METs e o gasto energético, maior que 3,5 kcal/min.

Não existe consenso em pediatria que descreva objetivamente os limites de intensidade para atividade física correlacionados com sinais clínicos facilmente observáveis, como frequência cardíaca (FC). Não há, tampouco, estudos desenhados para a determinação de faixas de volume de oxigênio máximo (VO_2máx) em crianças ou adolescentes. Mesmo os que citam alguma descrição de intervalos de intensidade geralmente se referem a percentuais estimados da FC máxima utilizando a fórmula FCmáx = 220 - idade, que, apesar do seu frequente uso, não apresenta sustentação científica para qualquer faixa etária.

Farmacoterapia

A metformina é um fármaco da classe das biguanidas, muito usado no tratamento de pacientes com DM2. As principais características farmacológicas dessa droga são: aumento da sensibilidade à insulina nos tecidos periféricos, bloqueio da degradação de ácidos graxos, inibição da gliconeogênese hepática (redução da produção de glicose oriunda do fígado) e aumento da captação intestinal de glicose. Por essas características, é um fármaco de ação anti-hiperglicemiante, não levando a hipoglicemia nos indivíduos que a usam. É capaz de causar perda de peso, mas em associação com mudança do estilo de vida.[62] Está associada também com a melhora do perfil lipídico. Pode apresentar manifestações gastrointestinais significativas como efeitos colaterais, mas as formas de liberação prolongada reduzem drasticamente esses sintomas.

Há uma grande discussão na literatura a respeito do uso da metformina na prevenção de DM2, que se justifica pelo fato de que a resistência insulínica e o pré-diabetes são doenças que precedem o quadro de DM2 e que devem ser combatidas desde o início para evitar a progressão. Em 2002, o Diabetes Prevention Program Research Group demonstrou que o uso da metformina pode reduzir em 31% o aparecimento de DM2.[63,64] Em outro estudo, o Diabetes Prevention Program e o Diabetes Prevention Program Outcomes Study compararam, em período de 15 anos, adultos com risco de desenvolver DM2: 1.082 receberam placebo e 1.073, metformina na dose de 850 mg, duas vezes ao dia.[65] No grupo da metformina, neste período, observou-se redução da glicemia em jejum e da hemoglobina glicada em 17 e 36%, respectivamente, em relação ao grupo placebo.

Entre os antidiabéticos orais, a metformina é a única liberada para pacientes com menos de 18 anos de idade (o Food and Drug Administration aprova seu uso para pacientes acima de 10 anos). Khokhar et al.[66] revisaram vários estudos na população pediátrica e mostraram que a metformina em associação à mudança do estilo de vida pode auxiliar na perda de peso. Em adultos, sabe-se que a metformina é eficaz no tratamento do pré-diabetes. Em crianças e adolescentes, atualmente, o tratamento com metformina nessas situações é individualizado.

Em outro estudo, Kay et al.[64] avaliaram 24 adolescentes com IMC > 30 kg/m^2 sem diabetes, mas com hiperinsulinemia. Todos foram submetidos a dieta de baixa caloria e 12 deles receberam metformina na dose de 850 mg, duas vezes ao dia, por 8 semanas. Em comparação com grupo placebo, o grupo da metformina teve perda de peso de 6,5% em relação a 0,8%, além de uma maior sensibilidade à insulina e redução do percentual de massa gorda.

Quinn et al.,[65] em revisão sistemática comparando o uso de metformina com dose inicial de 500 mg associado a mudança do estilo de vida por 6 meses (grupo controle usou placebo + mudança do estilo de vida), relataram diminuição de 9,6 mcUI/L de insulina plasmática, 2,6 no HOMA-IR e –1,68 kg/m^2 no IMC. Park et al.,[66] em outra revisão sistemática, comparando crianças e adolescentes com obesidade em uso de metformina na dose 1.000 a 2.000 mg/dia com um grupo placebo, demonstraram redução de 1,42 kg/m^2 no IMC e queda de 2,01 no HOMA-IR a favor do grupo metformina. Srinivasan et al.[67] avaliaram 28 pacientes entre 9 e 18 anos (média de idade de 12,5 anos) comparando o uso de metformina na dose de 1.000 mg, duas vezes ao dia, e placebo, ambos por 6 meses cada, com *washout* de duas semanas entre eles, e mostraram que o uso da metformina reduziu em 4,6 kg o peso, 1,26 kg/m^2 o IMC e 2,2 mcUI/L a insulina plasmática. Apesar da dificuldade da análise quantitativa e dos fatores que podem interferir na sensibilidade insulínica, esses dados permitem mostrar que o uso da metformina, já na dose mínima de 500 mg, pode reduzir a RI, que é o gatilho inicial para o aparecimento dos demais componentes da SM. Portanto, o uso da metformina pode ser um apoio para o tratamento de RI e das demais comorbidades associadas a ela, salientando-se que isoladamente seu efeito é menor em relação ao seu uso associado às mudanças do estilo de vida.

Tratamento dos quadros associados: dislipidemia e hipertensão arterial

Documento recente da Abran[68] estabeleceu diretrizes para o tratamento da dislipidemia em crianças e adolescentes com excesso de peso. Considerando-se que a grande maioria das crianças portadoras de SM apresenta sobrepeso ou obesidade, a estratégia proposta deve seguir os mesmos critérios.

O tratamento é escalonado em duas etapas: não farmacológica e farmacológica. A etapa não farmacológica deve ser instituída para todos os pacientes, enquanto a farmacológica deve ser indicada àqueles de maior risco, que se apresentam com LDL-colesterol mais elevado, e aos refratários ao tratamento não farmacológico.

- Etapa 1 – não farmacológica: esta modalidade consiste em nutroterapia e exercícios físicos, conforme discutido anteriormente.
- Etapa 2 – farmacológica: o tratamento medicamentoso deverá ser indicado para pacientes a partir de 10 anos de idade e no mínimo no estadiamento puberal II segundo Tanner. São elegíveis para os pacientes que não responderam adequadamente ao tratamento não farmacológico prescrito após 6 a 12 meses e/ou para aqueles com LDL-colesterol acima de 190 mg/dL, ou acima de 160 mg/dL com fator de risco (parentes de primeiro grau com doença arterial coronariana (DAC) prematura, HDL-colesterol < 35 mg/dL, tabagismo, hipertensão arterial ou DM), ou ainda com triglicerídeos acima de 400 mg/dL.

Os fármacos de escolha para tratamento da hipercolesterolemia são as estatinas: lovastatina, pravastatina, sinvastatina, atorvastatina, rosuvastatina e pitavastatina. Devem ser iniciados com a dose mais baixa possível, no período da noite. Pelo potencial teratogênico desses fármacos, adolescentes do gênero feminino deverão ser submetidas a teste de gravidez antes do início do tratamento e deverão fazer uso de anticoncepcional durante o tratamento. O controle deverá ser realizado a cada 3 a 4 meses, com dosagens de perfil lipídico, creatinofosfoquinase, enzimas hepáticas e, no sexo feminino, beta-hCG. Nos casos refratários ao uso de monoterapia, pode-se indicar a ezetimiba ou aumentar a dose da estatina.

Para a hipertrigliceridemia, os fármacos de escolha são os derivados do ácido fíbrico: fenofibrato, ciprofibrato e genfibrozila. A prescrição deve obedecer aos mesmos critérios das estatinas quanto a iniciar com a menor dosagem possível e aos cuidados com adolescentes do gênero feminino em idade fértil.

Periodicamente, o paciente deverá ser avaliado para verificação da elegibilidade de mantê-lo na etapa 2 ou para desescaloná-lo para a etapa 1.

A Figura 1 resume o fluxograma de definição terapêutica da Abran[68] para pacientes dislipidêmicos com sobrepeso e obesidade.

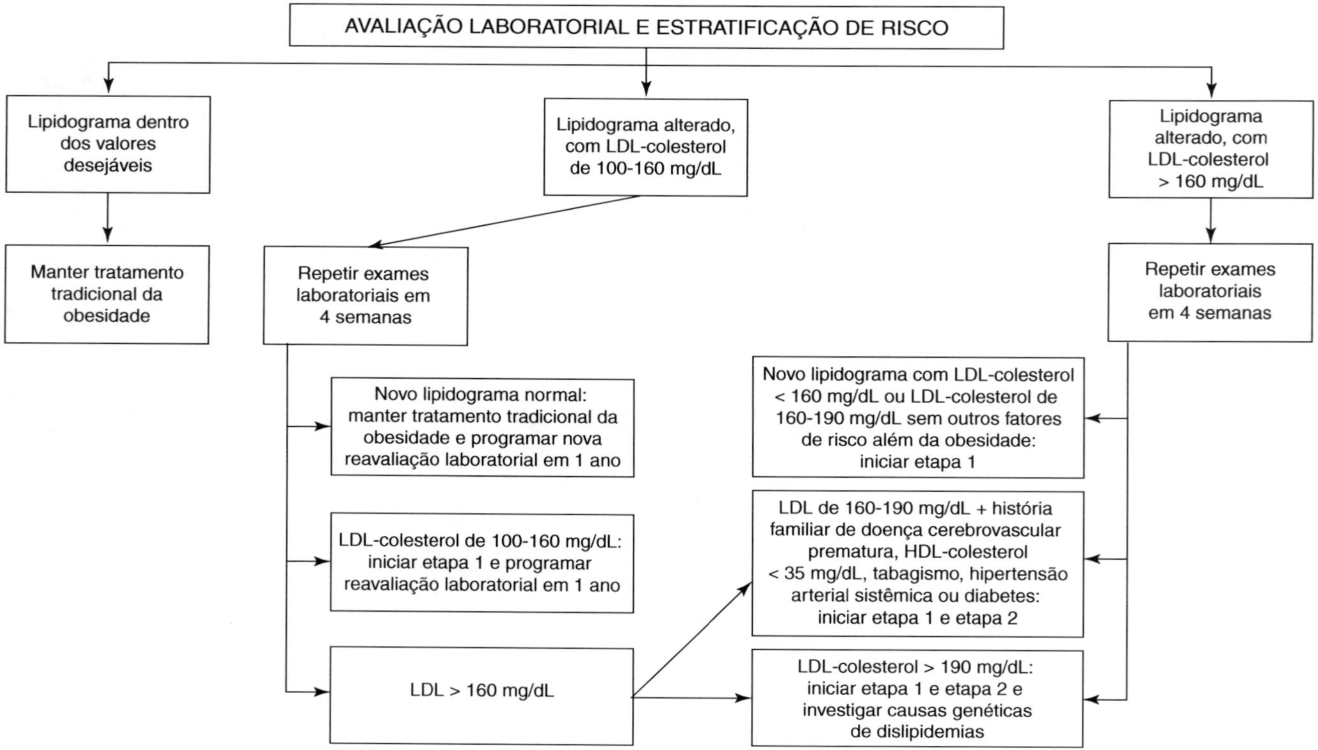

Figura 1 Etapas da opção terapêutica de acordo com valores de LDL-colesterol (mg/dL) e presença de fatores de risco.
Fonte: adaptada de Nogueira-de-Almeida et al.[68]

Crianças e adolescentes são considerados hipertensos quando PAS e/ou PAD forem superiores ao percentil 95 para idade, sexo e percentil de altura, em pelo menos três ocasiões distintas.[69] Define-se como pré-hipertensão medidas de PAS ou PAD ≥ percentil 90 e < percentil 95, ou ≥ 120 × 80 mmHg e < percentil 95 em adolescentes. Considera-se hipertensão arterial (HA) estágio 1 valores entre o percentil 95 e 5 mmHg acima do percentil 99, e HA estágio 2, valores superiores ao estágio 1.[70] Na maioria das vezes, a HA pediátrica é assintomática, mas até 40% das crianças hipertensas apresentam hipertrofia do ventrículo esquerdo (HVE) ao diagnóstico inicial. A HVE, apesar de oligossintomática na infância, é um precursor de arritmias e insuficiência cardíaca em adultos.[71] Tanto a HVE quanto as alterações vasculares são frequentemente encontradas junto ao binômio obesidade/HA em pediatria.[72-78]

Todas as crianças com mais de 3 anos de idade devem ter sua pressão arterial medida pelo menos uma vez por ano. Para as crianças menores de 3 anos, essa avaliação está indicada nas condições especiais listadas na Tabela 5.[79]

A hipertensão arterial na faixa etária pediátrica, assim como nos adultos, pode ter causa primária ou secundária, sendo a última mais frequente em crianças que em adultos.[80] No Brasil, crianças com mais de 6 anos de idade que têm sobrepeso ou obesidade, história familiar positiva para HA sistêmica e/ou não têm achados sugestivos de causa secundária na história clínica ou no exame físico, precisam de uma avaliação extensa para causa secundária, pois sobrepeso e obesidade não excluem a possibilidade de existir uma causa secundária associada.[79]

Tabela 5 Indicações de avaliação da pressão arterial para crianças menores de 3 anos de idade

Histórico neonatal	Prematuros < 32 semanas Muito baixo peso ao nascer Cateterismo umbilical Outras complicações no período neonatal requerendo internação em UTI
Doenças cardíacas	Cardiopatia congênita (corrigida ou não)
Doenças renais	ITU de repetição Hematúria ou proteinúria Doença renal conhecida Malformação urológica História familiar de doença renal congênita
Transplantes	Órgãos sólidos Medula óssea
Outros	Neoplasia Tratamento com drogas que sabidamente aumentam a pressão arterial Outras doenças associadas à hipertensão (p. ex., neurofibromatose, esclerose tuberosa, anemia falciforme etc.) Evidência de aumento da pressão intracraniana

ITU: infecção do trato urinário; UTI: unidade de terapia intensiva.

Os exames complementares são realizados para confirmação do diagnóstico e identificação de causa secundária da HA sistêmica ou de possível consequência dela, determinando alteração em órgãos-alvo. A monitoração ambulatorial da pressão arterial (MAPA) é uma excelente ferramenta na condução da HA, mas não é disponibilizada em todos os lugares e nem sempre as clínicas têm experiência com sua realização em crianças.[44,70] A Tabela 6 mostra os exames preconizados para avaliação dos pacientes hipertensos.

Recentemente, a AAP propôs valores mais simples voltados à triagem de risco de HA na infância.[44] Crianças triadas a partir dessa primeira investigação devem ser avaliadas com mais profundidade para que o diagnóstico final possa ser estabelecido.

A terapêutica inicial é não medicamentosa, na maioria dos casos, com atividade física e dieta; e mesmo naqueles em que o tratamento medicamentoso é iniciado, deve-se manter as recomendações para mudanças do estilo de vida. A *Dietary Approaches to Stop Hypertension* (dieta DASH) tem sido preconizada há muito tempo e consiste em redução de sal, gorduras saturadas, colesterol e gorduras totais, conseguida pela redução do consumo de carne vermelha, açúcares, bebidas ricas em açúcar, leite e derivados.[81] Deve ser rica em potássio, magnésio, cálcio, proteínas e fibras e enfatiza a ingestão de frutas, verduras e produtos sem gordura, além de incluir grãos, peixe, aves e castanhas. Alguns estudos sugerem que essa dieta seja útil na redução de SM em crianças e adolescentes.[82]

Tabela 6 Exames preconizados para avaliação dos pacientes hipertensos

Tipos de paciente	Exames a serem solicitados
Todos os pacientes	Urina tipo 1 e urocultura Sangue: bioquímica, incluindo eletrólitos, ureia e creatinina, perfil lipídico (em jejum ou não), ácido úrico, hemograma completo Imagem: ultrassonografia renal em menores de 6 anos ou naqueles que tiverem urina tipo 1 ou função renal alteradas
Crianças ou adolescentes obesos (IMC > p95)	Além dos realizados para todos os pacientes Sangue: hemoglobina glicada (para triagem de diabete melito), transaminases (triagem de esteatose hepática), perfil lipídico em jejum (triagem para dislipidemia)
Testes opcionais para serem feitos de acordo com os achados da história clínica, exame físico e resultados de exames iniciais	Além dos realizados para todos os pacientes, glicemia em jejum (nos que tenham risco de desenvolver diabete melito), hormônio tireoestimulante, hemograma completo (principalmente naqueles com atraso do crescimento ou alteração da função renal) Outros: *screening* para drogas, polissonografia (na presença de roncos, sonolência diurna ou relato de apneia do sono), utrassonografia com Doppler de artérias renais e ecocardiograma com Doppler

Fonte: adaptada de Flynn et al.[44] e da *7ª Diretriz Brasileira de Hipertensão*.[79]

A indicação de iniciar tratamento medicamentoso ocorre quando há hipertensão sintomática, com falta de resposta ao tratamento não medicamentoso; HA estágio 2 sem fator modificável identificado na presença de HVE; HA sistêmica em paciente com diabetes melito tipos 1 ou 2; ou HA sistêmica em paciente com doença renal crônica.[79]

A escolha do medicamento ideal leva em conta vários fatores, como doença de base, experiência do médico, disponibilidade do medicamento e seus efeitos colaterais. O tratamento inicial pode ser feito com inibidores da enzima conversora da angiotensina (IECA), bloqueadores do receptor da angiotensina (BRA), bloqueadores dos canais de cálcio (BCC) ou diuréticos tiazídicos.[80] Betabloqueadores não são recomendados como tratamento inicial e outros anti-hipertensivos são reservados para os pacientes não responsivos aos demais tratamentos.[79] Os IECA e BRA representam a melhor escolha de tratamento para hipertensão pediátrica,[81] sendo recomendados na associação de HA sistêmica e obesidade. Devem ser introduzidos de forma individual, devendo ser adicionada uma segunda droga após ter sido atingida a dose máxima da primeira, a não ser que a dose máxima da anterior não tenha sido atingida em decorrência de algum efeito colateral.[80]

REFERÊNCIAS BIBLIOGRÁFICAS

1. Reaven GM. Role of insulin resistance in human disease. Diabetes. 1988;37(12):1595-607.
2. Félix NDC, Nóbrega MML. Síndrome metabólica: análise conceitual no contexto da enfermagem. Rev Lat Am Enfermagem. 2019;27.
3. Sociedade Brasileira de Diabetes. Diretrizes da Sociedade Brasileira de Diabetes 2019-2020. São Paulo: Clannad; 2019.
4. Al-Hamad D, Raman V. Metabolic syndrome in children and adolescents. Transl Pediatr. 2017;6(4): 397-407.
5. Ramires EKNM, Menezes RCE, Longo-Silva G, Santos TG, Marinho PM, Silveira JAC. Prevalence and factors associated with metabolic syndrome among brazilian adult population: National Health Survey - 2013. Arq Bras Cardiol. 2018;110:455-66.
6. Nogueira-de-Almeida CA, Mello ED. Síndrome metabólica. In: Nogueira-de-Almeida CA, Mello ED (eds.). Nutrologia pediátrica: prática baseada em evidências. Barueri: Manole; 2016. p.157-68.
7. Fontelles CC, Guido LN, Andrade FO, Ong TP. Nutrição e epigenética. In: Dal Bosco SM, Genro JP (eds.). Nutrigenética e implicações na saúde humana. São Paulo: Atheneu; 2014. p.179-200.
8. Lopes VP, Maia JAR. Períodos críticos ou sensíveis: revisitar um tema polêmico à luz da investigação empírica. Rev Paul Educ Fís. 2000;14(2):128-40.
9. Huang C, Cerrell SG, Kissane B, Bates N, Alipui N, Isaacs S. Why 1,000 days. 2020. Disponível em: https://thousanddays.org/why-1000-days; acessado em: 10 de agosto de 2021.
10. Nogueira-de-Almeida CA. We need to look at the comorbidities of obesity during childhood and adolescence. Biom J Sci Tech Res. 2017;1(7):2.
11. Hong Y, Pedersen NL, Brismar K, De Faire U. Genetic and environmental architecture of the features of the insulin-resistance syndrome. Am J Human Gen. 1997;60(1):143.
12. Thota P, Perez-Lopez FR, Benites-Zapata VA, Pasupuleti V, Hernandez AV. Obesity-related insulin resistance in adolescents: a systematic review and meta-analysis of observational studies. Gynecol Endocrinol. 2017;33(3):179-84.
13. Greenfield MS, Doberne L, Kraemer F, Tobey T, Reaven G. Assessment of insulin resistance with the insulin suppression test and the euglycemic clamp. Diabetes. 1981;30(5):387-92.

14. Xavier HT, Izar M, Faria Neto J, Assad M, Rocha V, Sposito A, et al. V Diretriz Brasileira de Dislipidemias e Prevenção da Aterosclerose. Arq Bras Cardiol. 2013;101(4):1-20.
15. Cook S, Weitzman M, Auinger P, Nguyen M, Dietz WH. Prevalence of a metabolic syndrome phenotype in adolescents: findings from the third National Health and Nutrition Examination Survey, 1988-1994. Arch Ped Adolesc Med. 2003;157(8):821-7.
16. Styne DM, Arslanian SA, Connor EL, Farooqi IS, Murad MH, Silverstein JH, et al. Pediatric obesity: assessment, treatment, and prevention – an Endocrine Society clinical practice guideline. J Clin Endocrinol Metab. 2017;102(3):709-57.
17. Rodríguez-Morán M, Salazar-Vázquez B, Violante R, Guerrero-Romero F. Metabolic syndrome among children and adolescents aged 10-18 years. Diabetes Care. 2004;27(10):2516-7.
18. Strufaldi MWL, Da Silva EMK, Puccini RF. Metabolic syndrome among prepubertal Brazilian school children. Diabetes Vasc Dis Res. 2008;5(4):291-7.
19. Pinho AP, Brunetti IL, Pepato MT, Almeida C. Metabolic syndrome in overweight/obese female adolescents. Rev Paul Pediatr. 2012;30(1):51-6.
20. Burrows R, Correa-Burrows P, Reyes M, Blanco E, Albala C, Gahagan S. Healthy Chilean adolescents with HOMA-IR≥2.6 have increased cardiometabolic risk: association with genetic, biological, and environmental factors. J Diabetes Res. 2015;(1-8).
21. Reilly JJ, Armstrong J, Dorosty AR, Emmett PM, Ness A, Rogers I, et al. Early life risk factors for obesity in childhood: cohort study. BMJ. 2005;330(7504).
22. Ten S, Maclaren N. Insulin resistance syndrome in children. J Clin Endocrinol Metab. 2004;89(6): 2526-39.
23. Brasil AR. Crianças e adolescentes com sobrepeso ou obesidade: avaliação da reação inflamatória através da dosagem de proteína C reativa ultra-sensível e prevalência de síndrome metabólica. Belo Horizonte: UFMG; 2006.
24. Moran A, Jacobs Jr. DR, Steinberger J, Hong CP, Prineas R, Luepker R, et al. Insulin resistance during puberty: results from clamp studies in 357 children. Diabetes. 1999;48(10):2039-44.
25. Sinaiko AR, Steinberger J, Moran A, Prineas RJ, Vessby B, Basu S, et al. Relation of body mass index and insulin resistance to cardiovascular risk factors, inflammatory factors, and oxidative stress during adolescence. Circulation. 2005;111(15):1985-91.
26. Cuartero BG, Lacalle CG, Lobo CJ, Vergaz AG, Rey CC, Villar MJA, et al. Indice HOMA y QUICKI, insulina y péptido C en niños sanos. Puntos de corte de riesgo cardiovascular. An Pediatr (Barc). 2007;66(5):481-90.
27. Lee SH, Ahn MB, Choi YJ, Kim SK, Kim SH, Cho WK, et al. A comparison of different criteria for the definition of insulin resistance and its relationship to metabolic risk in children and adolescents. J Korean Soc Pediatr Endocrinol. 2020;25(4):227-33.
28. Nogueira-de-Almeida CA, Pinho AP, Ricco RG, Pepato MT, Brunetti IL. Determination of glycemia and insulinemia and the homeostasis model assessment (HOMA) in schoolchildren and adolescents with normal body mass index. J Pediatr (Rio J). 2008;84(2):136-40.
29. Mieldazis SF, Azzalis LA, Junqueira VB, Souza FI, Sarni RO, Fonseca FL. Hyperinsulinism assessment in a sample of prepubescent children. J Pediatr (Rio J). 2010;86(3):245-9.
30. Weiss R, Dziura J, Burgert TS, Tamborlane WV, Taksali SE, Yeckel CW, et al. Obesity and the metabolic syndrome in children and adolescents. N Eng J Med. 2004;350(23):2362-74.
31. DeBoer MD. Assessing and managing the metabolic syndrome in children and adolescents. Nutrients. 2019;11(8).
32. Christian Flemming GM, Bussler S, Körner A, Kiess W. Definition and early diagnosis of metabolic syndrome in children. J Pediatr Endocrinol Metab. 2020;33(7):821-33.
33. Damiani D, Kuba VM, Cominato L, Damiani D, Dichtchekenian V, Menezes Filho HC. Síndrome metabólica em crianças e adolescentes: dúvidas na terminologia, mas não nos riscos cardiometabólicos. Arq Bras Endocrinol Metab. 2011;55:576-82.
34. Weihe P, Weihrauch-Blüher S. Metabolic syndrome in children and adolescents: diagnostic criteria, therapeutic options and perspectives. Curr Obes Rep. 2019;8(4):472-9.
35. Ferranti SD, Gauvreau K, Ludwig DS, Neufeld EJ, Newburger JW, Rifai N. Prevalence of the metabolic syndrome in American adolescents. Circulation. 2004;110(16):2494-7.

36. Zimmet P, Alberti KGMM, Kaufman F, Tajima N, Silink M, Arslanian S, et al. The metabolic syndrome in children and adolescents: an IDF consensus report. Ped Diabetes. 2007;8(5):299-306.
37. Ahrens W, Moreno LA, Mårild S, Molnár D, Siani A, De Henauw S, et al. Metabolic syndrome in young children: definitions and results of the IDEFICS study. Int J Obes. 2014;38(S2):S4-14.
38. Engelmann G, Lenhartz H, Grulich-Henn J. Obesity and the metabolic syndrome in children and adolescents. N Engl J Med. 2004;351(11):1146-8; author reply 1146-8.
39. Mokha JS, Srinivasan SR, DasMahapatra P, Fernandez C, Chen W, Xu J, et al. Utility of waist-to-height ratio in assessing the status of central obesity and related cardiometabolic risk profile among normal weight and overweight/obese children: The Bogalusa Heart Study. BMC Pediatr. 2010;10(1).
40. Nogueira-de-Almeida CA, Hirose TS, Zorzo RA, Vilanova KCM, Ribas-Filho D. Critério da Associação Brasileira de Nutrologia para diagnóstico e tratamento da síndrome metabólica em crianças e adolescentes. Int J Nutrol. 2020;13(03):54-68.
41. Olza J, Gil-Campos M, Leis R, Bueno G, Aguilera CM, Valle M, et al. Presence of the metabolic syndrome in obese children at prepubertal age. Ann Nutr Metab. 2011;58(4):343-50.
42. Nogueira-de-Almeida CA. Metabolic syndrome definition in adolescents should incorporate insulin resistance. Ann Pediatr Endocrinol Metab. 2020;25(4):287-8.
43. Nogueira-de-Almeida CA, de Mello ED. Different criteria for the definition of insulin resistance and its relation with dyslipidemia in overweight and obese children and adolescents. Pediatr Gastroenterol Hepatol Nutr. 2018;21(1):59-67.
44. Flynn JT, Kaelber DC, Baker-Smith CM, Blowey D, Carroll AE, Daniels SR, et al. Clinical practice guideline for screening and management of high blood pressure in children and adolescents. Pediatrics. 2017;140(3):e20171904.
45. Expert Panel on Integrated Guidelines for Cardiovascular Health and Risk Reduction in Children and Adolescents; National Heart, Lung, and Blood Institute. Expert panel on integrated guidelines for cardiovascular health and risk reduction in children and adolescents: summary report. Pediatrics. 2011;128(Supplement 5):S213-56.
46. Knowler WC, Barrett-Connor E, Fowler SE, Hamman RF, Lachin JM, Walker EA, et al. Reduction in the incidence of type 2 diabetes with lifestyle intervention or metformin. N Eng J Med. 2002;346(6): 393-403.
47. Whitlock EP, O'Conner EA, Williams SB, Beil TL, Lutz KW. Effectiveness of primary care interventions for weight management in children and adolescents: an updated, targeted systematic review for the USPSTF. Rockville (MD): Agency for Healthcare Research and Quality (US); 2010.
48. Kelly AS, Auerbach P, Barrientos-Perez M, Gies I, Hale PM, Marcus C, et al. A randomized, controlled trial of liraglutide for adolescents with obesity. N Engl J Med. 2020;382(22):2117-28.
49. Brasil. Agência Nacional de Vigilância Sanitária (Anvisa). Saxenda (liraglutida): nova indicação. Brasília: Anvisa; 2020. Disponível em: https://www.gov.br/anvisa/pt-br/assuntos/medicamentos/novos-medicamentos-e-indicacoes/saxenda-liraglutida-nova-indicacao; acessado em: 10 de agosto de 2021.
50. Inge TH, Courcoulas AP, Jenkins TM, Michalsky MP, Helmrath MA, Brandt ML, et al. Weight loss and health status 3 years after bariatric surgery in adolescents. N Eng J Med. 2015;374(2):113-23.
51. McGuire S. US Department of Agriculture and US Department of Health and Human Services, Dietary guidelines for Americans, 2010. 7th edition. Washington, DC: US Government Printing Office, January 2011. Adv Nutr. 2011;2(3):293-4.
52. Magge SN, Goodman E, Armstrong SC. The metabolic syndrome in children and adolescents: shifting the focus to cardiometabolic risk factor clustering. Pediatrics. 2017;140(2):e20171603.
53. Al-Hamad D, Raman V. Metabolic syndrome in children and adolescents. Transl Pediatr. 2017; 6(4):397-407.
54. Fornari E, Maffeis C. Treatment of metabolic syndrome in children. Front Endocrinol (Lausanne). 2019;10:702.
55. Jääskeläinen A, Schwab U, Kolehmainen M, Pirkola J, Järvelin MR, Laitinen J. Associations of meal frequency and breakfast with obesity and metabolic syndrome traits in adolescents of Northern Finland Birth Cohort 1986. Nutr Metab Cardiovasc Dis. 2013;23(10):1002-9.

56. Jung CH, Lee JS, Ahn HJ, Choi JS, Noh MY, Lee JJ, et al. Association of meal frequency with metabolic syndrome in Korean adults: from the Korea National Health and Nutrition Examination Survey (KNHANES). Diabetol Metab Syndr. 2017;9:77.
57. Dehghan M, Akhtar-Danesh N, Merchant AT. Childhood obesity, prevalence and prevention. Nutr J. 2005;4(1):24.
58. Pedroni JL, Rech RR, Halpern R, Marin S, Roth LdR, Sirtoli M, et al. Prevalência de obesidade abdominal e excesso de gordura em escolares de uma cidade serrana no Sul do Brasil. Cienc Saúde Coletiva. 2013;18:1417-25.
59. Silva FM, Steemburgo T, Azevedo MJ, Mello VD. Papel do índice glicêmico e da carga glicêmica na prevenção e no controle metabólico de pacientes com diabetes melito tipo 2. Arq Bras Endocrinol Metab. 2009;53:560-71.
60. Carvalho GQ, Alfenas RCG. Índice glicêmico: uma abordagem crítica acerca de sua utilização na prevenção e no tratamento de fatores de risco cardiovasculares. Rev Nutr. 2008;21:577-87.
61. Scott SN, Anderson L, Morton JP, Wagenmakers AJM, Riddell MC. Carbohydrate restriction in type 1 diabetes: a realistic therapy for improved glycaemic control and athletic performance? Nutrients. 2019;11(5).
62. Sadeghi A, Mousavi SM, Mokhtari T, Parohan M, Milajerdi A. Metformin therapy reduces obesity indices in children and adolescents: a systematic review and meta-analysis of randomized clinical trials. Child Obes. 2020;16(3):174-91.
63. Group DPPR. Reduction in the incidence of type 2 diabetes with lifestyle intervention or metformin. N Eng J Med. 2002;346(6):393-403.
64. Ribas-Filho D, Suen VMM. Tratado de nutrologia. 2.ed. Barueri: Manole; 2018.
65. Group DPPR. Long-term effects of metformin on diabetes prevention: identification of subgroups that benefited most in the diabetes prevention program and diabetes prevention program outcomes study. Diabetes Care. 2019;10.2337/dc18-1970:dc181970.
66. Khokhar A, Umpaichitra V, Chin VL, Perez-Colon S. Metformin use in children and adolescents with prediabetes. Pediatr Clin North Am. 2017;64(6):1341-53.
67. Quinn SM, Baur LA, Garnett SP, Cowell CT. Treatment of clinical insulin resistance in children: a systematic review. Obes Rev. 2009;11(10):722-30.
68. Park MH, Kinra S, Ward KJ, White B, Viner RM. Metformin for obesity in children and adolescents: a systematic review. Diabetes Care. 2009;32(9):1743-5.
69. Srinivasan S, Ambler GR, Baur LA, Garnett SP, Tepsa M, Yap F, et al. Randomized, controlled trial of metformin for obesity and insulin resistance in children and adolescents: improvement in body composition and fasting insulin. J Clin Endocrinol Metab. 2006;91(6):2074-80.
70. Nogueira-de-Almeida CA, Mello ED, Mello PP, Mello PD, Zorzo RA, Ribas-Filho D. Consenso da Associação Brasileira de Nutrologia sobre manejo da dislipidemia secundária à obesidade infanto-juvenil. Int J Nutrol. 2017;10(04):161-78.
71. Falkner B, Daniels SR. Summary of the Fourth Report on the Diagnosis, Evaluation, and Treatment of High Blood Pressure in Children and Adolescents. Hypertension. 2004;44(4):387-8.
72. Malachias MVB. Apresentação. In: Malachias MVB, Souza WKSB, Plavnik FL, Rodrigues CIS, Brandão AA, Nevez, MFT, et al. 7ª Diretriz Brasileira de Hipertensão Arterial. Arq Bras Cardiol. 2016;107: XV-XIX.
73. Brady TM, Redwine KM, Flynn JT, American Society of Pediatric N. Screening blood pressure measurement in children: are we saving lives? Pediatric Nephrol. 2014;29(6):947-50.
74. Costa KCM, Lima JC, Nogueira-de-Almeida CA, Ciampo LAD, Souza CSB. Variation of the brachial artery diameter in obese children: present and future. Rev Paul Pediatr. 2012;30(3):431-7.
75. Caixe SH, Benedeti ACGS, Garcia J, Martins WP, Mauad Filho F, Del Ciampo LA, et al. Evaluation of echocardiography as a marker of cardiovascular risk in obese children and adolescents. Int J Clin Pediatr. 2014;3(3):7.
76. Nogueira-de-Almeida CA, Benedeti ACGS, Garcia J, Caixe SH. Correlation between ultrasonographic measures of the abdominal adiposity and indicators of obesity in normal and overweight/obesity children. The FASEB J. 2016;30(1 Supplement):1165.1164.

77. Nogueira-de-Almeida CA, Caixe SH, Benedeti ACGS, Garcia J. Echocardiography evaluation as a marker of cardiovascular risk on obese children and adolescents. The FASEB J. 2016;30(1 Supplement): 126.121.
78. Nogueira-de-Almeida CA, Garcia J, Caixe SH, Benedeti ACGS. Ultrasonographic assessment of the common carotid intima-media complex in normal weight children and in overweight/obese children. The FASEB J. 2016;30(1 Supplement):1165.1163.
79. Costa KCM, Ciampo LAD, Silva PS, Lima JC, Martins WP, Nogueira-de-Almeida CA. Ultrasonographic markers of cardiovascular disease risk in obese children. Rev Paul Pediatr. 2018;36(2):171-175. doi: 10.1590/1984-0462/;2018;36;2;00016:0.
80. Garcia J, Benedeti ACGS, Caixe SH, Mauad Filho F, Nogueira-de-Almeida CA. Avaliação ultrassonográfica do complexo médio-intimal das carótidas comuns em crianças eutróficas e portadoras de sobrepeso/obesidade. J Vasc Bras. 2019;18.
81. Sociedade Brasileira de Pediatria. Hipertensão arterial na infância e adolescência. 2019. Disponível em: https://www.sbp.com.br/fileadmin/user_upload/21635c-MO_-_Hipertensao_Arterial_Infanc_e_Adolesc.pdf; acessado em: 10 de agosto de 2021.
82. Lurbe E, Agabiti-Rosei E, Cruickshank JK, Dominiczak A, Erdine S, Hirth A, et al. 2016 European Society of Hypertension guidelines for the management of high blood pressure in children and adolescents. J Hypertension. 2016;34(10).

RECOMENDAÇÕES

Com base no levantamento da literatura científica e no consenso entre os autores, o Departamento de Nutrologia Pediátrica da Abran faz as seguintes recomendações:

- No caso de adolescente com mais de 12 anos de idade, a medicação de escolha para auxiliar no emagrecimento, quando houver indicação, é a liraglutida, na dose de 3 mg/dia.
- Para o diagnóstico de SM, devem ser usados os seguintes critérios: excesso de adiposidade corporal (circunferência abdominal aumentada), alteração do perfil lipídico (triglicerídeos elevados ou HDL-colesterol baixo), alteração do perfil glicêmico (glicemia elevada ou insulinemia elevada) e indicadores de alteração na pressão arterial (PAS elevada ou PAD elevada). Os pontos de corte para meninos e meninas estão apresentados nas Tabelas 3 e 4.
- Serão considerados como portadores de SM o adolescente ou a criança com 7 anos de idade ou mais que apresentar valores alterados para pelo menos três dos quatro critérios descritos.
- O tratamento deve incluir emagrecimento, modificações dietéticas, garantia de atividade física adequada, tratamento dos quadros associados e, eventualmente, farmacoterapia.
- Os quadros associados, como dislipidemia e HA, de uma maneira geral, são controlados à medida que o tratamento geral da SM é realizado. Entretanto, quando isso não ocorrer, devem ser tratados individualmente de acordo com as recomendações atuais.
- No caso de necessidade de farmacoterapia para controle da RPI, a medicação de escolha é a metformina na dose inicial de 500 mg/dia.

4 Antropometria e avaliação da composição corporal para diagnóstico da obesidade

Edvaldo Guimarães Júnior
Maria Ângela de Souza

INTRODUÇÃO

A obesidade é uma doença nutroneurometabólica crônica que aumenta a prevalência de outras doenças como: diabete melito tipo 2, hipertensão arterial sistêmica, acidente vascular encefálico, infarto agudo do miocárdio, doenças osteometabólicas, doenças pulmonares, doenças psicossociais, alguns tipos de neoplasias, entre várias outras. Para a proposta de tratamento, estudo de risco e possibilidade de complicações, é preciso diagnosticar o paciente com obesidade de forma assertiva.[1]

O diagnóstico, segundo diretrizes da Organização Mundial da Saúde (OMS), é feito com base no índice de massa corpórea (IMC). No cálculo são levados em consideração a altura e o peso do indivíduo, seguindo a fórmula.

$$\text{IMC} = \frac{\text{peso (kg)}}{\text{altura}^2 \text{ (m)}}$$

A proposta de classificação da obesidade mais bem aceita hoje é a da OMS, feita de acordo com a Tabela 1.

Tabela 1 Classificação da obesidade

IMC (kg/m^2)	Classificação
< 18,5	Desnutrido
18,5-24,9	Eutrófico
25-29,9	Sobrepeso
30-34,9	Obesidade grau I
35-39,9	Obesidade grau II
≥ 40	Obesidade grau III

IMC: índice de massa corpórea.
Fonte: adaptada de WHO, 1997.[2]

Ainda existe a tendência de classificação de superobeso. Esse grupo seria formado pelos indivíduos cujo IMC estivesse acima de 50 kg/m^2.

Em idosos, em razão da variação corporal inerente à idade, a tabela de classificação do perfil nutricional não segue o mesmo critério do adulto. Existem várias propostas de classificação. No Brasil, pelo Ministério da Saúde, é adotada a classificação mostrada na Tabela 2, presente na Caderneta de Saúde da Pessoa Idosa.

Tabela 2 Classificação da obesidade da pessoa idosa

IMC (kg/m^2)	Classificação
< 22	Desnutrido
22-27	Eutrófico
> 27	Sobrepeso

IMC: índice de massa corpórea.
Fonte: adaptada de Ministério da Saúde, 2014.[3]

Conceitualmente, a obesidade é caracterizada como o acúmulo excessivo de adiposidade no organismo. O IMC, apesar de ser a classificação mais bem aceita para definir obesidade, não leva em consideração esse critério. Existem pacientes que têm adiposidade aumentada, porém massa magra diminuída, enquadrando-se no diagnóstico de obesidade sarcopênica, e o IMC muitas vezes não estará compreendido em > 30 kg/m^2. Um dos tratamentos não medicamentosos preconizados para a obesidade é exercício físico, e este pode promover o aumento da massa magra e a diminuição da massa gorda, não necessariamente alterando o IMC de forma significativa. Portanto, em razão da fragilidade desse dado, são necessárias mais informações acompanhamento clínico desses pacientes quanto à composição corporal.

ANTROPOMETRIA

A antropometria, do grego *ánthropos*, que significa "homem", e *métron*, que significa "medida", é a forma utilizada para medir ou mensurar o corpo humano e comparar essas medidas com padrões populacionais.

Os valores encontrados nessas medições, utilizando diferentes equipamentos, podem ser empregados em fórmulas estimando a composição corporal, tendo, portanto, informações mais precisas quanto ao volume adipocitário e de tecido muscular esquelético de cada indivíduo. Também podem ser utilizados para avaliação do risco de desenvolver doenças e de risco de morte.

Circunferência abdominal

A circunferência abdominal (CA) é uma medida utilizada mundialmente e recomendada pela OMS. Para executá-la, é necessário usar fita métrica inelástica e solicitar ao paciente que retire roupa e sapatos (Tabela 3).

A técnica mais utilizada para a medição consiste em colocar o paciente ereto, em posição ortostática, traçando uma linha imaginária entre o rebordo costal inferior e a crista ilíaca. Acha-se o ponto médio da linha imaginária e, com a fita métrica, afere-se a circunferência (necessário passar pelo ponto médio bilateral, assim a fita métrica ficará reta). Alguns autores defendem que essa medida pode ser feita na altura do umbigo.

A CA está relacionada ao aumento da gordura visceral e, com base nesse dado, com o aumento da mortalidade, sendo critério para diagnóstico de síndrome metabólica. Existem divergências quanto aos valores de referência das diferentes entidades de saúde (Tabela 4).

Tabela 3 Circunferência abdominal e gordura visceral

País/etnia	Sexo	Circunferência abdominal*
Europeu	Masculino	≥ 94
	Feminino	≥ 80
Sul-asiáticos	Masculino	≥ 90
	Feminino	≥ 80
Chineses	Masculino	≥ 90
	Feminino	≥ 80
Japoneses	Masculino	≥ 90
	Feminino	≥ 80
Etnias da América do Sul e Central	Usar as recomendações do sul da Ásia até que mais dados específicos estejam disponíveis	
Africanos subsaarianos	Usar os dados europeus até que dados mais específicos estejam disponíveis	
Populações do Mediterrâneo Oriental e do Oriente Médio (árabe)	Usar os dados europeus até que dados mais específicos estejam disponíveis	

* Notação em centímetros. A referência é para critério de diagnóstico de síndrome metabólica, por isso se usa o sinal de maior. O valor de normalidade seria menor.

Fonte: adaptada de International Diabetes Federation, 2006, revisado em 2017.

Tabela 4 Circunferência abdominal e gordura visceral em ambos os sexos

Sexo	Circunferência abdominal*
Masculino	> 102
Feminino	> 88

* Notação em centímetros. A referência é para critério de diagnóstico de síndrome metabólica, por isso se usa o sinal de maior. O valor de normalidade seria menor ou igual.

Fonte: adaptada de National Centers for Environmental Prediction – Adult Tratament III.

Relação cintura-quadril

Menos utilizada que a circunferência de abdome, a relação cintura-quadril (RCQ) é uma razão entre a CA e a circunferência do quadril (CQ). Algumas entidades de saúde, como a OMS, reconhecem a RCQ como um dos parâmetros na avaliação da síndrome metabólica.

Para obter a medida também deve ser utilizada uma fita métrica inelástica, passando pelo maior diâmetro da região glútea e cruzando sobre os trocanteres maiores do fêmur (Tabela 5).

Tabela 5 Relação cintura-quadril em ambos os sexos

Sexo	Relação cintura-quadril*
Masculino	≥ 90
Feminino	≥ 85

* A referência é para critério de diagnóstico de síndrome metabólica, por isso se usa o sinal de maior ou igual. O valor de normalidade seria menor.

Fonte: adaptada de OMS.[2]

A RCQ é uma medida de estudo melhor na comparação da adiposidade central em relação à periférica. Já quando é analisada a CA, tem-se melhor avaliação do tecido adiposo abdominal e consequentemente visceral.

Fortes evidências científicas têm mostrado que a RCQ é o melhor parâmetro antropométrico para avaliação do risco de infarto agudo do miocárdio, independentemente do sexo e/ou do IMC.[4]

Circunferência do pescoço

Outra medida de fácil checagem é a circunferência do pescoço (CP). Pode ser realizada também tendo em mãos uma fita métrica inelástica. Seus valores aumentados estão relacionados com excesso de peso, maior resistência à insulina, espessamento da camada íntima da artéria carótida e aumento do risco cardiovascular.

Não é uma medida comumente usada, e a principal limitação de uso dessa técnica são pacientes que apresentam bócio tiroidiano.

Estudos não padronizaram qual deveria ser o local mais apropriado para realizar a aferição dessa medida. Cada trabalho utiliza uma referência, e as medidas se alteram de acordo com a região aferida. Uma das formas aceitas é colocar o paciente sentado e medir logo acima da cartilagem cricoide, perpendicular ao eixo longo do pescoço.

A Tabela 6 mostra a relação entre a CP e o risco de aumentado de diabetes.

Tabela 6 Circunferência do pescoço em ambos os sexos

Sexo	Circunferência do pescoço*
Masculino	> 39,5
Feminino	> 34,5

* A referência é para critério de diagnóstico de DMII, por isso se usa o sinal de maior. O valor de normalidade seria menor ou igual.

Fonte: adaptada de Diretrizes da Sociedade Brasileira de Diabetes.[4]

Prega cutânea

As pregas cutâneas (PC) são medidas utilizadas para avaliar a quantidade de gordura de cada indivíduo. A técnica varia de acordo com a região da avaliação. A realização é feita utilizando um plicômetro, também chamado de adipômetro ou parquímetro.

Para realizar as medidas das PC, é importante pinçar com os dedos a gordura, deixando escorregar o tecido muscular para que este não faça parte do conteúdo avaliado pelo plicômetro. As técnicas empregadas são:

- **Prega cutânea tricipital:** feita na face posterior do braço. Primeiro se deve localizar o acrômio, situado na extremidade externa da espinha escapular. Em seguida se localiza o osso olecrano, situado no cotovelo. Com a ajuda de uma fita métrica, traça-se o ponto médio entre essas duas estruturas. Nesse ponto, faz-se a pinça com o primeiro e segundo quirodáctilos (não deve ser esquecido que é necessário excluir da pinça o tecido muscular) e, com ajuda do plicômetro "deitado" a 90 graus, faz-se a medição.
- **Prega cutânea bicipital:** após achar o ponto da PC tricipital, ainda no ponto médio entre o acrômio e o olecrano, percorre-se até a face anterior do braço, na mesma altura da PC tricipital. Assim como feito anteriormente, faz-se a pinça e com o plicômetro a 90 graus e se realiza a aferição.
- **Prega cutânea subescapular:** visualizando as costas do paciente, sem panos, deve ser localizada a escápula. Na porção inferior, precisamente no ângulo inferior da escápula, cerca de 1 cm para baixo, faz-se a pinça e, com o plicômetro a 45 graus, realiza-se a aferição.
- **Prega cutânea abdominal:** localizando a cicatriz umbilical, deve-se afastar da estrutura com distanciamento de 2 cm de forma paralela ao eixo longitudinal. Com a ajuda do plicômetro a 90 graus, após fazer a prega com os dedos, mede-se o tecido adiposo.
- **Prega cutânea axilar média:** primeiro se deve localizar o apêndice xifoide do osso esterno, em seguida se traça uma linha imaginária transversal até a linha axilar média. Coloca-se o paciente com os braços levemente afastados para trás e, em seguida, com o plicômetro a 45 graus, após fazer a prega com os dedos, realiza-se a avaliação.

- **Prega cutânea suprailíaca:** dois pontos anatômicos são importantes nesta prega: crista ilíaca e último arco costal. Após achar essas estruturas, com a ajuda de uma fita métrica, traça-se o ponto médio. Com o paciente afastando os braços levemente para trás, faz-se a prega e, com o plicômetro a 45 graus, realiza-se a medição.
- **Prega cutânea torácica:** a técnica para a realização desta PC é diferente em homens e mulheres. Em ambos o plicômetro deve ser segurado em ângulo de 45 graus e os pontos anatômicos são os mesmos: linha axilar anterior e mamilo. No homem deve ser feita no eixo longitudinal, na metade da distância entre a linha axilar anterior e o mamilo; na mulher, deve ser feito a 1/3 dessa mesma linha.
- **Prega cutânea da coxa:** existem duas propostas. A primeira, de Guedes (1985), orienta a realização sobre o músculo reto femoral, traçando uma linha imaginária entre o ligamento inguinal e a borda superior da patela, usando um plicômetro a 90 graus no ponto do terço superior. Já Pollock e Wilmore (1993) defenderam que a medição deveria ser feita na metade dessa linha imaginária. Nas duas técnicas o paciente pode ser orientado a flexionar suavemente o joelho, deslocando o membro para a frente para facilitar a execução do procedimento.
- **Prega cutânea da panturrilha medial:** esta é a única prega que deve ser feita com o paciente sentado. A articulação do joelho estará formando um ângulo de 90 graus, e o pé deverá estar sem apoio. Essa dobra deve ser realizada com o plicômetro a 90 graus e no ponto de maior perímetro da panturrilha. O primeiro quirodáctilo que estiver fazendo a pinça deverá estar apoiado na borda medial da tíbia.

Várias fórmulas são utilizadas para estimar a composição corpórea com base nessas medidas. A equação de Jackson e Pollock de sete dobras, publicada em 1978, utiliza as PC tricipital, subescapular, peitoral, axilar média, abdominal, suprailíaca e da coxa. Foi proposta para homens. Primeiro é necessário calcular a densidade corpórea:

$$\text{DC (g/cm}^3\text{)} = 1{,}112 - 0{,}00043499 \times (\Sigma\ 7\ \text{dobras}) + 0{,}00000055 \times (\Sigma\ 7\ \text{dobras})^2 - 0{,}00028826 \times (\text{idade})$$

DC: densidade corpórea
Σ: somatório
Idade em anos

Em 1980 os mesmos autores fizeram uma proposta para a composição corporal em mulheres:

$$DC\ (g/cm^3) = 1.097 - 0{,}00046971 \times (\Sigma\ 7\ dobras) + 0{,}00000056 \times (\Sigma\ 7\ dobras)^2 - 0{,}00012828 \times (idade)$$

DC: densidade corpórea
Σ: somatório
Idade em anos

Após ter o resultado da DC, utiliza-se a equação de Siri (1961)[5] para ter a porcentagem corpórea de gordura (PCG), que deverá ser expressada em porcentagem:

$$PCG = [(4{,}95/DC) - 4{,}50] \times 100$$

Jackson e Pollock também fizeram proposta de DC com base em 3 PC. Para homens são utilizadas a PC torácica, a abdominal e a de coxa. A fórmula proposta neste caso é:

$$DC\ (g/cm^3) = 1{,}10938 - 0{,}0008267 \times (\Sigma\ 3\ dobras) + 0{,}0000016 \times (\Sigma\ 3\ dobras)^2 - 0{,}0002574 \times (idade)$$

DC: densidade corpórea
Σ: somatório
Idade em anos

E para mulheres seriam utilizadas as PC tricipital, suprailíaca e da coxa. A fórmula é:

$$DC\ (g/cm^3) = 1{,}0994921 - 0{,}0009929 \times (\Sigma\ 3\ dobras) + 0{,}0000023 \times (\Sigma\ 3\ dobras)^2 - 0{,}0001392 \times (idade)$$

DC: densidade corpórea
Σ: somatório
Idade em anos

Após achada a DC, em ambos os casos, caso se deseje obter o valor do PCG, deve-se utilizar a equação de Siri.

Outros estudiosos, como Petroski, Guedes, Thorland et al. e Slaughter et al., também fizeram propostas para avaliação da composição corporal.

BIOIMPEDANCIOMETRIA

A bioimpedanciometria elétrica (BIA) é um exame de avaliação da composição corporal de forma indireta. O exame consiste na passagem de corrente elétrica de baixa intensidade no corpo humano, estudando com isso a velocidade a que tal corrente passa pelo corpo ou a resistência (R) e capacidade do corpo de absorver parte dessa energia ou reatância (Xc), promovendo então uma impedância (Z). A corrente é transmitida por meio de eletrodos fixos ou móveis, situados nas extremidades dos membros. A equação matemática para achar a impedância é:

$$Z = \sqrt{R^2 + Xc^2}$$

Todos esses são conceitos físicos já consagrados. Estudiosos do corpo humano, munidos de tais conceitos, propuseram e validaram fórmulas para, com base nesses dados, estimar a composição corporal em crianças, adultos e idosos.

Pelo fato de o exame ser não invasivo, indolor, não avaliador-dependente, de rápida execução e relativamente barato, tem sido amplamente utilizado na prática clínica. Neste capítulo é abordada a utilização desse exame para avaliação e acompanhamento do paciente obeso, porém, quando bem aplicado e avaliado, tem ajudado também no controle e definição de prognóstico de pacientes com doenças crônicas e agudas como pancreatite, cânceres e insuficiência renal.

Wang et al. propuseram em 1992 o sistema de avaliação corporal em cinco níveis, de acordo com a complexidade das estruturas:

- Nível I: atômico.
- Nível II: molecular.
- Nível III: celular.
- Nível IV: sistema tecidual.
- Nível V: corpo inteiro.

A BIA estuda o corpo em seu quarto nível, ou nível tecidual.

Tipos de máquinas

Diversas máquinas de BIA estão disponíveis no mercado, com os mais variados preços. Elas podem ser monofrequenciais ou multifrequenciais. Quanto maior a quantidade de frequências, maior a acurácia. As frequências trabalhadas variam entre 1-1.000 kHz. As monofrequenciais trabalham em apenas uma frequência, portanto são menos precisas. Geralmente emitem frequência de 50 kHz.

Também existem modelos adaptados para hospitais e outros adaptados para consultórios. Não é uma regra, mas na prática as máquinas que possuem eletrodos fixos (parecidos com eletrodos para ECG) são mais utilizadas em ambiente hospitalar. Essas BIA não possuem balança e visualmente são menos agradáveis, porém é possível realizar o exame com o paciente acamado, não precisando estar em posição ereta. Já as máquinas com eletrodos móveis se assemelham a uma balança de peso, e por isso necessariamente o paciente precisa ficar em pé para realizar o exame.

Os equipamentos podem ainda ser diferenciados pela quantidade de polos, sendo bipolares ou tetrapolares. Os que apresentam maior acurácia são os tetrapolares, com quatro polos, um na extremidade de cada membro, e ainda possuem versões com oito eletrodos, cada polo tem dois eletrodos. Quando a corrente elétrica é emitida em um dos polos, é captada nos outros três, portanto se tem maior precisão na definição da R e Xc e, consequentemente, na Z. Nas versões bipolares, os eletrodos estão restritos a uma parte do corpo (inferior, superior ou hemicorpo), portanto a energia emitida acaba se perdendo mais e não sendo "lida" por inteiro, o que produz resultado de precisão inferior.

Interpretação

Para entender melhor a interpretação desse exame, é preciso imaginar que é possível transformar o corpo humano em um grande cilindro dividido em cinco porções (Figura 1).

O primeiro cilindro representa as proteínas viscerais. Não pode ser confundido com tecido muscular. Os músculos são estruturas complexas, formadas por proteínas, mas também por outras substâncias. A maior parte de sua composição é formada por água.

No segundo e terceiro cilindros tem-se a água e onde ela está alocada, se no espaço intracelular ou extracelular. Algumas máquinas não mostram esses espaços separados, fornecendo apenas água corporal total. Em alguns casos, como em

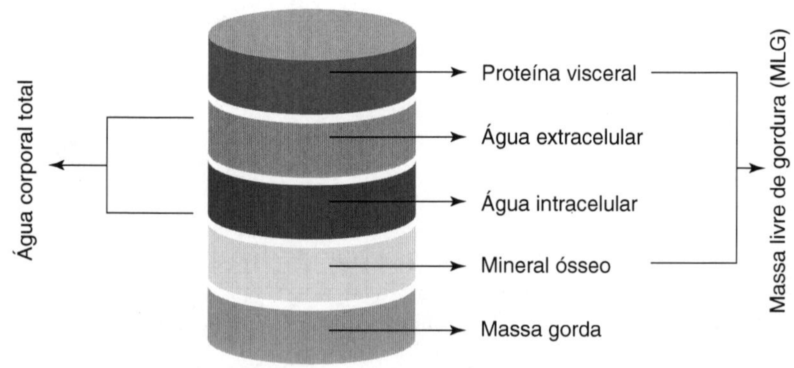

Figura 1 Cilindro representativo do corpo humano.

paciente edemaciado, essa falta de informação pode atrapalhar uma avaliação mais coerente.

O quarto cilindro é formado por mineral ósseo. Representa a menor parcela de todos os cilindros.

Por último está representada a massa gorda, formada por toda a gordura corpórea. Essa porção representa a maior parte da energia estocada no organismo humano.

As máquinas mais modernas fornecem também a massa muscular. Esse parâmetro, mais completo do que simplesmente mostrar a proteína visceral, permite que seja acompanhado de forma mais precisa o desenvolvimento muscular de cada indivíduo.

As BIA tetrapolares segmentares dividem o corpo humano em mais cinco cilindros ou segmentos. Esses novos cilindros ou segmentos representam os dois membros inferiores, os dois membros superiores e o tronco. Sendo assim, tem-se uma avaliação geral e uma avaliação segmentar da composição corporal. Com essa avaliação, é possível detectar assimetria entre os membros opostos e até mesmo verificar segmentos que precisam de tratamento específico para gordura localizada. Outra importância da divisão segmentar é a avaliação da evolução da massa magra. O paciente pode ter, por exemplo, hipotrofia de membro superior, após a intervenção ter piorado a hipotrofia de membro superior em 1 kg e ter feito hipertrofia de membro inferior de 2 kg. Caso seja analisado o corpo como um todo, o paciente em questão terá ganhado 1 kg, mas, se a análise for mais criteriosa, o médico perceberá que na verdade apresentou piora em membro superior e poderá intervir de forma precisa, aumentado assim o resultado e a eficácia do tratamento.

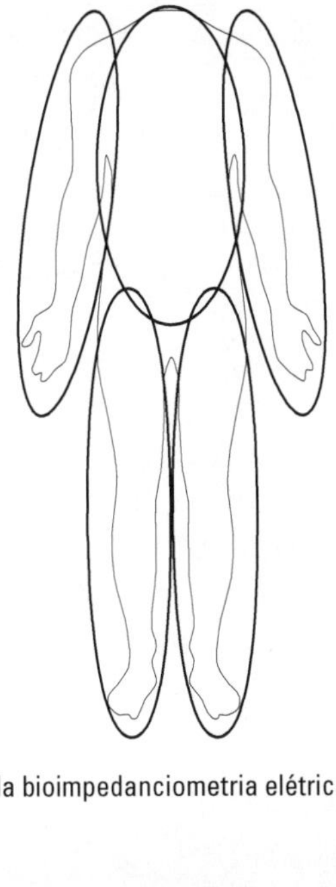

Figura 2 Leitura da bioimpedanciometria elétrica (BIA) segmentada.

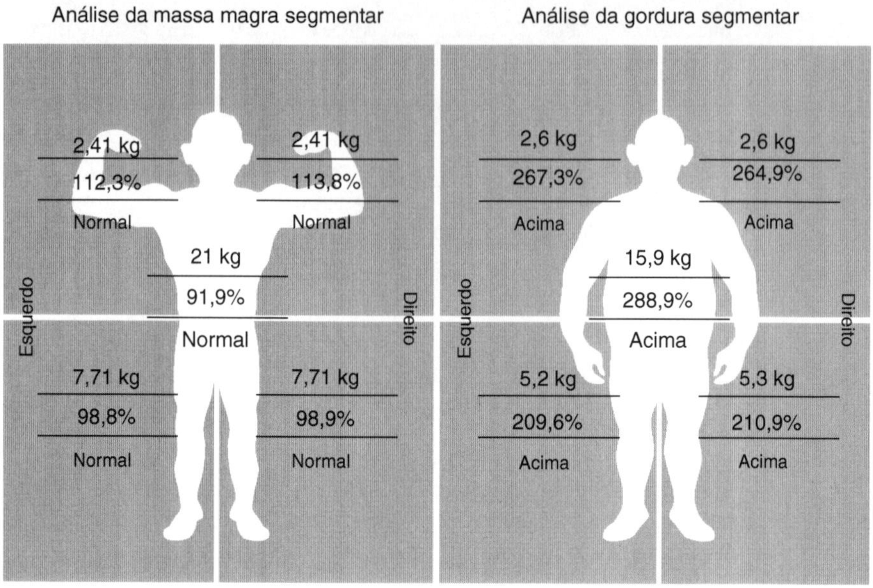

Figura 3 Exemplo de resultado de bioimpedanciometria elétrica (BIA) tetrapolar com divisão segmentar.

Outro uso importante do exame é no acompanhamento do paciente em emagrecimento. Perder peso não necessariamente significa melhora do perfil do indivíduo. Como já mencionado, empregar apenas o IMC para acompanhar esses quadros pode não ser a melhor alternativa. Pacientes que diminuem, por exemplo, 5 kg de peso entre uma consulta e outra, mas que perdem esse peso de massa magra e não de massa gorda, apresentam um PCG ainda maior do que na primeira consulta. Portanto, por esse parâmetro de avaliação, o paciente se encontra pior no retorno do que na primeira consulta.

As BIA mais modernas oferecem a avalição da gordura visceral (GV), considerada um dos principais indicadores para desenvolvimento de doenças crônicas não infecciosas. Quanto maior a gordura visceral, maior a possibilidade do desenvolvimento dessas doenças. Tem íntima relação com a RCR e a CA. Não existe consenso quanto aos valores de referência da GV, porém a maior parte dos autores tem defendido valores de normalidade $< 100\ cm^2$.

O ângulo de fase (AF) também pode ser fornecido pela BIA. Ele é a relação entre a dificuldade encontrada pela corrente elétrica em passar pelos tecidos e o efeito resistivo provocado pelas membranas celulares, portanto dependente da capacitância dos tecidos corporais, e pode ser associada com a integridade da parede celular. Tem sido correlacionada na prática clínica com prognóstico dos doentes. É obtida por meio da equação:

$$AF = \frac{Xc}{R} \times \frac{180°}{\pi}$$

AF: ângulo de fase
Xc: reatância
R: resistência
$\pi \cong 3,1416$

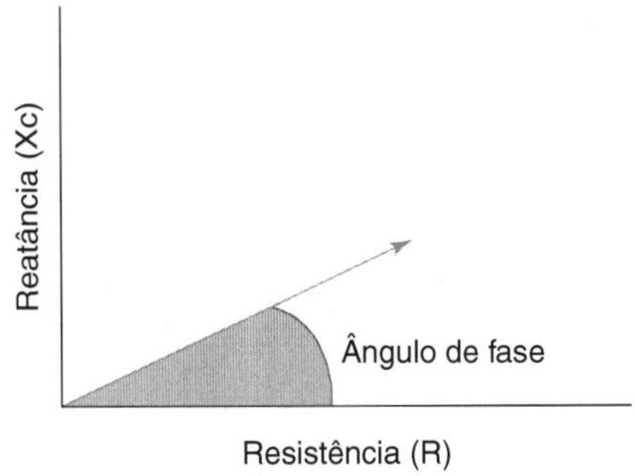

Figura 4 Modelo gráfico do ângulo de fase.

Analisando o gráfico, observa-se que quanto maior a Xc e menor a R, maior será o AF. Portanto, conclui-se que o AF é uma medida inversa à R e direta à Xc. Em um organismo saudável, tem-se maior resistência e menor reatância.

Barbosa-Silva et al.[6] apresentaram uma proposta de valores de referência de AF para os americanos. Ainda hoje os valores de referência não são unanimidade entre os estudos. Parecem variar de acordo idade, sexo e raça. Quanto maior o IMC, maior o AF e, consequentemente, pior o prognóstico.

Tabela 7 Valores de referência para ângulo de fase em americanos

Idade (anos)	Homens (n = 832)	Mulheres (n = 1.135)	P^2
18-20	7,90 ± 0,47	7,04 ± 0,85	< 0,001
20-29	8,02 ± 0,75	6,98 ± 0,92	< 0,001
30-39	8,01 ± 0,85	6,87 ± 0,84	< 0,001
40-49	7,76 ± 0,85	6,91 ± 0,85	< 0,001
50-59	7,31 ± 0,89	6,55 ± 0,87	< 0,001
60-69	6,96 ± 1,10	5,97 ± 0,83	< 0,001
≥ 70	6,19 ± 0,97	5,64 ± 1,02	< 0,001

Fonte: adaptada de Barbosa-Silva et al., 2005.[6]

Um dos grandes debates no mundo da nutrologia refere-se à sarcopenia. A BIA consegue fornecer bons parâmetros para essa avaliação. Sabe-se que a sarcopenia é resultante da diminuição da massa magra, da força e da autonomia. Dentro desse espectro que leva ao diagnóstico, o equipamento ajuda na avaliação da massa magra. É importante ressaltar que o paciente obeso também pode estar sarcopênico, portanto sarcopenia não é sinônimo de desnutrição.

Para realizar essa avaliação, é necessário encontrar a massa livre de gordura (MLG) (Tabela 8):

$$MLG = P - MG$$

MLG: massa livre de gordura
P: peso
MG: massa de gordura
Nota: é comum que os equipamentos forneçam a sigla da MLG em inglês, que é FFM (*free fat mass*).

O dado de maior relevância a partir do índice de MLG (em inglês, *FFM index*) pode ser calculado à semelhança do IMC:

$$\text{Índice de MLG} = \frac{\text{MLG(kg)}}{\text{altura}^2\text{(m)}}$$

Tabela 8 Índice de MLG em ambos os sexos

Sexo	Referência de normalidade
Masculino	16,7-19,8 kg/m^2
Feminino	14,6-16,8 kg/m^2

Fonte: adaptada de Kyle et al., 2003.[7]

Condições que afetam a hidratação, como uso de medicamento diurético, anorexia e magreza extrema, podem falsear o resultado do exame.

Cuidados ao realizar o exame

Apesar de ser um exame de fácil execução, é preciso cuidar para que o resultado produzido seja realmente fidedigno. Primeiro é preciso estar atento às contraindicações, que são duas:

- **Marca-passos e desfibriladores cardíacos:** não existe uma reprodução na literatura que os contraindique de forma clara, porém, pelo modelo teórico, a corrente elétrica emitida pelo equipamento de BIA poderia alterar esses componentes, sendo necessário o monitoramento cardíaco durante a realização do exame. Não sendo possível, fica contraindicada a execução.

- **Gravidez:** também pelo modelo teórico, a corrente elétrica poderia estimular a contração uterina e, com isso, provocar o abortamento. Gestantes não devem realizar o exame.

Algumas orientações devem ser dadas ao paciente antes da realização do exame:

- Suspender o uso de bebidas alcóolicas, remédios diuréticos (se possível) e alimentos ou chás diuréticos ao menos 24 horas antes do exame.
- Estar em jejum (incluindo água) de ao menos 4 horas.
- Não realizar exercício físico pelo menos nas 8 horas que antecedem a execução do exame.

Na execução do exame, devem-se observar os seguintes itens:

- Permanecer em repouso ao menos 10 minutos antes do exame.
- Retirar todos os objetos metálicos do corpo.
- Em caso de paciente obeso, pode ser solicitado que faça leve flexão dos joelhos para separar as coxas ou seja instruído a colocar um pano separando-as.
- Os eletrodos devem ser posicionados de modo uniforme.
- Em caso de realizar a BIA deitado, o paciente deve estar em decúbito dorsal, com os pés afastados cerca de 30 cm.

REFERÊNCIAS BIBLIOGRÁFICAS

1. Ribas-Filho D, Suen VMM. Tratado de nutrologia. 2.ed. Barueri: Manole; 2018.
2. Word Health Organization – WHO. Obesity-preventing and managing the global epidemic. Geneva: WHO; 1997.
3. Ministério da Saúde. Caderneta de Saúde da Pessoa Idosa. 3.ed. Brasília: Ministério da Saúde; 2014.
4. Sociedade Brasileira de Diabetes. Diretrizes da Sociedade Brasileira de Diabetes 2019-2020. São Paulo, 2019.
5. Siri WE. Body composition from fluids spaces and density: analyses of methods. In: Techniques for measuring body composition. Washington, DC: National Academy of Science and Natural Resource Council; 1961.
6. Barbosa-Silva MC, Barros AJ, Wang J, Heymsfield SB, Pierson RN Jr. Bioelectrical impedance analysis: population reference values for phase angle by age and sex. Am J Clin Nutr. 2005;82(1):49-52.
7. Kyle UG, Schutz Y, Dupertuis YM, Pichard C. Body composition interpretation: contributions of the fat-free mass index and the body fat mass index. Nutrition. 2003 Jul/Aug;19(7-8).

LEITURA RECOMENDADA

Associação Brasileira de Nutrologia. Utilização da bioimpedância para avaliação da massa corpórea. AMB e CFM Projeto Diretrizes; 26 de janeiro de 2009.

Barbosa-Silva MC, Barros AJD, Post CLA, Waitzberg DL, Heymsfield SB. Can bioelectrical impedance analysis identify malnutrition in preoperative nutrition assessment? Nutrition. 2003;19(5):422-6.

Barbosa-Silva MC, et al. Valores de referência para o ângulo de fase na população brasileira. Rev Bras Med. 2008;65:104-5.
Barbosa-Silva MC, Barros AJD. Bioelectrical impedance analysis in clinical practice: a new perspective on its use beyond body composition equations. Curr Opin Clin Nutr Metab Care. 2005;8(3):311-7.
Baumgartner RN, Chumlea WC, Roche AF. Bioelectric impedance phase angle and body composition. Am J Clin Nutr. 1988;48:16-23.
Campbell TM, Vallis LA. Predicting fat-free mass index and sarcopenia in assisted-living older adults. Age (Dordr). 2014;36(4):9674.
Coppini LZ, Bottoni A, Teixeira Silva ML. Aplicação da análise da impedância bioelétrica na avaliação nutricional. Rev Bras Nutr Clin. 1998;13:81-9.
Eickemberg M, Oliveira CC, Roriz AKC, Sampaio LR. Bioimpedância elétrica e sua aplicação em avaliação nutricional. Rev Nutr. 2011;24(6):873-82.
Filardo RD, Leite N. Perfil dos indivíduos que iniciam programas de exercícios em academias, quanto à composição corporal e aos objetivos em relação a faixa etária e sexo. Rev Bras Med Esporte. 2001; 7(2):57-61.
Guimarães MMM, Greco DB, O. Júnior AR, Penido MG, Machado LJC. Distribuição da gordura corporal e perfis lipídico e glicêmico de pacientes infectados pelo HIV. Arq Bras Endocrinol Metab. 2007; 51(1):42-51.
Heitmann B. Impedance: a valid method in assessment of body composition? Eur J Clin Nutr. 1994.
International Diabetes Federation. The IDF consensus worldwide definition of the Metabolic Syndrome. Bruxelles: IDF; 2017.
Jackson AS, Pollock ML, Ward A. Generalized equations for predicting body density of women. Med Sci Sports Exerc. 1980;12:175-82.
Jackson AS, Pollock ML, Ward A. Generalized equations for predicting body density of men. Br J Nutr. 1978;40:497-504.
Kushner RF, Gudivaka R, Schoeller DA. Clinical characteristics influencing bioelectrical impedance analysis measurements. Am J Clin Nutr. 1996.
Kyle UG, Bosaeus I, De Lorenzo AD, Deurenberg P, Elia M, Manuel Gómez J, et al. Bioelectrical impedance analysis – part II: utilization in clinical practice. Clin Nutr. 2004;23:1430-53.
Kyle UG, Soundar EP, Genton L, Pichard C. Can phase angle determined by bioelectrical impedance analysis assess nutritional risk? A comparison between healthy and hospitalized subjects. Clin Nutr. 2012;31(6):875-81.
Lee SY, Lee YJ, Yang J-H, Kim C-M, Choi W-S. The association between phase angle of bioelectrical impedance analysis and survival time in advanced cancer patients: preliminary study. Korean J Fam Med. 2014;35(5):251-6.
Liang MT, Norris S. Effects of skin blood flow and temperature on bioelectric impedance after exercise. Med Sci Sports Exerc. 1993.
Lukaski HC, Bolonchuk WW, Hall CB, Siders WA. Validation of tetrapolar bioelectrical impedance method to assess human body composition. J Appl Physiol. 1986.
McIntosh EI, Smale KB, Vallis LA. Predicting fat-free mass index and sarcopenia: a pilot study in community-dwelling older adults. Age (Dordr). 2013;35(6):2423-4.
Nagai M, Komiya H, Mori Y, Ohta T, Kasahara Y, Ikeda Y. Development of a new method for estimating visceral fat area with multi-frequency bioelectrical impedance. Tohoku J Exp Med. 2008 Feb;214(2): 105-12.
Nagai M, Komiya H, Mori Y, Ohta T. Developments in estimating visceral fat area from medical examination data. J Atheroscler Thromb. 2008 Aug;15(4):193-8.
Pereira CS, Sacco ICN. Desigualdade estrutural discreta de membros inferiores é suficiente para causar alteração cinética na marcha de corredores? Acta Ortop Bras. 2008; 16(1):28-31.
Sachdev HS, Fall CH, Osmond C, Lakshmy R, Dey Biswas SK, Leary SD, et al. Anthropometric indicators of body composition in young adults: relation to size at birth and serial measurements of body mass index in childhood in the New Delhi birth cohort. Am J Clin Nutr. 2005 Aug;82(2):456-66.
Schutz Y, Kyle UU, Pichard C. Fat-free mass index and fat mass index percentiles in Caucasians aged 18-98 y. Int J Obes Relat Metab Disord. 2002;26(7):953-60.

Thomson R, Brinkworth GD, Buckley JD, Noakes M, Clifton PM. Good agreement between bioelectrical impedance and dual energy X-ray absorptiometry for estimating changes in body composition during weight loss in overweight young women. Clin Nutr. 2007;26(6):771-7.

World Health Organization. Waist Circumference and Waist-Hip Ratio: report of a WHO Expert Consultation. Geneva: WHO; 2008.

Yusuf S, Hawken S, Ounpuu S, Dans T, Avezum A, Lanas F, et al.; INTERHEART Study Investigators. Effect of potentially modifiable risk factors associated with myocardial infarction in 52 countries (the Interheart study): case-control study. Lancet. 2004 Sep;11-7.

Wang ZM, Pierson RN, Jr, Heymsfield SB. The five-level model: a new approach to organizing body-composition research. Am J Clin Nutr. 1992 Jul;56(Issue 1):19-28.

5 Aspectos etiológicos relacionados à obesidade

Giseli Albach Lenz
Luiz Roberto Queroz
Durval Ribas-Filho

A obesidade é considerada uma síndrome crônica multifatorial. É o resultado final de uma interação complexa que envolve fatores genéticos, ambientais e comportamentais que agem no equilíbrio energético. A obesidade sempre existiu entre a população ao longo da história, mas foi somente nas gerações mais recentes que aumentou de tal maneira que os especialistas de saúde pública dos EUA passaram a denominá-la pandemia. A obesidade é um dos maiores fatores que causam mortes passíveis de prevenção naquele país e representa um grande desafio para a saúde pública. Além disso, o fato de estar associada a outras doenças crônicas transformou-a no principal problema de saúde pública da atualidade. A Organização Mundial da Saúde (OMS) estimou que o número de adultos obesos no mundo aumentou de 50% de 1998 a 2011, alcançando aproximadamente 500 milhões. Estima-se que, em 2010, 43 milhões de crianças com menos de 5 anos em todo o mundo estava acima do peso.[1] Em idade pediátrica no Brasil, estima-se que na faixa etária de 5 a 9 anos de idade, somando-se sobrepeso e obesidade, 51,4% dos meninos e 43,8% das meninas são acometidos. Na faixa etária entre 10 e 19 anos, essa taxa atinge 27,6% dos adolescentes do sexo masculino e 23,4% do sexo feminino, entretanto são dados de 2008 e 2009. Considerando a tendência de aumento anual, é provável que a prevalência atual seja ainda maior.[2]

É a doença nutroneurometabólica com maior taxa de mortalidade do mundo, associada a importante morbidade. Associa-se à diminuição da expectativa de vida, hiperlipidemia, esteatose hepática não alcoólica, doença cardiovascular, diabetes melito tipo 2, alguns cânceres, doença renal, apneia obstrutiva do sono, complicações ortopédicas, entre outros.[1-3] Com o aumento da prevalência de sobrepeso e obesidade na idade pediátrica, vêm se encontrando tais complicações com mais frequência na população infantojuvenil.

A etiologia da obesidade, por tratar-se de doença de interação poligênica e multifatorial, é complexa. A massa gorda corporal é determinada pelo equilíbrio energético estabelecido pela ingestão energética e pelo gasto energético. Consequentemente, a obesidade em um indivíduo é o resultado de um prolongado desequilíbrio entre ingestão e dispêndio de energia, no qual a ingestão energética é demasiadamente elevada para o nível de gasto energético dessa pessoa ou o gasto energético é excessivamente baixo para o nível de ingestão de energia da pessoa. Esses fatores, muitas vezes inter-relacionados, contribuirão para o desenvolvimento da obesidade no indivíduo.[3]

Embora a composição genética possa predispor ao ganho de peso, o fato de a obesidade haver se tornado uma pandemia e de a prevalência haver aumentado muito nas últimas 4 a 5 décadas mostra a importância dos fatores ambientais que, quando elevam a ingestão de energia e reduzem seu gasto, promovem um ambiente "obesogênico".[1]

Assim, o excesso de adiposidade corporal pode resultar de fatores genéticos, epigenéticos, ambientais, comportamentais, ser induzido por fármacos, patógenos ou endocrinopatias ou ter causas multifatoriais, apresentadas de forma isolada ou associada.

EPIGENÉTICA E PROGRAMAÇÃO METABÓLICA

O conceito de epigenética e programação metabólica vem sendo extensamente estudado nas últimas décadas. Desde os estudos iniciais do Dr. David Barker e outros autores que avaliaram os efeitos da fome na Holanda após a Segunda Guerra Mundial (*Dutch Famine birth cohort study*), pesquisa pioneira sobre desnutrição e que ainda se mantém em atividade, descreveu que, no período de alta restrição calórica holandesa (em torno de 580 kcal/dia), houve um número maior de recém-nascidos com baixo peso e maior prevalência de obesidade, hipertensão arterial, diabetes melito (DM) tipo 2, esquizofrenia, depressão e câncer de mama na vida adulta. Também foi possível observar que os efeitos em longo prazo dependiam do período em que o feto foi exposto a privação durante a vida intrauterina. Doenças crônicas como obesidade, doença arterial coronariana e câncer de mama estavam relacionadas a privação no primeiro trimestre; a exposição no segundo trimestre se relacionava a problemas pulmonares e renais, enquanto alterações do metabolismo da glicose eram mais prevalentes naqueles expostos ao final da gestação.[4]

Esses estudos deram início ao que foi chamado posteriormente teoria de Barker ou teoria da origem fetal das doenças do adulto. Surge então o conceito de programação fetal, ao observar que esse ambiente de exposição intrauterina de privações poderia determinar alterações nas expressões dos genes sem alteração no genoma.[5]

A programação metabólica, então, é o resultado na expressão gênica consequente a um insulto ou estímulo, que, aplicado a um período crítico ou suscetível, leva a efeitos duradouros ou persistentes sobre a estrutura ou função de um organismo, alterando o genoma funcional e não alterando as sequências de DNA.[5]

Os mecanismos dessas alterações se dão por meio de reações químicas como o mecanismo das modificações espaciais das histonas, RNA não codificadores e, as mais conhecidas e estudadas, as reações de metilação (adição de radical metil à base de citosina do DNA), atuando como reguladoras e "silenciadoras" dos genes de acordo com as influências sofridas no período de vida intrauterina e em menor proporção no início do período pós-natal.

A observação de que os efeitos da fome não se limitaram aos indivíduos que viveram esse período, mas que foram transmitidos aos fetos em ambiente intrauterino, trouxe a descoberta do conceito de herança epigenética, segundo o qual a transmissão de características aos filhos se dá não somente por meio do DNA.[4-5]

Vários estudos concluíram que adultos considerados pequenos para a idade gestacional apresentavam maior tendência a ter IMC mais alto, maior probabilidade de desenvolver síndrome metabólica e doença arterial coronariana do que aqueles que tinham peso normal ao nascer.[6-8]

Outros fatores foram estudados relacionando a exposição durante a vida intrauterina e desfechos posteriores relacionados a sobrepeso e obesidade, como tabagismo materno, IMC materno por ocasião da concepção, ganho de peso durante a gestação e diabetes gestacional.[9,10]

Assim, um período de privação intrauterina, segundo o conceito de programação metabólica e epigenética, prepararia o indivíduo para um ambiente externo de privações e escassez de oferta energética. Quando há uma discordância nesse equilíbrio e o indivíduo programado para ser um "economizador" é submetido a um ambiente de excessiva oferta e ingestão calórica (obesogênico), estará predisposto a desenvolver obesidade e as consequentes doenças crônicas relacionadas a ela.

Por outro lado, o ganho excessivo de peso materno poderia relacionar-se com o desenvolvimento de resistência à leptina por parte do feto em desenvolvimento, alterando assim o mecanismo de saciedade, com saciedade tardia, favorecendo o desenvolvimento da obesidade.

DISTÚRBIOS GENÉTICOS

Na maioria das pessoas, a suscetibilidade à obesidade tem caráter poligênico, distúrbios monogênicos identificados são raros e geralmente a obesidade é grave e de início precoce. Essas mutações ou deficiências incluem leptina, receptor de leptina, receptor de melanocortina 4 (MCR-4) a propiomelanocortina (POMC).[11] As mutações do MCR-4 são as mais comuns e correspondem a até 6% dos casos.[12]

A grande maioria dos obesos tem níveis elevados de leptina, mas não apresenta mutações nem na leptina nem em seu receptor, por isso parecem ter uma forma funcional de resistência à leptina.

Dentre as síndromes pleiotrópicas, a mais comum relacionada à obesidade é a síndrome de Prader-Willi, caracterizada por miotomia infantil, retardo mental, hipogonadismo, mãos e pés pequenos, boca em forma de peixe, ingestão alimentar excessiva e manifestação precoce de obesidade com hiperfagia. A maioria desses pacientes tem uma deleção no cromossomo 15, e a expressão reduzida de proteína sinalizadora necdina pode ser uma causa importante de desenvolvimento neural hipotalâmico defeituoso.[13]

Demais síndromes genéticas relacionadas à obesidade são: síndrome de Bardet-Biedl, de Alström, de Cohen, de Smith-Magenis, do cromossomo X frágil, WAGR (tumor de Wilms-Aniridia-anomalias Geniturinárias-Retardo mental) e deficiência congênita de leptina.[1]

É provável que a suscetibilidade à obesidade, na maior parte da população, seja causada pela participação de diversos genes, os quais influenciam na ingestão alimentar e no mecanismo de saciedade, na predileção por alimentos ricos em gorduras e na resposta termogênica dos alimentos.

FATORES AMBIENTAIS

O ambiente pode afetar e influenciar o comportamento de diversas maneiras. A composição dos alimentos, o tamanho das porções, as conveniências e facilidades podem levar à obesidade.

O aumento da inatividade ou diminuição do gasto energético associado ao aumento da ingestão calórica nas últimas décadas vêm propiciando esse ambiente obesogênico.

O estímulo audiovisual provocado por comerciais na mídia envolvendo alimentos está relacionado ao estímulo do núcleo caudado do hipotálamo, associando-se positivamente à mudança de IMC entre adolescentes estudados ao longo de um ano.[14]

Fatores como a densidade energética dos alimentos, quando consumidos em excesso em relação ao gasto energético total (GET), podem ocasionar um balanço energético positivo. O alto teor energético contido nas gorduras (9 kcal/g) faz então que alimentos ricos em gordura ofereçam alto aporte calórico; se consumidos em excesso, aportarão grande densidade calórica a dieta. Ensaios clínicos sugerem que o incentivo ao consumo de alimentos com baixo teor energético, como frutas, legumes e grãos integrais, contribui para a perda de peso.[15]

O consumo de bebidas açucaradas, o tamanho das porções e fatores socioeconômicos influenciam no ganho e na manutenção da obesidade.

Com o tempo, o gasto energético parece estar em declínio, resultante da maior inatividade física. Essa mudança de padrões tem contribuído para a diminuição do GET, que, se não compensado com diminuição da ingestão, leva à obesidade.

A oferta de alimentos palatáveis, ricos em energia, gordura, açúcar, baixo conteúdo de fibras e de baixo custo, acessíveis para o consumo rápido, com densidade energética elevada, tornou-se mais disponível no dia a dia da sociedade nas últimas décadas, o que vem determinando, de longa data, uma mudança comportamental no padrão alimentar da sociedade, incorporando-se a mudanças culturais e comportamentais. Muitos autores já salientaram a necessidade de mudança do ambiente físico para que as mudanças comportamentais sejam sustentáveis em longo prazo.[1]

FATORES COMPORTAMENTAIS

O aleitamento materno deve ser incentivado como fator de proteção contra a obesidade. Uma metanálise evidenciou que cada mês adicional de aleitamento reduziu em 4% o risco de obesidade.[16] Outra metanálise evidenciou uma redução de risco de 13% de desenvolvimento de obesidade para crianças amamentadas com leite materno.[17]

Um estudo observou que a diluição errônea da fórmula de aleitamento, quando utilizada, com quantidade maior de pó para diluição (em torno de 11%), associou-se com aumento de peso do lactente.[18]

A Sociedade Brasileira de Pediatria estimula o aleitamento materno até os 2 anos de idade, devendo ser exclusivo até o sexto mês de vida.

INDUZIDA

Algumas condições clínicas podem contribuir para o desenvolvimento da obesidade.

Entre os distúrbios endócrinos estão a síndrome de Cushing, o hipotireoidismo, o insulinoma, craniofaringiomas, a deficiência do hormônio de crescimento em adultos, síndrome do ovário policístico e pseudo-hipoparatireoidismo primário.[1-13]

Entre as condições psiquiátricas estão o transtorno de compulsão alimentar (TCA), incluído como entidade diagnóstica no DSM-V a depressão e a síndrome do comer noturno.

CAUSAS INFECCIOSAS: VÍRUS

A obesidade produzida por um agente infeccioso está sendo estudada. O adenovírus humano 36 (AD-36) poderia estar entre as causas da obesidade.[19]

OBESIDADE INDUZIDA POR FÁRMACOS

O início ou manutenção da obesidade, bem como a dificuldade na perda e manutenção da redução do peso, podem estar ligados à presença de fármacos que atuam provocando fome, retardando a saciedade, reduzindo o gasto energético ou favorecendo o acúmulo de gordura.

Entre as drogas capazes de promover o ganho de peso, encontramos diversos grupos. Os mais importantes estão detalhados na Tabela 1.

Tabela 1 Agentes farmacológicos que favorecem o ganho de peso corporal

Fármacos com potencial para ganho de peso	Opções terapêuticas
1. Medicamentos em psiquiatria:	
1.A: Drogas antipsicóticas: olanzapina, quetiapina	Ziprasidona Aripriprazol
1.B: Antidepressivos: ▪ ISRS, entre eles paroxetina, sertralina? Fluoxetina? ▪ ADT: amitriptilina, nortriptilina, imipramina, mirtazapina ▪ IMAO	Bupropiona Nefazodona
2. Drogas antiepilépticas: gabapentina, valproato, carbamazepina, lítio	Topiramato Lamotrigina
3. Agentes antidiabéticos: ▪ Insulina ▪ Sulfonilureias ▪ Tiazoladinedionas	Metformina Orlistate
4. Anti-histamínicos	Descongestionantes inalantes
5. Agentes anti-hipertensivos: bloqueadores alfa-adrenérgicos	Inibidores da ECA Bloqueadores do canal de cálcio

ADT: antidepressivos tricíclicos; ISRS: inibidores seletivos de recaptação de serotonina; IMAO: inibidores da monoamino-oxidase; ECA: inibidores da enzima de conversão de angiotensina; Aine: anti-inflamatórios não esteroides.

Fonte: adaptada de Ross, 2016.[1]

MICROBIOTA INTESTINAL

A microbiota intestinal é composta por uma variedade de microrganismos que habitam o trato gastrointestinal. A composição dessa comunidade microbiana depende do hospedeiro, mas também pode ser modificada por eventos exógenos e endógenos.[20]

O papel da microbiota intestinal vem sendo estudado nas últimas décadas, e sua relação com a obesidade vem sendo explorada. No que diz respeito ao hospedeiro, essas bactérias são simbióticas e desempenham um papel importante nos processos fisiológicos, por exemplo, na digestão, ou podem interferir no metabolismo, pois podem aumentar a produção de energia da dieta e participar da regulação da composição do tecido de ácidos graxos. As diferentes bactérias também podem induzir inflamação de baixo grau. Todos esses processos estão envolvidos na obesidade e em distúrbios metabólicos.[21]

A composição da diversidade bacteriana parece mudar entre o indivíduo magro e o obeso, aumentando o número de Firmicutes em detrimento dos Bacteroidetes.[22] O predomínio de Firmicutes em flora bacteriana de obesos parece estar envolvido no processo da doença, bem como a flora intestinal mais diversificada em obesos.[23]

MULTIFATORIAL

Relação entre sono e obesidade

A curta duração do sono associa-se com a obesidade entre crianças e jovens adultos.[1]

A restrição do sono leva à ativação do sistema nervoso autônomo simpático, com liberação de cortisol e consequente aumento de ácidos graxos livres, aumento da resistência insulínica com hiperinsulinemia, elevando a lipogênese e diminuindo a lipólise. Porém, outro mecanismo, com aumento de grelina (orexígena) e diminuição de leptina (sacietógena), desempenha papel na influência da relação entre o período de duração do sono e a obesidade.[24]

CONCLUSÃO

Considerando a obesidade uma doença crônica nutroneurometabólica multifatorial, com influência genética, ambiental e comportamental, é imprescindível reconhecer seus fatores etiológicos para estabelecer estratégias de tratamento e acompanhamento do paciente obeso, agir nos distintos aspectos, individual e com estratégias coletivas, buscando minimizar as consequências e desfechos desfavoráveis relacionados à doença.

REFERÊNCIAS BIBLIOGRÁFICAS

1. Ross AC, Caballero B, Cousins RJ, Tucker KL, Ziegler TR. Nutrição moderna de Shils na saúde e na doença. Obesidade: epidemiologia, etiologia e prevenção. 11.ed. Barueri: Manole; 2016. p.775-89.
2. De Almeida CAN, de Mello ED. Nutrologia pediátrica: prática baseada em evidências. Barueri: Manole; 2016. p.135-6.
3. Ribas D et al. Obesidade: abordagem nutrológica. In: Ribas D, Suen VMM. Tratado de nutrologia. Barueri: Manole; 2013. p.253-4.
4. Francis RC. Epigenética: como a ciência está revolucionando que sabemos sobre hereditariedade. Rio de Janeiro: Zahar; 2015. Capítulo 1 – O efeito avó. p.219-30.
5. Barker DJ. The origins of the developmental origins theory. J Intern Med. 2007;261(5):412-7.
6. Barker DJ, Winter PD, Osmond C, Margetts B, Simmonds SJ. Weight in infancy and death from ischaemic heart disease. Lancet. 1989;2:577-80.
7. Phillips DI, Barker DJ, Hales CN, Hirst S, Osmond C. Thiness at birth and insulin resistance in adult life. Diabetologia. 1994;37:150-4.
8. Barker DJ, Hales CN, Fall CH, Osmond C, Phipps K, Clark PM. Type 2 (non-insulin-dependent) diabetes mellitus, hypertension and hyperlipidaemia (syndrome X): relation to induced fetal growth. Diabetologia. 1994;37:150-4.
9. Oken E, Levitan EB, Gilmann MW. Maternal smoking during pregnancy and child overweight: systematic review and metaanalysis. Int J Obes. 2008;32:201-10.
10. Oken E, Taveras EM, Kleiman KP, Rich-Edwards JW, Gillman MW. Gestational weight gain and child adiposity at age 3 years. Am J Obstet Gynecol. 2007;196:332 el-8.
11. Farooqi IS. Monogenic human obesity. Front Horm Res. 2008;36:1-10.

12. Farooqi IS, Keogh JM, Yeo GS, Lank EJ, Cheetham T, O'Rahilly S. Clinical spectrum of obesity and mutations in the melanocortin 4 receptor gene. N Engl J Med. 2003;34(12):1085-95.
13. Kasper DL, et al. Medicina interna de Harrison. 17.ed. Porto Alegre: Artmed; 2008. p.465.
14. Yokum S, Gearhardt AN, Harris JL, Brownell KD. Individual diferences in striatum activity to food commercials predict wight gain in adolescentes. Obesity Society. 2014.
15. Rolls BJ. The relationship between dietary energy density and energy intake. Physiol Behav. 2009; 97:609-15.
16. Harder T, Bergmann R, Kallischnigg G, Plagemann A. Duration of breastfeeding and risk of overweight: a meta-analysis. J Int Assoc Stud Obes. 2003;27:162-72.
17. Horta BL, Loret de Mola C, Victora CG. Long-term consequences os breastfeeding on cholesterol, obesity, systolic blood pressure and type 2 diabetes: a systematic review and meta-analysis. Acta Pediatr. 2015;104:30-7.
18. Altazan AD, Gilmore LA, Guo J, Rosenberg DM, Toupo D, Gowins A, et al. Unintentional error in formula preparation and its simulated impact on infant weight and adiposity. Pediatr Obes. 2019;e12564.
19. Van Ginneken V, Sitnyakowski L, Jeffery JE. Infect obesity: viral infections (especially with human adenovírus:AD-36) may be a cause of obesity. Med Hyphoteses. 2009;72:383-8.
20. Sekirov I, Russell SL, Antunes LC M, Finlay BB. Gut microbiota in health and disease. Physiol Rev. 2010; 90(3):859-904. doi:10.1152/physrev.00045.2009.
21. Cani PD, Osto M, Geurts L, Everard A. Involvement of gut microbiota in the development of low-grade inflammation and type 2 diabetes associated with obesity. Gut Microbes. 2012;3(4):279-88.
22. Ley RE, Turnbaugh PJ, Klein S, Gordon JI. Microbial ecology: human gut microbes associated with obesity. Nature. 2006;444(7122):1022-3.
23. Kasai C, Sugimoto K, Moritani I, Tanaka J, Oya Y, Inoue H, et al. Comparison of the gut microbiota composition between obese and non-obese individuals in a Japanese population, as analyzed by terminal restriction fragment length polymorphism and next-generation sequencing. BMC Gastroenterol. 2015;15(1):100.
24. Brondel L, Romer MA, Nouglus PM, Touyarou P, Davenne D. Acut partial sleep deprivation increases food intake in healthy men. AJCN. 2010 Jun;91(6):1550-9.

6 Obesidade e tecido adiposo

Lisandro Alberto García
Natalia Gisela Segovia
Maria del Rosário Zariategui de Alonso

O tecido adiposo (TA) é um órgão complexo com efeitos marcantes na fisiologia e na fisiopatologia. Até o final da década de 1940, o TA era considerado uma forma de tecido conjuntivo que continha gotículas lipídicas, sem conexão significativa com o metabolismo. Isso começou a mudar gradualmente à medida que se soube que o TA desempenha um papel importante na homeostase dos nutrientes, servindo como local de armazenamento de calorias após a alimentação e como fonte de ácidos graxos livres e glicerol, circulantes durante o jejum.

No final da década de 1980 e até meados da década de 1990, foram descobertos fatores séricos derivados da gordura, como adipsina, fator de necrose tumoral-alfa (TNF-alfa) e leptina; isso fez com que o TA passasse a ser considerado um órgão endócrino no centro da homeostase energética. Com base nessas descobertas, os estudos sobre o desenvolvimento, função e fisiopatologia do TA foram amplamente expandidos. Além disso, o interesse em pesquisas sobre massa gorda ocorreu simultaneamente ao aumento das taxas globais de obesidade e diabetes tipo 2, e foi assim que chegamos ao ponto de inflexão em que a carga global de doenças devida à supernutrição supera a desnutrição pela primeira vez na história da humanidade, com 1,9 bilhão de adultos, dos quais 41 milhões são crianças menores de 5 anos e 340 milhões de 5 a 19 anos classificados como com sobrepeso ou obesidade, segundo a Organização Mundial da Saúde (OMS), em dados de 2016.

Dado o papel central do TA na homeostase energética e suas implicações metabólicas, existe um grande interesse em continuar a estudar a função do adipócito.

Em virtude da associação com doenças metabólicas, sem falar na carga estética e psicológica do excesso de gordura corporal, os adipócitos são talvez o tipo de célula mais denigrada do corpo humano. Nesse contexto, tem sido fácil ignorar os benefícios do TA saudável. A homeostase e a produção de energia são possivelmente as funções biológicas mais importantes de qualquer organismo, e o TA está intrinsecamente ligado a ambas.

Por outro lado, o TA possui importantes propriedades mecânicas, que funcionam como uma almofadilha de gordura para proteger órgãos delicados e para amortecer partes do corpo expostas a altos níveis de estresse mecânico. No entanto, sua função mais relevante é ser um regulador-mestre do balanço energético e da homeostase nutricional.

TIPOS DE TECIDO ADIPOSO

Tecido adiposo branco

O tecido adiposo branco (TAB) é um órgão essencial, complexo e metabolicamente ativo. É o maior órgão da economia corporal. Ele secreta fatores com importantes funções endócrinas e imunológicas: as adipocinas. Essas substâncias se comportam como hormônios, pois exercem funções autócrinas, parácrinas e endócrinas. As adipocinas desempenham um papel central na gênese do processo inflamatório crônico característico da obesidade, da resistência à insulina e de suas comorbidades metabólicas.

A importância do TAB é destacada pelas consequências metabólicas adversas associadas tanto a seu déficit (lipodistrofias) quanto a seu excesso (síndrome metabólica e obesidade).

Histologicamente, é um tecido homogêneo, ricamente vascularizado e inervado, cujas células principais – os adipócitos maduros – têm a capacidade de armazenar energia em uma única gota lipídica composta por triglicerídeos que ocupam mais de 90% do volume celular, circundados por filamentos proteicos denominados perilipina-1. As mitocôndrias dentro dos adipócitos brancos são pequenas e limitadas em número e, com o núcleo da célula, são comprimidas na borda da célula adiposa. Em condições de jejum ou estresse, essas células liberam ácidos graxos e glicerol como substratos energéticos.

Além dos adipócitos, o TA é formado por uma matriz extracelular (MEC) composta por células endoteliais, células do sistema imunológico (monócitos, macrófagos e células T) e terminais nervosos liberadores de catecolaminas que atuam nos receptores beta-adrenérgicos. Células precursoras como adipoblastos e fibroblastos também estão presentes.

Distinções entre depósitos de gordura branca: localização

O TA se desenvolve em vários locais, com grandes acumulações como depósitos específicos. O esquema de classificação comumente usado distingue entre gordura subcutânea e visceral. A gordura visceral tem forte associação com doença metabólica, que não é compartilhada pela gordura subcutânea,[1] ou pode até ter correlação inversa com a doença. Na verdade, o esquema visceral *versus* o subcutâneo é supersimplificado, pois há claras distinções entre depósitos viscerais de gordura perigonadal, mesentérica e retroperitoneal, entre outros. É importante ressaltar que muitos depósitos de TA em humanos não têm correlações precisas em camundongos e vice-versa; por exemplo, uma grande porcentagem de gordura visceral em humanos está contida no omento, que quase não está presente nos roedores. Em contraste, a grande almofadilha de gordura epididimal dos camundongos machos, da qual amostras representativas de gordura visceral são frequentemente retiradas, não existe nos homens.

Independentemente dessas distinções, existem diferenças regionais importantes quanto ao comportamento dos adipócitos, como a secreção de adipocina, a taxa de lipólise e a síntese de triglicerídeos.[2] Duas hipóteses foram sugeridas para explicar esse fenômeno: (a) depósitos diferentes têm inervações únicas e relações específicas com a circulação (p. ex., a drenagem venosa da gordura visceral esvazia na circulação portal, banhando assim o fígado com os produtos efeitos colaterais do metabolismo da gordura e da adipocina); ou (b) os mecanismos autonômicos das células ditam as diferenças específicas dos depósitos na fisiologia dos adipócitos. Essas noções não são mutuamente exclusivas, é claro, mas evidências significativas surgiram em apoio às diferenças autonômicas das células. Por exemplo, os pré-adipócitos expressam assinaturas genéticas que são específicas de seu depósito de origem.[3,4] Estudos de transplante testaram isso; colocar a gordura visceral em posição subcutânea tem muito pouco efeito, mas o transplante de gordura subcutânea para o compartimento visceral leva à redução da adiposidade e à melhora na homeostase da glicose.[5] Esses resultados indicam que existem diferenças intrínsecas entre os estoques e também implicam que a gordura subcutânea pode ter efeitos benéficos no metabolismo.

Curiosamente, muitas doenças que afetam o TA apresentam efeitos específicos do depósito. Por exemplo, o excesso de glicocorticoides decorrente da superprodução endógena ou terapia com drogas está associado à redistribuição de gordura para espaços viscerais com desperdício relativo de gordura subcutânea. Um padrão semelhante é visto na lipodistrofia adquirida associada a certos regimes de tratamento do HIV. A lipodistrofia congênita também pode afetar preferencialmente depósitos específicos, com diferentes padrões de perda de gordura que respondem a diferentes lesões genéticas.

Tecido adiposo marrom

Até recentemente, pensava-se que apenas os recém-nascidos tinham gordura marrom. No entanto, as imagens de PET-*scan* (tomografia por emissão de pósitrons) mostraram gordura marrom em adultos, especialmente nas áreas supraclavicular e cervical. Os adipócitos marrons capturam glicose, ácidos graxos e aminoácidos, mas, quando são estimulados pela ativação adrenérgica e da tireoide em resposta ao frio ambiente, ativam proteínas desacopladoras como a UCP-1 (*uncoupling protein 1*). Eles literalmente "queimam" ácidos graxos para gerar calor (termogênese). Para melhor cumprir essas funções, as células marrons têm várias gotículas lipídicas muito pequenas distribuídas no citosol e possuem grande número de mitocôndrias.

O hipotálamo controla o desenvolvimento e a função do tecido adiposo marrom (TAM), regulando assim o processo termogênico. Várias moléculas estimulam a atividade do TAM e o gasto de energia, como o neuropeptídeo Y (NPY), o fator neurotrófico do cérebro, os ácidos graxos monoinsaturados e os hormônios tireoidianos. Por outro lado, o TAP é inibido por TNF-alfa e por ácidos graxos saturados.[6]

Vários estudos mostraram que a distribuição entre homens e mulheres é semelhante, mas a quantidade e a atividade foram maiores nas mulheres. A probabilidade de detectar TAM foi inversamente correlacionada com idade, uso de betabloqueadores, níveis de glicose e índice de massa corporal.[7] A atividade do TAM também foi inversamente correlacionada com o percentual de gordura corporal e o gasto metabólico em repouso.[8] Esses dados sugerem que níveis mais elevados de TAM nos protegeriam da obesidade (Figura 1).

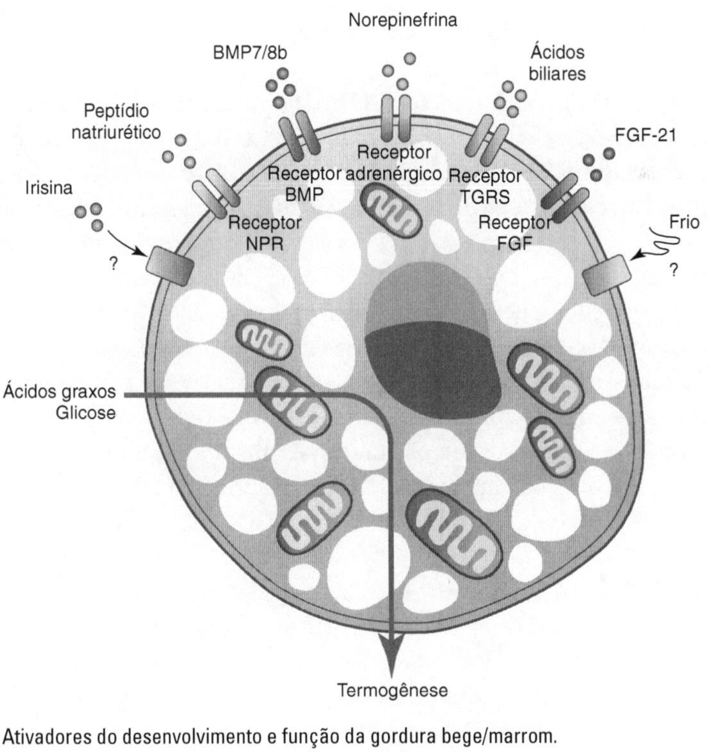

Figura 1 Ativadores do desenvolvimento e função da gordura bege/marrom.
Fonte: Rosen, 2014.[6]

Tecido adiposo bege

Foram encontradas células intermediárias, com características de TAB e TAP, denominadas bege ou *brite*. Essas células estão dispersas na gordura branca, principalmente no subcutâneo. Os adipócitos *brite* normalmente agem como células brancas de gordura, mas em situações especiais, como o frio ambiente, rapidamente se transdiferenciam em células marrons. A transformação é chamada de escurecimento ou *browning*. Consiste essencialmente na ativação de proteínas desacopladoras 1 (UCP-1).[9]

Nessas condições, os adipócitos *brite*, em um curto espaço de tempo, deixam de ser células de reserva calórica para se tornarem células termogênicas, semelhantes às marrons. As células subcutâneas *brite* não requerem estimulação hipotalâmica adrenérgica, mas aumentam sua termogênese com o frio ambiente, pois são capazes de medir diretamente a temperatura.[10]

A proporção de adipócitos brancos, marrons e *brite* ou bege varia de um indivíduo para outro, basicamente por razões hereditárias.[11]

Recentemente foi demonstrado que duas miocinas e um fator de crescimento de fibroblastos são capazes de aumentar o escurecimento e a atividade das células marrons.[12] Esses três fatores são:

1. **Irisina:** hormônio produzido pelo músculo esquelético em resposta ao exercício e potente indutor de escurecimento.[13]
2. **Ácido beta-aminoisobutírico (BAIBA):** produzido pelo exercício em nível muscular, exerce efeitos de escurecimento no TA branco com consequente benefício metabólico.[14]
3. **Fator de crescimento de fibroblastos 21 (FGF-21):** produzido principalmente no fígado, com efeitos metabólicos benéficos. Durante o jejum, a liberação de ácidos graxos do TA aumenta e estimula a cetogênese. Aumenta o gasto de energia e, portanto, facilita a perda de peso, diminui a resistência à insulina e a secreção de glucagon. A melhora metabólica seria dada pela ativação que ela exerce sobre as células marrons e *brite* (do inglês, termo que sugere cor entre *brown* e *white*), gerando aumento no consumo de energia, o que reduz o conteúdo de ácidos graxos nos adipócitos. Foi demonstrado que, uma vez que a ativação termogênica faz com que o conteúdo intracelular de triglicerídeos seja consumido, essas células começam a capturar glicose e ácidos graxos, diminuindo inicialmente esses nutrientes no sangue e depois nos depósitos extras de adipócitos. Dessa forma, melhora a captação de glicose no músculo esquelético e reduz a produção hepática de glicose. Seria uma "melhora decorrente do uso excessivo".[15,16]

O futuro dirá se esses fatores de escurecimento e a teoria do aumento da atividade dessas células adiposas podem ser estratégias eficazes no tratamento da obesidade e suas implicações metabólicas (Figura 2).

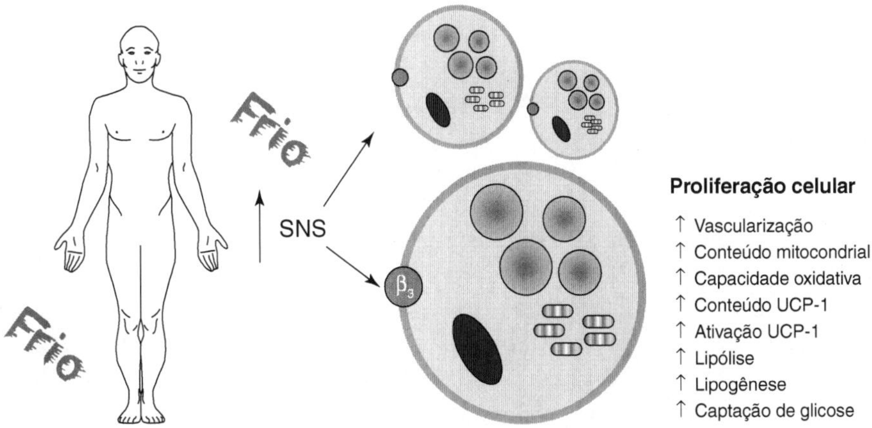

Figura 2 Proliferação celular.
SNS: sistema nervoso simpático; b3: receptor adrenérgico b3.
Fonte: Recrutando tecido adiposo marrom na obesidade humana. Diabetes. 2016;65:1158-60.

Principais efeitos do frio no recrutamento TAP. A proliferação celular é estimulada e há várias mudanças no adipócito marrom, particularmente aumentos no número de mitocôndrias e na concentração de UCP-1 nelas. A lipólise, a lipogênese e a captação de glicose são estimuladas como parte de mudanças extensas na utilização do substrato e no metabolismo celular (Figura 3).

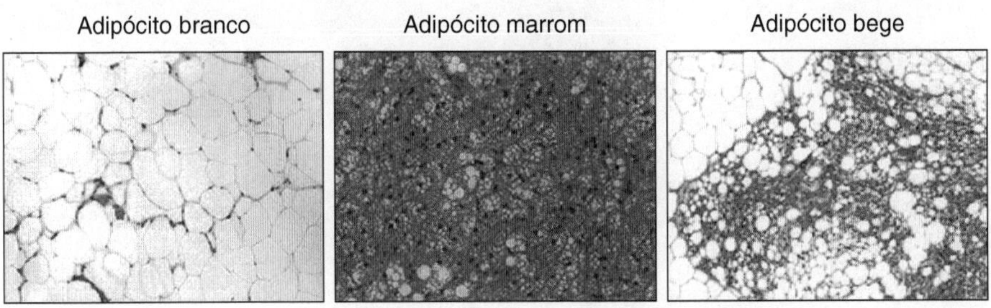

Figura 3 Diferenças entre os adipócitos branco, marron e bege relacionados à proliferação de mitocôndrias.
Fonte: Frühbeck F, Rodríguez A. Tecido adiposo, protagonista nas alterações metabólicas da obesidade. Revista da Sociedade Espanhola e Bioquímica da Obesidade; 2018.

ADIPOGÊNESE

O processo de diferenciação dos adipócitos de um pré-adipócito precursor em um adipócito totalmente maduro segue uma série de eventos precisamente ordenados e regulados no tempo. As células precursoras de adipócitos emergem de células-tronco mesenquimais (CTM) que derivam da camada mesodérmica do embrião. As CTM recebem sinais extracelulares que levam ao desenvolvimento de pré-adipócitos. Estes não podem ser diferenciados morfologicamente de seus precursores, mas, comprometidos com sua linhagem, perderam a capacidade de se diferenciar em outro tipo de célula.

Essa etapa inicial na diferenciação dos adipócitos é chamada de "determinação" e leva à proliferação de pré-adipócitos que sofrem parada de crescimento. A parada de crescimento inicial coincide com a expressão de dois fatores-chave de transcrição: a proteína de ligação alfa CCAAT/CEBP-alfa (*enhancer-binding protein alpha*) e o receptor ativado por proliferador de peroxissoma gama (PPAR-gama). Após a indução desses dois fatores críticos de transcrição, há um período permanente de parada do crescimento, seguido pela expressão do fenótipo de adipócito totalmente diferenciado. Esta última fase da adipogênese é conhecida como "diferenciação terminal".

Embora PPAR-gama e CEBP-alfa sejam os fatores mais importantes que regulam a adipogênese, vários fatores de transcrição adicionais são conhecidos por influenciar esse processo; a falta desses fatores de transcrição adicionais não limita o processo de adipogênese.

O processo contínuo de adipogênese humana é exacerbado quando o armazenamento de energia excede a capacidade de contenção dos adipócitos existentes. Ressalta-se que esse processo está presente ao longo da vida com maior sensibilidade na infância e diminui consideravelmente na vida adulta (Figura 4).

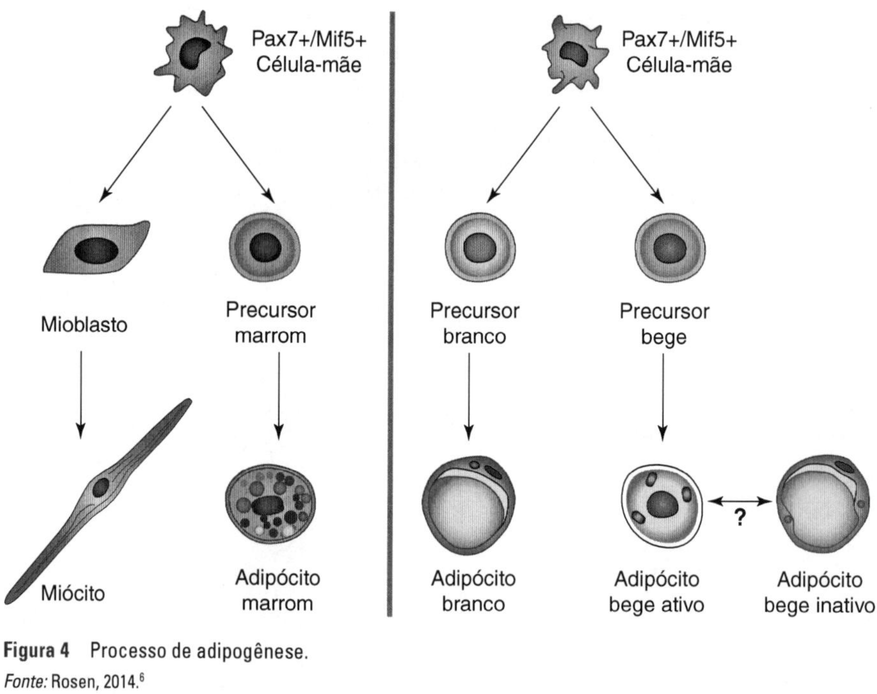

Figura 4 Processo de adipogênese.
Fonte: Rosen, 2014.[6]

O número de adipócitos é conhecido por permanecer estável após a puberdade, e sua propriedade para ser distensível é limitada. Por esse motivo, a capacidade total de acúmulo de triglicerídeos nos adipócitos tem um limite. Essa capacitância dos adipócitos é variável de indivíduo para indivíduo, maior nas mulheres e, acima de tudo, etnicamente dependente, e também ocorre em decorrência da renovação celular normal.

O órgão adiposo é uma estrutura complexa com alta plasticidade que inclui a capacidade dos adipócitos de reprogramar seus genes e se diferenciar em células com morfologia e fisiologia diferentes de forma reversível. Dependendo do estímulo, os precursores celulares podem se diferenciar em adipócitos brancos (quando o estímulo é excesso calórico) ou marrons (quando o estímulo é frio ou exercício). Por sua vez, é descrita a transdiferenciação do branco ao marrom e vice-versa. Desse modo, surge um adipócito com características intermediárias que representaria um terceiro tipo de adipócito, o adipócito bege (em inglês, *brite*),[17] conforme citado anteriormente.

Um quarto tipo de adipócito, o adipócito rosa, foi recentemente caracterizado em depósitos de gordura subcutânea de camundongos durante a gravidez e a lactação. O adipócito rosa que se origina no tecido celular subcutâneo desses camundongos migra para as glândulas mamárias para produzir leite. Em outras palavras, o componente rosa se desenvolveria para garantir a alimentação da prole.[18]

OBESIDADE

Como principal órgão de armazenamento de energia, o TA possui propriedades únicas que não podem ser observadas em outras partes do corpo humano, incluindo uma capacidade quase ilimitada de expansão. Como tal, o tecido requer mecanismos poderosos para se remodelar de forma aguda e crônica. A hipóxia é um determinante precoce que limita a expansão saudável, pois os adipócitos podem atingir rapidamente o limite disfuncional de oxigênio durante o crescimento. A expansão adequada requer uma resposta altamente coordenada entre diferentes tipos de células, incluindo precursores endoteliais, células imunes e pré-adipócitos.

O TA pode responder de forma rápida e dinâmica ao excesso de suprimento de nutrientes, por meio da hipertrofia e da hiperplasia dos adipócitos, cumprindo assim seu papel principal na homeostase energética corporal. Diante dessas alterações, inicia-se a remodelação do TA, processo contínuo e patologicamente acelerado na obesidade no qual ocorre redução da angiogênese, superprodução de matriz extracelular, alta infiltração de células imunes e consequente resposta pró-inflamatória.[19] No entanto, nem toda expansão de TA está necessariamente associada a alterações patológicas. O conceito de "obesos metabolicamente saudáveis"[20] sugere que algumas pessoas podem preservar a sensibilidade sistêmica à insulina a partir da expansão da TA "saudável", sem passar por todas as consequências patológicas já mencionadas associadas à obesidade,[21] evitando assim os efeitos lipotóxicos secundários associados a essa doença.

Em condições fisiológicas, os eosinófilos e os linfócitos Th2 e Treg CD4 residentes na TA suprimem a inflamação pela secreção de citocinas anti-inflamatórias, como IL-4, IL-10 ou IL-13, que ativam o fenótipo anti-inflamatório dos macrófagos M2. No entanto, o excesso de adiposidade favorece a infiltração de macrófagos, neutrófilos, células espumosas, linfócitos T e B, células dendríticas e mastócitos no TA. Uma característica da inflamação associada à obesidade é a polarização de macrófagos em direção a um perfil pró-inflamatório M1 (expressa TNF-alfa, IL-6, IL-1, que seriam fatores-chave na promoção da resistência à insulina), assim como a transformação de linfócitos anti-inflamatórios Th2 e Treg CD4+ em células inflamatórias Th1 e Th17, principalmente na gordura visceral.

Outra característica histológica da inflamação do TA é o aumento da apoptose dos adipócitos, que são circundados por macrófagos, formando uma estrutura em forma de coroa (*crown-like structures*). Os próprios adipócitos sustentam esse microambiente inflamatório, secretando citocinas pró-inflamatórias, quimiocinas e alarminas.

Pessoas com obesidade apresentam menor produção de elastina e aumento na síntese de colágeno tipo I, III, V e VI, fibronectina e laminina no TA, que favorecem o aparecimento de áreas fibróticas nesse tecido, sendo mais abundantes na gordura visceral do que na gordura subcutânea. Essa alteração no remodelamento da matriz extracelular diminui a flexibilidade do TA, contribuindo para sua disfunção e inflamação, além de limitar sua expansão em decorrência da fibrose, denominada inflexibilidade metabólica. Essa limitação do crescimento da célula adiposa impede que ela continue a acumular triglicerídeos, fato que favorece o acúmulo ectópico de lipídeos em outros tecidos periféricos como fígado, pâncreas, músculo esquelético e coração, gerando um fenômeno denominado lipotoxicidade. Nesse sentido, a obesidade está associada a maior lipólise, principalmente na deposição de gordura visceral. A sobrecarga de ácidos graxos hepáticos inibe a degradação da insulina e da apolipoproteína B, bem como aumenta a gliconeogênese hepática e o metabolismo das lipoproteínas nos hepatócitos.

Portanto, a fibrose do TA contribui indiretamente para o desenvolvimento de hiperinsulinemia, hiperglicemia e dislipidemia associada à obesidade visceral. Além disso, a rigidez do TA está associada a um aumento dos marcadores de dano hepatocelular, a um maior desenvolvimento de esteatose e fibrose hepática.

Finalmente, gostaríamos de retornar e compartilhar com o leitor o conceito de inflexibilidade metabólica do TA, um estado em que a capacidade de responder a sinais anabólicos e catabólicos é reduzida nos adipócitos, o que os torna incapazes de armazenar ou mobilizar nutrientes. Nesse contexto, reiteramos a resistência à insulina, acrescentando a resistência à leptina e às catecolaminas.[22,23]

CONCLUSÃO

O TA executa uma ampla gama de funções em diferentes estágios do ciclo de vida. Essas funções dependerão da localização no corpo e do estado fisiológico.

Os adipócitos podem ser divididos em diferentes classes, geralmente expressos como branco, marrom, bege e rosa. Esses tipos de células compartilham vários atributos, mas também diferem em pontos críticos, incluindo aspectos de seu perfil de expressão gênica, produtos de secreção, sua origem no desenvolvimento e seu potencial terapêutico.

A composição do TA muda drasticamente durante a superalimentação, o que implica alterações no tamanho e número de adipócitos, no tipo e número de células imunes e na matriz extracelular. Esses eventos predispõem à disfunção metabólica observada na obesidade.

A comunicação entre os adipócitos e os tecidos extra-adiposos pode ocorrer por vários mecanismos, mas geralmente se dá por meio de fatores secretados chamados adipocinas.

O TA faz um esforço biológico para se adaptar às demandas impostas pela alimentação em excesso, adoecendo e levando às comorbidades associadas à obesidade.

REFERÊNCIAS BIBLIOGRÁFICAS

1. Lee MJ, Wu Y, Fried SK. Adipose tissue heterogeneity: implication of depot differences in adipose tissue for obesity complications. Mol Aspects Med. 2013;34:1-11.
2. Tchkonia T, Thomou T, Zhu Y, Karagiannides I, Pothoulakis C, Jensen MD, Kirkland JL. Mechanisms and metabolic implications of regional differences among fat depots. Cell Metabolism. 2013;17: 644-56.
3. Macotela Y, Emanuelli B, Mori MA, Gesta S, Schulz TJ, Tseng YH, et al. Intrinsic differences in adipocyte precursor cells from different white fat depots. Diabetes. 2012;61:1691-9.
4. Tchkonia T, Thomou T, Zhu Y, Karagiannides I, Pothoulakis C, Jensen MD, et al. Mechanisms and metabolic implications of regional differences among fat depots. Cell Metabolism. 2013;17:644-56.
5. Tran TT, Kahn CR. Transplantation of adipose tissue and stem cells: role in metabolism and disease. Nat Rev Endocrinol. 2010;6:195-213.
6. Bartelt A, Heeren J. The holy grail of metabolic diseases: brown adipose tissue. Curr Opin Lipidol. 2012;23(3):190-5.
7. Cypess AM, Lehman S, Williams G, Tal I, Rodman D, Goldfine AB, et al. Identification and importance of brown adipose tissue in adults humans. N Eng J Med. 2009;360(15):1509-17.
8. Van Marken Lichtenbelt WD, Vanhonmerig JW, Smulders NM, Drossaerts JM, et al. Cold-activated brown adipose tissue in healthy men. N Eng J Med. 2009;360(15):1500-8.
9. Rosen ED, Spiegelman BM. What we talk about when we talk about fat. Cell. 2014;156:20.
10. Ye L. Fat cells directly sense temperature to activate thermogenesis. PNAS. 2013;110(30):12480-5.
11. Seale P, Lazar MA. Brown fat in humans: turning up the heat on obesity. Diabetes. 2009;58:1482.
12. Wu P, Cohen P, Spiegelman BM. Adaptive thermogenesis in adipocytes: is beige the new brown? Genes Dev. 2013;27:234.
13. Bostrom P, Wu J, Jedrychowski MP, Korde A, Ye L, Lo JC, et al. A PGC1-alpha-dependent myokine that drives brown-fat-like development of white fat and thermogenesis. Nature. 2012;481:463-8.

14. Roberts LD, Boström P, O'Sullivan JF, Shinzel RT, Lewis GD, Dejam A, et al. Beta-aminoisobutyric acid induces browning of white fat and hepatic beta-oxidation and is inversely correlated with cardiometabolic risk. Cell Metab. 2014;19:96.
15. Emanuelli B, Vienberg SG, Smyth G, Cheng C, Stanford KI, Arumugam M, et al. Interplay between FGF21 and insulin action in the liver regulates metabolism. J Clin Invest. 2014;124:515.
16. Iglesias P, Selgas R, Romero S, Díez JJ. Biological role, clinical significance, and therapeutic possibilities of the recently discovered metabolic hormone fibroblastic growth factor 21. Eur J Endocrinol. 2012;167:301.
17. Cinti S. The adiposse organ at a glance. Dis Model Mech. 2012;5(5):588-94.
18. Giordano A, Smorlesi A, Frontini A, Barbatelli F, Cinti S. White, brown and pink adipocytes: the extraordinary plasticity of the adipose organ. Eur J Endocrinol. 2014:170(5):R159-71.
19. Hotamisligil GS, Shargill NS, Spiegelman BM. Adipose expression of tumor necrosis factor-alpha: direct role in obesity-linked insulin resistance. Science. 1993;259(5091):87-91.
20. Ruderman NB, Schneider SH, Berchtold P. The "metabolically-obese," normal-weight individual. Am J Clin Nutr. 1981;34(8):1617-21.
21. Unger RH, Scherer PE. Gluttony, sloth and the metabolic syndrome: a roadmap to lipotoxicity. Trends Endocrinol Metab. 2010;21(6):345-52.
22. Arner P. Catecholamine-induced lipolysis in obesity. Int J Obes Relat Metab Disord. 1999;23(Suppl.1): 10-3.
23. Caro JF, Kolaczynski JW, Nyce MR, Ohannesian JP, Opentanova I, Goldman WH, et al. Decreased cerebrospinal-fluid/serum leptin ratio in obesity: a possible mechanism for leptin resistance. Lancet. 1996;348:159-161.

Fisiopatologia da obesidade 7

Augusto Françóia Margon
Diogo Felipe dos Santos Tobias
Durval Ribas-Filho

INTRODUÇÃO

A prevalência da obesidade aumentou em todo o mundo nos últimos cinquenta anos, atingindo níveis pandêmicos. No Brasil, segundo dados do Instituto Brasileiro de Geografia e Estatística (IBGE) de 2019, 61% da população estava com sobrepeso e 26%, com obesidade. Diagnosticada por índice de massa corporal (IMC) ≥ 30 kg/m², a obesidade é definida pela Organização Mundial da Saúde (OMS) como uma doença crônica em que o indivíduo apresenta acúmulo excessivo de gordura, com prejuízo à saúde. Além de representar um grande desafio à saúde pública, em razão de sua alta prevalência, a obesidade também aumenta substancialmente o risco de doenças como diabete melito tipo 2 (DM2), doença hepática gordurosa, hipertensão, infarto do miocárdio, acidente vascular encefálico, demências, osteoartrite, apneia obstrutiva do sono e vários tipos de câncer, contribuindo assim para um declínio na qualidade e na expectativa de vida.[1]

Atualmente, as doenças não transmissíveis, incluindo doenças cardiovasculares, câncer e diabete melito, são responsáveis por mais de 70% das mortes precoces em todo o mundo, representando a principal causa de mortalidade e incapacidade prematura.[2] Além de ser um importante fator de risco para doenças não transmissíveis, a obesidade está associada a uma diminuição da expectativa de vida em cerca de 5 a 20 anos, dependendo da gravidade da doença e das comorbidades.[1]

O sobrepeso e a obesidade estão associados ainda a desemprego, desvantagens sociais e redução da produtividade socioeconômica, criando cada vez mais um fardo econômico.

Até agora, as estratégias de prevenção e tratamento da obesidade – tanto em nível individual como populacional – não tiveram sucesso no longo prazo. Intervenções no estilo de vida e no comportamento destinadas a reduzir a ingestão de calorias e aumentar o gasto de energia têm eficácia limitada, pois adaptações hormonais, metabólicas e neuroquímicas complexas e persistentes "defendem" contra a perda de peso e promovem sua recuperação. A redução da carga da obesidade requer, portanto, abordagens que combinem intervenções individuais com mudanças no meio ambiente e na sociedade. Uma melhor compreensão das diferenças regionais na prevalência e nas tendências da obesidade pode ajudar a identificar as causas sociais envolvidas e fornecer orientação sobre quais são as estratégias de intervenção mais promissoras.[1]

O tecido adiposo possui grande plasticidade e considerável capacidade de armazenar o excesso de energia. Esta função de armazenamento, em condições normais, tem grande valor para o organismo, pois funciona como um reservatório de combustível que garante a sobrevivência em tempos de escassez de energia.[3] Na grande maioria dos países, em tempos de paz, no entanto, não há mais escassez de alimentos.

Em nível individual, a obesidade pode ser vista como uma consequência da interação dos fatores ambientais e da predisposição genética. Uma criança de dois pais obesos tem cerca de 80% chances de se tornar obesa, enquanto o risco é de apenas 15% para um filho de dois pais com peso normal. Além do mais, é fortemente condicionada pelos alimentos disponíveis e pelo estilo de vida sedentário.[4]

ETIOLOGIA

A causa fundamental da obesidade é um desequilíbrio energético de longo prazo entre ingestão de calorias em excesso e gasto energético aquém dessa ingestão.

Toda a energia necessária para a termogênese, as funções corporais e a atividade física provém da ingestão de alimentos, então armazená-la no tecido adiposo para tempos de escassez foi uma estratégia evolucionária eficaz. Assim, um genótipo que favorecia maior busca por alimentos, com consequente aumento no consumo, na digestão e na absorção, proporcionando redução no gasto de energia e sedentarismo, foi favorável ao homem primitivo.

As calorias excedentes são armazenadas como triglicerídeos nas células de gordura do tecido adiposo – ou, mais apropriadamente, do órgão adiposo –, que aumentam de volume e de número. No entanto, existe uma variabilidade na resposta metabólica ao aumento da ingestão de energia e à redução da atividade física associada a fatores como meio ambiente, estilo de vida, genética e fatores neuro-hormonais que deve ser levada em consideração.[1,2,5]

O controle da ingestão e do gasto de energia são os principais mecanismos pelos quais o equilíbrio energético é alcançado. Para esta equação energética básica, presume-se que uma caloria é realmente uma caloria e que todas as calorias são iguais; no entanto, é possível perceber que nem todas as calorias são iguais quando se olha além dessa consideração puramente energética e se considera a patogênese das comorbidades relacionadas à obesidade. Uma explicação adequada da fisiopatologia da obesidade inclui, portanto, duas discussões paralelas: uma do ponto de vista energético e outra do ponto de vista nutricional. Ao abordar essa primeira discussão, é importante destacar que existe um consenso considerável sobre os mecanismos de regulação do balanço energético, mas há ao mesmo tempo confusão e controvérsia quanto à composição ótima de nutrientes.[6-8]

Deve ser dada a devida consideração à distinção entre as causas e consequências da obesidade, bem como à importância da compreensão da fisiopatologia das comorbidades independentes e dependentes da obesidade, incluindo as doenças cardiovasculares. Com base em observações de que o peso corporal de um adulto individual é visivelmente estável e refratário às alterações de curto prazo, para cima ou para baixo, sob condições ambientais constantes, a maioria dos cientistas concorda que o peso corporal ou a adiposidade são ativamente regulados ou defendidos.[9] Novos estudos sugerem que o peso corporal e a adiposidade elevados em muitos indivíduos obesos são "defendidos" pelo organismo da mesma forma que em indivíduos com peso normal, o que dá suporte à noção de que a obesidade é uma doença, transferindo a culpa da pessoa para a fisiologia.[10]

Estudos do genoma humano sugerem uma predisposição genética para a obesidade com a identificação de mais de 140 regiões cromossômicas genéticas relacionadas.[11] A expressão gênica relacionada ao IMC e à adiposidade geral é altamente amplificada no sistema nervoso central,[12] no entanto, apenas alguns genes com um grande efeito no IMC já foram identificados. Sabe-se que esses são os genes que codificam os componentes da sinalização da leptina e da melanocortina, bem como os genes paternamente expressos ao longo de uma região específica do cromossomo 15 responsável pela síndrome de Prader-Willi. Em contraste com esses casos monogenéticos e bastante raros, acredita-se que a obesidade comum esteja associada a vários genes com pequenos efeitos.[13]

Algumas hipóteses sugerem que a obesidade em adultos pode se desenvolver mais frequentemente em filhos de mães expostas a dificuldades metabólicas, como desnutrição, obesidade e diabetes.[14] Um dos mecanismos moleculares responsáveis pela programação metabólica no início da vida é a modificação epigenética de genes por meio de metilação, modificações de histonas, remodelação da cromatina e alterações de RNA não codificantes.[15] Um risco aumentado determinado epigeneticamente para a obesidade adulta pode ser transmitido para gerações futuras, acelerando ainda mais a epidemia de obesidade. Assim, encontrar as ferramentas e terapias para quebrar o círculo vicioso da programação epigenética é um alvo importante de novos estudos sobre a prevenção da obesidade.[6]

Em virtude da expressão desproporcionalmente alta de genes associados à obesidade e das modificações epigenéticas no sistema nervoso central, é altamente provável que os genes da obesidade atuem não apenas dentro do regulador homeostático hipotalâmico do balanço energético, mas também dentro de circuitos neurais que estão envolvidos em interações com um ambiente obesogênico, incluindo circuitos relacionados à tomada de decisão baseada em recompensa, aprendizagem e memória, desânimo tardio (fenômeno pelo qual o valor subjetivo de uma recompensa diminui com o tempo até o aumento do seu valor) e orientação espacial (Figura 1).[6]

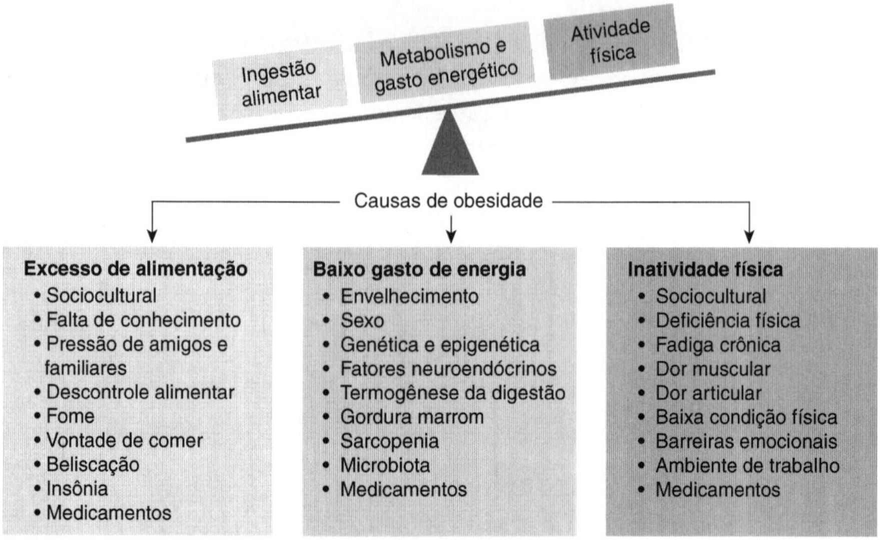

Figura 1 Fatores que podem influenciar o balanço energético positivo em longo prazo e consequentemente causar a obesidade. O ganho de peso resulta de uma combinação entre aumento da ingestão calórica, baixo nível de atividade física e redução do gasto energético.
Fonte: adaptada de Blüher.[1]

CAUSAS SECUNDÁRIAS DE OBESIDADE

Embora a maioria dos casos de obesidade esteja de fato relacionada ao aumento da ingestão calórica associado a más escolhas de alimentos e estilo de vida sedentário, sabe-se que a obesidade também pode ser secundária a distúrbios neuroendócrinos ou genéticos conhecidos e possivelmente tratáveis que afetam o apetite, o metabolismo, o balanço energético e a distribuição de gordura (Quadro 1). Embora menos comuns, essas condições devem ser reconhecidas pelos médicos e estratégias terapêuticas específicas devem ser planejadas em conjunto com dieta e exercícios.[16]

Causas endócrinas

As causas endócrinas (Figura 2) são as mais prevalentes entre as causas secundárias.[16]

Síndrome de Cushing

A síndrome de Cushing resulta da exposição prolongada ao excesso de glicocorticoides derivados de quatro fontes potenciais: tumores hipofisários (doença de Cushing), tumores adrenais, secreção de hormônio adrenocorticotrófico ectópico (ACTH) e, mais comumente, glicocorticoides exógenos, incluindo esteroides orais, tópicos ou inalados.

Quadro 1 Causas endócrinas e genéticas da obesidade

Causas endócrinas
Hipotireoidismo Doença de Cushing Síndrome dos ovários policísticos Deficiência de hormônios do crescimento Hipogonadismo Insulinoma Pseudo-hipoparatireoidismo
Causas genéticas
Obesidade monogênica ▪ Deficiência de leptina e do receptor da leptina ▪ Deficiência do pró-opiomelanocortina (POMC) ▪ Deficiência do receptor da melanocortina 4 ▪ Deficiência de pró-hormônio convertase ▪ Insuficiência de fator neurotrófico derivado de encéfalo (BDNF) e de receptor de tirosina quinase B (TrkB) ▪ Insuficiência de gene unilateral (SIM1) *Obesidade sindrômica* ▪ Síndrome de Prader-Willi ▪ Síndrome de Bardet-Biedl ▪ Síndrome de Beckwith-Wiedemann ▪ Síndrome de Alström-Hallgren ▪ Síndrome de Carpenter ▪ Síndrome de Cohen

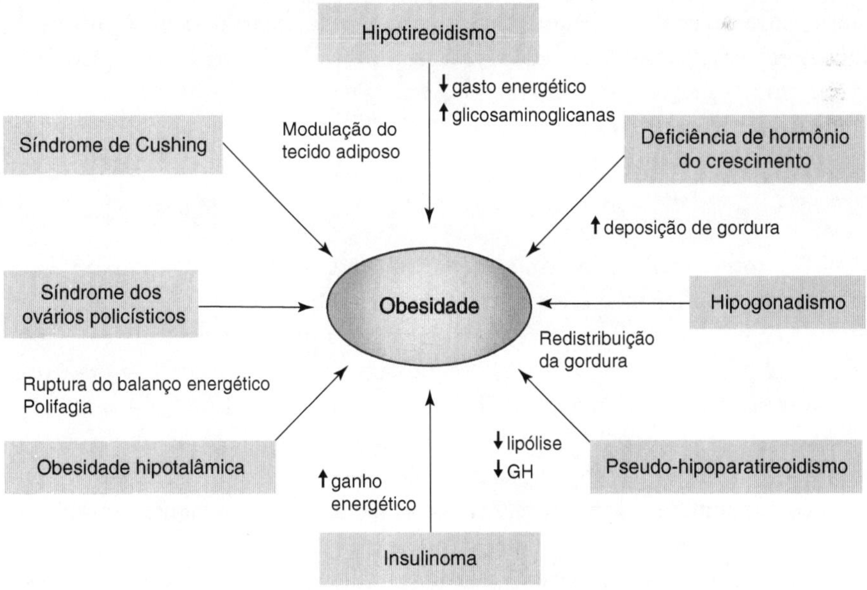

Figura 2 Etiologias endócrinas da obesidade e sua fisiopatologia.

Em nível fisiológico, o cortisol, principal glucocorticoide, contribui significativamente para a regulação de proteínas, carboidratos, lipídeos e ácidos nucleicos, potencializando a produção de glucose sanguínea ao antagonizar a secreção e a ação da insulina, aumentando a degradação proteica periférica e potencializando a ativação de lipoproteína lipase nos adipócitos, que por sua vez aumenta o acúmulo de gordura.[17]

Os glicocorticoides também são necessários para a diferenciação das células do estroma adiposo em adipócitos maduros. A ação do cortisol no tecido adiposo varia em diferentes partes do corpo, diminuindo a massa de tecido adiposo periférico e expandindo a gordura abdominal e interescapular. Além disso, acredita-se que a alta expressão da 11-beta-hidroxiesteroide-desidrogenase-1 no tecido adiposo omental aumente o efeito local do cortisol no tecido adiposo, convertendo cortisona inativa em cortisol ativo.[18]

O hipercortisolismo na síndrome de Cushing promove o acúmulo de gordura na face (face em lua cheia), pescoço, área dorsocervical (corcunda de búfalo), área supraclavicular (coxins gordurosos), espaço retro-orbital (exoftalmia), tronco e abdome, com economia ou perda das extremidades, caracterizando a típica distribuição central da gordura da síndrome.[19] Além da obesidade gradual que se desenvolve em 80 a 90% dos indivíduos, os pacientes com síndrome de Cushing podem apresentar hipertensão, tolerância à glicose diminuída, fraqueza muscular proximal, adelgaçamento da pele, tendência aumentada para hematomas, estrias vermelhas ou violeta, hipocalemia, osteoporose com fratura por compressão vertebral ou necrose asséptica e irregularidades menstruais com sinais de excesso de androgênio em mulheres. Neste contexto, hiperpigmentação reflete os níveis significativamente elevados de ACTH, favorecendo o diagnóstico etiológico de secreção ectópica de ACTH e, em menor grau, de doença de Cushing. Crianças com síndrome de Cushing apresentam, caracteristicamente, ganho de peso anormal e baixo crescimento linear.[20]

Hipotireoidismo

O hipotireoidismo primário é uma doença muito comum em todo o mundo. Há uma preponderância do sexo feminino e a autoimunidade foi observada uniformemente nessa população.[21,22] Sua prevalência pode ser mais alta em regiões com deficiência de iodo. Outras etiologias comuns de hipotireoidismo incluem causas iatrogênicas, como pós-tireoidectomia e hipotireoidismo pós-radioiodo.

Em adultos, o hormônio tireoidiano desempenha um papel importante no metabolismo, aumentando a ingestão de alimentos e, subsequentemente, o efeito térmico dos alimentos, o que acelera as taxas metabólicas e aumenta a termogênese, levando a um aumento líquido no gasto de energia.[23] A deficiência de hormônio tireoidiano retarda o metabolismo, o que resulta em uma diminuição do gasto energético de repouso, do consumo de oxigênio e da utilização de substratos. A termogênese reduzida se reflete em uma intolerância ao frio característica em pacientes com hipotireoidismo. O efeito da deficiência do hormônio tireoidiano sobre o apetite e a ingestão energética não é bem conhecido, porém a diminuição do gasto energético explica o ligeiro ganho líquido nos estoques de energia e no tecido adiposo observado nesses pacientes. Outro mecanismo que contribui para o ganho de peso no hipotireoidismo é o acúmulo de líquido rico em glicosaminoglicanos. Apesar disso, obesidade acentuada não é característica de hipotireoidismo.

Além do ganho de peso modesto, o hipotireoidismo é clinicamente caracterizado por fadiga, intolerância ao frio, dores nas articulações, constipação, depressão, pele seca, queda de cabelo e irregularidades menstruais. O exame físico pode revelar bócio firme, hipertensão, bradicardia, edema periorbital, cabelo áspero, pele seca e relaxamento retardado dos reflexos tendinosos profundos. As pistas laboratoriais para hipotireoidismo incluem anemia normocítica, hipercolesterolemia, hiponatremia e creatininofosfoquinase elevada.

Síndrome dos ovários policísticos

A síndrome dos ovários policísticos (SOP) é um dos distúrbios reprodutivos femininos mais comuns, afetando 5 a 10% das mulheres na pré-menopausa. As principais características clínicas dessa síndrome são irregularidades menstruais (em decorrência de oligomenorreia ou amenorreia e hiperandrogenismo), causando hirsutismo, acne e queda de cabelo de padrão masculino com níveis elevados de androgênio sérico.[13] Ovários policísticos, infertilidade, resistência à insulina e obesidade são outras manifestações que caracterizam a síndrome. Estudos demonstram que aproximadamente 50% das mulheres com SOP são obesas.[24]

A ligação fisiopatológica entre a SOP, a resistência à insulina e a obesidade ainda não é claramente compreendida. Sabe-se que a hiperinsulinemia, especialmente na presença de obesidade, aumenta os níveis de andrógenos ao estimular sua biossíntese na célula da teca ovariana e ao suprimir a produção de globulina de ligação do hormônio sexual (SHBG) pelo fígado. Por outro lado, a obesidade por si só pode favorecer o hiperandrogenismo ovariano em um subgrupo de mulheres com SOP.[25,26]

Deficiência de hormônio do crescimento

A deficiência de hormônio do crescimento (GH) é o déficit hormonal mais comum observado na doença hipofisária e é constantemente encontrada no quadro de hipopituitarismo. O GH desempenha um papel significativo na regulação do gasto de energia, da composição corporal, da densidade mineral óssea, do metabolismo lipídico e da função cardiovascular. Notavelmente, o GH inibe a lipase da lipoproteína, aumenta a lipase sensível ao hormônio e estimula a lipólise dos adipócitos.[27] Ele também aumenta a síntese de proteínas e a massa muscular e óssea.

A deficiência de GH em adultos está associada a diminuição da massa muscular, aumento da deposição de gordura troncular e redução da água corporal total, com um aumento de peso líquido de 3,6 a 7,5 kg em comparação com indivíduos normais.[28]

Obesidade hipotalâmica

A obesidade é comumente observada em pacientes com tumores hipotalâmicos, trauma, inflamação ou após cirurgia hipotalâmica ou radioterapia. Acredita-se que o ganho de peso resulte da lesão do núcleo hipotalâmico ventromedial. O papel principal desse núcleo é integrar as informações metabólicas relacionadas ao armazenamento de nutrientes e à disponibilidade de alimentos, portanto, danos nessa área levam a hiperfagia, diminuição da taxa metabólica, desequilíbrio autonômico e deficiência de GH, o que resulta em obesidade progressiva.[29,30] Uma alteração associada no metabolismo dos corticosteroides também pode contribuir para o ganho de peso na obesidade hipotalâmica, por aumentar o efeito dos glicocorticoides endógenos ou exógenos.

Clinicamente, os pacientes com obesidade hipotalâmica podem apresentar cefaleia, vômitos, distúrbios visuais, diabete insípido, hipogonadismo, hipotireoidismo, insuficiência adrenal, hipotermia, hipertermia ou sintomas neurológicos.

Hipogonadismo

Os esteroides gonadais desempenham um papel determinante na distribuição da gordura corporal, conforme refletido pelas alterações típicas da gordura corporal relacionadas a gênero que ocorrem no início da puberdade. Os andrógenos contribuem significativamente para o metabolismo da gordura e a composição da gordura corporal.[31] A testosterona inibe a captação de triglicerídeos e promove a mobilização de lipídeos da gordura visceral.[32] Além disso, os níveis de testosterona estão inversamente associados à massa de gordura visceral, o que pode proporcionar aumento da obesidade visceral com o aumento da idade nos homens.

A deficiência de andrógenos foi classicamente associada à obesidade e à síndrome metabólica,[33] enquanto a terapia com testosterona mostrou diminuições na adiposidade visceral e melhorias no controle glicêmico, na resistência à insulina e nas taxas de colesterol.[34-36] A obesidade pode diminuir a concentração sérica de SHBG, diminuindo assim a concentração sérica total de testosterona sem diminuir a concentração de testosterona livre. A anormalidade de ligação é proporcional ao grau de obesidade e é corrigida pela perda de peso.[37]

Da mesma forma, a menopausa é frequentemente associada a diminuição da massa corporal magra com aumento da gordura visceral e da relação gordura visceral/gordura subcutânea, com ou sem ganho de peso.[38] Acredita-se que a redistribuição de gordura em mulheres na pós-menopausa seja o resultado da perda de estrogênio e progesterona e do declínio relativamente rápido do GH. A predisposição à obesidade central em mulheres na pós-menopausa está associada a anormalidades metabólicas, como níveis elevados de colesterol e glicose plasmática,[38] e pode, portanto, afetar diretamente o risco cardiovascular.

Insulinoma

O insulinoma é uma doença extremamente rara, caracterizada por secreção excessiva de insulina tumoral, que se manifesta clinicamente por hipoglicemias frequentes, inconstantemente associada a sintomas neuroglicopênicos e autonômicos. Os insulinomas estão associados à obesidade em 18 a 39% dos indivíduos acometidos.[39] Acredita-se que o ganho de peso nesses pacientes esteja relacionado à ingestão calórica excessiva para evitar hipoglicemia e que seja reversível após o tratamento cirúrgico.

Pseudo-hipoparatireoidismo

O pseudo-hipoparatireoidismo tipo 1a (PHP1a) é uma doença autossômica dominante decorrente da transmissão de uma mutação do gene GNAS1, o que leva a uma incapacidade de ativar a adenilciclase e, portanto, causa insensibilidade do órgão-alvo a vários hormônios, incluindo hormônio da paratireoide (PTH), hormônio estimulante da tireoide (TSH), hormônio luteinizante, hormônio folículo-estimulante e hormônio liberador de hormônio do crescimento (GHRH). Múltiplas vias afetadas por mutação do gene GNAS1 podem contribuir para o desenvolvimento da obesidade, entre elas, redução da resposta lipolítica à adrenalina (secundária à diminuição dos níveis intracelulares de cAMP), diferenciação acelerada de fibroblastos em adipócitos e deficiência de GH.[40-43]

Os pacientes possuem uma apresentação típica conhecida como osteodistrofia hereditária de Albright, que se caracteriza por faces redondas, baixa estatura, ossos do quarto metacarpo curtos, obesidade, ossificações subcutâneas e retardo no desenvolvimento, além de hiperfosfatemia e hipocalcemia decorrentes da resistência ao PTH na região do túbulo renal, juntamente com hiperparatireoidismo secundário e doença óssea hiperparatireoidiana (osteíte fibrosa).

Defeitos em gene único

Síndrome de Prader-Willi

A síndrome de Prader-Willi é uma doença neurodegenerativa causada por anormalidades genéticas do braço longo do cromossomo 15 (q11-13). A maioria dos pacientes apresenta uma deleção do DNA paterno nessa região, enquanto o restante tem duas cópias do cromossomo 15 materno (dissomia uniparental).[44,45] O principal material genético depletado é o gene SNRPN, que codifica uma pequena ribonucleoproteína nuclear que se acredita estar envolvida na tradução de genes de ambos os pais. A maioria dos pacientes tem deficiência de GH e IGF-1 e hipogonadismo hipogonadotrófico, o que sugere disfunção hipotálamo-hipofisária.

Síndrome de Bardet-Biedl

A síndrome de Bardet-Biedl é uma doença autossômica recessiva caracterizada por obesidade e várias outras anormalidades, incluindo micro-orquidismo em homens, deficiência intelectual, distrofia retinal, polidactilia, malformações renais (particularmente anormalidades caliceais), poliúria e polidipsia. Mutações em pelo menos 15 genes foram descritas em pacientes com essa síndrome.[46]

Deficiência de leptina e resistência à leptina

Durante a segunda metade do século XX, estudos evidenciaram dois fenótipos para ratos obesos. Mais tarde, foi descoberto que esses fenótipos derivam de mutações homozigotas dos genes de ratos obesos (ob) e diabéticos (db). Usando a parabiose (ou seja, conectando os sistemas vasculares de dois animais para permitir a troca de hormônios circulantes), os cientistas notaram que os camundongos ob/ob continuaram a ser obesos quando unidos com camundongos do tipo selvagem e perderam peso quando unidos com ratos db/db. Em contraste, os camundongos db/db não exibiram qualquer alteração no peso quando unidos a camundongos do tipo selvagem ou ob/ob.[47] Além disso, camundongos de tipo selvagem e ob/ob unidos a camundongos db/db morreram de fome. A partir dessas descobertas, foi postulado que um fator circulante presente nos camundongos do tipo selvagem estava ausente em camundongos ob/ob, e que esse fator foi produzido em excesso em camundongos db/db, que eram resistentes ou tolerantes aos seus efeitos.

Estudos na Rockfeller University, descobriram por meio da clonagem que o camundongo com o genótipo ob/ob tem uma mutação que inativa o gene ob/ob e que seu fenótipo resulta da deficiência completa do produto do gene ob, a leptina (palavra de origem grega que significa "fino"). A descoberta de que o gene db de camundongo codifica o receptor de leptina ocorreu logo depois. Assim, tornou-se evidente que a administração de leptina exógena reduz o peso e reverte os distúrbios metabólicos, endócrinos e imunológicos em camundongos ob/ob; entretanto, não tem efeito óbvio em camundongos db/db.[47]

A descoberta de que a maioria dos humanos obesos é resistente ou tolerante à leptina rapidamente dissipou a hipótese da leptina como uma droga milagrosa para a obesidade, mas esse hormônio provou ser extremamente eficaz nos casos excepcionalmente raros de humanos com deficiência congênita de leptina.[48]

Há estudos que sugerem que em humanos a leptina desempenha um papel mais importante em estados de deficiência energética aguda (p. ex., jejum) e crônica (p. ex., amenorreia hipotalâmica induzida por dieta ou exercício e lipoatrofia) do que em estados repletos de energia (p. ex., obesidade). Estoques restritos de tecido adiposo seriam sinalizados por uma redução nas concentrações séricas de leptina, resultando em hiperfagia, queda na produção de energia e infertilidade.[49]

A leptina é produzida nos adipócitos, na placenta e, em menor grau, no intestino. Ela sinaliza ao cérebro se a quantidade de gordura armazenada é suficiente para o crescimento e a reprodução. Esta e outras observações sugerem que, com o aumento da adiposidade, ocorre resistência à ação da leptina, reduzindo o *feedback* negativo do sinal do acúmulo de gordura aos centros cerebrais para reduzir a ingestão de energia.[50] Além de ser um importante regulador da homeostase energética, a leptina também contribui para o processamento de recompensa, o desenvolvimento do cérebro, a função neuroendócrina, o metabolismo, a função imunológica e o metabolismo ósseo. A obesidade decorrente da deficiência de leptina foi encontrada principalmente em famílias consanguíneas.[47]

Deficiência do receptor de melanocortina-4

A deficiência congênita do receptor de melanocortina-4 (MC4R) está associada a obesidade de início precoce e altura acima da média. A evidência de um paciente com uma mutação homozigótica no receptor sugere que o MC4R medeia a maioria dos efeitos anorexígenos da leptina na primeira infância, mas não o efeito da leptina no crescimento linear e em outros eixos endócrinos. Mutações heterozigóticas nesse gene são, provavelmente, a causa monogênica mais comum de obesidade grave na infância.[51,52] Mais de trinta mutações diferentes de MC4R foram identificadas e sabe-se que as formas homozigotas estão associadas à obesidade mais grave.[16] Variantes comuns próximas do gene MC4R foram associadas ao aumento de IMC em crianças e adultos.[53]

Deficiência da pró-opiomelanocortina

A pró-opiomelanocortina (POMC) é o precursor do ACTH, da lipotropina, do hormônio estimulador de melanócitos alfa (alfa-MSH) e beta (beta-MSH) e da endorfina. O MSH transmite o efeito anorexígeno da leptina por meio do MC4R. Indivíduos com mutações homozigotas ou heterozigotas no gene que codifica a POMC apresentam crise adrenal na vida neonatal em decorrência da deficiência de ACTH. O ACTH é produzido a partir da POMC no hipotálamo, assim como o alfa-MSH, um fator importante para a redução da ingestão alimentar. Os pacientes com mutações no gene da POMC, portanto, também apresentam obesidade de início precoce em razão de apresentarem hiperfagia grave.[54,55]

Outras causas

Inúmeros medicamentos utilizados para as mais diversas situações clínicas também estão associados ao ganho de peso. Os principais são:[56]

- Sulfonilureias: glibenclamida, glimepirida e gliclazida.
- Tiazolidinedionas: pioglitazona, rosiglitazona.
- Insulinas em geral.
- Antipsicóticos: olanzapina, risperidona, quetiapina, clozapina, tioridazina, clorpromazina.
- Antidepressivos: inibidores de monoamina oxidase, tricíclicos (nortriptilina, amitriptilina, imipramina), alguns inibidores de recaptação da serotonina (paroxetina, citalopram, escitalopram) e mirtazapina.
- Anticonvulsivantes: carbamazepina, valproato, divalproato.
- Estabilizadores do humor: lítio, gabapentina.
- Glicocorticoides: prednisona, dexametasona, metilprednisolona.
- Anti-histamínicos: ciproeptadina.
- Benzodiazepínicos: diazepam, alprazolam e flurazepam.
- Bloqueadores alfa-adrenérgicos: terazosina, doxazosina, tansulosina.
- Bloqueadores beta-adrenérgicos: propranolol, atenolol, metoprolol.

Além de medicamentos, a privação do sono e a cessação do tabagismo podem causar aumento do peso corporal. A privação do sono pode ter consequências metabólicas negativas e foi associada a uma diminuição sérica da leptina e a aumento sério da grelina com consequente aumento da fome e do apetite, particularmente por alimentos densos em calorias com alto teor de carboidratos.[57]

A cessação do tabagismo está associada a um aumento de 3 a 5 kg no peso corporal, provavelmente pela ausência da nicotina. Os mecanismos potenciais desse ganho de peso incluem aumento da ingestão calórica, diminuição da taxa metabólica de repouso, diminuição da atividade física e aumento da atividade da lipoproteína lipase. Portanto, o monitoramento cuidadoso do peso corporal e a promoção de mudanças no estilo de vida devem fazer parte dos programas de cessação do tabagismo. O uso de bupropiona e a reposição de nicotina, particularmente na forma de goma de mascar, pode ser útil na prevenção do ganho de peso nessa população.[58]

INGESTÃO CALÓRICA E GASTO ENERGÉTICO

Além da ingestão de calorias, o gasto de energia é outro determinante importante do balanço energético e do peso corporal. Muito do controle do gasto de energia está associado aos controles da ingestão de alimentos e embutido no sensor de energia hipotalâmico, que integra e regula o peso corporal e a quantidade de tecido adiposo.[6]

O gasto energético é dividido em taxa metabólica de repouso, gasto de energia relacionado à atividade física e efeito térmico dos alimentos. O metabolismo de um indivíduo em repouso, também conhecido como taxa metabólica basal, corresponde a 70% do gasto energético total e compreende as necessidades energéticas para manutenção das funções vitais do corpo, como manutenção da temperatura corporal, gradiente dos íons nas membranas celulares, função dos músculos cardíacos e respiratórios, motilidade e secreção gastrointestinal e outros processos metabólicos de armazenamento e mobilização. Um dos principais determinantes da taxa metabólica de repouso é a composição corporal, em especial a dos tecidos metabolicamente ativos (massa livre de gordura).[59]

O gasto de energia relacionado à atividade física pode ser dividido em termogênese da atividade física e termogênese sem atividade física. Geralmente, a contribuição do gasto de energia relacionado à atividade física para o gasto energético total é desprezível e a termogênese sem atividade física é predominante, representando 20% do gasto energético total.[59] A termogênese sem atividade física compreende o gasto energético durante todas as atividades físicas, exceto exercícios esportivos, como as atividades laborais e durante o lazer. Existe uma grande variação, de até 2.000 kcal, no gasto energético entre indivíduos e em um mesmo indivíduo em dias diferentes. Essa variabilidade na termogênese sem atividade física é, em parte, determinada geneticamente.[5]

O efeito térmico dos alimentos corresponde a 10% do gasto energético total.[59]

Como o peso corporal do adulto é "defendido" ativamente, qualquer aumento no gasto de energia será compensado pelo aumento da ingestão de energia. Esta hipótese é apoiada por vários estudos em humanos usando exercícios para aumentar o gasto de energia e reduzir o peso corporal.[60] Assim, o aumento seletivo do gasto de energia como estratégia para reduzir o peso corporal e a adiposidade só funcionaria se pudesse ser ao menos parcialmente separado desse aumento compensatório na ingestão de alimentos. Elucidar os mecanismos moleculares envolvidos nessa relação do gasto de energia com a ingestão de calorias representa um longo caminho na busca por novas terapias para a obesidade.[6]

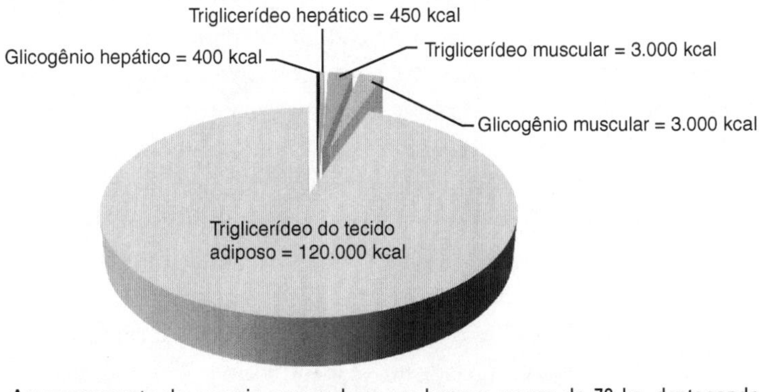

Figura 3 Armazenamento de energia corporal em um homem magro de 70 kg, destacando o grande conteúdo calórico do triglicerídeo armazenado no tecido adiposo. Em contraste, o glicogênio e os triglicerídeos armazenados em tecidos como fígado e músculo contribuem relativamente pouco para a reserva de energia total no corpo.

Fonte: adaptada de Abumrad et al.[3]

Homeostase energética

Os dois principais sistemas que controlam a ingestão de alimentos são frequentemente denominados vias homeostáticas e hedônicas. A via homeostática estimula o comportamento alimentar quando os estoques de energia são baixos. O hipotálamo e o tronco cerebral foram identificados como seus centros. Sinais centrais e periféricos, incluindo concentrações circulantes de nutrientes, hormônios gastrointestinais, insulina, leptina e aferentes vagais, são integrados para mediar sentimentos de fome *versus* saciedade e ajustar a ingestão de alimentos. O caminho hedônico, ou baseado em recompensa, adiciona outra camada de controle e pode substituir a via homeostática. Ao mediar os aspectos gratificantes e motivacionais da ingestão de alimentos, essa via pode suportar a homeostase energética durante os períodos de deficiência relativa de energia, mas também aumenta a ingestão de comida saborosa durante os períodos de relativa suficiência energética.

Durante nossa evolução, a alta sensibilidade aos sinais alimentares foi provavelmente benéfica, porque isso aumentou a chance de sucesso na busca por alimentos e sobrevivência, no entanto, no ambiente obesogênico atual, pode aumentar a motivação para a ingestão de alimentos, característica menos vantajosa.

A obesidade provavelmente se desenvolve quando os sistemas regulatórios hedônico e homeostático estão desequilibrados. Vários neurotransmissores e hipóteses relacionados ao circuito cerebral já foram postulados para explicar a abundância relativa da ingestão de energia que causa a obesidade.[5]

Leptina e homeostase energética

O hormônio adipócito leptina, que circula em concentrações proporcionais à massa de gordura corporal, desenvolve um papel significativo na relação entre obesidade e homeostase energética. A deficiência de leptina causa grave hiperfagia e obesidade em humanos e animais, a reposição fisiológica de leptina melhora tanto a hiperfagia quanto a obesidade em pessoas com deficiência de leptina. Portanto, não há dúvida de que a manutenção do peso corporal normal em humanos requer neurocircuitos intactos regulados por leptina.[9]

A leptina é um hormônio peptídico que fornece sinais para o cérebro e é secretado principalmente pelo tecido adiposo. No cérebro, a leptina atua nos neurônios dentro do núcleo arqueado do hipotálamo e os sinaliza para reduzir a produção de neuropeptídeo Y (NPY). A privação de alimento aumenta a produção de NPY pelo hipotálamo. O NPY, por sua vez, estimula a ingestão de alimentos e diminui o fluxo simpático e, dessa forma, diminui o gasto de energia. Esse processo também promove o armazenamento e a síntese de ácidos graxos por uma ação sobre lipoproteína lipase no tecido adiposo. O equilíbrio entre a ingestão de alimentos e o gasto energético finalmente determinará o peso de um indivíduo.

Sabe-se, ainda, que os hormônios mais importantes relacionados à obesidade são a insulina e a leptina. Os níveis de insulina sérica são proporcionais à massa de tecido adiposo. A liberação de leptina das células de gordura diminuem a ingestão de alimentos e afetam as ações do transcrito regulado pela cocaína e anfetamina (CART) e neuropeptídeo Y (NPY).[61]

Hormônios intestinais

Inúmeros hormônios intestinais podem estar envolvidos na regulação da ingestão de alimentos, incluindo a grelina, o GLP-1, a CCK, a enterostatina e o peptídeo YY 3-36.

A grelina aumenta a ingestão de alimentos e os demais hormônios a inibem. A grelina é sintetizada no estômago e no duodeno e promove aumento da ingestão de alimentos, ganho de peso, aumento do tecido adiposo e secreção do GH. Após uma redução do peso induzida por déficit calórico na dieta, ocorre uma elevação sérica da grelina, com aumento do apetite e redução do gasto energético de forma compensatória.[62]

Neurônios hipotalâmicos controlando o equilíbrio de energia

Embora o cérebro regule a ingestão de alimentos principalmente como um comportamento, ele depende de informações do resto do corpo e do ambiente para tomar a decisão de comer ou não comer.

Há mais de cinquenta anos, estudos estabeleceram o hipotálamo como um centro-chave para a detecção da fome e a organização do comportamento alimentar.[63] Desde então, a importância do hipotálamo foi confirmada, com muitos detalhes adicionados à sua anatomia funcional e química.[64] Além disso, foi reconhecida a importância da relação entre o hipotálamo e outras regiões do cérebro, bem como com a periferia.[65]

Uma função-chave do hipotálamo basomedial é detectar a escassez na oferta de nutrientes, tanto em curto quanto em longo prazo, e traduzi-las em comportamento. Para este fim, grupos separados de neurônios quimicamente distintos – o neurônio *agouti-related peptide/neuropeptide Y* (AgRP/NPY) e o *proopiomelanocortin/cocaine-and amphetamine-regulated transcript* (POMC/CART) – são sensíveis a metabólitos circulantes e hormônios que sinalizam a disponibilidade de energia, como leptina, grelina, insulina e glicose, além de sinais neurais que refletem o estado nutricional do intestino através do nervo vago e do tronco encefálico (Figura 4).[65] Apesar de cada célula e tecido ter seu próprio sensor de energia e muitas das necessidades poderem ser supridas por reflexos autônomos e periféricos sem envolver o cérebro, o hipotálamo deve ser considerado como um sensor mestre que integra as necessidades passadas, atuais e futuras de todo o corpo com as condições ambientais

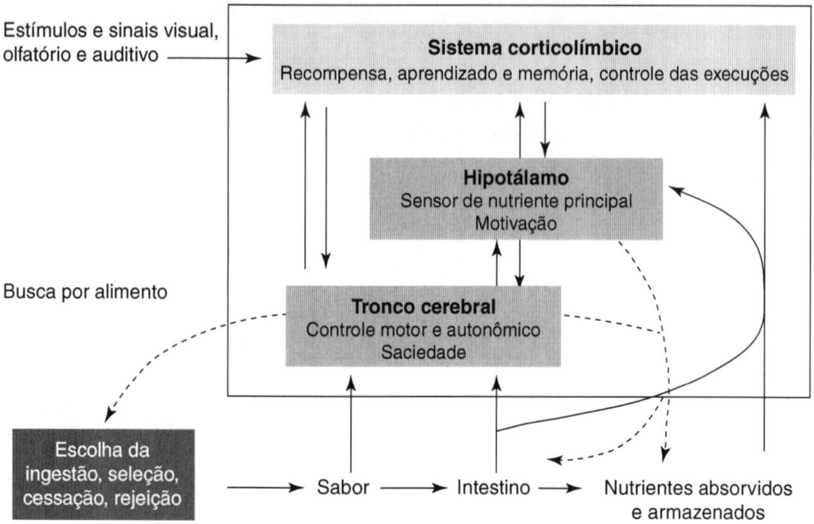

Figura 4 Caminho neurológico e sistema que controla o comportamento alimentar e o equilíbrio energético. O diagrama esquemático mostra as três áreas principais do cérebro fortemente interconectadas que constituem o processador central para o controle do comportamento ingestivo e sua relação com o trato gastrointestinal e outros órgãos periféricos envolvidos no armazenamento e na utilização de energia. O rombencéfalo se preocupa principalmente com o controle do tamanho das refeições, pois possui todos os elementos para detectar informações sensoriais mediadas por aferentes vagais e fatores circulantes e gerar *outputs* motores associados à ingestão, à digestão e à absorção dos alimentos. O sistema corticolímbico, que consiste em grandes áreas corticais, gânglios da base, hipocampo e amígdala, está intimamente conectado ao hipotálamo e ao tronco cerebral e fornece suporte emocional, cognitivo e de execução para o comportamento ingestivo. O hipotálamo, por meio de suas conexões com outras áreas, é central para o impulso de comer e pode modular potentemente os órgãos periféricos por fluxo autônomo e endócrino.

vigentes ou esperadas.[66] Assim, qualquer interferência nas funções normais desse circuito hipotalâmico leva a prejuízos na regulação do equilíbrio de energia e, por isso, muitos esforços de pesquisa são direcionados a esse circuito.

Está cada vez mais evidente a capacidade do hipotálamo de interagir com outras áreas do cérebro, como o córtex e o sistema límbico, responsáveis pelo processamento de informações sensoriais externas, pelo controle cognitivo e emocional e pela tomada de decisão baseada em recompensa. Mesmo antes de serem saboreados e absorvidos, os alimentos podem ter efeitos poderosos no cérebro por meio de estímulos visuais e olfativos. Isso é particularmente importante para humanos em um ambiente com alta disponibilidade de alimentos e lembretes constantes de comida apetitosa por estímulos condicionados e pela mídia. Estudos de neuroimagem identificaram vários nódulos e redes cerebrais importantes que são afetados de maneiras diversas por estímulos visuais de alimentos em condições de jejum, perda de peso (induzida por restrição calórica e cirurgia bariátrica), realimentação, superalimentação, exercícios, infusão de hormônios, magreza e obesidade, bem como controle cognitivo voluntário.[67]

Além das áreas obviamente envolvidas no processamento de estímulos visuais, importantes redes neurais nos córtices frontal, estriado ventral e dorsal e na amígdala, associados a motivação, vontade e desejo por comida, particularmente alimentos saborosos e de alta energia (também referidos como "querer"), possuem mais atividade em indivíduos obesos do que magros.[68] Uma rede neural inibitória localizada ao redor do córtex pré-frontal dorsolateral é ativada em indivíduos condicionados a resistir ao desejo,[69] e essa capacidade de autocontrole cognitivo é maior em pacientes com maior perda de peso após a cirurgia de *bypass* gástrico.[70] Além disso, a conectividade entre a rede que origina motivação e vontade e a rede inibitória e outras áreas corticais (chamadas de controles hedônicos), bem como o hipotálamo (controles homeostáticos), é diferente em indivíduos magros e obesos.[71] Portanto, a dicotomia clássica entre controles homeostáticos e hedônicos deu lugar a um sistema de controle mais unificado e integrativo ou alostático e a uma estratégia eficaz para prevenir ou tratar a obesidade com base no direcionamento de múltiplas vias.[66]

A regulação da ingestão de nutrientes específicos ainda é pouco compreendida, embora tenha implicações diretas e importantes nas doenças metabólicas e cardiovasculares. A hipótese de que um mesmo sistema neural seja responsável por controlar as calorias totais e a ingestão de carboidratos, gorduras e proteínas, e o que transmite essa especificidade, ainda está para ser demonstrada. O controle neural da ingestão de sal pode servir como um modelo para decifrar tal especificidade no circuito.[72]

Talvez o subconjunto mais estudado de neurônios envolvidos no comportamento alimentar seja o daqueles que coexpressam o NPY, a AgRP e o neurotransmissor inibitório, GABA; denominados a seguir neurônios AgRP, porque são os únicos neurônios que expressam AgRP.

Localizados em uma área do hipotálamo mediobasal conhecida como núcleo arqueado, os neurônios AgRP são ativados em condições de balanço energético negativo e perda de peso (p. ex., jejum), em parte porque tais condições reduzem as concentrações plasmáticas de leptina e insulina, hormônios que inibem tonicamente esses neurônios. Isso ocorre porque a entrada inibitória torna-se quiescente durante o jejum. Os neurônios AgRP são ativados e aumentam o impulso para comer. Combinando a isso a evidência de que os neurônios AgRP são ativados em uma variedade de estados de necessidade metabólica que conduzem a alimentação hiperfágica (p. ex., jejum, diabetes não controlada, deficiência genética de leptina e hipoglicemia), os pesquisadores sugeriram uma participação como causa para sua ativação na hiperfagia.[9]

FISIOPATOLOGIA

A principal justificativa para definir a obesidade como uma doença crônica, além dos riscos à saúde diretamente atribuíveis ao excesso de peso corporal, é a fisiopatologia distinta em pessoas com obesidade, resultando em poderosos mecanismos homeostáticos que impedem a perda e promovem maior ganho de peso. Esses mecanismos biológicos alterados em pessoas com obesidade explicam por que intervenções comportamentais ou médicas em curto prazo frequentemente não são suficientes para resultar em perda de peso em longo prazo. Embora as tentativas de promover uma alimentação saudável e mais atividade física possam ser importantes para a prevenção da obesidade do ponto de vista social, essas recomendações não são suficientes para reduzir o IMC em indivíduos que já vivem com um peso corporal elevado.[1]

A obesidade é genericamente definida como um excesso de massa de gordura corporal. A quantificação confiável da massa gorda requer ferramentas sofisticadas que não estão amplamente disponíveis (p. ex., imagem de ressonância magnética ou absorciometria radiológica de dupla emissão – DEXA), e isso tem dificultado os esforços para chegar a uma definição mais específica. Como consequência, um IMC elevado, que expressa o peso do corpo (em quilogramas) em função da altura do corpo (em metros) elevada ao quadrado como medida substituta da gordura corporal, é a definição de obesidade mais aceita. Estudos atuariais de base populacional colocam o limite superior normal de IMC em adultos em 25 kg/m^2. A obesidade é definida como IMC $\geq$ 30 kg/m^2, e IMC entre os valores de normalidade e obesidade é considerado como "excesso de peso". Os graus de obesidade podem ser posteriormente subcategorizados em 1 (IMC de 30 a 34,9 kg/m^2), 2 (IMC de 35 a 39,9 kg/m^2) e 3 (IMC $\geq$ 40 kg/m^2). Avaliar o IMC em crianças requer ajustes para idade e sexo.[9]

A patogênese da obesidade parece simples: as calorias são consumidas em quantidades que excedem o gasto de energia em curso.[9] O aumento da adiposidade está associado à ativação neuro-hormonal e a alterações metabólicas, incluindo ativação do sistema renina-angiotensina-aldosterona, ativação do sistema simpático, hiperleptinemia e desregulação dos fatores de crescimento, como o fator de crescimento semelhante à insulina 2. Esses distúrbios homeostáticos induzem um aumento da retenção de sódio, a reatividade vascular e a hiperinsulinemia, fatores que contribuem para o desenvolvimento da hipertensão na obesidade. O tecido adiposo, embora anteriormente visto como um depósito de armazenamento, agora é reconhecido como um órgão endócrino. Os adipócitos sintetizam vários hormônios ou moléculas ativas chamadas adipocinas, que podem ter um efeito protetor sobre o miocárdio. O tecido adiposo também produz citocinas pró-inflamatórias, como a interleucina-1b, o fator de necrose tumoral-alfa e a interleucina-18, que induzem disfunção diastólica, conforme sugerem estudos pré-clínicos em animais. Com isso as células dos adipócitos sofrem apoptose, necrose celular e fibrose, promovendo um estado pró-inflamatório sistêmico de baixo grau e uma disfunção do tecido adiposo.[15] Uma vez que a resposta inflamatória é iniciada, ocorre uma intensificação dessa resposta pelo recrutamento de macrófagos para o tecido adiposo, levando à resistência à insulina. Esses macrófagos também produzem citocinas pró-inflamatórias, óxido nítrico sintase induzível, oxigênio reativo e espécies intermediárias de nitrogênio que também favorecem a resistência insulínica, levando a síndrome metabólica e diabete melito.[73]

Via leptina-melanocortina

A via leptina-melanocortina desempenha um papel fundamental na ingestão de alimentos e no balanço energético. Mutações em genes envolvidos no trato da via leptina-melanocortina foram, em maior ou menor grau, associadas com obesidade no início da infância.[5] Mutações na leptina e no receptor de leptina foram descritas em alguns pacientes obesos (Figura 5).[61]

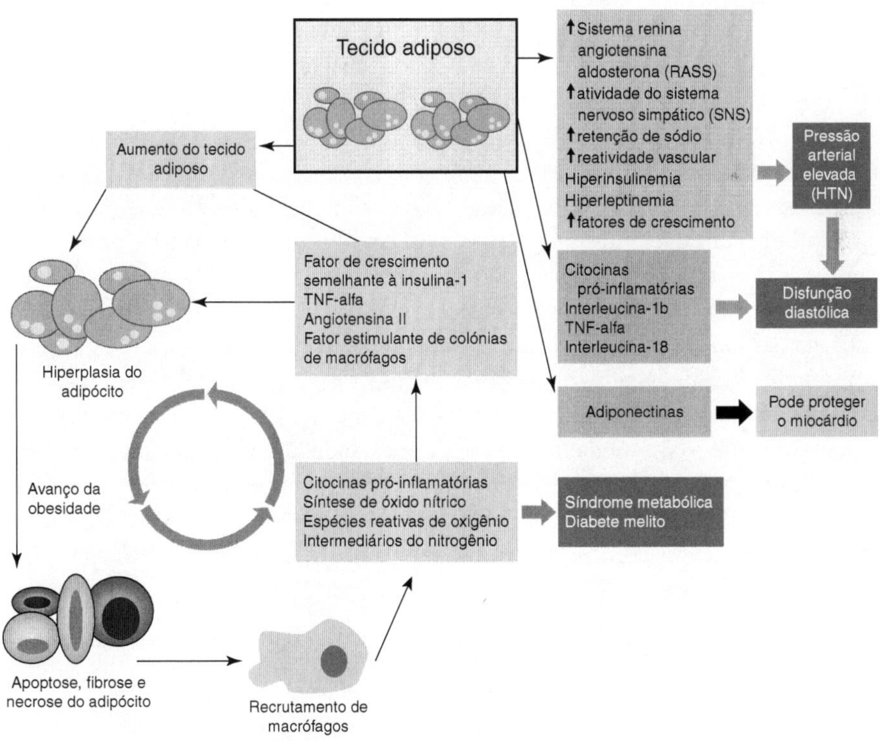

Figura 5 Tecido adiposo e repercussões metabólicas.

Microbiota intestinal

O peso corporal é afetado pelas calorias absorvidas, não pelas calorias ingeridas, e o microbioma intestinal, ou seja, os organismos que habitam o trato gastrointestinal, podem ser determinantes para determinar quais calorias o corpo é capaz de absorver. As enzimas microbianas podem transformar polissacarídeos que as enzimas humanas não conseguem digerir em fontes de energia digeríveis. A composição do microbioma intestinal pode influenciar tanto na obesidade quanto na resposta à intervenção nutricional em seu tratamento. Um estudo recente concluiu que indivíduos com uma alta relação *Prevotella/Bacteroides* (P/B) perderam mais peso corporal e gordura corporal em comparação com indivíduos com baixa relação P/B, confirmando que indivíduos com alta relação P/B são mais suscetíveis à perda de peso com uma dieta rica em fibras.[74]

Além disso, o excesso de tecido adiposo associado a uma má alimentação altera a composição da microbiota intestinal. Embora os mecanismos subjacentes precisos ainda estejam sendo elucidados, é claro que cada um influencia o outro – a microbiota intestinal é afetada pela dieta, meio ambiente, higiene e uso de antibióticos, e o microbioma, por sua vez, afeta a digestão dos alimentos com consequente alteração na absorção de energia, no metabolismo e na permeabilidade intestinal, bem como nas respostas imunológicas e à inflamação, todos fatores que participam do desenvolvimento da obesidade.[75]

CARDIOPATIA NA OBESIDADE

Vários sintomas de cardiopatia são agravados pela obesidade e podem ser precipitados em pacientes que experimentam um rápido ganho de peso. Esses sintomas incluem angina e insuficiência cardíaca, e ambas são complicadas. Destaca-se que 40% dos pacientes obesos com angina não têm doença arterial coronariana demonstrável, o que indica que a angina pode ser um sintoma direto de obesidade, sem necessidade de culpar a "síndrome cardíaca X". Além disso, os principais sintomas de insuficiência cardíaca congestiva são comumente mimetizados como efeito direto da obesidade. A obesidade também agrava ou precipita a insuficiência cardíaca por meio de um aumento na massa ventricular esquerda. Essa intercorrência e arritmias potencialmente fatais são particularmente encontradas em pacientes com síndrome de apneia obstrutiva do sono relacionada à obesidade (Figuras 6 e 7).[76]

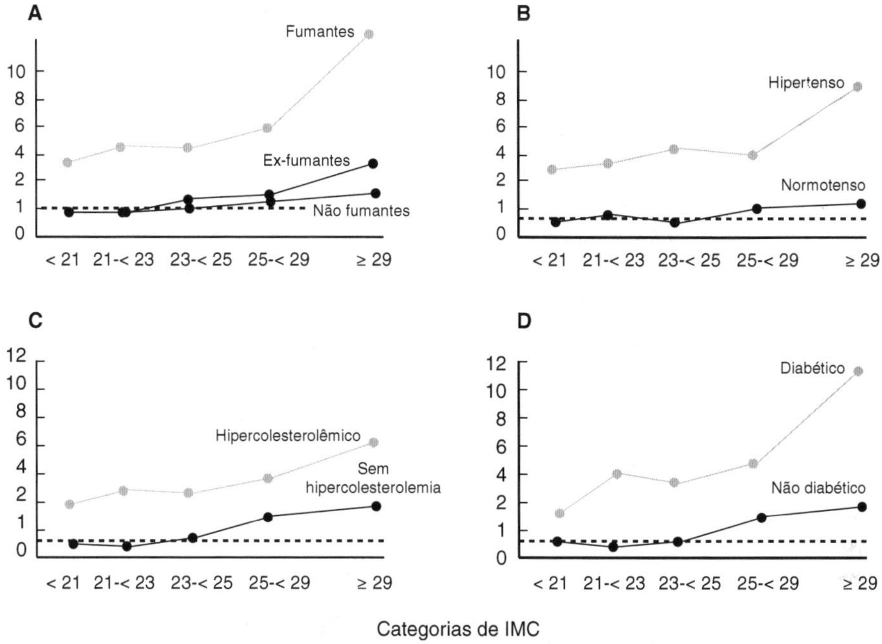

Figura 6 Riscos relativos de infarto do miocárdio não fatal e doença coronariana fatal para fatores de risco: (A) tabagismo, (B) hipertensão, (C) hipercolesterolemia e (D) diabete melito não insulinodependente, com aumento do IMC.

Fonte: adaptada de Boston Nurses Study.[77]

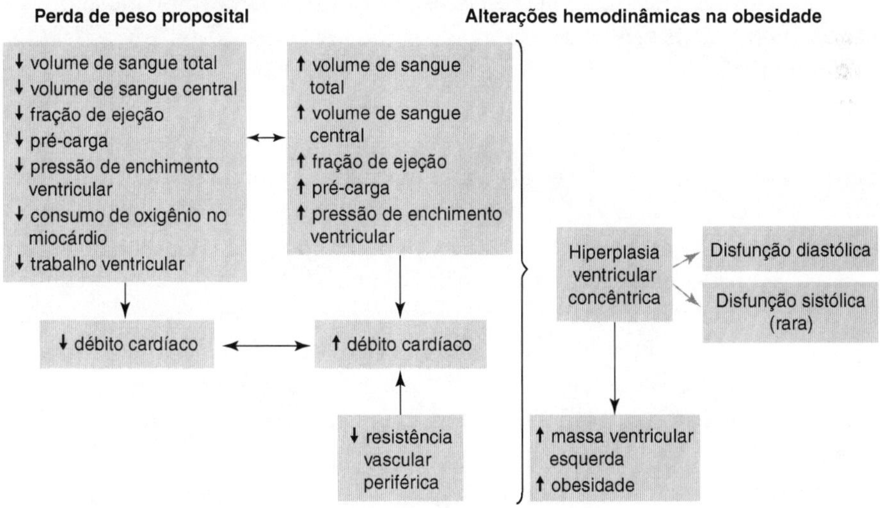

Figura 7 Alterações hemodinâmicas na obesidade. Muitas dessas alterações podem ser revertidas com a perda de peso.

Fonte: adaptada de Elagizi et al.[73]

OBESIDADE E CÂNCER

Existem ligações bem estabelecidas entre obesidade e risco elevado de vários cânceres. Alguns deles (p. ex., útero, próstata, mama) são cânceres endócrinos, e o processo parece ser mediado pela elevação do estrogênio livre, em parte por alterações na atividade da aromatase do tecido adiposo, por meio da supressão da globulina ligadora de hormônios sexuais na obesidade.

Especificamente no câncer de mama, o excesso de gordura corporal provavelmente atrasa a detecção de pequenos tumores, aumentando a probabilidade de metástases no momento do diagnóstico. Pode haver componentes comuns adicionais relacionados a uma dieta rica em gordura.

O câncer de cólon também é substancialmente mais frequente em obesos. Neste caso, os mecanismos são mais obscuros, mas a inatividade física parece desempenhar um papel significativo.[76]

CONCLUSÃO

A fisiopatologia da obesidade exige compreensão de inúmeros fatores para seu completo entendimento. A multifatoriedade dos mecanismos deflagradores e mantenedores – neurológicos, endocrinológicos, psicológicos, genéticos, ambientais – é justificada também pela apresentação epidemiológica, pois essa doença afeta quase todas as faixas etárias e grupos étnicos e culturais. Por causa do avanço populacional em grande escala de pessoas obesas e da prevalência das comorbidades associadas, como diabetes, hipertensão, síndrome metabólica e câncer, a obesidade vem se apresentando como uma doença epidêmica de escala mundial e sendo considerada um grande desafio para a saúde pública e a ciência.

A obesidade parece ser o resultado de alterações neuroendócrinas, iniciadas por mecanismos genéticos e epigenéticos em conjunto com um ambiente obesogênico (sedentarismo, alimentos de má qualidade, exposição pela mídia, poluição ambiente, disruptores endócrinos), que se complica no acúmulo de tecido adiposo e em processos inflamatórios sistêmicos crônicos.

Embora muitos estudos identifiquem um papel significativo da hereditariedade como determinante da suscetibilidade à obesidade, é possível que fatores não genéticos contribuam para a hereditariedade, como modificação epigenética ou influências de desenvolvimento e representem maior risco para obesidade.

Os estudos a respeito da fisiopatologia da obesidade ainda não respondem todas as perguntas sobre como resolver essa questão, porém sua elucidação como uma síndrome permite compreender atualmente as possíveis formas de abordagem.

REFERÊNCIAS BIBLIOGRÁFICAS

1. Blüher M. Obesity: global epidemiology and pathogenesis. Nat Rev Endocrinol. 2019;15:288-98.
2. Lucchese M, Scopinaro N (eds.). Minimally invasive bariatric and metabolic surgery. Cham: Springer International Publishing; 2015.
3. Abumrad NA, Klein S. Update on the pathophysiology of obesity. Curr Opin Clin Nutr Metab Care. 2010;13(4):357-8.
4. Hedley AA, Ogden CL, Johnson CL, Carroll MD, Curtin LR, Flegal KM. Prevalence of overweight and obesity among US children, adolescents, and adults, 1999-2002. JAMA. 2004;291:2847-50.
5. Oussaada SM, van Galen KA, Cooiman MI, Kleinendorst L, Hazebroek EJ, van Haelst MM, et al. The pathogenesis of obesity. Metabolism. 2019;92:26-36.
6. Gadde KM, Martin CK, Berthoud HR, Heymsfield SB. Obesity: pathophysiology and management. J Am Coll Cardiol. 2018;71(1):69-84.
7. Mozaffarian D, Ludwig DS. The 2015 US dietary guidelines: lifting the ban on total dietary fat. JAMA. 2015;313(24):2421-2.
8. Souza RJ, Bray GA, Carey VJ, Hall KD, LeBoff MS, Loria CM, et al. Effects of 4 weight-loss diets differing in fat, protein, and carbohydrate on fat mass, lean mass, visceral adipose tissue, and hepatic fat: results from the POUNDS LOST trial. Am J Clin Nutr. 2012;95(3):614-25.
9. Schwartz MW, Seeley RJ, Zeltser LM, Drewnowski A, Ravussin E, Redman LM, Leibel RL. Obesity pathogenesis: an Endocrine Society scientific statement. Endocr Rev. 2017;38(4):267-96.
10. Hall KD, Guo J. Obesity energetics: body weight regulation and the effects of diet composition. Gastroenterology. 2017;152:1718-27.e3.
11. Fall T, Mendelson M, Speliotes EK. Recent advances in human genetics and epigenetics of adiposity: pathway to precision medicine? Gastroenterology. 2017;152:1695-706.
12. Locke AE, Kahali B, Berndt SI, Justice AE, Pers TH, Day FR, et al. Genetic studies of body mass index yield new insights for obesity biology. Nature. 2015;518:197-206.
13. Angulo MA, Butler MG, Cataletto ME. Prader-Willi syndrome: a review of clinical, genetic, and endocrine findings. J Endocrinol Invest. 2015;38:1249-63.
14. Barker DJ. Developmental origins of adult health and disease. J Epidemiol Community Health. 2004;58:114-5.13.
15. Cordero P, Li J, Oben JA. Epigenetics of obesity: beyond the genome sequence. Curr Opin Clin Nutr Metab Care. 2015;18:361-6.
16. Karam JG. Secondary causes of obesity. Clin Pract 2007;4(5):641.
17. Block NE, Buse MG. Effects of hypercortisolemia and diabetes on skeletal muscle insulin receptor function in vitro and in vivo. Am J Physiol. 1989;256:E39-48.
18. Bujalska ID, Kumar S, Hewison M, Stewart PM. Differentiation of adipose stromal cells: the roles of glucocorticoids and 11 β-hydroxysteroid dehydrogenase. Endocrinolgy. 1999;140(7):3188-96.
19. Wajchenberg BL, Bosco A, Marone MM, Levin S, Rocha M, Lerário AC, et al. Estimation of body fat and lean tissue distribution by dual energy x-ray absorptiometry and abdominal body fat evaluation by computed tomography in Cushing's disease. J Clin Endocrinol Metab. 1995;80(9):2791-4.
20. Magiakou MA, Mastorakos G, Oldfield EH, Gomez MT, Doppman JL, Cutler GB, et al. Cushing's syndrome in children and adolescents. Presentation, diagnosis and therapy. N Engl J Med. 1994;331(10):629-36.
21. Tunbridge WMG, Evered DC, Hall R, Appleton D, Brewis M, Clark F, et al. The spectrum of thyroid disease in the community: the Whickham Survey. Clin Endocrinol. 1977;7:481-93.
22. Hollowell JG, Staehling NW, Flanders WD, Hannon WH, Gunter EW, Spencer CA, et al. Serum TSH, T(4), and thyroid antibodies in the United States population (1988 to 1994): National Health and Nutrition Examination Survey (NHANES III). J Clin Endocrinol Metab. 2002;87(2):489-99.
23. Krotwiesky M. Thyroid hormones in the pathogenesis and treatment of obesity. Eur J Pharmacol. 2002;440(2-3):85-98.
24. Lo JC, Feigenbaum SL, Yang J, Pressman AR, Selby JV, Go AS. Epidemiology and adverse cardiovascular risk profile of diagnosed polycystic ovary syndrome. J Clin Endocrinol Metab. 2006;91(4):1357-63.

25. Pasquali R, Casimirri F. The impact of obesity on hyperandrogenism and polycystic ovary syndrome in premenopausal women. Clin Endocrinol (Oxf.) 1993;39:1-16.23.
26. Gambineri A, Pelusi C, Vicennati V, Pagotto U, Pasquali R. Obesity and the polycystic ovary syndrome. Int J Obes Relat Metab Disord. 2002;26:883-96.
27. Dietz J, Schwartz J. Growth hormone alters lipolysis and hormone-sensitive lipase activity in 3T3-F442A adipocytes. Metabolism. 1991;40(8):800-6.
28. Rosen T, Bosaeus I, Tolli J, Lindstedt G, Bengtsson BA. Increased body fat mass and decreased extracellular fluid volume in adults with growth hormone deficiency. Clin Endocrinol (Oxf). 1993;38(1):63-71.
29. Pinkney J, Wilding J, Williams G, MacFarlane I. Hypothalamic obesity in humans: what do we know and what can be done? Obes Rev. 2002;3(1):27-34.
30. Daousi C, Dunn AJ, Foy PM, MacFarlane IA, Pinkney JH. Endocrine and neuroanatomic features associated with weight gain and obesity in adult patients with hypothalamic damage. Am J Med. 2005;118(1):45-50.
31. Bhasin S, Woodhouse L, Storer TW. Androgen effects on body composition. Growth Horm. IGF Res. 2003;13(Suppl.):S63-71.
32. Marin P, Lonn L, Andersson B, Odén B, Olbe L, Bengtsson BA, et al. Assimilation of triglycerides in subcutaneous and intraabdominal adipose tissues in vivo in men: effects of testosterone. J Clin Endocrinol Metab. 1996;81:1018-22.
33. Chen RY, Wittert GA, Andrews GR. Relative androgen deficiency in relation to obesity and metabolic status in older men. Diabetes Obes Metab. 2006;8(4):429-35.
34. Kapoor D, Goodwin E, Channer KS, Jones TH. Testosterone replacement therapy improves insulin resistance, glycemic control, visceral adiposity and hypercholesterolaemia in hypogonadal men with Type 2 diabetes. Eur J Endocrinol. 2006;154(6):899-906.
35. Marin P, Holmang S, Jonsson L, Sjostrom L, Kvist H, Holm G, et al. The effects of testosterone treatment on body composition and metabolism in middleaged obese men. Int J Obes Relat Metab Disord. 1992;16:991-7.
36. Marin P, Krotkiewski M, Bjorntorp P. Androgen treatment of middle-aged, obese men: effects on metabolism, muscle and adipose tissues. Eur J Med. 1992;1:329-36.
37. Glass AR, Swerdloff RS, Bray GA, Dahms WT, Atkinson RL. Low serum testosterone and sex hormone binding globulin in massively obese men. J Clin Endocrinol Metab. 1977;45:1211.
38. Garaulet M, Pérez-Llamas F, Baraza JC, Garcia-Prieto MD, Fardy PS, Tébar FJ, et al. Body fat distribution in pre- and post-menopausal women: metabolic and anthropometric variables. J Nutr Health Aging. 2002;6(2):123-6.
39. Harrington MG, McGeorge AP, Ballantyne JP, Beastall GA. A prospective survey for insulinomas in a neurology department. Lancet. 1983;1(8333):1094-5.
40. Kaartinen JM, Kaar ML, Ohisalo JJ. Defective stimulation of adipocyte adenylate cyclase, blunted lipolysis and obesity in pseudohypoparathyroidism 1a. Pediatr Res. 1994;35(5):594-7.45.
41. Carel JC, Le Stunff C, Condamine L, Mallet E, Chaussian JL, Adnot P, et al. Resistance to the lipolytic action of epinephrine: a new feature of protein Gs deficiency. J Clin Endocrinol Metab. 1999;84(11):4127-31.46.
42. Wang HY, Watkins DC, Malbon CC. Antisense oligodeoxynucleotides to GS protein α-subunit sequence accelerate differentiation of fibroblasts to adipocytes. Nature. 1992;358(6384):334-7.47.
43. Ong KK, Amin R, Dunger DB. Pseudohypoparathyroidism – another monogenic obesity syndrome. Clin Endocrinol (Oxf.) 2000;52(3):389-91.
44. Bonaglia MC, Ciccone R, Gimelli G, Gimelli S, Marelli S, Verheij J, et al. Detailed phenotype-genotype study in five patients with chromosome 6q16 deletion: narrowing the critical region for Prader-Willi-like phenotype. Eur J Hum Genet. 2008;16(12):1443-9.
45. Crinò A, Schiaffini R, Ciampalini P, Spera S, Beccaria L, Benzi F, et al; Genetic Obesity Study Group of Italian Society of Pediatric endocrinology and diabetology (SIEDP). Hypogonadism and pubertal development in Prader-Willi syndrome. Eur J Pediatr. 2003;162(5):327-33.
46. Janssen S, Ramaswami G, Davis EE, Hurd T, Airik R, Kasanuki JM, et al. Mutation analysis in Bardet-Biedl syndrome by DNA pooling and massively parallel resequencing in 105 individuals. Hum Genet. 2011;129(1):79-90.

47. Dardeno TA, Chou SH, Moon HS, Chamberland JP, Fiorenza CG, Mantzoros CS. Leptin in human physiology and therapeutics. Front Neuroendocrinol. 2010;31(3):377-93.
48. Farooqi IS, Jebb SA, Langmack G, Lawrence E, Cheetham CH, Prentice AM, et al. Effects of recombinant leptin therapy in a child with congenital leptin deficiency. N Engl J Med. 1999;341(12):879-84.
49. Chan JL, Mantzoros CS. Role of leptin in energy-deprivation states: normal human physiology and clinical implications for hypothalamic amenorrhoea and anorexia nervosa. Lancet. 2005;366(9479):74-85.
50. Trasande L, Cronk C, Durkin M, Weiss M, Schoeller DA, Gall EA, et al. Environment and obesity in the National Children's Study. Environ Health Perspect. 2009;117(2):159-66.
51. Lubrano-Berthelier C, Le Stunff C, Bougnères P, Vaisse C. A homozygous null mutation delineates the role of the melanocortin-4 receptor in humans. J Clin Endocrinol Metab. 2004;89(5):2028-32.
52. Savastano DM, Tanofsky-Kraff M, Han JC, Ning C, Sorg RA, Roza CA, et al. Energy intake and energy expenditure among children with polymorphisms of the melanocortin-3 receptor. Am J Clin Nutr. 2009;90(4):912-20.
53. Loos RJ, Lindgren CM, Li S, Wheeler E, Zhao JH, Prokopenko I, et al. Common variants near MC4R are associated with fat mass, weight and risk of obesity. Nat Genet. 2008;40(6):768-75.
54. Krude H, Biebermann H, Luck W, Horn R, Brabant G, Grüters A. Severe early-onset obesity, adrenal insufficiency and red hair pigmentation caused by POMC mutations in humans. Nat Genet. 1998;19(2):155-7.
55. Krude H, Biebermann H, Schnabel D, Tansek MZ, Theunissen P, Mullis PE, et al. Obesity due to proopiomelanocortin deficiency: three new cases and treatment trials with thyroid hormone and ACTH4-10. J Clin Endocrinol Metab. 2003;88(10):4633-40.
56. Tsai AG, Wadden TA. In the clinic: obesity. Ann Intern Med. 2013;159(5):ITC3-1-ITC3-15; quiz ITC3-16.
57. Spiegel K, Tasali E, Penev P, Van Cauter E. Brief communication: sleep curtailment in healthy young men is associated with decreased leptin levels, elevated ghrelin levels, and increased hunger and appetite. Ann Intern Med. 2004;141(11):846-50.
58. Filozof C, Fernández Pinilla MC, Fernández-Cruz A. Smoking cessation and weight gain. Obes Rev. 2004;5(2):95-103.
59. Lam YY, Ravussin E. Indirect calorimetry: an indispensable tool to understand and predict obesity. Eur J Clin Nutr. 2017;71(3):318-22.
60. Franz MJ, VanWormer JJ, Crain AL, Boucher JL, Histon T, Caplan W, et al. Weight-loss outcomes: a systematic review and meta-analysis of weight-loss clinical trials with a minimum 1-year follow-up. J Am Diet Assoc. 2007;107:1755-67.
61. Gurevich-Panigrahi T, Panigrahi S, Wiechec E, Los M. Obesity: pathophysiology and clinical management. Curr Med Chem. 2009;16(4):506-21.
62. Wren AM, Seal LJ, Cohen MA, Brynes AE, Frost GS, Murphy KG, et al. Ghrelin enhances appetite and increases food intake in humans. J Clin Endocrinol Metab. 2001;86(12):5992.
63. Brobeck JR. Mechanism of the development of obesity in animals with hypothalamic lesions. Physiol Rev. 1946;26:541-59.15.
64. Sternson SM, Eiselt AK. Three pillars for the neural control of appetite. Annu Rev Physiol. 2017;79:401-23.
65. Berthoud HR, Munzberg H. The lateral hypothalamus as integrator of metabolic and environmental needs: from electrical self-stimulation to opto-genetics. Physiol Behav. 2011;104:29-39
66. Berthoud HR, Munzberg H, Morrison CD. Blaming the brain for obesity: Integration of hedonic and homeostatic mechanisms. Gastroenterology. 2017;152:1728-38.
67. Carnell S, Gibson C, Benson L, Ochner CN, Geliebter A. Neuroimaging and obesity: current knowledge and future directions. Obes Rev. 2012;13:43-56.
68. Scholtz S, Miras AD, Chhina N, Prechti CG, Sleeth ML, Daud NM, et al. Obese patients after gastric bypass surgery have lower brain-hedonic responses to food than after gastric banding. Gut. 2014;63:891-902.
69. Hollmann M, Hellrung L, Pleger B, Schlögl H, Kabisch S, Stumvoll M, et al. Neural correlates of the volitional regulation of the desire for food. Int J Obes (Lond). 2012;36:648-55.
70. Goldman RL, Canterberry M, Borckardt JJ, Madan A, Byrne TK, George MS, et al. Executive control circuitry differentiates degree of success in weight loss following gastric-bypass surgery. Obesity (Silver Spring). 2013;21:2189-96.

71. Wijngaarden MA, Veer IM, Rombouts SA, van Buchem MA, van Djik KW, Pijl H, et al. Obesity is marked by distinct functional connectivity in brain networks involved in food reward and salience. Behav Brain Res. 2015;287:127-34.
72. Berthoud HR, Munzberg H, Richards BK, Morrison CD. Neural and metabolic regulation of macronutrient intake and selection. Proc Nutr Soc. 2012;71:390-400.
73. Elagizi A, Kachur S, Lavie CJ, Carbone S, Pandey A, Ortega F, Milani RV. An overview and update on obesity and the obesity paradox in cardiovascular diseases. Prog Cardiovasc Dis. 2018;61(2):142-50.
74. Hjorth MF, Blædel T, Bendtsen LQ, Lorenzen JK, Holm JB, Kiilerich P, et al. Prevotella-to-Bacteroides ratio predicts body weight and fat loss success on 24-week diets varying in macronutrient composition and dietary fiber: results from a post-hoc analysis. Int J Obes (Lond). 2019;43(1):149-57.
75. Mathur R, Barlow GM. Obesity and the microbiome. Expert Rev Gastroenterol Hepatol. 2015;9(8):1087-99.
76. Lean ME. Pathophysiology of obesity. Proc Nutr Soc. 2000;59(3):331-6.
77. Manson JE, Colditz GA, Meir J, Stampfer MJ, Willett WC, Rosner B, et al. A prospective study of obesity and risk of coronary heart disease in women. N Eng J Med. 1990;322:882-9.

LEITURA RECOMENDADA

Gray J, Yeo GS, Cox JJ, Morton J, Adlam AL, Keogh JM, et al. Hyperphagia, severe obesity, impaired cognitive function, and hyperactivity associated with functional loss of one copy of the brain-derived neurotrophic factor (BDNF) gene. Diabetes. 2006;55(12):3366-71.

Han JC, Liu QR, Jones M, Levinn RL, Menzie CM, Jefferson-George KS, et al. Brain-derived neurotrophic factor and obesity in the WAGR syndrome. N Engl J Med. 2008;359(9):918-27.

Nutroterapias na obesidade 8

Audie Nathaniel Momm
Rômulo Bagano Meneses
Isolda Prado Negreiros
Paulo Francisco Henkin

O tratamento nutroterápico da obesidade pressupõe um grupo de atividades multiprofissionais da área de saúde – nutrólogo, nutricionista, fisioterapeuta, educador físico, psicólogo –, essenciais para alcançar êxito no tratamento do paciente obeso.[1] Coordenar e gerenciar essas atividades é fundamental nesse processo, além de criar essa interface multiprofissional. Uma avaliação adequada do paciente obeso não se limita a sua ingestão alimentar: deve-se levar em conta também o histórico biopsicossocial, fatores socioeconômicos e a motivação para controle do peso.[2,3]

Os fatores que levam à obesidade perpassam o erro alimentar – essa é apenas a ponta do *iceberg* (Figura 1) – e suas nuances; portanto, é necessário o enfoque multiprofissional da obesidade para que se abordem todos os seus aspectos biológicos, socioeconômicos e psíquicos. Ademais, inúmeros estudos demonstram que a continuidade do seguimento horizontal desse paciente reduz o risco de reganho de peso.

Muitos pacientes desconhecem a obesidade, por crenças antigas ou apenas por não se julgarem subjetivamente obesas. O sedentarismo ou inatividade física se configura como fator preponderante à obesidade. O meio ambiente – seja ele familiar, seja de trabalho – atualmente favorece um estilo de vida acelerado, que negligencia o tempo adequado para uma refeição saudável, propiciando refeições rápidas com alimentos ricos em carboidratos refinados, enlatados, processados e pobres em nutrientes. A obesidade também deve ser abordada como sintoma – daí a importância dos fatores psíquicos. A maior parte dos pacientes apresenta desordens alimentares compulsivas e mecanismos compensatórios de uso irracional da comida. Por fim, a condição social e econômica nem sempre favorece uma alimentação saudável – vivemos uma época em que é mais barato consumir alimentos industrializados do que propriamente frutas, legumes e hortaliças.

Portanto, a abordagem multiprofissional é muito importante para o adequado tratamento do paciente obeso e, embora este capítulo trate da ótica do tratamento nutroterápico do paciente obeso, sabemos que, sem a abordagem multidisciplinar, o sucesso nesse processo não é possível ou é reduzido.

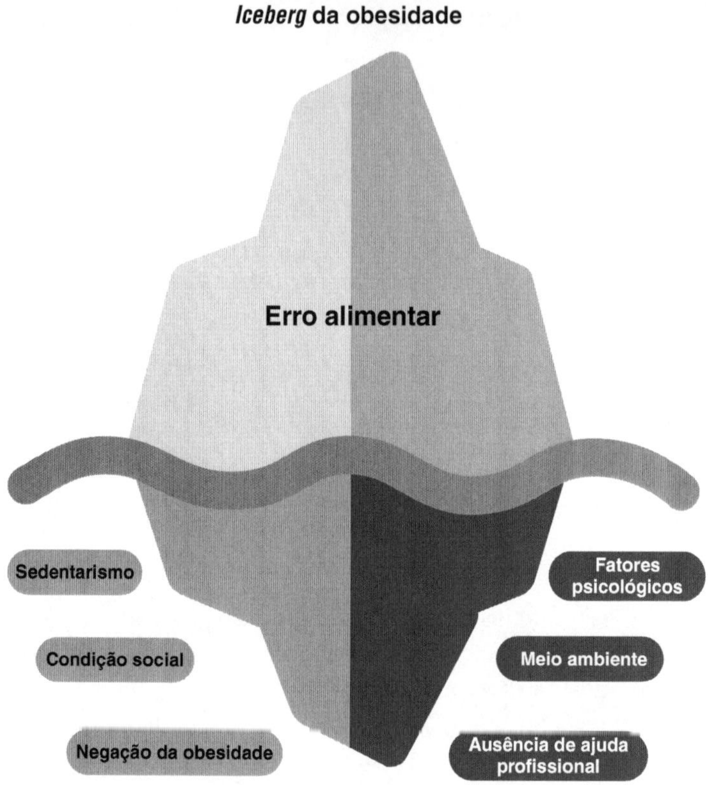

Figura 1 Representação do *iceberg* da obesidade, com fatores que levam a ela.

METAS DE PERDA DE PESO

Ao introduzir um planejamento nutroterápico ao paciente obeso, é indispensável traçar metas de perda de peso. O nutrólogo e o nutricionista devem explicar ao paciente a importância da perda ponderal nas esferas físicas, mentais e funcionais, dando suporte em cada estágio do processo.[4]

- Uma perda ponderal de 5-7% do peso corporal traz inúmeros benefícios à saúde – como redução dos riscos de doença cardiovascular, hipertensão, dislipidemia e diabetes melito – e pode ser estipulada como meta por etapas.[5] A cada etapa (ou seja, perda de 5-7% do peso corporal), podem ser realizados ajustes no planejamento do paciente.
- As metas devem ser estabelecidas considerando as particularidades biológicas de cada indivíduo – homens perdem peso mais rápido que mulheres por possuírem composição corporal com perfil mais anabólico, além de terem maior

gasto energético; idosos também perdem peso lentamente quando comparados a jovens, uma vez que a taxa metabólica basal (TMB) declina 2% por década de vida[6] – logo, o período de duração varia com o tempo necessário para que se alcance o IMC 18,5-24,9 kg/m^2.

- Deve-se considerar que o tratamento nutroterápico é um pilar fundamental nas mudanças do estilo de vida, por isso essa mudança de comportamento em relação à alimentação deve seguir a vida do paciente mesmo quando estiver fora da faixa da obesidade. Prevalece a máxima: comer para viver e não viver para comer.

COLOCANDO EM PRÁTICA: CÁLCULOS NECESSÁRIOS

- Deve-se calcular a TMB do paciente – na prática clínica é muito comum o uso da bioimpedância, que faz essa estimativa indiretamente; em menor escala, utiliza-se também a calorimetria indireta ou até a equação Harris-Benedict.
- Após o cálculo da TMB, deve-se multiplicar essa variável pelo nível de atividade física para estimar o gasto energético total (GET), conforme demonstrado na Tabela 1.[1]

Tabela 1 Nível de atividade física e fatores de correção

	Atividade praticada	Fator de correção
Sedentário	Não pratica atividade	1-1,4
Pouco ativo	Passeios a pé, caminhadas rápidas	1,4-1,6
Ativo	Corridas ou trotes	1,6-1,9
Muito ativo	Corridas rápidas de longa duração	1,9-2,5

O cálculo da TMB também pode ser feito pela fórmula de Harris-Benedict:

- TMB: 655,1 + 9,5 × peso (kg) + 1,8 × altura (cm) – 4,7 × idade (anos) para mulheres.
- TMB: 66,5 + 13,8 × peso (kg) + 5 × altura (cm) – 6,8 × idade (anos) para homens.

A partir desse cálculo, no qual é estimado o gasto energético total (GET) do paciente, é possível também traçar a meta de consumo calórico do tratamento nutroterápico. Para tanto, há que fazer uma subtração de 500-10.000 kcal do GET, afinal o que vai fazer o paciente de fato emagrecer é o balanço energético negativo com consequente diminuição da massa corporal – e quanto a esse conceito não há controvérsias.[1]

PLANEJAMENTO ALIMENTAR

Idealmente, o planejamento alimentar deve ser composto da seguinte proporção de macronutrientes: 20-30% de gorduras, 55-60% carboidratos e 15-20% de proteínas. Dessa forma é montado um plano alimentar com equipe multiprofissional estimando um déficit calórico das já citadas 500-1.000 kcal do gasto energético atual. Idealmente, o cardápio de mulheres deve ter um mínimo de 1.000-1.200 kcal, enquanto o de homens, um mínimo de 1.200-1.400 kcal.

O objetivo é que o paciente adapte esse planejamento à sua realidade e o siga por um longo período até que seus hábitos tenham se modificado. Dessa maneira, deve-se respeitar as condições sociais e culturais dos pacientes, de forma que os alimentos que constem no cardápio dele sejam facilmente encontrados no seu dia a dia e principalmente agradem o seu gosto. Com essa escolha de alimentos adequada e apropriada, é notável a redução de LDL-colesterol, triglicérides e da pressão arterial. Com isso é observada maior aderência, resultando em perda ponderal lenta e sustentada.

Idealmente, deve-se montar um cardápio de acordo com as seguintes orientações e conforme ilustrado na Figura 2:

- **Estipular no mínimo três refeições por dia (café, almoço e jantar):** orientar no mínimo três refeições evita a sensação de fome contínua, por ter um estímulo de alça de *feedback* leptina/grelina contínuo. No início do planejamento idealmente são indicadas até cinco refeições por dia (adição de 2 lanches), de forma a reduzir a compulsão alimentar.
- **Incluir no mínimo três porções de cereais:** valendo-se da máxima de se adaptar ao gosto do paciente, podem ser escolhidos os cereais de que o paciente mais

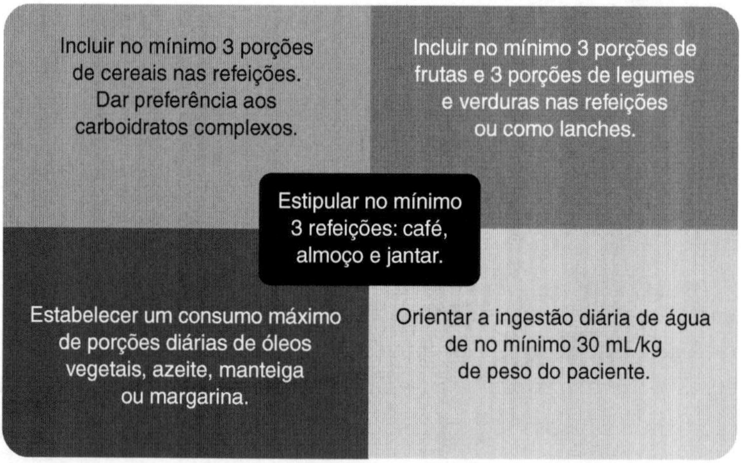

Figura 2 Quadro de recomendação para um planejamento nutroterápico eficaz.

tem prazer em se alimentar entre arroz, milho, pães, massa e tubérculos. Logicamente as proporções do carboidrato devem ser respeitadas. Sugere-se que em pelo menos uma dessas refeições se dê preferência aos carboidratos complexos e/ou também os ricos em fibras (feijão, ervilha, lentilha, grão-de-bico, soja em grãos), por possuírem, além de menor índice glicêmico, maior pico de ação na saciedade. Uma excelente estratégia é combinar um carboidrato complexo com proteína em um lanche da tarde (p. ex.. miniescondidinho de aipim com carne moída ou frango), como vistas à redução de compulsão alimentar noturna.

- **Incluir no mínimo três porções de legumes e verduras e três porções de frutas nas refeições:** frutas, legumes e verduras são ricos em vitaminas, minerais e fibras, que auxiliam na homeostase do organismo e auxiliam como antioxidantes. Sua ingestão contínua pode reduzir o risco de alguns tipos de câncer e cardiopatias.[2]
- **Estipular o consumo de no máximo uma porção por dia de óleos vegetais, azeite, manteiga ou margarina:** uma dieta com baixo teor de gordura pode reduzir o risco de câncer e doenças cardiovasculares.[2]
- **Orientar a ingestão diária de água (mínimo de 30 mL/kg de peso):** a ingestão de água é essencial, uma vez que favorece a melhora na função renal, estimula o aumento do metabolismo e, consequentemente, maior gasto calórico diário. Dessa forma, a ingestão adequada de água é indispensável para a lipólise.

Essas estratégias e recomendações devem ser seguidas para que haja sucesso no tratamento nutroterápico da obesidade. Lembrando que podem ser feitas alterações no plano alimentar a cada perda de 5 a 7% do peso corporal ou a qualquer momento. Reforça-se ainda a necessidade de esse planejamento ser aliado às mudanças no estilo de vida (MEVS) mencionadas, como manter uma atividade física regular e grupo terapêutico com abordagem multidisciplinar.

MANTENDO O PESO

Mesmo se valendo de todas essas estratégias, sabe-se que o planejamento nutroterápico deve se manter por no mínimo um ano para evitar o reganho de peso.[7] Já são de conhecimento científico os dois mecanismos fisiológicos envolvidos no reganho de peso:

- **Adaptação no gasto energético:** com a restrição calórica, o organismo se adapta e reestabelece uma nova TMB, baseada na restrição feita no plano nutroterápico.
- **Sinalização hormonal:** com a dieta, surgem alterações nos sinais hormonais periféricos que regulam o apetite. Com isso, a grelina e o peptídeo inibidor gástrico (GIP) – que podem promover o armazenamento de energia – aumentam sua expressão após o planejamento para perda de peso. Há também uma

redução na expressão de hormônios relacionados à saciedade (leptina, peptídeo YY, colecistoquinina e amilina). Essas adaptações hormonais podem persistir por pelo menos 1 ano após a introdução do planejamento nutroterápico. Por esse motivo, alguns autores até sugerem manter um seguimento estrito e foco no planejamento alimentar por no mínimo mais 2 anos após a perda de peso.

CONCLUSÃO

A estratégia do plano nutroterápico é essencial para a perda de peso. Entretanto, a escolha puramente de "dieta" é menos importante do que manter qualquer perda ponderal. Portanto, plano nutroterápico e dieta não são sinônimos. O plano nutroterápico engloba inúmeras estratégias que montam e levam em conta a subjetividade do paciente, considerando suas competências biopsicossociais e, a partir disso, criando um novo estilo de vida.

O planejamento nutroterápico não finda ao alcançar o objetivo de perda de peso; este é apenas o desfecho primário. A manutenção do peso e a normalização de taxas de colesterol e glicemia ou melhora nelas são desfechos secundários essenciais. Por isso se enfatiza que o acompanhamento multidisciplinar é primordial.

Retomando o *iceberg* da obesidade, observa-se que a obesidade se vale de inúmeras nuances, e não é possível atuar só. Portanto, é recomendável que, ao instituir um plano nutroterápico, sejam convocados outros profissionais da área de saúde como aliados para tratar de todos os sintomas do paciente.

REFERÊNCIAS BIBLIOGRÁFICAS

1. Diretrizes Brasileiras de Obesidade 2016. Associação Brasileira para o Estudo da Obesidade e da Síndrome Metabólica. 4ª ed. São Paulo: AC Farmacêutica; 2016.
2. Mahan LK, Escott-Stump S, Raymond JL. Krause: alimentos, nutrição e dietoterapia. 13ª ed. Rio de Janeiro: Elsevier; 2013.
3. Ribas Filho D, Suen VMM. Tratado de nutrologia. 2ª ed. Barueri: Manole; 2018.
4. Douketis JD, Macie C, Thabane L, Williamson DF. Systematic review of long-term weight loss studies in obese adults: clinical significance and applicability to clinical practice. Int J Obes. 2005;29(10):1153.
5. Perreault L. Obesity in adults: dietary therapy. UptoDate 2020. Disponível em: https://www.uptodate.com/contents/obesity-in-adults-dietary-therapy; acessado em: 15 agosto de 2021.
6. Roberts SB, Rosenberg I. Nutrition and aging: changes in the regulation of energy metabolism with aging. Physiol Rev. 2006;86:651.
7. Rosenbaum M, Hirsch J, Gallagher DA, Leibel RL. Long-term persistence of adaptive thermogenesis in subjects who have maintained a reduced body weight. Am J Clin Nutr. 2008;88:906.

LEITURA RECOMENDADA

Ge L, Sadeghirad B, da Costa BR, Hitchcock CL, Svendrovski AE, et al. Comparison of dietary macronutrient patterns of 14 popular named dietary programmes for weight and cardiovascular risk factor reduction in adults: systematic review and network meta-analysis of randomised trials. BMJ. 2020;369.

Dietas populares: princípios básicos e históricos

9

Audie Nathaniel Momm
Rômulo Bagano Meneses
Durval Ribas-Filho

INTRODUÇÃO: OBESIDADE E TRATAMENTO

A obesidade e o sobrepeso configuram uma epidemia no mundo, e sua prevalência aumenta vertiginosamente com o passar dos anos. É uma preocupação de saúde pública que está bem estabelecida e reflete a falta geral de sucesso em nossa capacidade de alcançar e manter um peso corporal saudável.

Atualmente, mais de 2/3 da população adulta nos EUA está com sobrepeso ou obesidade. O resto do mundo não está muito atrás. A obesidade está associada a numerosas comorbidades e é um fator de risco independente para doenças cardiovasculares, diabete melito e muitos tipos de câncer. Os tratamentos para a obesidade incluem modificação do estilo de vida, como dieta, atividade física e modificação de comportamento, bem como farmacoterapia e cirurgia.[1]

A base do tratamento tem sido dieta e exercício. Existem mais de mil dietas publicadas para perda de peso. O grande número de regimes e dietas existentes sugere que nenhuma delas foi universalmente bem-sucedida na indução e manutenção da perda de peso. Vale salientar que a maioria dessas dietas está vinculada a interesses da indústria alimentícia. Muitos desses programas alimentares são baseados em evidências científicas sólidas e seguem os princípios contemporâneos de perda de peso. Contudo, outros simplesmente eliminam um ou mais grupos alimentares essenciais ou recomendam o consumo de um único tipo de alimento, com pouca ou nenhuma evidência científica.[1]

CALORIAS, MACRONUTRIENTES E SACIEDADE

Uma questão crítica relacionada a qual dieta popular é a mais eficaz para produzir perda de peso é: "Quais são os mecanismos potenciais pelos quais as dietas populares promovem a perda de peso?". Alguns defensores da dieta (p. ex., a dieta *Atkins*) afirmam que limitar o consumo de carboidratos é o principal fator de perda de peso,[2] enquanto outros argumentam que a restrição de macronutrientes específicos pode levar a uma redução na ingestão calórica total e que a restrição calórica é o principal fator de perda de peso. Embora esteja claro que a restrição calórica produz perda de peso em curto prazo, um crescente corpo de pesquisa apoia abordagens alimentares com baixo teor de carboidratos e alto teor de gordura para o gerenciamento saudável do peso.[3] Esses achados levaram a um interesse crescente nos mecanismos potenciais pelos quais o conteúdo de macronutrientes na dieta pode promover ou desencorajar a perda de peso. Por exemplo, Ebbeling et al. (2012) demonstraram que, após a perda de peso, dietas com baixo teor de gordura e alto teor de carboidratos produziram maiores reduções no repouso e no gasto total de energia do que outras, enquanto dietas com baixo teor de carboidratos e maior teor de gordura produziram as menores reduções no gasto de energia durante a alimentação isocalórica após perda de peso.[4] Em consonância com esses achados, outra revisão indica que dietas ricas em gorduras e com pouco carboidrato são mais vantajosas para promover a perda de peso em longo prazo.[5]

Os dados na literatura sugerem, então, que alterar a composição de macronutrientes da dieta fornece uma vantagem metabólica e resultaria em alterações no gasto energético. Os macronutrientes com o mesmo conteúdo calórico exercem efeitos diferentes na saciedade, independentemente de seu valor calórico. Em circunstâncias metabólicas normais, a proteína exerce o maior efeito na saciedade. Dietas com pouco carboidrato podem levar à perda de peso em decorrência da maior ingestão de proteínas, o que pode induzir um efeito saciante mais forte que as gorduras e carboidratos. Assim, parece que o isocalórico não é necessariamente isometabólico e que há uma vantagem metabólica em alterar a composição de macronutrientes para incluir níveis mais altos de proteína.[1,6-8]

TIPOS DE DIETAS

Guidelines

Dietas DASH (do inglês *Dietary Approaches to Stop Hypertension*, abordagens dietéticas para parar a hipertensão) e Mediterrânea são dietas com maior apelo biológico e certamente se valem de um racional teórico de melhora no perfil de lipo-oxidação. Consistem na troca de fontes de gorduras saturadas por monoinsaturadas, como nozes, azeite de oliva extravirgem e abacate. Há também o adendo de que na dieta DASH há diminuição significativa na ingestão de sódio para no máximo 2.300 mg por dia. Ambas preconizam o consumo de mais frutas, vegetais, carboidratos integrais, grãos, castanhas e proteínas magras ao cardápio. São então eficientes na perda de peso. No entanto, em estudo recente de metanálise, não se demonstrou superioridade em relação ao desfecho de perda de peso quando comparadas às demais dietas. O grande trunfo, especificamente da dieta mediterrânea, é a sua superioridade em relação à redução dos níveis de LDL e redução abrupta no risco cardiovascular. Os proponentes das dietas do tipo Mediterrânea e do tipo DASH sugerem que essas dietas podem melhorar os fatores de risco para doenças cardiovasculares por meio da própria perda de peso e por seu conteúdo limitado de sódio e às propriedades anti-inflamatórias.[8]

Populares

- **Dietas de baixo carboidrato (*low-carb*):** são dietas compostas por 55-65% de gordura em detrimento dos carboidratos (< 20%, com até 100 g por dia) e o restante de proteínas. A mais famosa é a do Dr. Atkins (1972, modificada em 1992), e atualmente se vê uma adesão cada vez maior dos profissionais ao "estilo de vida *low-carb*". Basicamente, a alta proporção de gordura elevaria a saciedade, promoveria cetose e consequente redução dos níveis de pressão arterial, redução da glicemia sanguínea, insulina e LDL - colesterol - é questionável se de fato tais eventos são ocasionados pela dieta ou se é apenas um desfecho secundário à própria perda de peso. Ademais, deve-se levar em conta que essas dietas são deficientes em vitaminas A, B6 e E, magnésio, folato, potássio, cálcio, ferro e fibras, o que demanda adequada suplementação. Ainda assim, em recente metanálise essa foi a que demonstrou maior perda de peso em 6 meses quando comparada a outras dietas. Pode causar cefaleia e litíase renal por cristais de oxalato. Ainda não há evidência robusta no que tange a sua segurança cardiovascular e a seu emprego contínuo.
- **Dietas de baixo percentual de gordura (*low-fat*):** usualmente a gordura compõe no máximo 19% da composição da dieta, usada especialmente para prevenir ou reduzir risco cardiovascular. Sua composição é predominantemente ovolactovegetariana, com pequena quantidade de açúcar e farináceos. Objetiva a redução dos níveis de colesterol total e frações - entretanto, paradoxalmente pode elevar triglicérides em até 50%. Mais uma vez a restrição energética resulta em perda de peso, redução dos níveis de pressão arterial e glicemia.
- **Dieta do baixo índice glicêmico:** como o próprio nome diz, representa a troca de carboidratos de alto por carboidratos de baixo índice glicêmico, gerando redução nos níveis séricos de glicemia e redução da resistência à insulina. Trata-se de estratégia extremamente pertinente quando o paciente apresenta diabetes melito ou ainda alta resistência à insulina. Vale ressaltar que, se não houver adequação das calorias consumidas diariamente, a dieta não proporciona emagrecimento. Mais uma vez, como o próprio nome diz, a dieta se vale da substituição de carboidratos. Foi por esse pensamento que se difundiu tanto em dietas a preferência por alimentos como a batata-doce, a mandioca e outros

tubérculos e raízes em detrimento de pães e farinhas – o que tem benefícios secundários, mas isolada e especificamente para tratamento da obesidade não demonstra superioridade.

- **Jejum intermitente:** consiste na redução do número de refeições em determinados intervalos. O protocolo mais utilizado é: refeições em 8 horas (habitualmente almoço e jantar) e jejum de 16 horas. O objetivo é jejuar em um período maior ou igual àquele em que se faz refeição. E daí derivam todos os protocolos. Há quem jejue por dias. Revisão sistemática e metanálise recente demonstraram perda de peso em todos os intervalos de restrição de energia intermitente, independentemente da duração do estudo ou do acompanhamento. Entretanto, também foi demonstrado que nem a restrição energética contínua nem a intermitente foram superiores na perda de peso ou nas concentrações sanguíneas de lípideos, glicose e insulina. Não há superioridade em relação à perda de peso quando comparada a qualquer outra dieta. Pode haver algum benefício na manutenção de massa magra. Os efeitos em longo prazo ainda não foram demonstrados.
- **Dieta sem glúten:** indicada para pacientes com doença inflamatória intestinal, estudada para pacientes com síndrome do intestino irritável e síndrome da fadiga crônica. Para obesidade não há evidências. E é desaconselhável introduzir um tratamento nutroterápico para um paciente obeso sugerindo abstenção do glúten. Há grande risco de falha no tratamento.

Hormônios regulatórios

A homeostase do peso corporal está sob o controle de influências metabólicas intimamente relacionadas à composição corporal, metabolismo energético e obesidade, como apetite, diferenciação e adipócitos, funções mitocondriais, renovação lipídica, termogênese e eficiência celular.[7] Dietas com restrição severa, seja em questão de calorias, seja em algum nutriente em específico, estão longe de ser saudáveis. Se levarmos em consideração os efeitos dos hormônios regulatórios da saciedade, um estudo (Essa et al.)[9] encontrou um nível sérico de PYY pós-prandial diminuído significativamente após a perda de peso, independentemente da dieta pobre em gordura ou em carboidratos. Vale lembrar que o hormônio PYY diminui a motilidade intestinal e aumenta a saciedade, o que provocaria diminuição do apetite e ingestão de alimentos no ser humano com peso normal. No entanto, níveis reduzidos de PYY são encontrados após a perda de peso por uma dieta com pouca gordura ou baixo carboidrato e com restrição de energia. Isso pode representar uma resposta compensatória para manter a homeostase energética e contribuir para a dificuldade na perda de peso e alta reincidência de recuperação de peso após o tratamento.[10] A adiponectina, uma proteína derivada do tecido adiposo, possui efeitos metabólicos benéficos, como melhora na sensibilidade à insulina. A baixa adiponectina está associada à obesidade e a doenças crônicas. Estudos reforçam o conceito de que a perda de peso e de gordura corporal pela dieta está associada ao aumento das concentrações de adiponectina. Esse efeito é evidente com perda de peso igual ou superior a 10% e pode ser maior com dietas com baixos níveis de carboidrato.[11]

Deficiência de micronutrientes

Uma análise de dietas populares (dieta *Atkins for Life*, dieta de South Beach, dieta DASH) indica que um indivíduo seguindo um plano de dieta popular tem alta probabilidade de se tornar deficiente em micronutrientes. A deficiência de micronutrientes está cientificamente ligada a maior risco de sobrepeso/obesidade e outras doenças debilitantes. Parece então que uma suplementação multivitamínica diária deveria ser considerada para preencher a lacuna nutricional deixada por uma dieta restritiva.[12]

Jejum intermitente × restrição calórica

Dietas de restrição calórica diária e intermitentes (jejum intermitente) parecem ser igualmente eficazes na redução do peso corporal, redução de massa adiposa subcutânea e visceral. No entanto, os planos alimentares de restrição intermitente podem ser superiores aos regimes diários de restrição, pois ajudam a conservar a massa magra segundo as últimas pesquisas.[13]

CONCLUSÃO

Apesar de sua popularidade entre o público em geral, a eficácia de muitas dietas populares para perda de peso foi questionada por pesquisadores, especialistas em nutrição e profissionais de saúde.[5] Uma metanálise de Johnston et al. (2014) tentou responder anteriormente se alguma dieta popular era eficaz na produção de perda de peso em curto prazo (6 meses ou menos) e/ou longo prazo (12 meses). Os principais achados dessa metanálise foram:

- A redução na ingestão de calorias foi o principal fator de perda de peso.
- As diferenças entre as dietas que diferiam na composição dos macronutrientes eram relativamente pequenas.[6]

Modificar apenas as porcentagens de carboidratos, proteínas e gorduras é uma simplificação perigosa, assim como escolher o melhor plano de dieta para um indivíduo não é fácil. Existem vários fatores a serem considerados, como o grau de obesidade e as comorbidades associadas.[1] Outra metanálise indicou que dietas com pouco carboidrato são tão eficazes quanto dietas com baixo teor de gordura na indução de perda de peso por até 1 ano.[9]

A escolha de uma dieta pobre em carboidratos ou com pouca gordura pode ser baseada no fato de o paciente ser resistente ou sensível à insulina.[1] A rápida perda de peso inicial é motivadora, mas requer grandes mudanças nas escolhas alimentares habituais, que podem ser difíceis de sustentar.[14] A dieta pobre em carboidratos parece mais eficaz para perda de peso somada à redução dos fatores de risco cardiovascular do que uma dieta pobre em gordura. Restringir carboidratos pode então ser uma opção para pessoas que procuram perder peso e reduzir fatores de risco cardiovascular.[15]

A obesidade tem sido associada a muitos tipos de câncer, e dietas ricas em gordura e carne vermelha têm sido associadas ao câncer. Surge a questão de saber se esses indivíduos devem ou não ser submetidos a dietas com pouco carboidrato e alta proteína, uma vez que tendem a ser ricas em gordura e, frequentemente, em carne vermelha. Para alguns desses pacientes, a adoção da dieta mediterrânea pode então ser mais apropriada. Essa dieta demonstrou reduzir o peso corporal e é rica em alimentos fontes de antioxidantes.[1]

Por fim, a melhor dieta é aquela que o paciente seguirá e incorporará em sua vida diária para a manutenção, ao longo da vida, de um peso corporal saudável. Talvez a dieta ideal no futuro tenha como base as modificações epigenéticas em resposta aos nutrientes ingeridos. Uma quantidade crescente de evidências sugere que os componentes da dieta, incluindo macronutrientes e micronutrientes (vitaminas, aminoácidos e alguns minerais), podem modular expressão gênica por meio de interações epigenômicas.[7]

REFERÊNCIAS BIBLIOGRÁFICAS

1. Matarese LE, Pories WJ. Adult weight loss diets: metabolic effects and outcomes. Nutr Clin Pract. 2014;29(6):759-67.
2. Scheen AJ. The future of obesity: New drugs versus lifestyle interventions. Expert Opin Investig Drugs. 2008;17:263-7.
3. Noakes TD, Windt J. Evidence that supports the prescription of low-carbohydrate high-fat diets: a narrative review. Br J Sports Med. 2017;51:133-9.
4. Ebbeling CB, Swain JF, Feldman HA, Wong WW, Hachey DL, Garcia-Lago E, et al. Effects of dietary composition on energy expenditure during weight-loss maintenance. JAMA. 2012;307:2627-34.
5. Anton SD, Hida A, Heekin K, Sowalsky K, Karabetian C, Mutchie H, et al. Effects of popular diets without specific calorie targets on weight loss outcomes: Systematic review of findings from clinical trials. Nutrients. 2017;9(8):822.
6. Johnston BC, Kanters S, Bandayrel K, Wu P, Naji F, Siemieniuk RA, et al. Comparison of weight loss among named diet programs in overweight and obese adults: a meta-analysis. JAMA. 2019;312(9):923-33.
7. Martinez JA, Navas-Carretero S, Saris WHM, Astrup A. Personalized weight loss strategies: the role of macronutrient distribution. Nat Rev Endocrinol. 2014;10(12):749.
8. Ge Long, Sadeghirad B, Ball GDC, Costa BR, Hitchcock CL, Svendrovski A, et al. Comparison of dietary macronutrient patterns of 14 popular named dietary programmes for weight and

cardiovascular risk factor reduction in adults: systematic review and network meta-analysis of randomised trials. BMJ; 2020;369.
9. Essah PA, Levy JR, Sistrun S, Kelly SM. Effect of weight loss by a low-fat diet and a low-carbohydrate diet on peptide YY levels. Int J Obes (Lond). 2020;34(8):1239-42.
10. Setian N. Efeitos anoréticos do PYY na obesidade. Rev Assoc Med Bras. 2004 Sep;50(3):236.
11. Summer SS, Brehm BJ, Benoit SC, D'Alessio DA. Adiponectin changes in relation to the macronutrient composition of a weight loss diet. Obesity. 2011;19(11):2198-204.
12. Calton JB. Prevalence of micronutrient deficiency in popular diet plans. J Int Soc Sports Nutr. 2010;7(1):24.
13. Varady KA. Intermittent versus daily calorie restriction: which diet regimen is more effective for weight loss?. Obes Rev. 2011;12(7):e593-e601.
14. Truby H, Haines TP. Comparative weight loss with popular diets. BMJ. 2020.
15. Bazzano LA, Hu T, Reynolds K, Bunol C, Liu Y, Chen C-S, et al. Effects of low-carbohydrate and low-fat diets: a randomized trial. Ann Intern Med. 2014;161(5):309-18.

10 Prescrição de atividade física visando ao emagrecimento para crianças e adultos

Carlos Alberto Werutsky
Durval Ribas-Neto
José Alves Lara Neto

INTRODUÇÃO

Em 2015, 107,7 milhões de crianças e 603,7 milhões de adultos eram obesos em todo o mundo – 30% da população mundial. As taxas de obesidade entre as crianças estão aumentando mais rapidamente do que em adultos, particularmente na China e na Índia, que tiveram o maior número de crianças obesas.

Com as proporções epidêmicas alcançadas pela prevalência da obesidade em todo o mundo, é crucial que entendamos completamente os fatores que conduzem ao risco de doença crônica em pacientes com sobrepeso/obesidade. Pesquisas amplamente publicadas nos últimos 30 anos identificaram a distribuição regional da gordura corporal como um fenótipo-chave associado às complicações que, no passado, haviam sido associadas ao excesso de gordura corporal total *per se*. Variações consideráveis na topografia da gordura corporal são observadas com idade, sexo, genética, etnia, fatores hormonais, dieta, nível de atividade física/exercício, agentes farmacológicos e outros fatores, como tabagismo e estresse.

O excesso de adiposidade visceral pode ser um marcador de tecido adiposo (TA) subcutâneo disfuncional, não podendo se expandir diante de um excedente de energia (em razão de sua incapacidade de expansão pela hiperplasia ou sua ausência, como nos estados lipodistróficos). Sob tais circunstâncias, a incapacidade do tecido adiposo subcutâneo de atuar como um tampão de energia produzirá um transbordamento lipídico que levará ao acúmulo de gordura em locais não desejados (deposição de gordura ectópica), com consequências cardiometabólicas prejudiciais (Figura 1).

O exercício físico é considerado uma terapia adjuvante eficaz, por influenciar a adiposidade e a composição corporal geral, por meio da modulação dos níveis de adipocinas na obesidade infantil e do adulto.

Assim, vários estudos estabeleceram uma relação inversa entre a quantidade de atividade física ou intervenção no estilo de vida e o aumento da liberação de adipocinas pró-inflamatórias pelo tecido adiposo branco na obesidade infantil e do adulto.

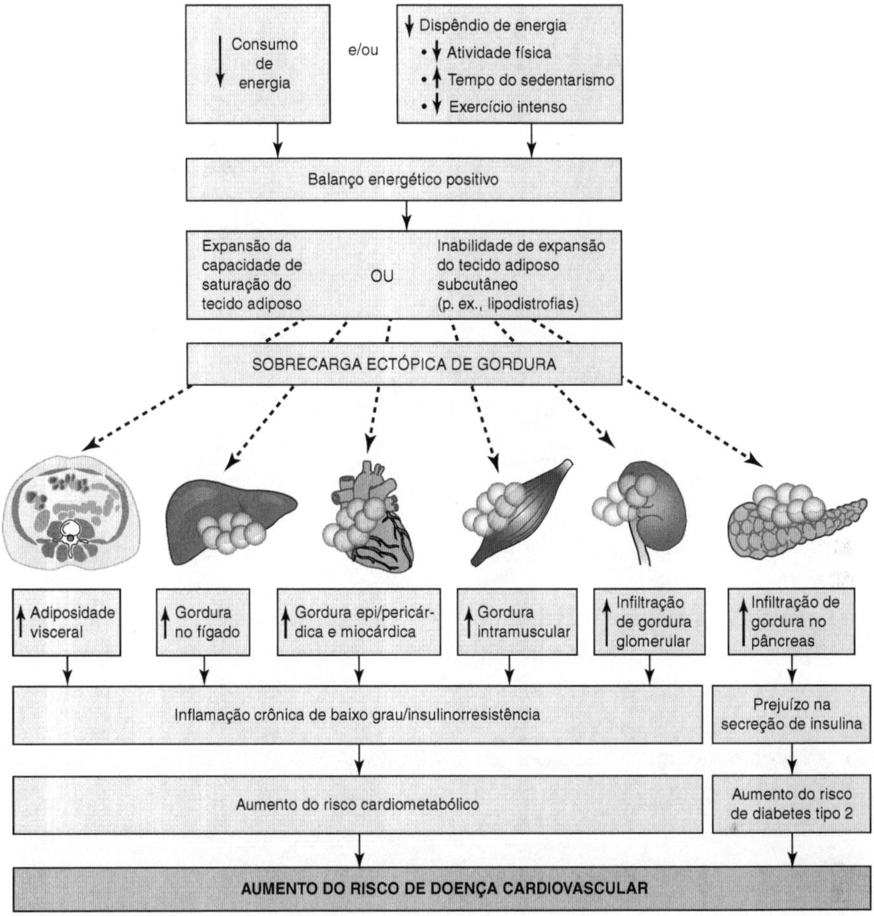

Figura 1 Modelo de trabalho pelo qual o excesso de adiposidade visceral está associado ao aumento do risco cardiometabólico.

Fonte: Tchernof A, Després J-P. Pathophysiology of human visceral obesity: an update. Physiol Rev. 2013;93:359-404.[9]

A maioria das recomendações clínicas para tratamento da obesidade e suas comorbidades se baseia na combinação de diversas intervenções, como mudança de hábitos alimentares, exercícios físicos regulares e uso de medicamentos, além de outras não menos importantes, como apoio psicológico.

DEFINIÇÕES

Convenciona-se chamar de sobrepeso o índice de massa corporal (IMC) de 25 a 29,9 kg/m^2, de obesidade o IMC maior ou igual a 30 kg/m^2 e de excesso de peso o IMC maior ou igual a 25 kg/m^2 (incluindo a obesidade).

Existem gráficos de IMC padronizados para a faixa etária pediátrica, uma vez que em crianças, além da variação do peso, o IMC também varia com a altura e com a idade, não sendo adequada sua aplicação direta.

- **Atividade física:** tem sido definida como qualquer movimento corporal produzido pela musculatura esquelética que resulte em dispêndio de energia.
- **Exercício:** forma de atividade física definida como "estruturada, planejada por repetidos movimentos corporais com consequente melhora ou manutenção de um ou mais componentes da aptidão física".
- **Aptidão física:** conjunto de atributos que a pessoa possui ou adquire configurando a habilidade da *performance* física.
- **Força:** capacidade da musculatura de exercer tensão.
- **Resistência:** capacidade de sustentar o nível de intensidade da atividade muscular sem que esta decresça.

DADOS EPIDEMIOLÓGICOS

Estimativas recentes indicam que 1/3 da população mundial não atende às diretrizes de atividade física moderada (150 min/dia) ou vigorosa (75 min/dia), ou a combinação de ambas, mais exercícios de força (2 vezes por semana), atingindo níveis muito maiores em determinadas regiões como nos EUA, onde 80% dos adultos estão abaixo dessas recomendações.

A pandemia da inatividade física é um problema persistente de saúde pública associado a uma alta carga de doença cardiovascular (DCV) e outras doenças crônicas não transmissíveis como a obesidade.

Mais de 5 milhões de mortes foram atribuídas à inatividade física (9% da mortalidade global prematura), um número comparável à mortalidade global relacionada ao tabagismo.

A prevalência de obesidade aumentou drasticamente em crianças em idade escolar (6 a 11 anos) e adolescentes (12 a 19 anos) entre 1976 e 1980 e entre 2009 e 2010 (de 6,5 para 18% em crianças e de 5 para 18,4% em adolescentes), e está associada a uma proporção crescente do tempo gasto assistindo à televisão, pela presença de uma TV no quarto da criança, além de computadores, telefones celulares e *tablets.*

Dados epidemiológicos que examinam a associação entre inatividade física e risco cardiometabólico sugerem aumento do risco de desenvolver diabetes melito e doença cardiovascular. Da mesma forma, o aumento das atividades sedentárias, como ver televisão, está independentemente associado a um risco cardiometabólico aumentado e a resistência à insulina.

Consequentemente, dada sua alta prevalência e problemas econômicos e de saúde, combater a inatividade física constitui um dos quatro objetivos prioritários do plano de ação global da Organização Mundial de Saúde (OMS) para controlar as doenças crônicas não transmissíveis. Nesse contexto, os sistemas de saúde em todo o mundo estão sendo chamados a incorporar estratégias de promoção e avaliação da atividade física baseadas em evidências, como parte da solução para a pandemia de inatividade física.

ETIOLOGIA

A etiologia da obesidade é complexa e multifatorial, resultando da interação de genes, ambiente, estilos de vida e fatores emocionais.

O gasto energético total diário pode ser didaticamente dividido em taxa metabólica basal (que representa entre 60 e 70%), efeito térmico dos alimentos (que representa entre 5 e 10%) e gasto de energia com atividade física. Atividade física é o mais importante componente variável, representando cerca de 20 a 30% do gasto energético total em adultos.

A obesidade infantil é a consequência de uma interação entre um conjunto complexo de fatores relacionados ao meio ambiente, genética (< 1% da obesidade infantil) e efeitos ecológicos, como a família, a comunidade e a escola.

Há também evidências crescentes do papel dos fatores epigenéticos no desenvolvimento da obesidade. Esses fatores podem modificar a interação do ambiente, o microbioma e a nutrição na promoção do ganho de peso.

As mudanças no ambiente que contribuem para o aumento da ingestão calórica têm sido acompanhadas por fatores predisponentes à diminuição do gasto calórico, como redução dos níveis de atividade física e aumento do tempo gasto em atividades sedentárias, como uso de televisão, computadores, celulares e *tablets*.

A atividade física tem sido frequentemente associada à dieta para tratar da obesidade, em vez de ser definida como um problema de saúde pública independente, apesar da evidência de muitos efeitos independentes da atividade física e da inatividade na saúde.

FISIOPATOLOGIA

Mesmo curtos períodos de inatividade física estão associados a alterações metabólicas, incluindo diminuição da sensibilidade à insulina, atenuação do metabolismo lipídico pós-prandial, perda de massa muscular e acúmulo de tecido adiposo visceral. Tais anormalidades provavelmente representam um elo entre o exercício reduzido e o aumento dos riscos de progressão de distúrbios crônicos e mortalidade prematura.

A inatividade fisica aumenta o risco de comorbidades relacionadas a obesidade, principalmente o DM2, doença cardiovascular, câncer de colón e de mama e osteoporose (Figura 2).

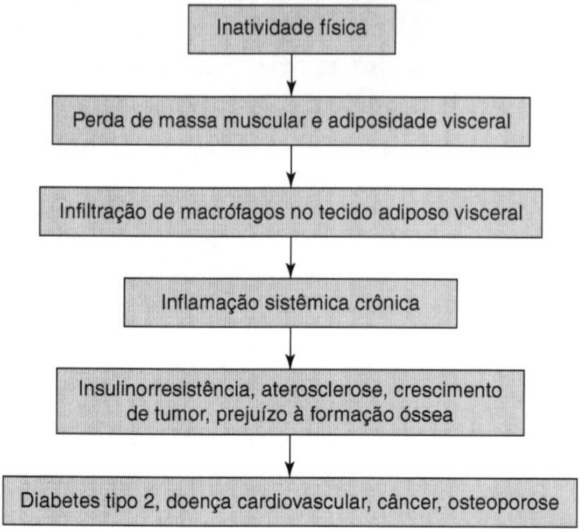

Figura 2 Ligações entre inatividade física e desenvolvimento de obesidade visceral e suas comorbidades.
Fonte: Pedersen BK, Febbraio MA. Muscles, exercise and obesity: skeletal muscle as a secretory organ. Nat Rev Endocrinol. 2012;8:457-65.[8]

A inatividade física impede que o músculo esquelético produza miocinas anti-inflamatórias, que têm ações benéficas sobre o metabolismo energético.

O músculo esquelético tem papel fundamental na determinação da sensibilidade sistêmica à insulina porque, sob condições estimuladas pela insulina, uma grande proporção de utilização de glicose ocorre no músculo. A utilização deficiente de glicose no músculo determina a gravidade da resistência sistêmica à insulina em doenças metabólicas comuns, como diabetes tipo 2 e obesidade.

O músculo esquelético resistente à insulina também pode manifestar redução na eficiência da oxidação de gordura durante o metabolismo em jejum, apesar dos níveis elevados de AGL no plasma, como está geralmente presente na obesidade e no diabetes tipo 2.

No músculo esquelético de indivíduos obesos e sedentários, existe um intervalo restrito na mudança entre a gordura e a oxidação da glicose, em comparação à mudança dinâmica evidente em indivíduos magros e em boa forma aerobicamente. Esse restrito ajuste homeostático às transições entre as condições de jejum e as estimuladas pela insulina em indivíduos obesos e sedentários tem sido descrito como "inflexibilidade metabólica" do músculo esquelético, que predispõe à manutenção e/ou aumento da obesidade (Figura 3).

Há diferenças nos padrões de oxidação de glicose e gordura no músculo esquelético durante as condições de jejum mostradas em indivíduos magros e em boa forma aeróbia (Figura 3A), em quem há alta dependência da oxidação de gordura durante as condições de jejum, e em um indivíduo obeso e sedentário (Figura 3B), em quem há menos dependência de gordura e maior dependência da oxidação de glicose.

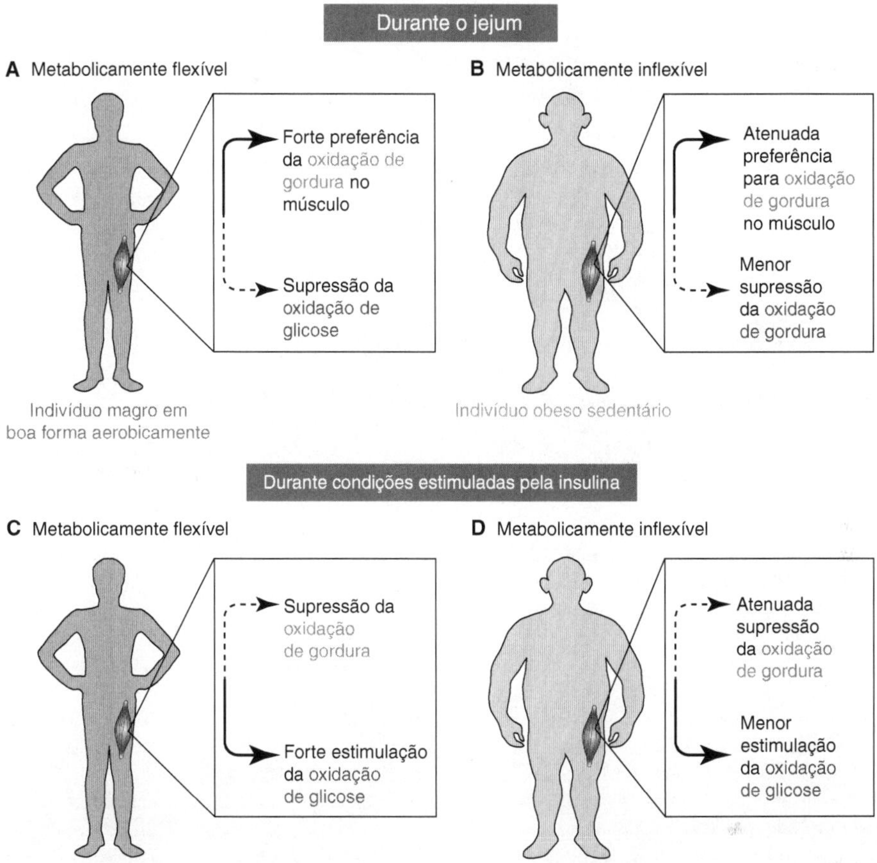

Figura 3 Inflexibilidade metabólica do músculo esquelético relacionada à obesidade e à boa forma.
Fonte: Kelly DE. Skeletal muscle fat oxidation: timing and flexibility are everything. J Clin Invest. 2005;115:1699-702.[6]

Durante condições estimuladas por insulina, o indivíduo magro e em boa forma suprime a oxidação do gordura e induz fortemente a oxidação de glicose (Figura 3C), ao passo que o indivíduo obeso e sedentário tem a oxidação de gordura defeituosa e menor oxidação de glicose (Figura 3D).

Assim, no músculo esquelético de indivíduos obesos e sedentários, existe um intervalo restrito na mudança entre a gordura e a oxidação da glicose, em comparação com a mudança dinâmica evidente em indivíduos magros e em boa forma aerobicamente. Esse restrito ajuste homeostático às transições entre as condições de jejum e estimuladas pela insulina em indivíduos obesos e sedentários tem sido descrito como "inflexibilidade metabólica" do músculo esquelético, que predispõe à manutenção e/ou aumento da obesidade.

A perda de massa muscular e o acúmulo do tecido adiposo visceral são consequências gerais da inatividade física. A adiposidade abdominal estimula a infiltração de macrófagos no tecido adiposo, pelo que uma rede de vias inflamatórias é ativada. A inflamação promove o desenvolvimento de resistência à insulina, aterosclerose, neurodegeneração, crescimento tumoral e formação óssea prejudicada e, consequentemente, o desenvolvimento de uma miríade de doenças crônicas.

A inatividade física impede que o músculo esquelético produza miocinas anti-inflamatórias, que têm ações benéficas sobre o metabolismo energético.

REFERÊNCIAS BIBLIOGRÁFICAS

1. Blair SN. Physical inactivity: the biggest public health problem of the 21st century. Br J Sports Med. 2009;43:1-2.
2. Booth FW, Chakravarthy MV, Spangenburg EE. Exercise and gene expression: physiological regulation of the human genome through physical activity. J Physiol. 2002;543:399-411.
3. Caspersen CJ, Powell KE, Christenson GM. Physical activity, exercise, and physical fitness: definitions and distinctions for health-related research. Public Health Rep. 1985;100(2):126-31.
4. Friedrich MJ. Global obesity epidemic worsening. JAMA. 2017;318(7):603.
5. García-Hermoso A, Ceballos-Ceballos RJ, Poblete-Aro CE, Hackney AC, Mota J, Ramírez-Vélez R. Exercise, adipokines and pediatric obesity: a meta-analysis of randomized controlled trials. Int J Obes (Lond). 2017;41:475-82.
6. Kelly DE. Skeletal muscle fat oxidation: timing and flexibility are everything. J Clin Invest. 2005;115:1699-702.
7. Kraus WE, Bittner V, Appel L, Blair SN, Church T, Després JP, et al.; American Heart Association Physical Activity Committee of the Council on Lifestyle and Metabolic Health, Council on Clinical Cardiology, Council on Hypertension, and Council on Cardiovascular and Stroke Nursing. The National Physical Activity Plan: a call to action from the American Heart Association: a science advisory from the American Heart Association. Circulation. 2015;131(21):1932-40.
8. Pedersen BK, Febbraio MA. Muscles, exercise and obesity: skeletal muscle as a secretory organ. Nat Rev Endocrinol. 2012;8:457-65.
9. Tchernof A, Després J-P. Pathophysiology of human visceral obesity: an update. Physiol Rev. 2013;93:359-404.

Aspectos psicológicos da obesidade 11

Carla Cristina João Nogueira de Almeida
Carlos Alberto Nogueira-de-Almeida
Maria Eduarda Nogueira de Almeida

INTRODUÇÃO

A obesidade, nos dias atuais, vem sendo descrita como a mais importante desordem nutricional nos países desenvolvidos e em desenvolvimento, de acordo com a Organização Mundial da Saúde (OMS), em razão do aumento de sua incidência. Assim, o tema já é tratado como epidemia mundial.[1]

No Brasil, seguindo essa mesma tendência global, dados da Pesquisa de Orçamentos Familiares (POF), do Instituto Brasileiro de Geografia e Estatística (IBGE), de 2008-2009 constataram que o excesso de peso atualmente atinge cerca de metade dos homens e das mulheres. Ainda nesse mesmo cenário, 12,5% dos homens e 16,9% das mulheres são já considerados obesos.[2] Para além disso, outro dado extremamente relevante apontado pela POF foi a constatação de um aumento contínuo de excesso de peso e obesidade, na população de 20 anos ou mais, desde 1974, o que aponta para tendência de elevação desses números já conhecidos.

Se, por um lado, sabe-se que estamos diante de uma epidemia mundial, por outro, ainda nos debruçamos na dificuldade de encontrar um tratamento único e eficaz capaz de cessar seu avanço. Nesse contexto, parece que a barreira maior a ser transposta encontra respaldo no fato de que a obesidade é considerada, na literatura especializada, uma doença de causas múltiplas e consequências diversas. Assim, variáveis do mesmo problema, que levam ao excesso de adiposidade corporal, passam por discriminação minuciosa que classifica a obesidade como por exemplo, somática, ou ainda, com ou sem resistência insulínica, ou podendo estar associada a: síndromes, fatores genéticos, modificações da microbiota, distúrbios endocrinológicos, problemas neurológicos, distúrbios do sono, uso de fármacos, agentes infecciosos, fatores psicossociais,[3] dentre outros fatores que ainda estão sendo estudados, definidos e modificados constantemente na literatura, na medida em que estudos avançam nesse sentido.

O PAPEL DAS EMOÇÕES NA OBESIDADE

Em uma análise simples, pode-se traduzir o conceito de obesidade, do ponto de vista psicológico, como uma forma inadequada de usar a função alimentar, com o objeto de suprimir problemas, em uma tentativa que pode vir a se tornar uma opção de vida.[4]

É indubitável que a alimentação envolve aspectos bem mais complexos que o simples equilíbrio entre ingestão e gasto. Acreditar que a mera tentativa de introduzir uma nova rotina alimentar possa ser capaz de garantir a eficácia do tratamento é acreditar em uma solução deveras simplista, que está fadada ao erro. Quando se fala em alimentação, fala-se também em emoções associadas ao ato de comer, como: prazeres inexplicáveis, memórias de infância evocadas, sentimentos de aconchego e mais outras tantas citações relacionadas a um universo de sensações e sentimentos que não pode e não deve, ser ignorado, mas que, por vezes, torna uma tarefa quase impossível separar os diferentes componentes trazidos à tona.[4]

Nesse contexto, falar de emoções é falar sobre uma realidade dita psíquica, que é diferente da fisiológica ou, em outras palavras, diferente de uma lógica formal, de causa e efeito. Dentro desse sistema, cada ser humano é único e possui sua maneira própria de lidar com sentimentos e emoções, maneira essa que é construída ao longo de toda uma vivência, a partir das próprias experiências emocionais individuais.[5,6]

E é justamente essa singularidade que, dentro da psicologia, funciona como grande limitador para a busca de uma conduta padronizada e eficaz, que possa ser definida como padrão-ouro de tratamento da obesidade. As experiências emocionais associadas ao ato de comer são únicas e, por vezes, de difícil mensuração.[7,8]

Mas, se é fato que durante toda a vida aprende-se e reaprende-se a lidar com o mundo psíquico, também é fato que existe uma fase primordial de formação psíquica. Essa fase tem início já a partir da concepção e do nascimento do bebê e se estende até os primeiros anos de vida. Contudo, para a psicologia e, mais especificamente, para a psicanálise, os primeiros meses de vida do bebê são tidos como extremamente importantes, pois é nesse período que acontecem descobertas e significações marcantes que permanecerão por toda a vida como alicerces, pode-se assim dizer, do aparelho psíquico. Isso explica por que tanto se menciona, na literatura especializada, a relevância da relação mãe/bebê. Tal importância resta justificada, uma vez que é o que vai possibilitar o primeiro contato da criança consigo mesma, com suas emoções e com o mundo externo.

O que existe, de início, para o bebê, são apenas estímulos sensoriais, quer sejam: frio, calor, fome, incômodo pela luz, angústia, desconforto pelo estômago cheio, necessidade de ter as fraldas trocadas, dentre outros. Ademais, é sabido que o bebê reage a todos esses estímulos com a única resposta capaz de anunciar alguma necessidade de cuidado, ou seja, o choro. Nesse contexto, todo choro, a princípio, tem conotação e necessidade diferente, mas que nem sempre consegue ser identificada acertadamente desde o início. É com o passar do tempo que a real demanda do bebê vai sendo conhecida pela mãe/cuidador e, em razão disso, sendo traduzida em resposta eficaz, que atenda aos reais anseios do bebê. A essa capacidade de acolher, traduzir adequadamente o estímulo e devolver em forma de amparo convenientemente simbolizado damos o nome, na psicanálise, de função materna. Em outras palavras, de uma forma mais simples, é a mãe/cuidador a encarregada de fazer a ponte entre o estímulo sensorial do bebê e a resposta apropriada à sua necessidade.

Entretanto, a alimentação vai protagonizar, nesse momento, papel primordial. Isso porque, desde o nascimento, é através da boca e, consequentemente, do contato com o seio, que o bebê apreende o mundo externo. Assim, é correto afirmar que a alimentação não só serve de fonte de sobrevivência, mas também, e principalmente, de afeto e carinho, pois é dessa forma que a criança irá sentir, desde o início, o calor e a receptividade da mãe/cuidador no acolhimento. Portanto, não é exagero dizer que essa mensagem de bem-estar com a alimentação se solidifica no inconsciente como um registro de algo que ampara, que faz sentir-se seguro e protegido.[9]

Tais registros inconscientes acompanham o ser humano não só no início de vida, mas também, muitas vezes, por toda a existência, sem, é claro, que se tenha percepção inequívoca disso. E é a partir deles que se dará a identificação de algumas invariantes psíquicas que podem ser traduzidas em modos operacionais mais ou menos padronizados, respeitando-se, obviamente, as características individuais de cada caso.

O ATO DE COMER E A RELAÇÃO ENTRE PRAZER E DESPRAZER

Se a hipótese de que a alimentação é usada como fonte de afetividade e carinho desde o nascimento for aceita, como anteriormente mencionado, fica fácil imaginar que, igualmente, ela se transforma em fonte de prazer e busca por acolhimento que acompanhará as pessoas por toda a vida.

Não é incomum deparar-se com casos de obesidade em que a comida é utilizada como instrumento para aplacar angústias, lidar com a ansiedade, combater a tristeza, representando assim uma forma de enfrentamento de problemas. Busca-se, nesses casos, diante de um desprazer, ir ao encontro de um prazer e acolhimento que, no passado, foi proporcionado por meio do alimento, mas que, no presente, não é mais encontrado.

A grande questão, que torna essa busca infrutífera, é que não se pode atribuir ao alimento a mesma qualidade de grande acalentador e aplacador dos sentimentos e emoções que foi obtido nos primórdios, pois, como mencionado, foi o aconchego materno que garantiu, naquele tempo, a sensação de tranquilidade e segurança. Dessa forma, e no decorrer da vida, o que irá existir ao comer é a percepção de que o alimento não se presta mais a ser fonte de acalento que dê conta dos desprazeres corriqueiros. Apesar disso, é fato que esse é um padrão muito repetido nas pessoas obesas, atestado tanto na literatura especializada quanto na prática clínica.

A alternativa terapêutica que se tem para esse caso é trabalhar a busca por novas fontes de prazer da vida e rotina do paciente. Não se pode atribuir à comida a característica de ser a única fonte de satisfação de uma pessoa, pois a vida reserva a todos os seres humanos, evidentemente, muito mais que isso.

A COMIDA COMO ÚNICA ESTRATÉGIA CONHECIDA DE RESPOSTA EMOCIONAL

Outro padrão, bastante observado na obesidade e que também deriva dos primeiros meses de vida, diz respeito à capacidade de identificação das emoções, com a resposta adequada ao problema. Aqui, ao contrário do item anterior, não se busca uma resposta que traga prazer imediato, tornando possível fugir dos dissabores cotidianos, trazendo o indivíduo para um refúgio que lhe é inconscientemente conhecido e, por essa razão, acalentador, mas sim que a comida é utilizada como via única de resposta para todos e quaisquer estímulos, que vão desde sono, raiva, dificuldade para concluir alguma tarefa, dor, frio, dentre outros.

Novamente, cabe à mãe/cuidador, junto ao bebê, exercer o que se denomina, na psicanálise, função materna. Pois bem: uma mãe tranquila, acolhedora, que conseguiu traduzir corretamente a demanda do bebê e a devolve com uma resposta adequada, pode ensinar ao seu filho que para cada problema existe uma solução própria. E esse seria o melhor dos mundos. Acontece, porém, que na vida real o ideal não existe, ou pelo menos, no caso da obesidade, quase nunca é observado.

Existe uma frase que é muito repetida: "Quando nasce uma criança, nasce também uma mãe". Por trás de uma expressão aparentemente tão simples existe um universo bastante complexo a ser contextualizado.

Quando uma mulher se torna mãe, ela passa a ter sob seus cuidados um ser frágil e incognoscível. E, até que se possa aprender a conhecer os sinais emitidos pelo bebê e as sutilezas na diferenciação dos tipos de choro, dor, fome, colo, dentre outros, o que existe é uma solução que se baseia em tentativa e erro, algumas vezes facilitada pelo que poderia ser chamado de algum grau de intuição.

Mas, se é fato que o alimento serve como fonte aplacadora de angústias, então, de igual forma, é fato que, ao ser alimentado, o bebê tende a se acalmar, talvez mais até pelo conforto materno que pelo leite propriamente dito. Entretanto, para a mãe/cuidador, o que é notado é que a criança se tranquilizou, ou seja, a estratégia de alimentar se mostrou eficaz e ela passa a fazer isso toda vez que o bebê chora, independentemente de tentar identificar qual é a real necessidade da criança.

Entretanto, o grande problema encontrado aqui, quando se fala em obesidade, é que essas pessoas, ainda crianças, jovens ou já adultas, irão desenvolver um único padrão de resposta para uma gama muito grande de estímulos, acabando por propiciar o comer sem fome ou necessidade fisiológica e, consequentemente, o ganho excessivo de peso.

Na clínica, manifesta-se por meio de casos em que o paciente come porque está com sono, ou porque brigou com alguém, ou, ainda, para se aquecer do frio, dentre outros. Existe uma generalização do ato de comer, inconscientemente mantida, que, na maior parte das vezes, nem sequer é percebida pelo paciente.

A alternativa que se tem para tratamento, nesses casos, é trabalhar terapeuticamente as chamadas estratégias de enfrentamento de problemas para que, aos poucos, a comida deixe de ser o único elemento de combate a todo e qualquer estímulo, aumentando o repertório de respostas do paciente obeso. Por exemplo, cansaço resolve-se descansando; frio, se agasalhando; dor, com analgésico, e assim por diante. Embora a solução se mostre aparentemente simples, a dinâmica de tratamento é bastante complexa, já que se refere a uma condição psíquica que reproduz um padrão que se manteve por muitos e muitos anos e, portanto, também leva anos para ser desconstruído e reconstruído de forma menos deficiente ou precária.

O SIGNIFICADO DA FALTA NA COMPULSÃO ALIMENTAR

Ainda dentro da relação mãe-bebê, tão evocada na psicanálise, existe outro prisma de conexão, da dupla em apreciação, que conflui, de igual forma, com a obesidade.

Em determinadas circunstâncias, por alguma incapacidade psíquica materna, que vai muito além da falta de desejo ou simples escolha da mãe, ocorre diminuição do interesse materno pela criança, com o consequente desinvestimento psíquico da mãe pelo filho. Em outras palavras, acontece uma redução ou extinção da atenção dada pela mãe ao filho.

Alguns exemplos que resultam nesse quadro podem ser relacionados com depressão materna ou, ainda, perda de um ente querido, o que resulta na elaboração de um luto pela mãe, cuja consequência é que esta se vê absorta em uma situação involuntária que a incapacita psiquicamente a cuidar do seu bebê.[10,11]

Esse desinvestimento materno irá constituir uma falha na estrutura psíquica do bebê, que poderia ser mais bem entendida como um buraco, ou algo que faltou, mas que nunca foi preenchido e que, enquanto não elaborado psiquicamente, nunca será.[10,11]

A explicação para essa questão se torna de fácil entendimento ao se considerar que o bebê necessita da mãe não só para a subsistência física, mas, principalmente, para a estruturação de uma mente primordial que ainda carece de simbolização dos estímulos sensoriais, de troca de afetos, de sentir amparo e segurança, para sua formação psíquica. Ao ter esses cuidados negligenciados, resta ao bebê conviver com um espaço não ocupado, que apresenta uma falha e que, ao longo dos anos, será sempre representado como um espaço vazio.

Nesse contexto, não é incomum encontrar nos pacientes obesos citações de um vazio a ser preenchido que, por mais que se complete com alimentos, nunca resta cheio, completo ou satisfeito. A representação clínica mais conhecida desses casos são as chamadas compulsões alimentares, em que a conduta é comer grandes quantidades de alimentos em um curto espaço de tempo e, ainda assim, nunca se sentir saciado, transformando esse comportamento em ato recorrente.

Não é segredo (pelo contrário, esse conceito já está bastante sedimentado na literatura), que pacientes com compulsão alimentar, quando privados de alimentos, ainda que com uma ação concreta e externa, como no caso das cirurgias bariátricas, substituem esse comportamento compulsivo, que busca preencher um vazio inominado, por outros, de igual ou maior periculosidade, como nos casos das compulsões por sexo, drogas, compras, jogos de azar, dentre outros.

A dificuldade na elaboração psíquica desses casos é que não se está lidando com uma ausência psíquica, ou seja, algo que já existiu e que não se tem naquele momento, na qual se sabe o que se está procurando e quando encontrado será saciado, mentalmente, evidentemente. Aqui, na falta; no espaço vazio; nunca existiu um representante psíquico, ou seja, algo que preenchesse esse vácuo, portanto a busca será eterna e incessante enquanto o processo não for terapeuticamente cuidado e interrompido.

SEXUALIDADE E OBESIDADE

A relação entre sexualidade e obesidade, de igual forma, merece ser considerada. O corpo, de certa forma, serve de instrumento para atrair ou refutar a intimidade e o vínculo. Dilemas como infidelidade, insatisfação sexual e medo de fracassar como pessoa estão diretamente associados ao tema.

Na adolescência, por exemplo, a obesidade, em alguns casos, é usada para transformar um corpo de menina em um corpo de mulher, com seus devidos atrativos, muitas vezes impedindo quem observa de discernir estar diante de uma jovem ou adulta. A grande questão aqui envolvida é que essas jovens se valem de seus corpos volumosos para exercer posição de hiperssexualidade que, não raras vezes, beira a promiscuidade.

Em outro extremo, existem os casos em que o corpo obeso serve de escudo para afastar eventuais parceiros indigestos, chegando ao extremo de impossibilitar, por vezes, a própria mobilidade física. Nesse caso, não é o indivíduo que é incapaz de atrair o sexo oposto, mas sim sua doença, a obesidade, que o tornou incapaz, em clara demonstração de transferência de objeto e representação psíquica. O que se esconde por trás desse quadro, muitas vezes, é uma baixa autoestima que coloca em xeque a própria representação da feminilidade ou masculinidade, bem como de um outro como objeto de desejo. Nas mulheres ainda existe o medo de serem transformadas em meros objetos sexuais.

A autonegação do prazer seria outro vértice que levaria a pessoa obesa a rejeitar seu corpo, em um mecanismo que a reduziria a uma dependência infantil em relação à comida, que se transforma na única forma de satisfação corporal.[4]

Em todos os vieses mencionados, o corpo serviria como pano de fundo para a simbolização de problemas que não conseguem ter na mente outro representante psíquico adequado no enfrentamento das dificuldades, assumindo assim o papel principal do enredo.

ASPECTOS SOCIAIS DA OBESIDADE

Para além de tudo o que foi exposto, existe outra vertente da alimentação que, de igual forma, merece ser destacada. Nesse intuito, cumpre lembrar que o homem é um ser biopsicossocial, o que equivale a dizer que ao lado das questões fisiológicas e psicológicas coexistem questões sociais e culturais.

Reuniões familiares, encontros com amigos, celebrações comemorativas são sempre sinônimos de mesa farta e variada. Por todos esses aspectos, o ato de se alimentar é para o ser humano experiência imensamente maior que aquela passível de quantificação, que fica restrita apenas aos conceitos de fome e saciedade.

O modo de comer é uma escolha que pode ter como base, inclusive, um estilo de vida. Muitas vezes essas escolhas têm relação com variedade e sabores, com crenças religiosas, ideologias e, até, *status* social.[4]

Além disso, com o crescimento do número de mulheres no mercado de trabalho, a busca por alimentos processados e preparados, os chamados *fast-foods*, acabam sendo alternativa rápida e viável para o consumo alimentar diário das famílias. Esses alimentos, ricos em gorduras, portanto em calorias, propiciam o descompasso no balanço energético. Soma-se a isso o fato de que, por essa mesma razão, qual seja, a rotina atribulada de grande parte das pessoas, a prática de atividade física, que serviria para contrabalançear esses excessos alimentares, fica prejudicada.

Por fim, sabe-se que pessoas obesas frequentemente são vítimas de indelicadezas, tanto nos ambientes sociais quanto nos profissionais, que acabam por afastá-las de atividades em grupo, fazendo com que prefiram o isolamento social e se fechem cada vez mais em um ciclo que envolve sentimentos negativos e de exclusão, associados à farta alimentação.

CONCLUSÃO

A conclusão de todo o exposto é que o comportamento alimentar engloba uma série de funcionamentos e dinâmicas psíquicas e sociais que extrapolam a compreensão profissional que visa, pura e simplesmente, identificar a conduta alimentar como patológica ou não. O êxito no tratamento, em todas essas circunstâncias, e nas muitas outras aqui não mencionadas, consiste na compreensão do funcionamento psíquico associado a esse quadro.

REFERÊNCIAS BIBLIOGRÁFICAS

1. World Health Organization (WHO). Obesity: preventing and managing the global epidemic. Geneva: WHO; 2000.
2. Instituto Brasileiro de Geografia e Estatística (IBGE). Pesquisa de orçamentos familiares 2008-2009: análise do consumo alimentar pessoal no Brasil. Rio de Janeiro: IBGE; 2011.
3. Nogueira-de-Almeida CA, de Mell ED, de Almeida Ribeiro GAN, de Almeida CCJN, Falcão MC. Classificação da obesidade infantil. Medicina (Ribeirão Preto Online). 2018;51:138-52.
4. Kaufman A. Alimento e emoção. ComCiência. 2013;145.
5. Bion W. Learning from experience. London: Jason Aronson; 1994.
6. Bion W. Transformações: do aprendizado ao crescimento. 2ª ed. Rio de Janeiro: Imago; 2004.
7. Almeida CCJN. Psicologia da alimentação. In: Nogueira-de-Almeida CA, Mello E (eds.). Nutrologia pediátrica: prática baseada em evidências. Barueri: Manole; 2016. p.100-16.
8. Almeida CCJN, Nogueira De Almeida CA. Acompanhamento psicológico da criança obesa. In: Weffort VRS, Lamounier JA (eds.). Nutrição em pediatria: da neonatologia à adolescência. Barueri: Manole; 2017. p.581-97.
9. Kirch JR. Obesidade, causas e o tratamento à luz da psicanálise. Ijuí: Universidade Regional do Noroeste do Estado do Rio Grande do Sul; 2017.
10. Cremasco MVF, Ribeiro CC. Quando a cirurgia falha: implicações da melancolia na cirurgia da obesidade. Psicol Cienc Prof. 2017;37:258-72.
11. Farah JFS, Castanho P. Dimensões psíquicas do emagrecimento: por uma compreensão psicanalítica da compulsão alimentar. Rev Latinoam Psicopatol Fundam. 2018;21:41-57.

Abordagem psiquiátrica da obesidade 12

Arthur Kaufman

INTRODUÇÃO

> Antigamente, mocinhas só pensavam em se tornar *miss*. Hoje, toda garota que tiver a sorte (ou o azar) de ser bonita ou de compor um "tipo" qualquer pensa logo em produzir o *book* e sair se oferecendo por aí. Seu instrumento de trabalho é o próprio corpo, mas virtualizado em fotografias retocadas por computador, disciplinadas pela anorexia como ideal de vida.
>
> Marcelo Leite*

Novas dietas aparecem diariamente, as academias de ginástica registram lotação – pelo menos no número de matrículas – e, mesmo assim, a quantidade de obesos não para de crescer.

É interessante notar que a maior parte dos abandonos de tratamento da obesidade acontece exatamente no início da fase de manutenção. Com a desistência, o quadro volta, levando ao início de uma nova dieta, e o ciclo vai se repetindo vida afora. É frequente que os regimes não funcionem porque não são ponderados os benefícios psicológicos secundários. Na maioria dos casos, a necessidade ou a compulsão de comer muito não foi tratada, mas apenas reprimida.

UM POUCO DE HISTÓRIA

No livro *As metamorfoses do gordo*, Vigarello[1] fornece interessantes dados históricos a respeito do personagem principal.

---

* Retirado de Leite M. Top models, topless, top quarks. Folha de São Paulo, 05 de março de 1995. Disponível em: https://www1.folha.uol.com.br/fsp/1995/3/05/brasil/7.html; acessado em 11 de agosto de 2021.

Durante a Idade Média, houve diversos períodos de escassez e foram enfrentadas muitas dificuldades de armazenar alimentos, além de outras condições adversas. Em circunstâncias como essas, é natural e comum que ocorra a idealização dos "países de fartura", paraísos fictícios repletos de todos os tipos de comidas e bebidas. Nessa época, encontram-se em diferentes textos a mulher louvada como sendo "crassa e branca e tenra" ou "gorda e tenra e bela"; mais ainda, encontram-se afirmações como "é bem gorda a virgem gentil e bela".

Entre os mitos medievais, havia gigantes de formas imensas, muito fortes, que seriam devoradores insaciáveis, sugerindo um engolir renovado indefinidamente.

Os viajantes visitavam locais longínquos, onde encontravam habitantes de corpo imenso, força prodigiosa e apetite incontrolável. Cavaleiros dos romances, nos séculos XII e XIII, levavam à crença de que a força viria do acúmulo de gêneros e pratos, por meio da alimentação massiva.

A carne era preferida aos vegetais, e o sangue, às fibras. Os pobres tinham regime de farinhas, pois a carne, o peixe e os melhores alimentos estavam reservados ao senhor feudal.

Por causa da força "positiva" da aparência roliça, o gordo raramente era insultado durante a Idade Média. Os termos "lambedor" e "lambedora" se impõem, sugerindo o ato de "lamber" como sinal de glutonaria. Os verdadeiros insultos são "bastardo", "herege", "sodomita", "indecente". Surge, porém, uma limitação aos gordos no século XII: a dificuldade de mover-se, de andar a cavalo e, portanto, uma "inaptidão para a guerra". A gordura "verdadeira" nessa época é a que chega ao ponto de impedir a mobilidade.

A gordura medieval

Há uma contradição entre dois olhares possíveis em relação à gordura – e aos gordos – nos registros antigos:

A. A gordura "saudável", ligada ao poder, ao prestígio, tolerante com os excessos alimentares, que aumenta a sensação de poder e segurança. É característica de quem é dotado de formas, de forças e de vivacidade.
B. A gordura mole, pesada e inchada, que causa moleza e debilidade. É a hidropisia. Produz "um corpo pesado e lento, a língua mole, olhos pesados, sonolentos, além de escarros e ventre barulhento". Refere-se ao "gordo extremo", cujo "calor vital" é sufocado por excessos e que exibe sinal de debilidade.

Há tratamentos visando à eliminação dos excessos de líquidos e "ventos". "Drenagem", eliminação do "demasiado" por meio de válvulas de escape e métodos para "desinflar", uso de pós, purgantes e adstringentes, poções e incisões praticadas com navalhas são considerados métodos "eficazes" para promover o emagrecimento.

Aparecem pela primeira vez algumas resistências à gordura, que podem ser agrupadas em três tipos: modelo clerical, modelo das cortes medievais e o modelo dos médicos.

O modelo clerical

Os "abusos" do estômago são tachados de pecados (séculos XII e XIII). Faz-se uma associação entre o glutão e o porco e, por extensão, entre a gordura e a lama. Surge a valorização da "magreza ascética" e a abstinência ganha destaque contra os lautos festins (volúpia, dissipação moral).

Esse modelo tem uma exceção: "aos poderosos e aos ricos, habituados às delícias da mesa, não se pode impor uma penitência, uma dieta forte demais; àqueles também que, por maus hábitos ou talvez ainda por constituição natural, não podem viver sem pratos delicados, é imposta uma penitência de substituição sob a forma de esmola e de preces".

O modelo cortesão

Observam-se exigências crescentes em relação a finura e leveza corpóreas. Surge a aliança entre força e leveza: o homem "largo de espáduas, o ventre fino". Esse modelo se relaciona à sociabilidade na corte, ligada a danças, maneiras à mesa, aparência e comportamento. O corpo feminino tem que ser esbelto e carnudo, uma mistura de delicadeza e fartura.

O modelo médico

No século XIII, surgem as orientações para "regimes de saúde", como comer evitando ficar pesado, com a barriga estufada ou barulhenta, sem poder respirar. É preciso ser "sóbrio". Guy de Chauliac (1300-1368), o "médico dos Papas", afirma "um corpo é 'gordo' quando se torna um monte tão grande de carne e gordura que não pode andar sem contrariedade, nem tocar sua base ou calçar os sapatos, por causa do ventre intumescido, nem mesmo respirar sem impedimento".

LEVE OU PESADO

Segundo o rabino Nilton Bonder,[2] de acordo com a tradição judaica a obesidade tem pouco a ver com os conceitos de gordo/magro, e sim com os de leve/pesado (Quadro 1). Obeso é aquele que é pesado em diversos níveis. Para tratá-lo, os rabinos explicam que dieta não é sinônimo de regime. Dieta não tem como objetivo ficar mais magro, mas, sim, ficar mais leve. Portanto, enquanto regime é algo que se faz durante um tempo limitado, para emagrecer certo número de quilogramas, uma dieta é algo que vai além de um tratamento: é um investimento. Ela será seguida durante toda a vida e baseada em alimentação saudável. É em razão desse conceito que os rabinos apresentam dietas, e não regimes, para tratar da alimentação, e as apresentam como um sistema profundo e complexo em vez de um simples ato.

Quadro 1 Obesidade e alimentação segundo a tradição judaica

Polaridade leve/pesado em vez de magro/gordo
Obeso é aquele que é pesado em diversos níveis
Dieta em vez de regime
Dieta é um investimento
Dieta é baseada em conhecimentos holísticos
Alimentação é um sistema profundo e complexo
Terapêutica: tornar-se mais leve

REGIME NÃO É HEROÍSMO

Há pessoas que estão eternamente em dieta e nunca chegam a alcançar seus objetivos. Elas não têm outro assunto a não ser "comida": falam de comida o tempo todo, não importa com quem estejam conversando. Com essa atitude, acabam viciadas no tema, pois torna-se difícil "desapegar" e pensar em outro assunto.

Com muita frequência, pessoas assim – movidas por entusiasmo e energia – emagrecem rapidamente no início. Surpreendem a família e os amigos pela força de vontade e pela aparência feliz. Fazem cara de quem está ganhando o jogo. Porém, à medida que se aproximam do seu objetivo final, que é alcançar o peso desejado, lentamente vão abandonando o rigor inicial. Começam a "premiar-se" com doces, por exemplo, em homenagem ao sucesso conseguido e, pouco a pouco, voltam ao padrão antigo de estilo de vida – e muitas vezes, contam com a "ajuda" de parentes e amigos para esse retorno.

Não adianta fazer regime de forma "heroica". Muita gente que age deste modo está sendo compulsiva não com relação à comida, mas com relação ao regime. Leva a questão de forma tão rígida que acaba não suportando depois de algum tempo. Afinal, quem consegue comer filé de frango com alface todo santo dia? Chega uma hora em que a cabeça não aguenta e pede "chocolate, pelo amor de Deus!".

A dieta para emagrecer tem que ser seguida com cuidado e planejamento e envolve alimentação adequada, prática regular (se possível, diária) de atividade física (qualquer uma) e, por fim, cuidar da vida emocional. É muito comum o alimento, sobretudo massas e doces, ser utilizado como uma espécie de tranquilizante ou antidepressivo por essas pessoas. É claro que, se alguém usa o doce como uma forma de se sentir mais amado(a), mais acolhido(a), mais reconhecido(a), acaba adotando o doce como namorada(o) ou amante. E, assim, adeus, regime!

Um acompanhamento médico e psicoterapêutico ajuda a evitar a comida como "centro" da vida e admitir que é possível descobrir formas mais saudáveis de ser amado(a), acolhido(a) e reconhecido(a).

A DITADURA DA APARÊNCIA

Nossa cultura valoriza a juventude e a beleza associadas à magreza. Como o corpo ideal é biologicamente inatingível para a maioria das pessoas, o mais comum é sentir a discrepância entre o ideal cultural e a própria realidade biológica.[3] Essa contradição pode conduzir a uma profunda insatisfação com a própria imagem corporal.

Como a beleza ideal facilita a aprovação social e o encontro de relacionamentos significativos, as mulheres, mais que os homens, maximizam seu valor relativo à atração interpessoal. A importância de ser atraente é ensinada às meninas de tenra idade e a ênfase cultural na atratividade é reforçada em vários contextos de socialização. Por exemplo, o mercado fornece – e os pais selecionam – roupas e brinquedos "de gênero". Os produtos feitos para as meninas (p. ex., bonecas e casinhas) enfatizam que a felicidade está em ser bonita (e, portanto, magra) e cuidar do lar. Para os meninos, os brinquedos são caminhõezinhos, bolas de futebol e arminhas. Eles têm de ser atraentes, mas pela exibição de virilidade e de músculos. Também não podem ser obesos.

Nesta época de ditadura da aparência, podemos observar que:

- O que o bonito faz de errado é, quase sempre, visto de forma complacente. O bonito é mais facilmente perdoado do que o feio.
- As pessoas tendem a ajudar mais outras pessoas que sejam atraentes. Já uma pessoa "feia" tem menor chance de receber auxílio em situações de dificuldade.
- A feiura é punida em praticamente todas as atividades humanas.
- O gordo é, preconceituosamente, visto e tido como glutão e preguiçoso.

ESTILO DE VIDA

As facilidades da vida moderna contribuem para aumentar o número de obesos. As pessoas comem na hora em que têm vontade. A comida está disponível durante o ano todo e o espaço entre refeições e lanches tem diminuído sensivelmente. Nota-se, ainda, a diminuição acentuada da atividade física cotidiana, provocada pelo tempo passado diante de televisão, celular, videogame, computador etc.

É claro que existem inúmeros motivos para comer demais. O "demais", no entanto, é variável de pessoa para pessoa e depende também da situação vivida e do contexto. Por exemplo, quando uma pessoa vai ao cinema dentro de um *shopping*, é possível que ela não veja "nada de mais" em comprar um saco de pipoca e um refrigerante antes de ver seu filme. Parece tão inocente, não é verdade? Só que aquele "inocente" saco de pipoca *gourmetizado* com manteiga pode chegar a lhe custar até 1.700 calorias, fora o copão de refrigerante, que vai lhe custar outras 300. Ou seja, são 2.000 calorias que ela vai ingerir, e ela ainda pretende saborear um jantar depois do filme. Depois, precisará explicar à nutricionista – e a ela mesma – que mandou para dentro "apenas" pipoca e refrigerante! Esta situação mostra como muitas vezes somos inocentes, desavisados ou até mesmo ingênuos.

Muita gente acredita que para engordar é preciso comer feijoada, macarronada, churrascada e outras "adas". Não é bem assim. Às vezes, mesmo sem estar estressado(a), alguém enfia o pé na jaca. Imagine, então, se estiver tenso(a), angustiado(a), nervoso(a)! Dançou na balança.

Desde que viemos ao mundo, fomos "educados" e acostumados a nos aliviar do estresse comendo gostosuras. Ninguém se acalma comendo um pratão de agrião ou de rúcula, com ou sem azeite. A nutricionista até diz "se estiver com muita fome à noite, coma uma cenoura". Inevitavelmente, surge um longo desabafo: "cenoura!? Não sou coelho! Eu vou é comer bolo, talvez bolo de cenoura. Aí, sim, vou me acalmar. Afinal de contas, já percebi como os doces me dão tranquilidade e paz de espírito. Sempre foi assim! Em todas as comemorações tem empadinha, croquetinho, pastelzinho, tudo no diminutivo – portanto, com poucas calorias –, fora o brigadeiro, a língua-de-sogra, o beijinho... Como é que comidas com esses nomes podem me fazer mal? Os médicos e os nutricionistas são mesmo uns chatos, ficam só me proibindo de comer coisas gostosas e me mandando comer cenoura. Tenha paciência! Isso se não me mandam também fazer ginástica. Ginástica no frio? Ginástica no calorão? Ginástica na chuva? Ginástica no fim de semana? Não é melhor comer *fondue*?".

A disponibilidade de *junk food*; de alimentos industrializados hiperpalatáveis (HP) ricos em gorduras, carboidratos e sódio; de sucos açucarados – disfarçados nos supermercados com o nome de néctar –; de refrigerantes; de biscoitos; de salgadinhos; e a vida sedentária criaram as condições ideais para a progressão da pandemia de obesidade.

E agora é o médico falando: nada é proibido. A grande arte é ser moderado. Verificar o tamanho das porções. Prestar atenção às combinações alimentares que se está fazendo. Por exemplo, que tal dispensar o *couvert* no restaurante? Além de a conta sair bem mais barata, é bom se livrar daquele excesso de pães, cremes, patês, azeitonas e outras *cositas*, todas elas engordativas. Que tal pensar se aquele prato a pedir é realmente o mais adequado para aquele dia, aquela hora e aquela companhia? Será que vai mesmo fazer bem, ou o desejo de se empanturrar é para esquecer as dores e decepções do dia? Um cardápio equilibrado é um dos fatores de sucesso quando se deseja a manutenção do peso. Outro fator é a prática de atividades físicas: pode ser o exercício que quiser, o exercício que gostar – e tem que gostar de pelo menos um. O terceiro fator é o equilíbrio emocional: comer para viver, e não viver para comer.

Quadro 2 Fatores determinantes da obesidade

Genética: determina a presença da obesidade Ambiente: determina a extensão da obesidade **Genética + excesso alimentar + sedentarismo + psiquismo = obesidade** **Pode ser definida como doença do estilo de vida**

Fonte: Kaufman, 2005[3]

EQUÍVOCOS DO ESPELHO

A maneira pela qual percebemos nosso corpo resulta de um grande número de experiências acumuladas durante a vida, sob a coordenação do sistema nervoso central. A imagem corporal é uma espécie de "retrato mental", um espelho que mostra à pessoa sua própria aparência física e as atitudes e sentimentos em relação a esta.[4]

O obeso pode ter uma imagem corporal distorcida e esta distorção é tanto mais intensa quanto mais antiga for sua obesidade. Quando começa na infância, a criança pode ter a impressão de que seu corpo é vergonhoso e grotesco, que os outros a olham com desprezo ou hostilidade e que quem se aproxima o faz por pena ou por ser igualmente monstruoso. As próprias crianças consideram as colegas magras mais populares, inteligentes e hábeis nos esportes, e as gordinhas, inábeis, deixando-as marginalizadas e solitárias. Na adolescência, pode emergir um medo mórbido de engordar. A criança ou adolescente "aprende" que seu corpo é feio e desagradável e vai se tornando cada vez mais "inimiga" dele. Surgem, assim, comportamentos alterados. Ela evita se expor em praia e piscina e até em lugares públicos "protegidos" (p. ex., *shoppings* e restaurantes). Essas atitudes refletem um medo de ser vista e, principalmente, de ser "malvista" e "não amada". Incapazes de perceber as próprias necessidades corporais, crianças assim referem-se ao corpo como algo externo a si mesmas, sentem-se confinadas ou aprisionadas, e imaginam-se condenadas a um peso indesejavelmente eterno.

A pessoa obesa tem uma limitação da mobilidade corporal, com dores articulares, cansaço fácil etc. Seu corpo é um campo de batalha. Também acaba impondo a si própria a drástica redução de relações interpessoais e vivências afetivamente significativas. Sua vida empobrece. O humor passa a oscilar em função dos caprichos do ponteiro da balança. Impotente para enfrentar os obstáculos impostos pela vida, ela acaba inconscientemente se orientando pela forma mais concreta de trocas que ela conhece, que é o alimento.

A gordura, na obesidade, pode ser uma forma de manifestação de conflitos e de vivências sofridas, e não uma "distorção do caráter". Pode estar relacionada a valores como força, sexo, criação, limites, afirmação, maternidade, proteção, estabilidade e raiva. Portanto, a obesidade é a expressão de uma dinâmica, e não de um problema.

A interação com o corpo espelha a relação que o obeso tem com a própria vida. Se não consegue obter o prazer, ele passa a rejeitar esse corpo e desenvolve uma dependência infantil em relação à comida, que passa a ser a única forma de satisfação dele. Por ser o retrato de sua impotência, vazio, culpa e medo da aniquilação, o corpo é rejeitado e o vazio interior é preenchido com comida.

A preocupação com a magreza, por sua vez, pode ser a manifestação de um desejo de manter a juventude, uma expressão do medo de envelhecer. No seu empenho por fazer dietas, as pessoas buscam a aparência e a sensação de elegância. No obeso, a falta de energia é responsável pelas sensações de fadiga, depressão e passividade.[5]

A compulsão alimentar é um acontecimento grave: a pessoa acaba centrando sua vida no aspecto "comida". A obsessão pela comida provoca autoaversão, ódio e vergonha, sentimentos derivados da percepção da falta de controle com relação à alimentação. Na maioria das vezes, come sozinha, furtivamente. Em público, no entanto, é uma "profissional da dieta", admirada por sua abstinência e força de vontade. Considera-se realizada.

Quando uma pessoa come compulsivamente, está geralmente demonstrando um desespero interior, possivelmente relacionado à sua precária autoestima. Ao começar um novo regime, porém, o desespero não desapareceu. Ela se torna compulsiva pelo regime da mesma forma que era compulsiva por comer.

AUTOCONHECIMENTO EVITA TAMBÉM FRUSTRAÇÕES SEXUAIS

Nem todas as pessoas sexualmente frustradas comem desmedidamente, mas o inverso é verdadeiro: as que comem de forma compulsiva não se sentem sexualmente gratificadas. A autonegação do prazer leva a pessoa a rejeitar seu corpo e a reduz a uma dependência infantil em relação à comida, que passa a ser a única forma de satisfação corporal. Outras maneiras não saudáveis de descarregar essas frustrações são os atos delinquenciais, o alcoolismo, o uso de drogas, a promiscuidade sexual etc.[5]

Excesso de alimentação e casamento podem ter uma interação importante. É sempre oportuno lembrar que o problema de peso não deve ser encarado isoladamente, mas dentro de um contexto. Tem a ver com o estilo de vida do casal, no qual se incluem o erotismo e o relacionamento afetivo.

A insatisfação conjugal pode chegar a um ponto em que as carências emocionais e sexuais se confundem com a fome física, podendo ser atendidas concretamente, ainda com a vantagem de não depender de ninguém, ou seja, do(a) cônjuge, para se satisfazer.[6]

Tudo isso mostra como o contexto, o ambiente de vida e o relacionamento podem contribuir para o emagrecimento ou para a adiposidade.

Qualquer que seja o caso, é recomendável um trabalho de autoconhecimento a fim de que a pessoa possa aprender a identificar de forma consciente suas emoções, sentimentos e percepções. Ela poderá modificar o padrão de comportamento em que as decepções e frustrações se manifestam e são compensadas de forma física, por meio do excesso de comida, e poderá compreender sua obesidade como um sintoma, buscando – ao lado do tratamento dietético – o caminho para uma melhor compreensão de si própria.

Já com relação ao envelhecimento e à menopausa, a maioria das mulheres não se conforma com a obesidade pós-climatério. A manifestação desse desconforto vai depender da cultura. Velhice pode significar sabedoria, mas o "velho" pode ser considerado oneroso para a sociedade quando não existe um sistema previdenciário eficiente. Nestes casos, ele se converte em um peso e é abandonado. O climatério é a entrada da mulher na senectude. Nesse momento, pode ocorrer não aceitação da transformação e das modificações na sexualidade. Para compensar as perdas, quando a fertilidade acaba e acaba também a conservação da espécie, sobra apenas o instinto de conservação do indivíduo. O homem velho agarra-se ao poder, ao autoritarismo; a mulher velha volta-se mais ao aspecto alimentar. O prazer converge para a mesa; portanto, está ligado àquilo que sobrou, àquilo que já foi. São casos em que "a moça se foi e a velha sábia não chega".

MODERAÇÃO NA BUSCA DA BELEZA

Se Vinicius de Moraes já dizia que a beleza é fundamental, quem haverá de contradizê-lo? A beleza faz bem aos cinco sentidos e precisa ser buscada e cultivada por todos os sexos e todas as idades. Está também ligada à saúde: pessoas saudáveis são mais belas; pessoas feias frequentemente têm sua vida emocional prejudicada pela aparência física. Há um problema, no entanto, quando se pensa que beleza física é tudo, quando se quer rivalizar com Afrodite e Adônis. Quando se acredita que é vital ser "jovem e belo", pois o antônimo, "velho e feio", é sinal da morte, simbolizada pelo ostracismo social. A procura desesperada pela beleza pode levar ao desencadeamento de problemas emocionais, transtornos alimentares e até doenças mentais naqueles que são psicologicamente mais frágeis.

Se observarmos como a mídia retrata as mulheres, notamos que, para ter o "corpo certo", várias delas, bem-sucedidas, apegam-se às indústrias da moda e da dieta. Para elas, são criados modelos ideais e a propaganda vende-os para mulheres de todas as idades e níveis socioeconômicos. O trabalho não acaba, pois o padrão muda o tempo todo. Há algumas décadas, o corpo da mulher "tem que ser" magro, sem pelos supérfluos, desodorizado, perfumado e bem vestido. A mulher gorda, portanto, será notada e criticada por isso, tornando-se vulnerável e sofrendo nítida desvantagem nos mercados profissional e amoroso. Entretanto, em uma demonstração plena da sua ambivalência, a moral patriarcal tende, por outro lado, a estigmatizar a mulher magra e bonita como vaidosa, fútil, frívola, incompetente – a "bonita e burra". Parece não haver saída.

Em relação aos homens, o problema é igualmente sério. Em vez da obsessão pela magreza, como ocorre nas mulheres anoréxicas e bulímicas, perseguem o corpo forte, atlético, viril, símbolo de masculinidade e poder. Assim, eles caem na vigorexia ou "complexo de Adônis". Não importam mais estudo, trabalho, amigos e amores, mas apenas a obsessão pelo corpo perfeito.

Buscar a beleza é saudável e fundamental, mas vale aqui uma paródia àquele famoso *slogan*: "Beleza física: aprecie com moderação".

MORTE À FRENTE DE UM PRATO DE COMIDA

Muitas pessoas sentem-se perdidas ao sofrerem uma forte pressão social para seguirem um modelo considerado certo, que é "ser magro". A aparência passa a ser prioridade absoluta. Há necessidade de brilhar, de parecerem "espertas". "Brilha" quem é jovem e magro, porque ser magro e ser jovem associam-se ao sinônimo de ganhar dinheiro, ser amado, disputado, requisitado. É nisso que acabam acreditando. E assim estará facilitada a trilha para o enriquecimento dos que se dispõem a vender o impossível. Nesse momento, tudo serve.

Os mecanismos de exigência de magreza e de perfeição física têm um inegável caráter de desumanização. No mundo urbano, vive-se praticamente ilhado. Os prédios parecem cada vez mais jaulas e as crianças estão cada vez mais engaioladas. Não saem, não praticam esportes, não têm onde brincar, não têm onde passear. Permanecem em casa. E ficar em casa significa assistir à televisão, jogar videogame e brincar no computador. É um sedentarismo que, aliado a uma alimentação incorreta, faz a criança só comer o que quer e leva à obesidade. Ao mesmo tempo, a televisão e outros meios de comunicação incitam-nas a comprarem guloseimas, *fast-food* – enfim, tudo aquilo que parece barato e gostoso. E as crianças pressionam os pais. Pais que se sentem culpados porque trabalham o dia inteiro, porque não podem dar a elas as condições que acham ideais, acalmam a própria consciência dando aquilo que as crianças querem.

A pessoa obesa, então, apela às mágicas para ficar de acordo com aquilo que se espera dela. Sai atrás do remédio antiobesidade e/ou do antidepressivo da moda, de preferência algum "natural". O corpo que eu "sou" começa a se transformar em "coisa", para a qual eu tenho que prestar certos serviços e colocar certos aditivos. O corpo humano é encarado como uma espécie de máquina ou utensílio que requer um serviço: "eu tenho que fazer alguma coisa para que fique com aparência adequada, para que dure o máximo possível em condições de uso". Sonha com um corpo bonito, magro, sem estrias, sem celulite etc. Nesse caso, estará confundindo o especialista com um marceneiro? Serralheiro? Escultor?

As pessoas obesas têm comportamentos comuns: comem escondido, minimizam as calorias e jamais admitem a própria gula; passam da abstinência absoluta à voracidade com grande rapidez. Estão sempre "em dieta" ou pretendem começá-la na "próxima segunda-feira".[7]

Uma das consequências do medo da obesidade é o fato de as mulheres, principalmente, descambarem para a anorexia ou a bulimia. Dizem que "o negócio é fechar a boca" e seguem este mandamento de forma literal, não simbólica. Para essas mulheres, fechar a boca significa realmente não comer nada. Evidentemente, acabam adoecendo e muitas morrem de fome na frente de um prato de comida. Outras apelam para a bulimia, usando laxantes e vomitivos para manter a magreza. Pode-se citar como exemplo um caso de uma mulher jovem que tinha acessos de compulsão alimentar. Ela se pesava e começava a comer. O peso imediatamente subia. Em seguida, ela ia vomitando, vomitando e se pesava novamente. Provocava uma série de 8 a 10 vômitos seguidos até voltar ao peso de antes de começar a comer. Ela comia e vomitava ao lado da balança.

A ideia que prevalece é de fazer regime o dia inteiro, mas é interessante notar que o regime, em geral, dura até as 17h, 18h. Por coincidência, portanto, até a hora do crepúsculo, do lusco-fusco, aquela que não é nem dia nem noite e na qual o farol do carro funciona e não funciona, em que se enxerga, mas não se enxerga bem. Parece que nessas horas os "monstros" surgem. Os fantasmas aparecem, o regime é completamente esquecido e elas comem tudo que veem pela frente. Este fenômeno já está acontecendo também com os homens, porque eles também estão sendo muito cobrados pelo corpo que precisam exibir. Nos compulsivos, existe um grande remorso. Eles comem e se afundam em um sentimento de culpa. Não é um prazer; é uma angústia excruciante. A culpa aperta e a pessoa resolve comer de novo. Assim o círculo se perpetua. Essas pessoas, então, compram livros de autoajuda e o que a mídia quiser vender. Chegam a colocar um copo de água em frente ao computador porque estão ouvindo pelo rádio um pastor que abençoa o copo "para que seus desejos se realizem".

É preciso que se faça um trabalho em médio e longo prazo com as crianças, atividade a ser realizada também nas escolas. Da mesma forma que existem aulas de educação sexual, de educação religiosa, o currículo deveria incluir aulas de educação alimentar. Assim, estaria no escopo de ensinar cidadania para que as crianças e seus pais não aceitassem engodos. No caso específico da alimentação, se as crianças aprenderem a comer de forma saudável na escola, elas chegarão em casa e, por exemplo, dirão "mãe, eu aprendi lá que só se pode consumir batata frita e refrigerante no máximo uma vez por semana, porque não é bom para a saúde". As escolas recusam esse tipo de responsabilidade, mas deveriam aceitá-la, porque as famílias não demonstram tal preparo. Para piorar, se olharmos as cantinas escolares, a maioria delas não vende alimentos saudáveis. É necessário fazer um esforço conjunto de professores e alunos. A escola precisa tomar conta da cantina, que está em seus limites, em um espaço dentro do contexto educacional. Vai-se, assim, educar as crianças, para que elas eduquem os pais. O contrário disso, embora possa parecer mais lógico, até hoje revelou-se um fracasso.

ESTADOS EMOCIONAIS INCONTROLÁVEIS

Existe um vínculo simbólico em que o alimento representa amor, segurança e satisfação de necessidades. Observa-se que algumas mães alimentam o filho toda vez que ele chora. Parecem incapazes de imaginar outra necessidade que não a fome. A criança cresce e, quando merece um elogio por bom comportamento, ganha um doce ou um sorvete; se fizer algo indesejável, o castigo é cortar-lhe a sobremesa. Este tipo de viés materno vai ensinando a criança a resolver suas dificuldades emocionais desta maneira: as frustrações e as dificuldades de lidar com a realidade revelam-se intensamente na ansiedade pela nutrição e na voracidade. Anos depois, para esta pessoa já adulta, o alimento será utilizado de forma inadequada, com o propósito de resolver todos os problemas de sua vida. O peso, para ela, é sua proteção e, ao mesmo tempo, o inimigo contra o qual necessita lutar.

Mais tarde, o obeso pode fazer uso de sua aparência física como forma de evitar as relações interpessoais. Ele se queixa da dificuldade de atrair outras pessoas, sobretudo no que se refere às conquistas sexuais, quando, na verdade, trata-se de uma dificuldade de manter contatos afetivos significativos.

As diferenças de gêneros (masculino e feminino) com relação aos problemas alimentares surgem inicialmente na adolescência. As mulheres sofrem mais por conflitos relacionados a comida, peso e forma do corpo do que os homens. Pressões internas e externas para se manterem magras aparecem já no início da adolescência, como pode ser notado nos concursos para modelos bem jovens, e por meio dos regimes iniciados por meninas que revelam um medo mórbido de engordar.[8]

Na gênese e na manutenção da obesidade, pode-se afirmar que há três fatores principais: a oferta precoce de comidas engordativas, a imobilização do filho e uma vida sexual pobre. A oferta precoce de comidas engordativas é feita pelos pais às crianças, oferecendo papinhas cheias de farinha, refrigerantes na mamadeira, excesso de açúcar, sódio, frituras etc. Tudo isso pode levar à voracidade e à busca por comidas obesogênicas. O fator seguinte é a imobilização do filho pelos pais. Observa-se uma mãe dominadora, e muitas vezes obesa, com a cumplicidade de um pai passivo, ausente e, amiúde, obeso. Este aprisionamento do filho, com falta de liberdade e de movimento, pode transformar-se em um sedentarismo obesogênico. Observa-se, ainda, uma vida sexual pobre, associada a repressões e inibições. Quando a obesidade se instala, contribui para piorar a autoimagem, o que leva a uma maior inibição social e a uma vida sexual mais restrita.[9]

Hilde Bruch[10] observou que a "mãe obesogênica" mantém uma atitude superprotetora e indutora de dependência na criança, como se esta fosse uma presa, uma possessão inanimada. Ela oferece comida em grande quantidade e de forma inapropriada, por razões não nutricionais, por exemplo, como substituta para outras necessidades da criança que ela não pode satisfazer ou para suas próprias necessidades de dependência. Por causa dessa alimentação excessiva e imprópria, as crianças obesas sofrem de transtornos perceptuais e conceituais. Tornam-se inábeis para distinguir entre fome, saciedade e outras sensações somáticas internas, incluindo sentimentos. A mãe precisa, portanto, diferenciar as necessidades da criança das suas próprias dentro de um adequado ambiente acolhedor, uma atmosfera na qual ela é sensível e responsiva às necessidades do filho, promovendo uma internalização da função confortadora materna. Assim, a capacidade infantil de autoconforto será uma consequência das respostas maternas empáticas. Este processo capacita a criança a desenvolver autocoesão e habilidade para tolerar a separação da mãe.

Vários obesos revelam inabilidade para se autoconfortar quando estão ansiosos, deprimidos ou solitários. Seu *craving* (fissura) por comida resulta em autoconforto apenas temporário. Desta forma, eles precisam do *overeating* para reproduzir uma representação sensoriomotora da mãe e de suas atividades de acolhimento inadequadamente internalizadas.

O *overeating* seria, então, uma resposta a uma variedade de "estados emocionais incontroláveis". Uma atividade automitigadora, que provê uma gratificação substituta. O comportamento alimentar aditivo pode ser uma forma de lidar com a disforia, particularmente com sensações de vazio, solidão e ansiedade, como ocorre nos dependentes de drogas, que as utilizam porque conseguem aliviar sentimentos de depressão, tédio e vazio. Assim, comer compulsivamente, assim como a drogadição, é uma forma de automedicação para apaziguar emoções dolorosas. O *overeating* pode ser uma tentativa mal adaptada de reduzir afetos dolorosos e de restaurar um sentimento de bem-estar com o uso de comida como uma representação simbólica das funções de cuidado materno.

O tamanho do corpo também pode ser empregado defensivamente por essas pessoas. Alguns obesos utilizam sua condição corporal para intimidar e controlar outras pessoas ou, simbolicamente, para protegerem a si próprios da ferida interpessoal física ou psicológica. A obesidade também pode ser usada como uma racionalização das falhas na carreira profissional ou nas relações sociais e sexuais.

Alguns obesos manifestam *craving* por carboidrato. Sentem-se menos deprimidos, mais calmos e mais relaxados após a ingestão de refeições ricas nesses nutrientes. Essa ingestão eleva os níveis de triptofano cerebrais, acelerando a síntese e a liberação da serotonina, que exerce efeito antidepressivo. Um artifício nesses casos é selecionar tais alimentos como forma de automedicação, ao experimentarem sentimentos dolorosos, sobretudo os do espectro depressivo.

Por todos esses mecanismos, perder peso não é, necessariamente, sinônimo de cura. O "magro-gordo", ou seja, "o magro com cabeça de gordo", aquele que não tem excesso de gordura, mas exibe ainda as características emocionais que o fizeram obeso, tenderá a recuperar o peso perdido. A avaliação estática do peso não é parâmetro fidedigno para indicar qualidade do padrão alimentar.[11]

De forma similar a outros transtornos psicofisiológicos, a obesidade parece ser o caminho final comum resultante de uma interação complexa entre experiências críticas de desenvolvimento e processos biológicos geneticamente determinados.

A COMIDA COMO ALIMENTO DOS CONTOS INFANTIS

Os contos de fadas e outras histórias infantis fazem referências a temas ligados à alimentação.

Os heróis infantis são normalmente magros e fortes e os vilões, gordos; no entanto, alguns personagens positivos são, tradicionalmente, gordos, como Rei Momo e Papai Noel.

Em *Os três porquinhos,* os heróis constroem, inicialmente, casas frágeis. Percebem, enfim, que precisam construir paredes resistentes (casa de tijolos), para não serem comidos pelo Lobo Mau.

Chapeuzinho Vermelho vai levar comida à casa da vovó e "não deve sair da linha para não encontrar o lobo". Como pré-adolescente clássica que é, não segue o conselho materno, e vai tornar-se a comida do lobo.

O encantamento e a prisão por meio da comida aparecem em *João e Maria*, conto em que os dois irmãos, abandonados pelos pais, são seduzidos e mantidos em cativeiro pela bruxa (símbolo da mãe perversa, que não cuida) atraídos pelos doces, são anestesiados pelo açúcar e podem ser devorados pela "mãe má", embora pensem que estão sendo cuidados.

Casos semelhantes ocorrem em situações nas quais se observa competição entre mãe jovem, vaidosa, com boa constituição corporal e uma filha com tendência ao sobrepeso. Há, aqui, uma aproximação com a história de *Branca de Neve*. A madrasta ou "mãe má", bastante narcisista, quer que o espelho lhe garanta ser a mulher mais bela. Anos a fio, tem essa garantia. Um dia, no entanto, com a filha já entrada na adolescência, o espelho diz que Branca de Neve é mais bela do que a mãe (ou madrasta). É o suficiente para ordenar a um pastor a morte da garota. Ele, é claro, não pratica o crime. Há várias peripécias na sua sobrevida. Branca de Neve é envenenada pela comida – uma maçã oferecida "inocentemente" pela bruxa (que era a "mãe perversa" disfarçada) – e só volta à vida após expelir a fruta. Embora ponha em destaque a questão da amizade, *Branca de Neve e os sete anões* é uma história sobre inveja e supervalorização da aparência física.[12]

OBESIDADE E INTOLERÂNCIA NA MITOLOGIA GREGA, NA LITERATURA E NAS ARTES

O leito de Procusto

Personagem da mitologia grega, Procusto é um facínora que mora sozinho em uma cabana no meio da serra de Elêusis. Ele recebe, frequentemente, viajantes cansados e famintos, que lhe pedem abrigo noturno. É bem hospitaleiro e oferece-lhes um lauto jantar, acompanhado de bons vinhos. O problema aparece na hora de dormir: o anfitrião acompanha o hóspede ao quarto. Se seu leito de ferro é menor do que o viajante, Procusto decepa-lhe os membros com um machado até que estes caibam na cama. Se o hóspede é pequeno, estica-o com cordas até que seus membros fiquem com tamanho "adequado" ao leito. É desnecessário dizer que o dono da casa possui duas camas de hóspedes, de modo que nenhum deles escapa.

Simbolicamente, Procusto representa a intolerância do homem ou da sociedade em relação ao diferente. Trata-se de uma metáfora para representar as tentativas de imposição de um padrão de comportamento corporal "correto". Este corpo supostamente adequado é uma imposição social. Quem não o possui corre o risco de sofrer algum tipo de tortura psicológica (*bullying*).

Procusto continuou a praticar seus crimes até ser capturado por Teseu, que conseguiu prendê-lo lateralmente em sua própria cama e cortou-lhe a cabeça e os pés. Recebeu, portanto, a mesma tortura aplicada aos hóspedes.

Etimologicamente, "Procusto" significa "o esticador", em referência ao castigo que aplicava às suas vítimas.

O mito de Circe: psicogênese da obesidade

De volta da Guerra de Troia, o herói Ulisses e sua tripulação desembarcaram na praia da ilha de Eéa, onde vivia Circe, filha do Sol, em um palácio. Ulisses enviou à terra 23 homens chefiados por Euríloco para verificar com que hospitalidade poderiam contar. Do lado de dentro do palácio, vinham sons de uma música suave e de uma bela voz de mulher que cantava. Euríloco a chamou e Circe apareceu, convidando os recém-chegados a entrar. Eles o fizeram de boa vontade, com exceção de Euríloco, que desconfiou de algum perigo. Circe serviu aos convidados vinho e pratos apetitosos. Quando estavam bêbados e satisfeitos, tocou-os com uma varinha de condão, transformando-os em porcos. Colocou-os no chiqueiro, onde choravam impotentes, pois suas formas físicas mudaram, mas as mentes continuavam humanas. Euríloco retornou rápido ao navio para relatar o que vira. Ulisses, então, resolveu ir ele próprio libertar os companheiros. No trajeto, foi aconselhado por Hermes, que lhe deu o broto da planta chamada moli, dotada de poder contra as bruxarias de Circe. Ulisses foi bem recebido pela feiticeira, que o recepcionou como fizera com seus companheiros. Depois que ele havia comido e bebido, tocou-o com sua varinha de condão, dizendo: "Ei! Procura teu chiqueiro e vá espojar-se com teus amigos". Em vez de obedecer, Ulisses, com a espada, investiu furioso contra Circe, que caiu de joelhos, implorando clemência e devolveu a forma humana aos marinheiros, deixando que todos partissem são e salvos, depois de os haver entretido de forma hospitaleira. Ulisses pareceu ter-se esquecido da pátria e tornou-se amante de Circe, acostumando-se àquela vida de ócio e prazer. Só depois de vários anos lembrou-se de voltar a Ítaca.

A interpretação psicanalítica do mito pode ser:

- Circe: representação materna, a mãe que engorda.
- Marinheiros: filhos que se deixam engordar e transformar em porcos.
- Porcos: alegoria da obesidade.
- Euríloco: entregou os "filhos" passivamente aos poderes maléficos de Circe. Ao não cuidar de seus subordinados, comportou-se como o pai que não protege e não coloca limites.
- Ulisses: modelo de pai e homem livre. Agiu como um pai que, ao dar apoio incondicional ao filho, favoreceu de tal maneira a evolução genital positiva deste que superou sua submissão oral à mãe. Não caindo no lado aprisionador da mãe, forneceu ao filho um modelo de homem livre, que não se submete.

O obeso sedentário de hoje foi o filho imobilizado de ontem. Habitualmente, é a mãe a que envolve e o pai o que deixa aprisionar, o que não libera. É a "mãe Circe" que converte o filho em "porco" e o "pai Euríloco" que entrega o filho e não consegue funcionar como um "pai Ulisses", protetor e liberador.

Dioniso e Baco

Dioniso

A arte, a poesia, a vida social e a religião tinham estreitas ligações com Dioniso, deus do êxtase, do prazer e das festas, com seu séquito de Mênades. As Mênades (Bacantes, Tíades ou Bassárides) eram ninfas adoradoras do culto de Dioniso. Em Atenas, celebrava-se seu festival de outono nas vindimas (Dionisíacas). Com abundância de comida e bebida, as mulheres tomadas pelo êxtase do vinho dançavam mascaradas e tocavam tambores. Eram celebrações falofóricas. Dioniso veio para destruir Zeus e os demais deuses olímpicos, para promover a renovação de tudo.

Transformar-se em um beberrão, Baco, significa tirar de Dioniso o poder que tinha. Roma adotou as Dionisíacas como Bacanais. Lá, sob o nome de Baco, muitas vezes o deus é refigurado obeso, sempre embriagado, impotente, montado em cima de um asno e carregando odres de vinho. Os romanos não souberam conservar as virtudes religiosas daquelas festas e as Bacanais transformaram-se em orgias escandalosas, as Bacanálias. As celebrações acabaram proibidas pelo Senado Romano em 186 a.C.

Baco

No estatuário grego, não se encontram figuras gordas. Existe apenas o ventre mais acentuado de alguma deusa-mãe. "O corpo humano, para o artista grego, não é um modelo, mas um módulo. E é fenômeno em que o ser se manifesta, emerge e brilha. É ser, estar, aparecer", conforme define Sophia de Mello Breyner Andresen, em sua obra *O nu na Antiguidade Clássica*. Na passagem do mundo helênico para o mundo romano, a ordem é invertida: primeiro, aparentar para depois estar e, por fim, ser. Daí emerge a figura de Baco. Dioniso vai diminuindo e Baco, aumentando. A pessoa bebe aquele líquido e transmuta, entra em estado de êxtase. A gordura, para o romano, é o grotesco, o sem-poder, o bufo. Baco é o bufão. Não tem poderes. É o deus apenas da orgia e da bebedeira.

Midas e Nero

Midas

Segundo Plutarco, Midas, da Frígia, era um rei despótico, cruel, avarento, guloso e gordo. Sofria da "incontinência da gula", segundo Dante Alighieri. Midas sonhou com Sileno, o pai dos sátiros. No sonho, Sileno sugeria que ele pedisse a Dioniso aquilo que mais desejava: ter muito ouro. Assim atendido, tudo o que o guloso rei passou a tocar transmutava-se em ouro, impossível de comer. Quis, então, ser servido na boca por seus servos, mas não adiantou. Ao entrar em contato com sua boca, o alimento virava ouro. Assim, embora tivesse todas as condições para usufruir da melhor alimentação, tornou-se uma pessoa desesperadamente famélica. Não suportou mais tal vida e foi a um charco, onde se enterrou para morrer. Segundo Apolodoro, ele morreu ali, chafurdando na lama, como um porco.

Nero

Suetônio, cronista romano surgido na passagem do século I para o século II, escreveu sobre a vida dos doze primeiros Césares. Todos eles eram portentosos, como Júlio César, César Augusto, Tibério e outros. Nero, no entanto, foi descrito como um homem gordo, homossexual e completamente louco. Sua preocupação era tocar harpa para rivalizar com a lira de Apolo, chegando ao ponto de incendiar Roma para inspirar-se no fogo. Promovia frequentes bacanais e tinha latente vontade de matar a própria mãe, Agripina, que frequentemente o desqualificava na frente do Senado. Agripina descobriu o plano do filho e, desgostosa, matou-se. Dois mil anos depois, o professor de história Massimo Fini, na obra *Nero: 2.000 anos de calúnias*, refaz a biografia do imperador. Após longa pesquisa, o autor desmente Suetônio. Indiretamente, reconfigura Nero. Deixou de ser incendiário, baixo e gordo, uma figura bufa e de terror.

Como eram as figuras femininas? Ou eram ninfas, portanto muito magras, ou as Grandes Mães, com o ventre avantajado.

Artes realizadas com obesidade

A divina comédia

Dante Alighieri, em sua *A divina comédia* (século XIV), descreve o terceiro círculo do Inferno como lugar onde padecem os gulosos incontinentes, chafurdando na lama como porcos e recebendo chuva de coriscos de fogo. O fogo simboliza a queima da gordura. Dante vê, erguendo-se do charco, um nobre, Ciacco, conterrâneo de Florença. Era gordo e guloso. Na entrada desse terceiro círculo infernal, posta-se Cérbero, o monstruoso cão de três cabeças, apto a destruir qualquer tipo de vida. Dante olha para Virgílio, que o acompanha em sua descida ao Inferno, e Virgílio lhe explica que esse castigo pavoroso imposto à gula será bem pior quando o corpo e a alma de Ciacco fundirem-se, o que ocorrerá no Dia do Juízo Final. O sofrimento com o corpo gordo será muito maior.

> Ciacco por todos lá era eu chamado:
> pelo vício da gula, miserando,
> nesta chuva, que vês, vou mergulhado
> [...]
> Se puderes volver à terra amada,
> narra aos de lá meu fado e meus delitos.
> Nada mais direi, não me perguntes mais
>
> (Inferno, VI, 52-54; 88-90)

O Espírito de Ciacco é visto por Dante numa chuva flamejante eterna, com coriscos incandescentes, que caía sobre a lama podre onde as almas se encharcavam. Cérbero, cruel e perverso, rosna para as almas submersas naquele lamaçal.

Mais adiante, no percurso de Dante e Virgílio no mundo dos mortos, em um patamar da montanha do Purgatório, os dois encontram outros gulosos. Lá eles purgam, padecendo de fome e sede, embora haja comida e água, porém inalcançáveis (castigo de Tântalo).

O Inferno a que Dante desceu não é eterno porque, seguindo a tradição cristã, haverá o Juízo Final – Jesus, o grande juiz, decidirá quais mortos irão para o Inferno ou para o Paraíso. No Paraíso, ninguém é reconfigurado de forma rechonchuda ou obesa: todos são magros (anjos, arcanjos, apóstolos).

Giovanni Boccaccio, o primeiro crítico da obra de Dante e autor do termo "Divina" para a obra do escritor, escreveu o *Decameron*, formado por cem novelas. Ele faz de Ciacco o protagonista da octogésima oitava novela, descrevendo-o como "homem gulosíssimo como ninguém outro já o foi [...] sendo, de resto, bem-acostumado e cheio de gestos belos e agradáveis".

Feísmo

No século XVII, uma estética da pintura que se une ao Barroco Maneirista é o Feísmo. Revelam-se nas telas figuras disformes, grotescas, obesas. As cenas são deformadas pelo exagero de detalhes. Foi uma época de franco domínio da Igreja, envolvida com a Contrarreforma, enfatizando a força do pecado na vida. Era proibido o livre pensamento; assim, o homem vivia um eterno conflito entre aquilo que sentia vontade (os desejos da carne) e servir a Deus. A confusão de ideias refletia-se na feiura da arte. Bartolomeo Passerotti destaca-se entre os nomes exponenciais desse período.

Naturalismo

O Naturalismo surge na segunda metade do século XIX, associado à publicação, em 1859, de *A origem das espécies*, de Charles Darwin (1809-1882). O obeso também aparece no Naturalismo. Victor Hugo cria o monstro Quasímodo em *Notre-Dame de Paris*. É um homem feio, gordo, grotesco; uma figura que se contrapõe, por amor, à bela, jovem e magra cigana Esmeralda.

Falstaff

Falstaff ou *Sir* John Falstaff, notório fanfarrão e boêmio, é um personagem criado por William Shakespeare e presente em várias de suas peças. Na ópera de Giuseppe Verdi, como diz Jorge Coli, o protagonista não é um tenor heroico ou sentimental, "é um homem velho, sujo e obeso, com aquela cabeça calva e com tal peso". Em *As alegres comadres de Windsor*, também de Verdi, ele ressurge para viver aventuras amorosas. É velho, gordo e ridículo. Tenta conquistar ao mesmo tempo duas senhoras da cidadezinha de Windsor. Com vaidade cega, acredita-se capaz de seduzi-las. Falstaff será várias vezes vítima de embustes e também castigado. Disfarçadas de bruxas, fadas e fantasmas, no final, as comadres de Windsor criam uma farsa e aterrorizam o protagonista.

A revolta dos carnudos

No curta-metragem de Eliana Fonseca, de 1990, em uma clínica de emagrecimento os gordos se revoltam e decidem que não farão mais dieta. Resolvem provar que podem ser felizes do jeito que são. O estopim do movimento é a secreta paixão do galã diretor da clínica por uma das pacientes obesas. *A revolta dos carnudos* é uma comédia que fala do prazer de comer.

A comilança

No filme franco-italiano *A comilança*, de Marco Ferreri, de 1973, cansados da vida, quatro senhores trancam-se em uma mansão para passar o fim de semana. Lá, entre pratos e prostitutas, irão comer até a morte. O filme faz uma contundente crítica à sociedade de consumo, com seus excessos, desperdícios e enfado.

Monty Python e o sentido da vida

Um dos momentos mais marcantes do filme inglês *Monty Python e o sentido da vida*, de Terry Jones, de 1983, é a famosa cena do Mr. Creosote, um homem extremamente gordo que, literalmente, explode em um restaurante chique depois de tanto comer (e vomitar sobre a pobre faxineira). Nascia ali o humor escatológico no cinema. A cena tem paralelo com a explosão da Dona Redonda na novela global *Saramandaia*, de Dias Gomes, de 1976.

Preciosa

No filme *Preciosa*, de Lee Daniels, de 2009, Claireece "Preciosa" Jones é uma adolescente obesa de 16 anos vivendo no Harlem, Nova York, em 1987. Violentada pelo pai e abusada pela mãe, ela cresce sem receber qualquer tipo de amor. Preciosa tem um filho apelidado de "Mongo", por ser portador de síndrome de Down, que fica sob os cuidados da avó. Quando engravida pela segunda vez, a menina é suspensa da escola e vai para uma instituição alternativa, onde recebe grande apoio. Um trecho da entrevista da garota com a assistente social no filme mostra as seguintes afirmações:

- Minha mãe fica no sofá como uma baleia.
- Diz que eu como o tempo todo, mas sempre me obriga a comer.
- Aí ela me chama de gorda infeliz.
- Ela diz que o apartamento é pequeno por minha causa.
- Acha que sou capaz de ficar naquela casa todo dia, com as cortinas fechadas, vendo TV, comendo, vendo TV e comendo de novo.
- Você pode me ajudar nisso?

Homer Simpson

Homer é um personagem do desenho animado *The Simpsons*, de Matt Groening, criado em 1987. O desenho apresenta um estereótipo cômico de uma família de classe média norte-americana. Homer é rude, acima do peso, incompetente, grosseiro, preguiçoso, ignorante e adora comer *donuts*. Trata-se de um dos mais influentes personagens fictícios da televisão. Segundo o jornal britânico *The Sunday Times*, é "a maior criação dos desenhos da era moderna".

Outros personagens famosos de animações que apresentam sobrepeso são Fred Flintstone, Shrek, Dumbo, Ursinho Pooh, Zé Colmeia e Bob Esponja.

TRATAMENTO DA OBESIDADE

Há vários métodos que visam à modificação da imagem corporal, comumente distorcida em pessoas obesas. O fundamental para isso, porém, é que esses pacientes se conscientizem de que existe um sistema integrado que compreende corpo, psique, fatores genéticos e hábitos. Não se pode deixar de compreender qual o sentido da obesidade em suas vidas: o que estão querendo comunicar com sua forma física e com seu excesso de peso real ou virtual, e para quem.

Deve-se ter consciência dos hábitos alimentares. Saber se a ingestão excessiva, a compulsão, a solidão, o sedentarismo e a depressão estarão relacionados à idade, à ansiedade, ao tipo de alimentação, ao estilo de vida.

O tratamento nutrológico é abordado em diversos capítulos deste livro. A reeducação alimentar deve procurar estabelecer metas realistas. Não se trata de comer apenas o que não engorda, pois importa aprender a equilibrar a ingestão de calorias, sempre com base no tipo de comida apreciado pela pessoa.

Com relação à atividade física, todos os esportes são indicados, assim como as atividades de caráter lúdico. Dança, natação e hidroginástica podem ser opções interessantes. É imprescindível ajudar o obeso a vencer suas resistências e justificativas para levar uma vida sedentária. É comum dizerem que é difícil fazer exercícios porque, quanto mais se ganha peso, menos vontade se tem de fazer exercícios. Este raciocínio deve ser considerado pelo educador físico, que aplicará atividades especificamente dirigidas. A indicação pode envolver:

A. Atividade física aeróbia: exercício aeróbio é aquele que envolve o uso contínuo e rigoroso de muitos grupos musculares. Sua prática regular aumenta a resistência e melhora a eficiência cardiovascular. Leva, ainda, à redução do percentual de gordura. São exercícios aeróbios: correr, caminhar, nadar, pedalar, remar e participar de práticas esportivas grupais.
B. Atividade física localizada (aulas específicas para cada parte do corpo): são exercícios que modelam o corpo, combatem a flacidez, tonificam e fortalecem os músculos. Esses exercícios são essenciais na preservação da musculatura e dos cuidados com a postura.
C. Treinamento funcional: é uma modalidade que tem conquistado número cada vez maior de adeptos. Pode ser praticado por pessoas que estão iniciando uma rotina de atividade física, inclusive as obesas. Trabalha equilíbrio, coordenação motora, força, velocidade, flexibilidade e propriocepção. Faz uso de objetos como bolas, molas, cordas, pranchas, caneleiras e elásticos.

O treinamento com um *personal trainer* trabalha além do limite do exercício físico, pois sua atuação contempla uma área normalmente menos atendida pelo educador físico: a parte psicológica do aluno. Trata-se de uma espécie de "psicoterapeuta corporal". O treinador competente faz em cada aula a avaliação sobre o físico e o estado emocional do aluno e, assim, planeja as atividades mais adequadas para aquele dia específico.

A expressão de emoções e vivências do dia a dia está presente no próprio corpo e este revela marcas, formas e padrões posturais que foram adquiridos durante a vida. Os métodos de meditação atuam no componente "consciência". Essa prática tem o objetivo de proporcionar condições de lidar com a ansiedade, um sintoma constante nos quadros de obesidade. Atuam na cessação do processo de pensamento, no relaxamento, na qualidade do sono e na reconstrução da imagem corporal. A meditação *mindfulness* (ou "atenção plena") foca em exercícios de concentração e atenção à sensação física e à respiração. Propõe ao praticante aprender simultaneamente a perceber pensamentos, sensações corporais e emoções, sem reagir de maneira automática ou habitual.

O diário alimentar

A mera transmissão cognitiva das informações alimentares não é suficiente para proporcionar mudanças de hábitos, pois mudar não é tomar por base o pensamento racional, sem a participação das emoções. O paciente precisa compreender seus processos mentais e emocionais, e assim poderá entender o que faz e o que pode modificar.

Um diário alimentar completo, contendo as emoções e sentimentos, deve fazer a correlação cognitiva e emocional entre fatos do cotidiano e alterações da conduta alimentar. Algumas perguntas devem ser respondidas antes de o paciente iniciar o diário propriamente dito:

- Do que eu realmente preciso neste momento?
- De que estou carente?
- Qual alimento me falta?
- Quem é esse(a) outro (a) em mim que me boicota?
- Se não estivesse me preocupando com a comida, estaria me preocupando com o quê?

Para fazer seu diário alimentar, o paciente é orientado a utilizar um caderninho ou o celular para anotar tudo o que come e bebe. Assim, formará um "mapa" da sua necessidade alimentar. O diário é um dos melhores métodos coadjuvantes para emagrecimento, na medida em que traça um "gráfico" envolvendo emoção e alimentação.[13]

Proposta de diário alimentar

1. Anotar data e horário.
2. Indicar uma nota (de 0 a 5) para a fome e/ou sede naquele momento.

3. Registrar os alimentos consumidos e os acompanhamentos.
4. Registrar as bebidas consumidas e se eram açucaradas ou alcoólicas.
5. Anotar se as comidas e/ou bebidas foram consumidas sozinhos(as) ou com companhia. No segundo caso, indicar quem era a companhia. Este item ajuda a verificar se com uma companhia específica o paciente ingere mais comidas e/ou bebidas, de que tipo, e por qual motivo.
6. Anotar o que o(a) leva a consumir aquela comida ou bebida.
7. Anotar o que sente quando está consumindo aquela comida ou bebida.
8. Anotar o que sente após consumir aquela comida ou bebida.

A alimentação adequada deve sempre estar associada ao equilíbrio psicológico e à prática de atividades físicas. A refeição deve ser realizada sem pressa, em um lugar calmo, longe de TV, computador ou da mesa de trabalho.

A soma alimentação adequada + exercício físico + boa qualidade de sono + equilíbrio psicológico + higiene pessoal terá como resultado um estilo de vida saudável ou patológico. É esta soma que indica se a dieta visa à saúde ou simplesmente a um emagrecimento rápido, inevitavelmente seguido de uma recuperação rápida do peso, características do chamado "efeito sanfona".

Psicoterapia da obesidade

O alimento é um condutor de afeto. A busca da pessoa obesa não é apenas por uma dieta eficiente. Ela quer ser confortada, compreendida em seu desejo de comer à vontade, de alcançar o prazer sem amargar o desprazer.[12]

Sendo também uma gulosa de afeto, ela necessita de assistência no seu processo de recuperação da autoestima e de uma autoimagem aceitável. Os diversos terapeutas, da parte somática e/ou da emocional, farão a tarefa do cuidado materno, que zela pela saúde do "filho" por meio da psicoterapia, e do pai acolhedor, que não rejeita e que pode fornecer ao "filho" alguma saída concreta – neste caso, o remédio.

Os tratamentos para obesos frequentemente ignoram sua heterogeneidade. Os pacientes são usualmente vistos como um grupo relativamente homogêneo e estável, todos parecidos. Essa visão é errada. Existem subgrupos de pacientes, como os compulsivos, que requerem formas alternativas de tratamento, com programas individualizados de terapia psicológica e farmacológica.

A psicoterapia deve visar à abordagem do "estilo de vida obeso", ao encontro de um novo estilo. Tem como objetivo a quebra dos padrões usuais referentes aos hábitos alimentares, ao sedentarismo, à autoimagem e à qualidade dos relacionamentos.[14]

As pessoas obesas falam, frequentemente, em "falta de vergonha na cara", "castigo" e "punição". Só depois de um bom tempo percebem que são livres para fazerem o que quiserem. É nesse momento que podem iniciar a dieta. Antes que o hábito de comer exageradamente possa ser "dispensado", devem-se investigar os significados da gordura para aquela pessoa. Para poder adaptar-se ao novo peso e à nova forma física, ela precisa entender seu interesse inicial por ter um corpo grande e por centrar sua vida no alimento. Se puder compreender como o sobrepeso lhe era conveniente, começará a abrir mão dele.

O terapeuta pesquisa se o paciente possui estrutura psicológica para modificar um equilíbrio psicológico que muitas vezes é precário. A diminuição de peso, embora melhore a autoimagem, pode fazer emergirem tendências depressivas.

Quanto maior a capacidade de elaboração mental do paciente, maior chance ele terá de usufruir da psicoterapia. Com ela, ele poderá rever seus relacionamentos interpessoais, consigo próprio, com a alimentação, com suas defesas – enfim, rever seu estilo de vida.

Ao chegar ao peso ideal, é comum que brotem problemas que até então vinham sendo evitados, como a falta de relacionamentos significativos e os vínculos de forte dependência que ainda são mantidos. Certas questões de identidade podem se tornar mais agudas: "se não sou mais 'o(a)gordo(a)', quem sou eu?".

O trabalho em grupo homogêneo é interessante como alternativa. À medida que eles podem compartilhar suas histórias e conviver com pessoas de idêntico problema, as questões ligadas ao peso são elaboradas, trazendo modificação de atitudes. A mudança precisa atingir a pessoa em sua totalidade, ou seja, no seu estilo de vida. Um grupo homogêneo é útil, inclusive, para a prática das atividades físicas, pois embora sejam também sedentários, alguns pacientes fazem ressalvas de que é bom se exercitar quando se tem com quem conversar.

Herpertz[15] defende um tratamento multidisciplinar, recomendando a abordagem psicossomática e psicoterapêutica do sobrepeso e da obesidade.

Lillis et al.[16] ofereceram um *workshop* de um dia, baseado em "consciência e aceitação" para 84 pacientes que haviam completado ao menos seis meses de um programa de redução de peso. Após um *follow-up* de três meses, os participantes mostraram melhoras em relação aos estigmas, à angústia ligada à obesidade e à qualidade de vida.

A experiência de Renjilian et al.[17] mostra que a terapia de grupo produz maior perda de peso do que a terapia individual e que, no pós-tratamento, também produz significativamente maiores reduções no peso e na massa corporal do que a terapia individual.

No Instituto de Psiquiatria do Hospital das Clínicas da Faculdade de Medicina da Universidade de São Paulo (HCFMUSP), foram realizadas várias experiências de psicoterapia de grupo com obesos dentro do Programa de Atendimento ao Obeso (Prato). Interdisciplinar, este programa tinha duração de 12 semanas e era constituído por consultas endocrinológicas, consultas e aulas com nutricionista, aulas de ginástica, aulas de consciência corporal, aulas de biodança e aulas de dança do ventre.[14]

Catorze pessoas gravemente obesas, integrantes de um *reality show* televisivo, participaram de um programa interdisciplinar para tratamento de obesidade. Além dos treinamentos físicos duas vezes ao dia e do acompanhamento nutricional, sua abordagem incluiu sessões de psicoterapia de grupo com metodologia psicodramática. Os participantes relataram que as sessões auxiliaram no autoconhecimento, sobretudo no que diz respeito à relação entre emoção e alimentação. Ao final dos três meses de duração do programa, o vencedor havia diminuído seu peso em 31,17% e seu índice de massa corporal em 31,8%. Ele havia iniciado o programa pesando 149,2 kg e encerrou com 102,7 kg. Nenhum dos participantes tomou qualquer medicação de combate à doença. O grupo psicodramático mostrou-se um recurso válido dentro de um programa de tratamento da obesidade. Há, também, uma grande importância social em se tratar de um tema como os transtornos alimentares e a obesidade em um programa de televisão, que alcança telespectadores em um país de dimensões continentais.[18]

Ainda com relação à terapia de grupo, é interessante considerar a terapia de grupo focal. Esta modalidade pressupõe interação e troca de experiências entre pessoas de características comuns e busca captar conceitos, sentimentos, valores, crenças, atitudes etc.

Com frequência, propõe-se um jogo de aquecimento para a sessão do grupo focal, que costuma ocorrer no início da sessão. Consiste na seguinte técnica: cada integrante fala uma palavra que associe ao termo "obesidade". A seguir, o grupo forma uma frase que inclua todas as palavras enunciadas. Essa frase pode ser vista como a definição do termo "obesidade" para aquele grupo, naquele dia. Eis alguns exemplos coletados nas sessões do jogo da associação de palavras com "obesidade":

1. Palavras: gorda, ansiosa, compensação, desajeitada, competição, descontrole hormonal, busca, carente, gulosa, gostosa.
   Frase: "Os fofoqueiros dizem que a gorda é ansiosa, carente, desajeitada, e busca a compensação da gula em uma gostosa competição de calorias provocando descontroles hormonais".
2. Palavras: pesada, gorda, grande, comida, gula, sorvete, bola, pão, carinhosa, controle.
   Frase: "Era uma mulher gorda, grande e pesada, comia com gula e sem controle pão e sorvete; mesmo parecendo uma bola, era carinhosa".
3. Palavras: exagero, vergonha, angustiada, massa, cansaço, pizza, pelancuda, inchada, melancolia, estrutura.
   Frase: "Quando como massa, por exemplo, pizza, sinto que é um exagero, tenho até vergonha, fico angustiada, sinto cansaço, fico inchada, me olho e estou pelancuda, com uma grande melancolia, pois falta alguma estrutura".
4. Palavras: gordura, estético, feio, medo, compensação, fuga, agressão, mal-amada, vaidade, gostoso.

Frase: "A gordura não é estética, é feia. Como por medo e compensação. Às vezes me sinto mal-amada, uso a fuga e a agressão, deixo a vaidade de lado, como aquilo que é gostoso".

5. Palavras: cansaço, deformação, raiva, solidão, deselegante, nojenta, carente, plástica, preguiçosa, sufocante.
   Frase: "Era uma vez uma senhora que se sentia solitária, com raiva, carente, sufocada com tantas passagens desagradáveis em sua vida e que não teve condições de trabalhá-las para que pudessem desaparecer. Certo dia, olhando-se no espelho, notou que estava deformada, deselegante, cansada e com uma aparência de preguiçosa e disse para si mesma: 'Oh, eu estou nojenta de gorda! Preciso emagrecer e fazer plástica'".
6. Palavras: comida, imagem no espelho, carência, nervosismo, incômodo, fuga, chocolate, hereditariedade, balão, mal-amada.
   Frase: "Quando olho minha imagem no espelho, me repudio, e cada vez mais procuro desculpas para tudo que como em excesso, como comida, chocolate etc. A sensação é de incômodo, nervosismo, carência, e procuro essa fuga sempre na geladeira, no fogão, na padaria, na lanchonete etc. Fujo também dizendo para mim mesma que é hereditário, que me sinto mal-amada, incompreendida pelos meus, só que não consigo encontrar a saída, pelo menos sozinha até hoje não consegui".
7. Palavras: compulsão, culpa, rejeição, fuga, autodesencontro, armadura, busca (retorno), bonachão, inconscientemente, estranha.
   Frase: "A compulsão que me domina, essa estranha força que me faz comer quando nem sequer tenho fome, quando meu corpo não precisa de um alimento, é um enigma que me movimenta ansiosamente para desvendá-lo. Será esse maldito processo inconsciente uma fuga, um constante desencontro com a verdadeira Andrea? Por quê? Qual o limite? Até onde é possível suportar a dor e a perseguição da culpa?"

A seguir, são apresentados os relatos de dois casos fictícios, baseados em inúmeros pacientes estudados.

Confissões de um gordo

Sou James, 40 anos, advogado, casado, dois filhos... e redondinho como um repolho! Sinto-me velho. Preciso dizer que formamos uma quase família-margarina: minha mulher e eu nos damos muito bem, nossas crianças são bonitas e saudáveis.

Por que fui ser gordo, então? Será que meu caso tem cura?

Atleta na adolescência, fanático por esportes, hoje não passo de um sedentário e com grande excesso de peso. Confesso: meço quase 1,80 m e peso 180 kg, um hambúrguer gigante ambulante.

Na universidade, eu ganhava peso lentamente. Almoçava em algum boteco tipo quilo próximo à faculdade, saía com os amigos no final das aulas para tomar "algumas" cervejas acompanhadas de pastéis, empadas e outros pitéus. Só o jantar era feito em casa, na casa dos meus pais, com quem eu morava. E minha mãe era obcecada por comida saudável... Um sofrimento aquilo!

Algumas pessoas engordam quando sofrem uma decepção amorosa. Bate uma carência, uma sensação estranha de não pertencer a ninguém, de não se sentir interessante para ninguém. Não é o meu caso. Sempre me achei charmoso. Consegui emagrecer 20 kg após o término de um extenso namoro. Só que perdi o controle ao acompanhar uma longa e maligna doença do meu pai, que veio após muito sofrimento.

Percebi que, na minha rotina alimentar, tenho os dias "gordos" e os "magros". Bem, não é exatamente o "dia" que é gordo ou magro, evidentemente. "Dia magro" é meu dia "decidido", minha dieta manda em mim. "Dia gordo" é o dia "assustador" ou o dia "desencanado". Aí, piso na jaca.

Dia assustador, para mim, é aquele que, a partir de um gatilho qualquer, não necessariamente trágico, porém com uma ansiedade fora do comum, vem uma fissura, um acesso compulsivo. Neste momento, caminho militarmente até a geladeira ou até a despensa e mando para dentro o que vir pela frente, sou uma hiena. Nenhum controle. Fico desligado de mim mesmo. Essas fissuras ocorrem, geralmente, no começo da noite (a famosa hora do crepúsculo, do lusco-fusco, quando os vampiros saem dos caixões para nos aterrorizar) ou perto da meia-noite, hora das assombrações. Lá vou eu para a cozinha. Acontecem mesmo que o dia tenha sido tranquilo. O pior: sou muito treinado em investigar causa e efeito, porém não consigo estabelecer em mim a ligação plausível entre o gatilho e o episódio compulsivo.

No dia desencanado, fico me autorizando a comer o que me dá prazer. Sou um paxá. Calma, não o paxá das Arábias, cheio de amantes. Sou o paxá da Gordolândia. Tenho um gosto tipo "Xuxa", isto é, gosto de comer tudo aquilo que as crianças apreciam. Depois de dar várias "beliscadas" durante o dia, no trabalho, contagiado por salgadinhos, docinhos, *snacks* diversos e refrigerantes, janto com a família. Jantar bem-comportado, pois minha magra esposa fica em cima de mim com olhos bem abertos e vigilantes, me obrigando a comer (Deus que me perdoe!) carne magra com verdura. E sem sobremesa.

Vou, depois, para a sala de TV. Como Joanne dorme mais cedo, fico assistindo meus seriados até de madrugada. Não é *streaming*, é TV aberta mesmo, aqueles seriados dublados, com intervalos comerciais que anunciam guloseimas para deixar você feliz. Nem sei por que faço isso, mas faço! E, então, "aproveito e desfruto" os intervalos indo até a cozinha e lá está a despensa. Vou vasculhar. Abro todos os armários, fico remexendo como um rato faminto, até achar o que me apetece. Quanto mais porcaria, melhor. Levo os saquinhos de "porritos" para a frente da TV, fico assistindo e mastigando. Engulo rapidamente. No próximo intervalo, torno a vasculhar e encontrar mais porcaria. Não sei por que faço isso, mas faço. Não sou eu quem compra esses acepipes, é sempre Joanne, dizendo que é para as crianças. Será que é mesmo?! Não tenho certeza, mas prefiro concordar. Afinal, sou o maior beneficiado, se é que isto é benefício.

Na hora de ir para a cama, preenchido por aquele tipo de "alimento", nem consigo me olhar no espelho. Sinto-me muito culpado, fico com ódio de mim mesmo, mas já é tarde para choro e arrependimento. Não pretendo vomitar, como fazem alguns. Minha sensação é a de que sou uma espécie de *junkie*, de drogado. Uso comidas adocicadérrimas e cheias de sódio da mesma forma que outros usam álcool, maconha e cocaína. Uma compensação pelo dia cheio, atribulado, angustiado, tratando de gente ansiosa, gente que sofre com processos graves. Percebo que vou gradativamente me autorizando esta forma de "automedicação". Nestes dias, paro apenas quando Joanne me dá aquela bronca, como se fosse uma mãe vigilante, dessas que tomam extremo cuidado para que o filho não use drogas. Não desejo ser filho de Joanne.

Quero me livrar desse tipo de atitude, que não me faz bem. Mas estou tão habituado, tão automatizado, que já nem noto quando o episódio começa, nem consigo definir qual é o gatilho do início dessa "matança interna". Parece que já entro na sessão com o filme iniciado há tempo e pouco entendo do que está acontecendo. Sou como que carregado por uma onda, com muita força, para dentro do oceano, só que sem saber nadar. Quando percebo já estou totalmente dentro do tsunami. Será que meu caso tem cura?

Comentários

É difícil garantir que esse caso tenha cura. Há, pelo menos, forte influência genética na obesidade, importante, mas não tão decisiva. O que conta mais para o sucesso do emagrecimento é o trio dieta, atividade física e controle emocional.

O nutricionista que trabalhar com esse paciente precisa, é claro, levar em conta o que ele gosta de comer e beber. Elaborar, com James, um cardápio que ele considere saboroso e praticável.

Com relação à atividade física, em razão de seu peso extremamente elevado, faz-se necessária, inicialmente, uma consulta médica. Nela, ele vai saber quais os limites a serem respeitados no início do tratamento. O mais indicado será um *personal trainer* que, sob supervisão do clínico e/ou do fisiatra, elabore um programa de treinamento adequado às condições físicas atuais.

Por fim, o psicoterapeuta deve estudar com James o papel das emoções nas fissuras dele. Juntos, vão procurar novas estratégias, como ter um "*kit* de emergência" com alimentos de baixa caloria. Programas ou séries de TV com intervalos comerciais podem ser substituídos por filmes inteiros, sem interrupções, evitando-se, assim, o ato automático de fuçar na geladeira ou no armário. Tomar banho ao chegar em casa, após um dia de trabalho extenuante, é uma boa tática para "virar a antena" na direção de temas mais leves para a cabeça. O jantar em família jamais deve se transformar em "assembleia de condomínio". Nada de comentar notas baixas na prova, falar mal de parentes e discutir temas polêmicos.

Será que essa sugestão de tratamento é tão cruel assim?

História de uma gulosa

Sou Simone, tenho 35 anos, solteira. Formada em administração de empresas, trabalho numa multinacional, na equipe financeira. Gosto do meu trabalho, devo dizer. Só que me sinto sempre sobrecarregada. Como sou muito eficiente no que faço – modéstia à parte –, parece que atraio hesitantes de todos os matizes ao meu redor. Não menciono apenas os juniores, os recém-contratados, os fracos e desinteressados. Ah, se fossem apenas estes! Os diversos chefes que tive também funcionavam no mesmo diapasão: "Simone, faz isso", "Simone, faz aquilo". Nunca posso descansar durante meu expediente. Nem para almoçar. Quase não saio. Sempre tenho que arrumar tempo para rever os relatórios dos subordinados, para poder repassá-los sem erros aos meus superiores. Meu horário de trabalho é das 9h às 18h, mas raramente chego às 9h. Prefiro chegar às 8h, para poder ler e responder as dezenas de *e-mails* da véspera. Não tem como não sobrar, mesmo eu saindo no mínimo às 20h. Já há quatro natais eu recebo o título de "funcionária do ano", uma honraria para poucos. O prêmio me dá o direito de viagem de uma semana, com acompanhante, mais um panetone gigante, recheado com creme de baunilha e de chocolate, apelidado de *Big Santa*. Sinto-me, às vezes, um tanto constrangida: já estou acumulando quatro viagens. Isso acontece ou por falta de companhia (e eu não tenho coragem de viajar sozinha) ou porque tinha tanta coisa a fazer em *home office*, ou por causa de algum compromisso familiar, que coincidia com o período da viagem. O panetone, no entanto, não chega até o *Réveillon*, não sobra nem uma migalha para os passarinhos. Comi todos sozinha, rindo ou chorando.

Meço 1,60 m e peso por volta de 80 kg. O sobrepeso antigo e a obesidade atual constituem-se num verdadeiro "peso pesado" em minha vida. Carrego esta infelicidade desde minha adolescência, quando comecei a ser "perseguida" pela balança. Não fui uma daquelas crianças gordas, com vergonha do próprio corpo e exposta ao *bullying* das colegas. Pelo contrário, tinha um corpo considerado "bonitinho". Meu pai é "cheinho", minha mãe é supermegaelegante, não sei como ela consegue. Ela não faz dieta nem exercícios. E meu irmão mais novo é magérrimo, apesar de comer igual a um boi. Quando criança, meu pai me agarrava, me obrigava a me olhar no espelho, para ver que "monstro" eu estava ficando, por causa do peso.

Nunca fui muito feliz com meu corpo e odeio me ver no espelho. Subo na balança todos os dias, acho que à espera de um milagre. Já fiz todos os tipos de dietas, já tomei todas as medicações existentes na praça, fora alguns remédios importados e chás de plantas de remotas florestas brasileiras. Os médicos que me atenderam diziam que emagrecer "só dependia de mim". Injustiça! Se dependesse de mim, já estaria anoréxica. É que o doce ferra a minha vida, não consigo ficar sem ele. Nem ficar com ele. A prova é que os diuréticos e laxantes que já utilizei não fizeram o menor efeito. Fico terrivelmente desanimada e penso em desistir e assumir minha gordura. Impossível, claro! Afinal, a maioria das minhas amigas segue o padrão de corpo atual e moderno. São magras, esguias, atletas e gostam de namorar. O que tenho em comum com elas? Gosto de namorar. Namoro sem namorado, apenas na imaginação. Nem consigo sair de casa. Ir à praia com esse corpo? Tomar banho de cachoeira com essa pança? Nem pensar!

Fico em casa mesmo, assistindo a seriados e mais seriados. Que me desanimam mais ainda. Só tem gente bonita e magra passeando em Londres, Paris, Berlim, sei lá onde mais. Vida gostosa, a deles. Barcos, jatinhos, surfe, baladas, tudo o que deixa feliz a vida de uma pessoa jovem. E eu, comendo só para me entupir, não para me deliciar. Às vezes, nem sinto o sabor do que entra na minha boca. E não sou boba, não vou ficar me matando de comer, é mesmo por falta do que fazer, de não saber como sair do poço onde caí.

Tem épocas em que faço a dieta direitinho. Só de dia. De madrugada, passei a comer assistindo o canal E!, um "masoquismo", pois só se vê "gente magra e bonita" em desfiles e festas. E muitas vezes assisto fazendo lanchinhos.

Acho que me acomodei ao rótulo de "gorda"; nem preciso mais sair de casa, minha rotina não é cansativa, não tenho maiores responsabilidades. Não preciso pensar nem em roupas. Eu gostaria de vestir roupas justas, como as das minhas amigas, mas acho que vou ser apedrejada se fizer isso.

Tem coisas que não gosto. Uma delas é que me digam que emagreci. Ora, se alguém me fala que emagreci, mesmo por elogio, pressupõe que a pessoa observou que antes eu estava gorda. Péssimo! Outra coisa que me incomoda muito: os olhos dos homens. Eles só querem saber se a mulher é "gostosa" ou não. Será que as mulheres pensam muito diferente? Acho que não.

Conheci o irmão de uma amiga minha, achei-o charmoso e simpático, e ele também simpatizou comigo. Só que ele é bem gordo e tem família gorda. Chama-me a atenção que, enquanto eu evito sair com gordos, alguns rapazes bem gordos ficam querendo sair comigo. Credo, tô fora!

Duas semanas atrás, após quatro dias de dieta bem-feita numa viagem, eu assaltei os chocolates da minha mãe às 23h; comi 3.000 calorias. Por que será que faço essas maluquices?

E, no último fim de semana, fui a uma festa e saí às quatro da manhã. Passei no supermercado, comprei um tubo de chocolates, uma lata de leite condensado e uma revista *Boa Forma*. Chegando em casa, deixei a revista de lado e fui assistir a programas do canal E!, enquanto tomava meia caixa de sorvete de leite condensado (a outra metade iria ficar para o dia seguinte).

Comentários

Uma família difícil, a de Simone, em que a influência genética da obesidade não parece ser forte. Existem, claramente, fatores emocionais não compreendidos e não tratados, que interferem em sua vida, pelo menos desde a adolescência. Ela parece vivenciar o mito da "Teia de Penélope", que espera o retorno de Ulisses, na Guerra de Troia, e, ao mesmo tempo, afasta seus inúmeros pretendentes, afirmando que Ulisses estava morto e prometendo-lhes escolher um deles quando ficasse pronta a manta que tecia. No entanto, ela tecia durante o dia e desfazia o trabalho à noite, de modo que nunca concluísse e não tivesse que escolher nenhum pretendente. Simone, por sua vez, faz regime durante o dia e engorda à noite, de modo que seu corpo permanece igual. Parece ter, também, um forte componente masoquista, que a faz comer gulodices enquanto assiste à televisão em um canal que só mostra eventos festivos frequentados por celebridades ricas e de corpos esculturais.

Seu nutricionista precisará ajudá-la a modificar seu cardápio, porém de forma lenta, pois a resistência aparentemente será grande. Precisará considerar o que ela gosta de comer e beber. Deve elaborar, com Simone, da mesma forma como foi feito com James, um cardápio que ela considere saboroso e praticável.

A atividade física pode ser iniciada de forma lúdica, com dança, por exemplo. Em razão do alto grau de agressividade que Simone demonstra ter, inclusive contra si própria, também pode ser interessante um programa de treinamento em que possa descarregar de forma saudável essa agressividade. Por exemplo, prática de boxe ou de lutas orientais.

Para emagrecer, o tratamento completo envolve abordagem física e emocional. No caso aqui descrito, a obesidade parece ser mais um sintoma de um sofrimento emocional intenso do que uma doença, no sentido tradicional da palavra. O corpo de Simone envia-lhe grande número de mensagens a respeito de suas emoções e de como elas se manifestam. Ela precisa aprender a traduzir para si própria essa linguagem a fim de poder adotar os procedimentos adequados. O psicoterapeuta precisará estudar com Simone suas relações familiares, sobretudo seu vínculo com a mãe, em que parece haver sentimentos de inveja e de competitividade. Será preciso entender quanto ela se sente apoiada pelo pai e pelo irmão num esforço para mudança de seu estilo de vida. Será importante, também, a pesquisa de sua ambivalência, que se reflete no binômio construir/destruir, neste caso, seu próprio corpo. Logicamente, a vida (ou não vida) sexual de Simone será objeto de pesquisa profunda, na psicoterapia.

E, novamente, a pergunta: será que essa sugestão de tratamento é tão cruel assim?

Quadro 3 Fatores relacionados a obesidade

- Fatores genéticos desempenham papel importante na gênese da obesidade, mas hereditariedade não é sinônimo de destino.
- Fatores socioculturais e psicológicos também estão na origem dos transtornos alimentares.
- As mulheres experimentam mais conflitos relacionados a comida, peso e forma do corpo do que os homens.
- Mudanças no estilo de vida são mais essenciais do que os remédios para emagrecer. Os medicamentos só auxiliam enquanto utilizados.
- Crianças obesas beneficiam-se de programas de tratamento que envolvam a família inteira. Não é possível realizar uma dieta para apenas uma pessoa.
- Pressões para se manterem magras estão presentes desde o início da adolescência.
- O tipo de alimento consumido pela população muda. Hoje, é muito mais rico em gorduras, como *fast-food* e *junk food.*
- Os regimes geralmente são seguidos por um ganho de peso.
- A recuperação de peso é menor em um programa que procure mudar estilo de vida.
- Na fase de manutenção, ocorrem abandonos com diversas "desculpas".
- Procuram um pretexto inconsciente para começar tudo outra vez?
- Em muitos casos, a cirurgia bariátrica propicia emagrecimento por longo tempo e reduz a incidência do diabetes melito.

Fonte: Kaufman, 2005[3]

Farmacoterapia

Não existe medicação específica visando ao tratamento de comorbidades psiquiátricas e, mais especificamente, da impulsividade ligada à obesidade. São utilizadas as drogas prescritas para os transtornos do impulso, em geral.

A farmacoterapia segue com novas pesquisas. A grande ambição é a descoberta de fármacos que se mostrem eficazes no quesito perda de peso, que apresentem segurança em longo prazo, que reduzam o risco cardiovascular e que, enfim, colaborem para a melhora da qualidade de vida da pessoa.

Instituir farmacoterapia pode ser um poderoso incentivo, pois se os primeiros quilogramas vão sendo rapidamente eliminados, a pessoa sente-se gratificada e estimulada a prosseguir. Há um valor simbólico variável para cada pessoa.

A estratégia visa a interferir no balanço entre fome e saciedade. As abordagens podem ser divididas em dois subgrupos: aquelas com ação direta no sistema nervoso central e as intervenções no sistema periférico do metabolismo de carboidratos com repercussão secundária no sistema nervoso central.[19]

Os agonistas adrenérgicos derivados feniletilamínicos estimulam a liberação de noradrenalina na fenda sináptica, com ação no núcleo lateral do hipotálamo e com ação simpaticomimética. São eles: a anfepramona, o femproporex e o mazindol.

A sibutramina, com ação do núcleo ventromedial do hipotálamo, bloqueia seletivamente a recaptação central de serotonina, dopamina e noradrenalina, induzindo saciedade. Tem efeito serotoninérgico.

A associação entre fentermina e topiramato segue a estratégia de explorar o sinergismo entre duas substâncias redutoras de peso. A fentermina atua como agonista da noradrenalina. Ainda não liberada no Brasil, a fentermina é aqui substituída pelo femproporex. O topiramato modula a atividade dopaminérgica na via corticolímbicaestriatal, o chamado sistema de gratificação cerebral, atuando como agonista do ácido gama-aminobutírico (GABA) e antagonista do glutamato, e promovendo a saciedade.[20] Prescrito isoladamente, o topiramato é útil no tratamento da *binge eating disorder* e da *night eating syndrome.*

Outros estudos exploram a associação entre naltrexona e bupropiona. A naltrexona é um bloqueador do receptor mu opioide, aprovado para o tratamento do alcoolismo e da dependência de ópio e derivados. A bupropiona, um antidepressivo, inibe a recaptação pré-sináptica da noradrenalina e da dopamina.[21]

O orlistate, outra droga utilizada no tratamento da obesidade, é um inibidor das lipases intestinais que promove a redução dos níveis plasmáticos de ácidos graxos livres. Não tem ação no sistema nervoso central.

A lisdexanfetamina, por sua vez, é estimulante do sistema nervoso central. Tem atuação no núcleo lateral do hipotálamo, com ação anorexígena.

Dentre as medicações com ação periférica, destaca-se a liraglutida, agonista do receptor do hormônio intestinal, o peptídeo-*like* glucagon-1 (GLP-1), produzido na porção final do intestino delgado e liberado quando nutrientes são absorvidos pelo íleo. O GLP-1 atua no pâncreas aumentando a secreção de insulina e reduzindo a secreção de glucagon, além de inibir a secreção de ácido gástrico e retardar o esvaziamento estomacal. Um novo agonista do GLP-1 recentemente adicionado ao mercado é a semaglutida, com vida média bem maior do que a da liraglutida. As ações dessas medicações auxiliam na redução da ingestão alimentar e produzem sensação de saciedade.[22]

CONCLUSÃO

A farmacoterapia exerce um papel cada vez mais importante no tratamento da obesidade. O jejum intermitente também tem se revelado uma opção interessante de atenção primária à obesidade; no entanto, faltam conhecimentos sobre sua sustentabilidade em longo prazo. Atividade física e estratégias preventivas, com ênfase em psicoeducação, horas de sono adequadas, orientação nutricional e métodos psicoterapêuticos ainda são os fatores decisivos para a mudança do estilo de vida e, portanto, para o controle da obesidade e de suas consequências.

Quadro 4 Dicas amigáveis

1. Há pessoas para quem a comida exerce o mesmo efeito – excitante ou calmante – da droga. Elas são capazes de desenvolver um transtorno alimentar que as leva a comer mesmo sem fome, por tristeza, alegria ou ansiedade. O tratamento desses casos deve ser focado no transtorno alimentar e em suas causas biológicas e emocionais, não apenas na doença "obesidade" em si.
2. Bebemos e comemos para comemorar, mas também recorremos às comidas quando estamos tristes – sobretudo as mais calóricas, mais açucaradas. Costumamos nos dar o direito aos excessos por achar que naquele dia "merecemos". Quem nunca disse: "comi tudo a que tinha direito"?
3. A comida açucarada está associada a coisas boas, não apenas pela questão da alimentação, mas porque as comemorações (p. ex., aniversários e celebrações) são sempre feitas com este tipo de guloseima calórica.
4. Ninguém comemora uma conquista ou se consola por uma perda saboreando alface. As pessoas interpretam que, por estarem felizes, merecem comer o que querem e o mesmo ocorre quando estão tristes. É o que se denomina "autoindulgência".
5. A obesidade é uma doença difícil de tratar. Para tanto, é necessário desfazer várias associações inconscientes e conter os impulsos que já estão automatizados no comportamento.
6. É uma boa indicação a criação de um "*kit* de emergência" de *snacks* magros para os momentos em que os pacientes estiverem deprimidos ou ansiosos, porque a tristeza é má conselheira.
7. É melhor decidir um cardápio único para toda a família. Isso significa que é importante estabelecer um cardápio saudável para todos, em vez de continuar oferecendo de tudo para os mais magros. Caso contrário, quem vai acabar comendo de tudo é a pessoa que está em dieta.
8. Não comer depressa. Aqui também a pressa é inimiga da perfeição: é importante que o paciente se sirva de porções pequenas e mastigue bem. Isso faz com que a sensação de saciedade venha mais depressa.
9. Sob estresse: nunca coma! A tensão emocional prejudica a ação do sistema nervoso sobre o processo de digestão, tornando-a "pesada" e lentificada.
10. Desenvolver o hábito de ler os rótulos das embalagens ajuda a conhecer a composição dos alimentos e seu valor energético, o que certamente auxilia a dieta.
11. Não assistir à TV ou jogar durante as refeições. Isso é imperdoável! Além de ferir a etiqueta, a distração pode ser um desastre para a dieta: nem percebemos o que estamos comendo e perdemos a noção de quantidade.
12. Movimentar-se após as refeições. O ideal é andar. Deitar-se (ou seja, tirar a famosa "soneca") depois de comer não é nada saudável.
13. Evitar ir ao supermercado quando estiver com fome: o carrinho ficará cheio de pecados. Assim, evita-se a tentação de comprar "pechinchas" ultracalóricas, além daqueles salgadinhos que são estrategicamente colocados perto do caixa.

REFERÊNCIAS BIBLIOGRÁFICAS

1. Vigarello G. As metamorfoses do gordo. Petrópolis: Vozes; 2012.
2. Bonder N. A dieta do rabino: a cabala da comida. Rio de Janeiro: Imago; 1989.
3. Kaufman A. Transtornos alimentares: a comida e a moda estimulando o problema. In: Ramadam ZBA, Assumpção Jr FB (eds.). Psiquiatria: da magia à evidência? Barueri: Manole; 2005. p.331-57.
4. Kaufman A. Imagem corporal e obesidade. In: Kaufman A (ed.). O obeso no prato. São Paulo: Segmento Farma; 2005. p.25-31.
5. Lowen A. O corpo traído. São Paulo: Summus; 1979.
6. Kaufman A. Obesidade feminina e sexualidade. In: Cordás TA (org.). Fome de cão. São Paulo: Maltese; 1993. p.83-93.
7. Kaufman A. Alimento e emoção. Rev ABESO. 2012;7-11.
8. Rolls BJ, Fedoroff IC, Guthrie JF. Gender differences in eating behavior and body weight regulation. Health Psychol. 1991;10(2):133-42.
9. Alperovich BJ. Génesis y perpetuación de la obesidad o '¡Comé y quedáte quieto!'. Rev Psicoanal (Arg). 1988;45(5):1027-36.
10. Bruch H. Eating disorders: obesity, anorexia nervosa, and the person within. New York: Basic Books; 1973.
11. Kaufman A. Aspectos psicodinâmicos da obesidade. In: Fráguas Jr. R, Meleiro AMAS, Marchetti RL, Henriques Jr. SG (orgs.). Psiquiatria e psicologia no hospital geral: integrando especialidades. São Paulo: Lemos; 1997. p.101-11.
12. Liberman M. Obesidade e mitos: o feminino posto em questão. Junguiana. 1994;12:34-47.
13. Kaufman A. Aspectos motivacionais para o emagrecimento: proposta de diário alimentar. Rev ABESO. 2013;62:14-8.
14. Kaufman A. Grupos e equipe multiprofissional no tratamento do obeso. In: Kaufman A (ed.). O obeso no prato. São Paulo: Segmento Farma; 2005. p.19-23.
15. Herpertz S. Obesity is more than an eating disorder: the multidimensional perspective of a pandemia. Z Psychosom Med Psychother. 2008;54(1):4-31.
16. Lillis J, Hayes SC, Bunting K, Masuda A. Teaching acceptance and mindfulness to improve the lives of the obese: a preliminary test of a theoretical model. Ann Behav Med. 2009;37(1):58-69.
17. Renjilian DA, Perri MG, Nezu AM, McKelvey WF, Shermer RL, Anton SD. Individual versus group therapy for obesity: effects of matching participants to their treatment preferences. J Consult Clin Psychol. 2001;9(4):717-21.
18. Kaufman A. Group psychotherapy for morbidly obese subjects: reality show experiment. Br J Psychodrama Sociodrama. 2009;24(1):21-44.
19. Kaufman A, Tavares H, Durante CR. Aspectos impulsivos da obesidade. In: Tavares H, Abreu CN, Seger L, Mariani MMC, Filomensky TZ (eds.). Psiquiatria, saúde mental e a clínica da impulsividade. Barueri: Manole; 2015. p.278-94.
20. Johnson BA, Ait-Daoud N, Bowden CL, DiClemente CC, Roache JD, Lawson K, et al. Oral topiramate for treatment of alcohol dependence: a randomised controlled trial. Lancet. 2003;361(9370):1677-85.
21. Pucci A, Finer N. New medications for treatment of obesity: metabolic and cardiovascular effects. Can J Cardiol. 2015;31(2):142-52.
22. van Bloemendaal L, Ten Kulve JS, Fleur SE, Ijzerman RG, Diamant M. Effects of glucagon-like peptide 1 on appetite and body weight: focus on the CNS. J Endocrinol. 2014;221(1):T1-16.

LEITURA RECOMENDADA

Glucksman ML. Obesity: a psychoanalytic challenge. In: Bemporad JR, Herzog DB (eds.). Psychoanalysis and eating disorders. New York: Guilford; 1989. p.151-71.

13 Tratamento farmacológico da obesidade na infância e na adolescência

Lilia Tomaz Godoi
Carlos Alberto Nogueira-de-Almeida
Durval Ribas-Filho

A obesidade na infância e na adolescência é um dos maiores problemas de saúde pública mundial, uma vez que está relacionada com várias complicações, evolução para doenças crônicas e maior taxa de mortalidade. Além disso, quanto maior for o tempo de permanência da obesidade na criança e no adolescente, maior será o risco de ter obesidade grave na vida adulta e de evoluir com complicações decorrentes dessa doença.

As complicações da obesidade notadas em curto prazo são: distúrbios ortopédicos, distúrbios respiratórios, diabetes, hipertensão, dislipidemias e distúrbios psicossociais. Por outro lado, o aumento da mortalidade por doenças coronarianas é uma das consequências relatadas em longo prazo. O excesso de gordura corporal está diretamente associado com concentrações elevadas de insulina plasmática e perfil lipídico alterado, além de hipertensão arterial, e esse conjunto de eventos pode levar ao surgimento prematuro de doença cardiovascular.[1]

Neste capítulo serão abordadas as principais medicações que podem ser prescritas como adjuvantes no tratamento da obesidade em crianças e adolescentes. É importante lembrar que os medicamentos utilizados para perda de peso foram desenvolvidos para serem utilizados em conjunto com modificações no estilo de vida, como hábitos alimentares e prática de atividade física, e não isoladamente. Existem mais de 400 genes associados à obesidade que codificam componentes que participam da regulação do peso corporal. Entre esses componentes, alguns agem preferencialmente na ingestão alimentar, outros no gasto energético e ainda existem aqueles que atuam nos dois mecanismos ou modulam essas ações.

O tratamento farmacológico da obesidade na infância e na adolescência é limitado, uma vez que muitos fármacos disponíveis não são aprovados para uso pediátrico. Alguns estudos com sibutramina, orlistate, metformina e fluoxetina demonstraram redução do índice de massa corporal (IMC), porém vários estudos sobre o tratamento farmacológico da obesidade em crianças e adolescentes não foram aprovados pelos comitês de ética por serem considerados de má qualidade.

A utilização de fármacos para auxiliar no tratamento da obesidade em crianças e adolescentes com obesidade grave pode ser discutida com os pacientes e/ou seus responsáveis, principalmente na presença de comorbidades associadas e quando o tratamento não farmacológico for insuficiente.

No Brasil, atualmente os medicamentos aprovados para o tratamento da obesidade em adolescentes são liraglutida e orlistate. Os demais fármacos antiobesidade podem ser prescritos para uso *off label*, em casos especiais, porém é fundamental que se faça uma prescrição racional, com avaliação criteriosa das contraindicações, dos riscos e das reações adversas.

INTRODUÇÃO

As causas da obesidade na infância e na adolescência são multifatoriais. A doença pode ser desencadeada por fatores genéticos, endócrinos, ambientais, psicológicos e neurológicos.[2]

As crianças e adolescentes com obesidade correm um risco maior de desenvolver problemas de saúde ao longo da vida, tendo em vista que a maioria terá obesidade na idade adulta e, por isso, precisa de acompanhamento médico contínuo, com ou sem medicação, para manter essa doença sob controle. Em razão disso, quanto mais cedo adotarem hábitos de vida saudáveis, conseguirem reduzir e manter o peso de forma adequada, menores serão as chances de terem outras doenças associadas.

Muitas condutas propagadas como referentes ao tratamento da obesidade cabem perfeitamente no contexto de medidas preventivas e socioeducativas, mas não servem para efetivamente tratar a criança que já se encontra obesa.[3,4]

Podem-se considerar como etapas do tratamento as seguintes abordagens:[3,5]

- Modificações da dieta.
- Aumento do gasto energético.
- Suporte psicológico.
- Suporte social.
- Farmacoterapia.
- Intervenção em comorbidades.

Cabe ressaltar que não existe uma padronização ideal de condutas, sendo fundamental a individualização do tratamento embasada em um completo diagnóstico clínico e laboratorial.

A criança com sobrepeso e obesidade deve ser avaliada em relação ao estilo de vida, hábitos alimentares e de atividade física. É importante também avaliar a presença de doenças e/ou complicações associadas à obesidade e a possibilidade de reações adversas que o uso de fármacos possa vir a causar.

A terapia farmacológica da obesidade consiste em uma prevenção secundária na progressão da doença, sendo necessária de forma concomitante uma modificação nos hábitos de vida, a fim de evitar complicações e a possível recuperação do peso. Vale salientar que não há medida farmacológica em longo prazo que não necessite de mudança do estilo de vida.[6]

As medicações antiobesidade foram desenvolvidas para proporcionar redução do peso principalmente por meio das seguintes ações:

- Aumento do gasto energético.
- Aumento da saciedade.
- Diminuição da fome.
- Redução da ingestão energética.
- Redução da absorção de nutrientes.

É importante ressaltar que todos os medicamentos requerem investigação sistemática e consideração cuidadosa de seus possíveis riscos e benefícios, antes de serem utilizados na população pediátrica.

De acordo com o Conselho Federal de Medicina, o uso de medicamentos sem indicação formal em bula é ético quando houver evidência de potencial benefício para o tratamento da doença e quando a terapia padrão for inadequada. O motivo mais frequente de prescrição *off label* é a ausência de opção de tratamento para a faixa etária e/ou para a doença que será tratada.

As possibilidades de farmacoterapia podem ser divididas em dois grupos:

1. Medicamentos antiobesidade.
2. Medicamentos com ação indireta sobre a obesidade.

MEDICAMENTOS ANTIOBESIDADE

Os principais fármacos antiobesidade para o tratamento da obesidade na infância e adolescência são orlistate, liraglutida e sibutramina. Tendo em vista que não há evidência científica suficiente que embase o uso dos catecolaminérgicos (anfepramona, femproporex, mazindol, fentermina) em crianças e adolescentes,[7] essas medicações não serão abordadas neste capítulo.

Sibutramina

A sibutramina exerce seus efeitos terapêuticos por meio da inibição da recaptação da serotonina, dopamina e noradrenalina no hipotálamo, ocasionando sensação de saciedade, diminuição do apetite e do consumo alimentar, favorecendo balanço energético negativo e, consequentemente, perda de peso. É indicada para pacientes obesos com IMC ≥ 30 kg/m², como adjuvante no tratamento da obesidade. Apesar de ter eficácia e segurança já reconhecidas em diversos estudos científicos, não é liberada para uso pediátrico no Brasil.

Embora a indicação em bula seja a partir dos 18 anos, em alguns casos a sibutramina pode ser indicada *off label* para uso pediátrico, mas sempre após avaliação criteriosa das contraindicações e dos riscos. Em nosso país, a prescrição da sibutramina deve ser feita em receituário tipo B2 e acompanhada de um "termo de responsabilidade do prescritor", que será entregue na drogaria dispensadora. Esse termo também deve ser assinado pelo paciente ou seu responsável legal, atestando estar ciente dos riscos e autorizando seu uso.

A dose inicial recomendada é de 1 cápsula de 10 mg por dia, administrada por via oral, pela manhã, com ou sem alimentação. Caso o paciente não reduza pelo menos 2 kg nas primeiras 4 semanas de tratamento, avaliar se é viável aumentar a dose para 15 mg. Doses acima de 15 mg ao dia não são recomendadas. No caso de titulação da dose, devem-se levar em consideração os índices de variação da frequência cardíaca e da pressão arterial. Os efeitos colaterais mais comuns com o uso da sibutramina são: aumento da frequência cardíaca, aumento da pressão arterial, cefaleia, xerostomia, insônia e constipação, o que requer autorização do paciente ou responsável para seu uso. A sibutramina deve ser administrada pelo período máximo de até 2 anos. Em pacientes que não atingirem a perda de peso adequada, seu uso deve ser descontinuado e outra opção terapêutica deve ser considerada.

O uso da sibutramina é contraindicado para pacientes que estejam em uso de outros medicamentos de ação central para a redução de peso ou tratamento de transtornos psiquiátricos, em uso de inibidores da monoaminoxidase e também para pacientes com:

- Histórico de diabetes melito tipo 2 com dislipidemia.
- Hipertensão controlada por medicação, prática atual do tabagismo ou nefropatia diabética com evidência de microalbuminúria.
- História de doença arterial coronariana, insuficiência cardíaca congestiva, taquicardia, doença arterial obstrutiva periférica, arritmia ou doença cerebrovascular.
- Hipertensão controlada inadequadamente (> 145/90 mmHg).
- Presença de transtornos alimentares, como bulimia e anorexia.
- IMC < 30 kg/m².

Hipersensibilidade à sibutramina ou a qualquer outro componente da fórmula

Em metanálise abordando publicações de intervenção comportamental e medicamentosa com sibutramina em adolescentes de 11 a 18 anos por 1 ano, em média, houve redução do IMC de 8,5 a 9% no grupo tratado com sibutramina e redução de 1,8 a 4% no grupo infantil. Em um estudo duplo-cego controlado tipo *crossover* com duração de 13 meses, incluindo 73 adolescentes obesos de ambos os sexos com idades entre 10 e 18 anos, o total de pacientes que perderam 10% do peso inicial no placebo foi de 46% e, no grupo sibutramina, foi de 75%.[8]

Os ensaios clínicos que avaliaram os efeitos da sibutramina comparada ao placebo demonstraram que o medicamento, quando combinado a restrição energética, atividade física, terapia comportamental e/ou intervenções familiares em adolescentes, é eficaz para reduzir peso, IMC, circunferência da cintura, resistência à insulina, glicemia, insulinemia e triglicérides plasmáticos. Em suma, a sibutramina apresentou resultados significativos para maior perda de peso em adolescentes obesos em comparação ao placebo, sem efeitos colaterais expressivos.

Estudos conduzidos em crianças e adolescentes demonstraram eficácia no tratamento com efeitos colaterais semelhantes aos observados nos adultos, como hipertensão moderada, taquicardia, insônia, ansiedade, dores de cabeça e depressão. Até o momento, não existe um consenso do período em que essa terapêutica deve ser mantida, contudo os efeitos de seu uso em longo prazo ainda são inconclusivos; por isso, não se recomenda a administração de sibutramina por mais de 2 anos. Outro aspecto é que, nos casos de suspensão do medicamento, existe chance de recuperar o peso perdido. Além do tratamento farmacológico, o acompanhamento psicológico, o apoio familiar e as relações sociais estão envolvidas nesse processo.

Assim, o medicamento pode ser usado no tratamento de adolescentes obesos graves, incapazes de diminuir adiposidade e de reduzir riscos de morbidades e que não alcançam resultados com dietas e mudanças de hábitos.

A avaliação da sibutramina foi realizada por meio do estudo multicêntrico *Sibutramine Cardiovascular Outcomes* (SCOUT), que buscou avaliar pacientes com idade superior a 55 anos portadores de doenças cardiovasculares e diabetes tipo 2, e teve como conclusão o aumento do risco relativo de eventos cardiovasculares em 16% dos indivíduos que utilizavam sibutramina. Diante disso, no ano 2010 houve a suspensão do fármaco na Europa, assim como a suspensão da produção da sibutramina nos EUA. No Brasil, sua comercialização e produção são autorizadas, porém com maior cautela e segurança.[9]

Após a publicação do estudo SCOUT, houve contraindicação da prescrição de sibutramina em alguns subgrupos de pacientes, dentre eles adolescentes menores de 18 anos, em vários países, inclusive no Brasil.[10]

Inúmeros estudos clínicos randomizados foram conduzidos em crianças e adolescentes, tendo sua eficácia reconhecida a partir de 12 anos.[6] Diante disso, é razoável que a sibutramina possa ser prescrita em adolescentes com Z-IMC > +2 a partir dos 12 anos [grau A, classe IIa (forte)].[6]

Orlistate

O orlistate é um agente antiobesidade que atua inibindo a ação da lipase pancreática, promovendo redução de até 30% da gordura ingerida, colaborando na redução do peso corporal. Além disso, a medicação se mostra efetiva na melhora dos fatores de risco associados ao excesso de peso, como hipercolesterolemia, intolerância à glicose, diabetes tipo 2, hiperinsulinemia, hipertensão arterial e na redução da gordura visceral. No Brasil, é aprovado para uso a partir dos 12 anos de idade.

O estudo com maior número de crianças e adolescentes foi um ECR duplo-cego envolvendo 528 adolescentes entre 12 e 16 anos com obesidade (ZIMC > +2).[11] Deste total, 348 foram randomoizados para o grupo orlistate e 180 para o grupo placebo. Com 12 meses de intervenção, 26,5% do grupo orlistate perdeu pelo menos 5% do peso e 13,3% pelo menos 10%, enquanto no grupo placebo 15,7 e 4,5% perderam pelo menos 5 e 10% do peso, concomitantemente. No período do tratamento foram suplementadas doses habituais de vitaminas lipossolúveis, sem variação no nível sérico dos pacientes. Os efeitos colaterais mais comuns são esteatorreia, escape fecal, dor abdominal e risco de deficiência de vitaminas lipossolúveis, A, D, E, K.[11]

O medicamento orlistate é contraindicado a pacientes com colestase, síndrome de má absorção crônica e doenças disabsortivas intestinais, como celíaca, doença inflamatória intestinal e doença de Crohn.

Posologia recomendada

A dose recomendada de orlistate é de 120 mg, junto com as três refeições principais. Orientar para que a medicação não seja administrada caso uma refeição seja omitida ou não contenha gordura.

Recomenda-se que as vitaminas lipossolúveis (A, D, E, K) sejam suplementadas em doses habituais de reposição durante todo o tratamento com orlistate, principalmente a vitamina D. A reposição de vitamina D é recomendada sempre, uma vez que adolescentes com obesidade tendem a apresentar deficiência mesmo antes do tratamento com essa medicação. Além disso, nessa faixa etária, a vitamina D é relevante para a formação de massa óssea e precisa ser mantida em níveis adequados.

Quando a suplementação for recomendada, orientar para que seja administrada pelo menos 2 horas depois da administração de orlistate ou na hora de dormir, uma vez que foi observada uma diminuição da absorção das vitaminas D, E e betacaroteno quando administradas em conjunto com orlistate.

Os efeitos adversos do orlistate manifestam-se principalmente no trato gastrointestinal (fezes oleosas, aumento da frequência de evacuações, flatulência, urgência fecal). Esses efeitos costumam estar mais relacionados à baixa adesão dos adolescentes a dietas com baixo teor de gordura.

Apesar de causar efeitos colaterais intestinais indesejados em pacientes que ingerem alimentos com alto teor de gordura, o orlistate é uma boa opção como auxiliar no tratamento da obesidade.

Liraglutida

A liraglutida é um agonista do receptor de GLP-1 (*glucagon like peptide-1*), um hormônio produzido no intestino que é liberado em resposta à ingestão de alimentos. Esse medicamento age principalmente no hipotálamo, regulando o apetite, diminuindo a fome e aumentando as sensações de plenitude e saciedade após a alimentação.[12-14]

Após ser secretado, o GLP-1 promove aumento da saciedade e, consequentemente, redução da ingestão de alimentos basicamente por dois mecanismos: ação sobre o centro da saciedade no hipotálamo e retardo no esvaziamento gástrico. No caso de hiperglicemia, estimula o pâncreas a secretar insulina. Por sua ação de apenas aumentar a secreção de insulina se a glicemia estiver elevada, a liraglutida vem sendo muito estudada e aplicada em pacientes obesos sem diabetes.[15]

A Food and Drug Administration (FDA) nos EUA liberou o uso da liraglutida para controle do peso corporal em 2014. No Brasil a liberação ocorreu em 2016 para adultos e em 2020 para adolescentes.

Resultados de alguns estudos em adultos

Ao discutir as implicações do uso da liraglutida associada ao exercício físico, foram encontrados 20 estudos científicos sobre a temática, mas somente foram utilizados 18 estudos, tendo em vista que seguiram os critérios do uso da liraglutida associado ao exercício físico, estabelecidos para a escolha. A inserção de análogos do GLP-1, como a liraglutida, juntamente com a prática de exercício físico, pode ser um meio de alcançar melhores resultados na redução da obesidade e de fatores associados, importantes para a população obesa.[16]

Estudo afirmou que o fármaco associado a um programa de dieta e exercício físico foi bem tolerado, produziu perda de peso sustentada e reduziu fatores de risco cardiovasculares importantes nessa população. A perda de peso estimada foi de 7,8 kg, e a diminuição da pressão arterial sistólica de 12,5 mmHg foi mantida. As mudanças no estilo de vida foram iniciadas e, do ponto de vista do paciente, representam o efeito total na perda de peso.[15]

As modificações nos parâmetros bioquímicos com as intervenções tanto da administração da liraglutida como da prática de exercício físico demonstraram redução em 50% dos triglicerídeos e melhor redução da glicose, respectivamente.[17]

Em suma, o uso da liraglutida aliado à prática de exercício físico auxilia no emagrecimento e na melhora de parâmetros bioquímicos em pessoas que possuem diabetes, obesidade ou sobrepeso juntamente com alguma comorbidade. Contudo, o uso desse fármaco não substitui hábitos de vida saudáveis, que precisam ser praticados pelas pessoas com o intuito de prevenção de doenças e promoção da saúde.

Resultados do estudo em adolescentes

Para analisar a eficácia e a segurança da liraglutida em adolescentes, foi realizado um estudo randomizado, duplo-cego e multicêntrico que avaliou os efeitos do medicamento em jovens entre 12 e 18 anos com obesidade e baixa resposta ao tratamento apenas com mudança do estilo de vida. O estudo consistiu em um período de tratamento de 56 semanas e um período de acompanhamento de 26 semanas. Os participantes foram divididos aleatoriamente (1:1) para receber liraglutida (3 mg) ou placebo por via subcutânea uma vez ao dia, além da terapia de mudança do estilo de vida. O desfecho primário foi a alteração da linha de base no IMC na pontuação do desvio padrão na semana 56.

Para o grupo liraglutida foram designados 125 participantes e para o grupo placebo, 126. A liraglutida foi superior ao placebo em relação à alteração da linha de base no escore de desvio padrão do IMC na semana 56.

Observou-se uma redução no IMC de pelo menos 5% em 51 de 113 participantes no grupo liraglutida e em 20 de 105 participantes no grupo placebo (porcentagem estimada, 43,3 *vs.* 18,7%), e uma redução no IMC de pelo menos 10% foi observada em 33 e 9 participantes, respectivamente (percentual estimado, 26,1 *vs.* 8,1%).

Foi observada uma redução maior com a liraglutida do que com o placebo no IMC e no peso corporal.

Após a descontinuação, observou-se um aumento maior no escore de desvio padrão do IMC com liraglutida do que com placebo.

Poucos participantes em ambos os grupos tiveram eventos adversos graves. Mais participantes no grupo liraglutida do que no grupo placebo tiveram eventos adversos gastrointestinais (81 de 125 [64,8%] *vs.* 46 de 126 [36,5%]) e eventos adversos que levaram à descontinuação do tratamento experimental.

O estudo concluiu que, em adolescentes com obesidade, o uso de liraglutida (3 mg) junto com a mudança do estilo de vida levou a uma redução significativamente maior no escore de desvio padrão do IMC do que o placebo mais mudança do estilo de vida.

A liraglutida é comercializada com o nome Saxenda® (liraglutida 3 mg), que é um análogo do GLP-1 indicado para o tratamento da obesidade em adultos e adolescentes, associado a reeducação alimentar e exercícios físicos.

O medicamento se mostrou seguro para uso em adolescentes, apresentando náuseas o evento adverso mais prevalente, que tendem a ser transitórias com o uso contínuo da medicação. Ao final do período, o grupo de adolescentes recebendo liraglutida atingiu cerca de 4,3% de redução no IMC, enquanto o grupo que recebeu placebo apresentou um aumento de 0,35% no IMC.

Comparando estudos em adultos com o estudo em adolescentes, ambos tiveram resultados parecidos com relação à perda de peso, porém diferentes na mudança dos parâmetros cardiometabólicos. Nos estudos em adultos houve melhora nesses parâmetros; já nesse estudo em adolescentes os parâmetros permaneceram inalterados, mas é provável que, em estudos futuros com maior período de acompanhamento, isso seja demonstrado.

Considerando que uma redução a partir de 5% do peso corporal pode ter benefícios significativos para a saúde, incluindo melhora em fatores de risco cardiovasculares e metabólicos, a liraglutida apresentou bons resultados no tratamento da obesidade em adolescentes.

MEDICAMENTOS COM AÇÃO INDIRETA SOBRE A OBESIDADE

Alguns medicamentos indicados para o tratamento de outras doenças podem ser prescritos para crianças e adolescentes com sobrepeso ou obesidade, com a finalidade de auxiliar na perda de peso, desde que haja indicação para sua prescrição. Entre eles, podemos citar a fluoxetina, um medicamento da classe dos inibidores seletivos da recaptação de serotonina, muito utilizado como coadjuvante no tratamento da obesidade em crianças e adolescentes com depressão e/ou compulsão alimentar.

Nesse grupo estão os fármacos utilizados para o tratamento de crianças e adolescentes com doenças associadas à obesidade.

Inibidores seletivos da recaptação da serotonina

Crianças e adolescentes com problemas como depressão e ansiedade podem, como sintoma paralelo, apresentar alteração do comportamento alimentar, tanto para mais como para menos.[6] Em situações de compulsão alimentar, com sintomas de depressão associados, além do aconselhamento psicológico, pode-se indicar o tratamento com inibidores seletivos da recaptação de serotonina (ISRS), como a fluoxetina ou a sertralina.

Os ISRS (fluoxetina, sertralina, paroxetina e citalopram), inibem de forma seletiva a recaptação de serotonina, resultando em potencialização da neurotransmissão serotonérgica. A potência da inibição de recaptação da serotonina é variada, assim como a seletividade por noradrenalina e dopamina.[9,14]

Em casos de depressão, transtornos de compulsão alimentar periódica (TCAP) e transtornos de ansiedade, os ISRS podem ser utilizados. A fluoxetina pode ser utilizada a partir de 8 anos e a sertralina, a partir de 6 anos, com acompanhamento simultâneo do paciente com médicos especialistas, nutrólogo e psiquiatra. Os efeitos colaterais mais frequentemente relatados são: gastrointestinais (náuseas, vômitos, dor abdominal, diarreia), psiquiátricos (agitação, ansiedade, insônia, ciclagem para mania, nervosismo), alterações do sono, fadiga, efeitos neurológicos (tremores, efeitos extrapiramidais), perda ou ganho de peso e urticária. A sertralina está associada a uma discreta perda de peso no início do tratamento; a fluoxetina parece ser mais potente na inibição do apetite, com maior perda de peso no início do tratamento; a paroxetina e o citalopram foram associados a ganho de peso.[18]

Topiramato

O topiramato é um medicamento anticonvulsivante, utilizado no tratamento da epilepsia. Estudos demonstraram que ele também pode agir como estabilizador do humor e neuroprotetor. Por isso, pode ser indicado para a redução ou prevenção de enxaqueca, hipertensão intracraniana idiopática e transtornos alimentares, como compulsão alimentar. Entre seus efeitos colaterais está a perda do apetite e/ou redução da fissura por carboidratos. Em virtude disso, pode ser usado como adjuvante no tratamento de obesidade, com acompanhamento psiquiátrico em conjunto, especialmente nos pacientes com compulsão alimentar.

O topiramato causa efeitos colaterais descritos que podem atrapalhar o desempenho escolar, como dificuldade de encontrar palavras durante a fala, raciocínio lento, sonolência, confusão, parestesias periorais.

Seu uso ainda não é aprovado no tratamento da obesidade de modo geral. Entre os pacientes obesos pediátricos que podem se beneficiar do tratamento com topiramato estão aqueles com outras doenças associadas, como epilepsia, transtorno afetivo do humor ou de compulsão alimentar. Na ausência de comorbidades desse gênero, o topiramato não deve ser empregado no tratamento de crianças ou adolescentes obesos.

Estudos mostram perda de peso em adultos que varia entre 4,5 e 16,3 kg no grupo que utilizou topiramato *versus* 1,7-8,6 kg no grupo placebo. No entanto, em pediatria, ao prescrever essa medicação para obesidade, devem-se considerar os efeitos colaterais como sonolência, letargia, distúrbio de atenção, fadiga e irritabilidade, que podem comprometer o aprendizado.

Metformina

A metformina é um medicamento muito utilizado no tratamento da obesidade em crianças e adolescentes, uma vez que diminui a produção hepática de glicose, as concentrações plasmáticas de insulina e inibe a lipogênese nas células adiposas. Estudos mostraram que a metformina foi eficaz na redução de peso e da resistência à insulina. Por isso é frequentemente indicada para crianças obesas com resistência periférica insulínica (RPI). Seu uso no tratamento da obesidade ainda é *off label*, podendo ser considerado na falha de resposta às terapêuticas anteriores e em pacientes que tenham indicação para o uso dessa medicação.

Existe um círculo vicioso entre a obesidade e a RPI, sendo reconhecido que a adiposidade excessiva é um dos fatores que contribuem para o surgimento e a manutenção da RPI.[19] O emagrecimento é uma das formas mais eficientes para quebrar esse círculo vicioso, bem como a realização de atividade física regular, que, por aumentar o consumo muscular de glicose, melhora a sensibilidade periférica à insulina.[20] Entretanto, muitas vezes a RPI precisa ser tratada com o uso de metformina, uma vez que o hiperinsulinismo pode dificultar o emagrecimento por aumentar a fome e facilitar a deposição de gordura.[19,7] Em geral, sugere-se que se tente reduzir a RPI inicialmente apenas com o emagrecimento e o aumento da atividade física; porém, após um período inicial, ocorrendo a perda de peso e persistindo a elevação da insulinemia, a medicação pode ser indicada.[21,7]

Curiosamente, estudos também mostraram que a metformina reduz a gordura visceral, suprime a remodelação da matriz extracelular do tecido adiposo e inibe a inflamação induzida pela obesidade.[22]

Além disso, a metformina potencialmente diminui a absorção dos carboidratos no nível intestinal, reduz a produção de glicose pelo fígado e aumenta a captação da glicose periférica, melhorando a ligação da insulina a seus receptores, o que aumenta a sensibilidade das células à insulina. Estudo com crianças com doença gordurosa do fígado não alcoólica (DGFNA) demonstrou melhora histológica do fígado, exceto a fibrose hepática, após 2 anos de orientação nutricional, atividade física e uso diário de 1.500 mg de metformina. Outro estudo encontrou perda ponderal e redução da obesidade abdominal após 6 meses de uso de metformina em pacientes obesos (7 a 18 anos) e com tolerância normal à glicose. No entanto, esse resultado não foi superior aos efeitos benéficos da dieta e exercício na redução dos marcadores inflamatórios e da gordura hepática. Embora sejam necessários mais estudos, o uso da metformina pode ser uma opção no manejo da DGFNA.

A metformina pode ser considerada um importante coadjuvante no tratamento de pacientes obesos com resistência à insulina, e também pode beneficiar crianças com dislipidemia.

Apesar de não existir dose padronizada, é recomendado iniciar com uma dose de 500 mg/dia. Caso seja necessário, a dose deverá ser titulada de acordo com a glicemia de jejum.

Hormônio de crescimento recombinante (GH)

A síndrome de Prader-Willi (SPW) é a síndrome genética mais comumente associada à obesidade. A obesidade na SPW é consequência da diminuição de saciedade ligada ao comportamento alimentar compulsivo, ambos decorrentes de disfunção hipotalâmica.[23]

Apesar de se reconhecer que um número importante de pacientes com essa síndrome apresente deficiência de GH, a razão principal de seu uso é proporcionar melhora da relação entre a massa magra e a massa gorda, com restabelecimento da atividade física, da força muscular e da qualidade de vida. Por outro lado, como a obesidade é o fator que levará tais pacientes a óbito, deve-se atuar para evitar ou, pelo menos, dificultar o excessivo ganho de peso comumente visto nessa condição clínica.[24,25]

CONCLUSÃO

Atualmente, as taxas de obesidade em crianças e adolescentes estão aumentando, com perspectivas de números epidemiológicos mais altos, sendo uma grande preocupação por afetar a qualidade e expectativa de vida.

A obesidade é uma doença crônica e multifatorial, por isso o tratamento deve ser sempre individualizado.

Os tratamentos com agentes farmacológicos fazem parte de uma terapia complexa, muitas vezes os riscos que podem expor a criança ou o adolescente tornam-se altos na viabilização do tratamento. Alguns fármacos têm sua ação em conjunto, favorecendo o emagrecimento e atuando em possíveis comorbidades interligadas ao excesso de peso. É considerável que alguns fármacos demonstram resultados no tratamento da obesidade, entretanto a terapia medicamentosa não deve ser utilizada de forma isolada, mas sim de forma adjunta ao tratamento não farmacológico. Por isso, um cuidado fundamental que se deve ter ao atender crianças e adolescentes com obesidade é evitar que a terapia medicamentosa seja vista como uma solução milagrosa para a obesidade.

É preciso deixar claro que as mudanças no estilo de vida, como a reeducação alimentar e a prática de exercícios físicos, são necessárias e devem ser reforçadas em todas as consultas. Também é importante ressaltar que o tratamento farmacológico não cura a obesidade, mas auxilia no emagrecimento; se for suspenso, pode ocorrer reganho de peso e recrudescimento da doença.

Os medicamentos no tratamento da obesidade na infância e adolescência são um recurso adicional, todavia devem ser usados apenas quando forem considerados seguros e efetivos para uso pediátrico, e sob supervisão médica contínua. Dessa forma, a terapia medicamentosa da obesidade na infância e na adolescência requer uma indicação muito criteriosa, racional e personalizada, de acordo com as particularidades de cada paciente.

REFERÊNCIAS BIBLIOGRÁFICAS

1. Departamento de Nutrologia. Obesidade na infância e adolescência: manual de orientação – Sociedade Brasileira de Pediatria. Departamento Científico de Nutrologia. 3ª ed. São Paulo: SBP; 2019.
2. Skelton JA, Irby MB, Grzywacz JG, Miller G. Etiologies of obesity in children: nature and nurture. Pediatr Clin North Am. 2011;58:1333-54.
3. Almeida CAN. Tratamento da obesidade na infância e adolescência. Rev Med Minas Gerais. 2011; 21(3Supl.1):S1-S144.
4. Hopkins KF, Decristofaro C, Elliott L. How can primary care providers manage pediatric obesity in the real world? J Am Acad Nurse Pract. 2011 Jun;23(6):278-88.
5. Luttikhuis S. Interventions for treating obesity in children. Cochrane Database Syst Rev. 2010.
6. Abeso. Diretrizes brasileiras de obesidade 2016. 4ª ed. São Paulo.
7. Almeida CAN, Mello ED. Nutrologia pediátrica: prática baseada em evidências. Barueri: Manole; 2016.

8. Calarge CA, Mills JA, Janz KF, Burns TL, Coryell WH, Zemel BS. Body composition in adolescents during treatment with selective serotonin reuptake inhibitors. Pediatrics. 2017 Jul;140(1): e20163943.
9. Franco RR, Cominato L, Damiani D. O efeito da sibutramina na perda de peso de adolescentes obesos. Arq Bras Endocrinol Metab [online]. 2014;58(3):243-50.
10. Mancini MC , Geloneze B, Salles JEN, Lima JG, Carra MK. Tratado de obesidade. 2ª ed. Rio de Janeiro: Guanabara Koogan; 2015.
11. Sherafat-Kazemzadeh R, Yanovski SZ, Yanovski JA. Pharmacotherapy for childhood obesity: present and future prospects. Int J Obes (Lond). 2013 Jan;37(1):1-15. doi:10.1038/ijo.2012.144.
12. Orskov C, Wettergren A, Holst JJ. Secretion of the incretin hormones glucagon-like peptide-1 and gastric inhibitory polypeptide correlates with insulin secretion in normal man throughout the day. Scand J Gastroenterol. 1996;31:665-70.
13. Flint A, Raben A, Ersboll AK, Holst JJ, Astrup A. The effect of physiological levels of glucagon-like peptide-1 on appetite, gastric emptying, energy and substrate metabolism in obesity. Int J Obes Relat Metab Disord. 2001;25:781-92.
14. Ribas Filho D, Suen VMM. Tratado de nutrologia. 2ª ed. Barueri: Manole; 2018.
15. Astrup A, Carraro R, Finer N, Harper A, Kunesova M, Lean MEJ, et al. Safety, tolerability and sustained weight loss over 2 years with the once-daily human GLP-1 analog, liraglutide. Int J Obes. 2012; 36(6):843.
16. Didek D. Efeitos da administração de liraglutida em ratos obesos sedentários e exercitados [dissertação]. Ponta Grossa: Universidade Estadual de Ponta Grossa; 2018.
17. Hermansen K, Baekdal TA, Düring M, Pietraszek A, Mortensen LS, Jorgensen H, et al. Liraglutide suppresses postprandial triglyceride and apolipoprotein B48 elevations after a fat-rich meal in patients with type 2 diabetes: a randomized, double-blind, placebo-controlled, cross-over trial. Diabetes Obes Metab. 2013;15(11):1040-8.
18. Departamento de Nutrologia. Obesidade na infância e adolescência: manual de Orientação – Sociedade Brasileira de Pediatria. Departamento Científico de Nutrologia. 2ª ed. São Paulo: SBP; 2012.
19. Wood P. Insulin resistance: a vicious circle of excess fat. Diabetes Control. 2007;351.
20. Expert Panel on Integrated Guidelines for Cardiovascular H, Risk Reduction in C, Adolescents; National Heart Lung, and Blood Institute. Expert panel on integrated guidelines for cardiovascular health and risk reduction in children and adolescents: summary report. Pediatrics. 2011;128(Suppl.5): S213-56.
21. Luong DQ, Oster R, Ashraf AP. Metformin treatment improves weight and dyslipidemia in children with metabolic syndrome. JPEM. 2015;28(5-6):649-55.
22. Lughetti L, Predieri B, Bruzzi P, Balli F. Approaches to dyslipidemia treatment in children and adolescents. Expert Rev Endocrinol Metab. 2008;3(5):615-33.
23. Holland AJ, Treasure J, Coskeran P, Dallow J. Characteristics of the eating disorder in Prader-Willi syndrome: implications for treatment. J Intellect Disabil Res. 1995;39:373-81.
24. Kuo JY, Dichtchekenian V, Manna TD, Kuperman H, Damiani D, Setian N. Síndrome de Prader-Willi: aspectos metabólicos associados ao tratamento com hormônio de crescimento. Arq Bras Endocrinol Metab. 2007;51(1):92-8.
25. Stafler P, Wallis C. Prader-Willi syndrome: who can have growth hormone? Arch Dis Child. 2008;93(4):341-5.

LEITURA RECOMENDADA

American Dietetic Association. Position of the American Dietetic Association: Individual-, Family-, School-, and Community-Based Interventions for Pediatric Overweight. J Am Diet Assoc. 2006;106:925-45.

Ballinger A, Peikin SR. Orlistat: its current status as an anti-obesity drug. Eur J Pharmacol. 2002;440:109-17.

Barlow SE, Dietz WH. Obesity evaluation and treatment: expert committee recommendations. Pediatrics. 1998;102:1-11.

Berkowitz RI, Fujikova K, Daniels SR, Hopping AG, Owen S, Perry AC, et al. Effects of sibutramine treatment in obese adolescents: a randomized trial. Ann Intern Med. 2006;145:81-90.

Berkowitz RL, Wadden TA, Tershakovec AM, Cronquist JL. Behavior therapy and sibutramine for the treatment of adolescent obesity: a randomized controlled trial. JAMA. 2003;289:1805-12.

Chacra AR. Efeito fisiológico das incretinas. Johns Hopkins Advanced Studies in Medicine. 2006; 6(7B):S613-S617.

Crocker MK, Yanovski JA. Pediatric obesity: etiology and treatment. Pediat Clin North Am. 2011;58(5):1217-40, xi.

Daniels SR, Arnett DK, Eckel RH, Gidding SS, Hayman LL, Kumanyika S, et al. Overweight in children and adolescents: pathophysiology, consequences, prevention, and treatment. Circulation. 2005;111:1999-2012.

Danne T, Biester T, Kapitzke K, Jacobsen SH, Jacobsen LV, Petri KCC, et al. Liraglutide in an adolescent population with obesity: a randomized, double-blind, placebo-controlled 5-week trial to assess safety, tolerability, and pharmacokinetics of liraglutide in adolescents aged 12-17 years. J Pediatr. 181:146-53.

Doak CM, Visscher TL, Renders CM, Seidell JC. The prevention of overweight and obesity in children and adolescents: a review of interventions and programmes. Obes Rev. 2006;7(1):111-36.

Estudo randomizado e controlado da liraglutida para adolescentes com obesidade. 2020. Disponível em: https://www.news.med.br/p/medical-journal/1368623/estudo-randomizado-e-controlado-da-liraglutida-para-adolescentes-com-obesidade.htm; acessado em: agosto de 2021.

Farias JMDE. Effects of physical exercise in molecular parameters of the route of obesity and insulin signaling. Rev Bras Cineantropom Desempenho Hum. 2014;16(5):588-96.

Fitch A, Fox C, Bauerly K, Gross A, Heim C, Judge-Dietz J, et al. Prevention and management of obesity for children and adolescents. Bloomington (MN): Institute for Clinical Systems Improvement. (ICSI); 2013 Jul. 94 p.

Fonseca JGM, Silva MKS, Felix DS. Obesidade: uma visão geral. Clin Méd Obesidade Outros Dist Aliment. 2001;1(2):257-78.

Francischi RPP, Pereira LO, Freitas CS, Klopfer ML, Santos RC, Vieira P, et al. Obesidade: atualização sobre sua etiologia, morbidade e tratamento. Rev Nutr. 2000;13(1):17-28.

Godoy-Matos A, Carraro L, Vieira A, Oliveira J, Guedes EB, Mattos L, et al. Treatment of obese adolescents with sibutramine: a randomized, double-blind, controlled study. J Clin Endocrinol Metab. 2005;90(3):1460-5.

Hanefeld M, Sachse G. The effect of orlistat on body weight and glycaemic control in overwight patients with type 2 diabetes: a randomized, placebo controlled trial. Diabetes Obes Metab. 2002;4:415-23.

Hayman LL, Meininger JC, Daniels SR, McCrindle BW, Helden L, Ross J, et al. Primary prevention of cardiovascular disease in nursing practice: focus on Association Committee on Atherosclerosis, Hypertension, and Obesity in Youth Cardiovascular Nursing, Council on Epidemiology and Prevention, and Council on Nutrition, Physical Activity, and Metabolism. Circulation. 2007;116:334.

Jones BJ, Bloom SR. The new era of drug therapy for obesity: the evidence and the expectations. Drus. 2015;75(9):935-45.

Kelley DE, Bray GA, Pi-Sunyer FX, Klein S, Hill J, Miles J, et al. Clinical efficacy of orlistat therapy in overweight and obese patients with insulin treated type 2 diabetes. Diabetes Care. 2002;25:1033-41.

Kumar K, Kelly AS. Review of childhood obesity: from epidemiology, etiology, and comorbidities to clinical assessment and treatment. Mayo Clin Proc. 2017;92:251-65.

Lipoxen. Laboratório Brainfarma. Bula profissional do medicamento. Disponível em: http://www.anvisa.gov.br/datavisa/fila_bula/index.asp; acessado em: agosto de 2020.

Melo ED, Luft VC, Meyer F. Atendimento ambulatorial individualizado versus programa de educação em grupo: qual oferece mais mudança de hábitos alimentares e de atividade física em crianças obesas?. J Pediatr. 2004;80(6):468-74.

Miles JM, Leiter L, Hollander P, Wadden T, Anderson JW, Doyle M, et al. Effect of orlistat in overweight and obese patients with type 2 diabetes treated with metformin. Diabetes Care. 2002;25:1123-8.

Nelson RH, Miles JM. The use of orlistat in the treatment of obesity, dyslipidaemia and type 2 diabetes. Expert Opin Pharmacother. 2005 Nov; 6(14): 2483-91.

Oliveira CL, Fisberg M. Obesidade na infância e adolescência: uma verdadeira epidemia. Arq Bras Endocrinol Metabol. 2003;47(2):107-8.

Organização Mundial da Saúde – OMS. Organização das Nações Unidas para Alimentação e Agricultura e a Organização Pan-americana de Saúde. FAO/OPAS: Sobrepeso afeta quase metade da população de todos os países da América Latina e Caribe. Distrito Federal, DF, 19 de janeiro de 2017.

Ozkan B, Bereket A, Turan S, Keskin S. Addition of orlistat to conventional treatment in adolescents with severe obesity. Eur J Pediatr 2004;163:738-41.

Parizzi MR. Adesão ao tratamento de crianças e adolescentes obesos atendidos no ambulatório do Hospital das Clínicas da Universidade Federal de Minas Gerais – HC/UFMG [dissertação]. Belo Horizonte: Faculdade de Medicina da UFMG; 2004.

Pinelli L, Elerdini N, Faith MS, Agnello D, Ambruzzi A, De Simone M, et al. Childhood obesity: results of a multicenter study of obesity treatment in Italy. J Pediatr Endocrinol Metab. 1999;12:795-9.

Sherafat-Kazemzadeh R, Yanovski SZ, Yanovski JA. Pharmacotherapy for childhood obesity: present and future prospects. Int J Obes. 2013;37(1):1-15.

Sibus© (cloridrato de sibutramina moidratado). Cápsula dura de 10 e 15 mg. Disponível em: https://www.eurofarma.com.br/wpcontent/uploads/2016/09/bula-sibus-profissional.pdf; acessado em: setembro de 2020.

Silva CAN. Avaliação do efeito do liraglutida nos tecidos muscular e adiposo e nos parâmetros bioquímicos em camundongos Swiss submetidos à dieta de cafeteria e a atividade física [dissertação]. Natal: Universidade Federal do Rio Grande do Norte; 2014.

Steinbeck KS. The importance of physical activity in the prevention of overweight and obesity in childhood: a review and an opinion. Obes Rev. 2001;2(2):117-30.

Torgerson JS, Hauptman J, Boldrin MN, Sjostrom L. Xenical in the prevention of diabetes in obese subjects (Xendos) study: a randomized study of orlistat as an adjunct to lifestyle changes for the prevention of type 2 diabetes in obese patients. Diabetes Care. 2004 Jan;27(1):155-61.

Xia G, Grant SF. The genetics of human obesity. Ann NY Acad Sci. 2013;1281:178-90.

Tratamento farmacológico *on label* da obesidade no adulto

14

Ana Valéria Silveira Garcia Ramirez
Anderson Dietrich
Lausane Carvalho Dantas Dietrich
Rômulo Bagano Meneses
Sara Mirelle Mendonça Chaves Coelho Leite
Durval Ribas-Filho

INTRODUÇÃO

A obesidade é uma doença crônica, recorrente e progressiva, sendo caracterizada por excesso de gordura corporal, que se tornou a doença nutricional mais comum em países desenvolvidos e em nosso meio. Ao longo dos últimos 40 anos, saímos de um mundo em que a prevalência do peso baixo era mais que o dobro da obesidade para um em que mais pessoas estão obesas do que abaixo do peso. Em virtude de suas características evolutivas, deve igualmente ser tratada de maneira crônica, como tratamos a hipertensão arterial.[1]

O tratamento da obesidade é complexo e multidisciplinar. Em linhas gerais, o tratamento farmacológico é adjuvante das terapias dirigidas com foco na modificação dos hábitos de vida relacionados com orientações nutricionais para diminuir o consumo de calorias na alimentação e exercícios para aumentar o gasto calórico. Em relação ao tratamento farmacológico, é importante destacar que o uso de fármacos não cura a obesidade; quando descontinuado, ocorre o reganho de peso.

Deve-se estabelecer o grau de obesidade estando indicado o tratamento medicamentoso em casos de:

1. Índice de massa corpórea (IMC) maior ou igual a 30 kg/m^2.
2. IMC maior ou igual a 25 ou 27 kg/m^2 na presença de comorbidades (dependendo do medicamento).
3. Falha em perder peso com o tratamento não farmacológico. A história prévia de falência com tentativa de dieta com restrição calórica é suficiente.[2]

Existem atualmente três medicamentos aprovados para tratamento da obesidade no Brasil: sibutramina, orlistate e liraglutida 3 mg.

SIBUTRAMINA

A sibutramina é um potente inibidor da recaptação de serotonina (sacietógeno), leve-moderado inibidor da norepinefrina (anorexígeno) e, em menor grau, da dopamina. Sua meia-vida é de 14 a 16 horas, com seu pico de concentração sérico em 3-4 horas, estudada inicialmente para uso em casos de depressão. Tem capacidade para gerar uma perda de peso superior a 5% em relação ao peso inicial em pelo menos 75% dos pacientes.[3]

Seus principais efeitos colaterais são: pequena elevação média na pressão arterial (3 a 5 mmHg), discreto aumento na frequência cardíaca (2 a 4 bpm), irritabilidade, xerostomia, insônia, aumento da ansiedade, constipação, cefaleia e náuseas. Não causa dependência psíquica ou química.[1,4]

O estudo STORM (*Sibutramine trial of obesity reduction and maintenance*) investigou o uso de sibutramina para manutenção da perda de peso após 6 meses iniciais de tratamento em conjunto com uma dieta com déficit calórico de 600 kcal. O desfecho primário do estudo foi mensurar a proporção de pacientes que após 2 anos mantiveram pelo menos 80% do peso perdido entre o início do estudo e os 6 primeiros meses. A conclusão do estudo é que o uso contínuo de sibutramina ajudou a manter a perda de peso por até 2 anos após o início do tratamento.[1-6]

Ficou demonstrado na grande maioria dos estudos com uso da sibutramina que para os pacientes respondedores (que perdem peso), existe uma significativa redução dos níveis de glicemia, melhora nos valores de pressão arterial, melhora do perfil lipídico e um importante incremento na qualidade de vida. Além disso, ensaio multicêntrico demonstrou sua segurança e eficácia para o uso em portadores do transtorno da compulsão alimentar periódica.[3]

O uso intermitente da sibutramina pode também ser utilizado como estratégia de manutenção do peso perdido, como demostrado por Wirth, realizando uma pausa de 6 semanas para cada 12 semanas de uso do medicamento e obtendo resultados semelhantes aos alcançados com o uso contínuo.[5]

O SCOUT (*Sibutramine cardiovascular outcomes trial*) foi um grande estudo multicêntrico, randomizado, placebo-controlado, desenhado para avaliar os efeitos do uso de sibutramina em longo prazo na incidência de eventos cardiovasculares e de morte cardiovascular em indivíduos de muito alto risco. Os resultados finais mostraram um aumento de 16% no risco de desfechos cardiovasculares não fatais combinados no grupo sibutramina em relação ao grupo placebo, sem aumento na mortalidade, porém não houve aumento do número de eventos cardiovasculares nos diabéticos sem doença coronariana nem nos diabéticos com fator de risco cardiovascular. Esse estudo levou precocemente à proibição da sibutramina na Europa, generalizando os resultados dessa população de altíssimo risco (quase todos com contraindicação em bula e que usaram o medicamento independentemente de estarem ou não perdendo peso). No Brasil, a Agência Nacional de Vigilância

Sanitária (Anvisa) não proibiu a sibutramina, uma vez que ela é segura na população sem doença cardiovascular estabelecida. Estudos de análise de subgrupos posteriores demonstraram redução do risco nos pacientes que perderam peso durante o estudo SCOUT.[1,2,3,6]

A dose aprovada de sibutramina é de 1 cápsula de 10 mg ou de 15 mg ao dia. É recomendado iniciar o tratamento com sibutramina sempre com a dose de 10 mg por dia, reavaliando após 2 semanas quanto a efeitos adversos. Caso não ocorra perda de pelo menos 2 kg nas primeiras 4 semanas de tratamento, pode ser recomendado o aumento da dose para 15 mg por dia. Não deve ser recomendada a continuação do tratamento em pacientes que não apresentarem perda de pelo menos 2 kg em 4 semanas de tratamento com a dose de 15 mg.

Desde seu lançamento no Brasil, a sibutramina fazia parte da lista "C1" (outras substâncias sujeitas a controle especial), da mesma forma que os antidepressivos. Foi então que, em setembro de 2007, com a intenção de aperfeiçoar o controle e a fiscalização de substâncias psicotrópicas anorexígenas (RDR 58), a sibutramina passou a ser prescrita em notificação de receita "B2". Com isso, a sibutramina recebeu, sem qualquer evidência, uma tarja preta com os dizeres: "Venda sob prescrição médica – o abuso deste medicamento pode causar dependência".

Segundo a agência, a sibutramina é recomendada para pacientes com IMC maior ou igual a 30 kg/m^2, mas considerou a partir de 28 de janeiro de 2010 que diabetes associado a um fator de risco cardiovascular é contraindicação a seu uso, além de doenças cerebrovasculares e cardiovasculares. Em outubro de 2011 a agência passou a exigir que a prescrição de sibutramina fosse acompanhada de um "termo de responsabilidade do prescritor", que é entregue na drogaria dispensadora junto com o receituário. A RDC 50/2014 aumentou a possibilidade de prescrição de sibutramina para até 60 cápsulas por receita.[1,2,6]

A eficácia e a segurança da sibutramina em adolescentes (12 a 16 anos) foi sugerida em dois estudos unicêntricos (2003 e 2005), um deles realizado no Brasil. Os resultados e o perfil de efeitos adversos foram semelhantes aos encontrados nos demais estudos realizados na população adulta. No Brasil, o uso de sibutramina só é permitido para pacientes acima de 16 anos, em casos de obesidade grave.[2,7]

Algumas revisões sistemáticas de estudos sobre custo-efetividade de tratamento da obesidade indicaram que a sibutramina tem custo-efetividade favorável, especialmente quando se utilizam os critérios recomendados em bula.[8]

ORLISTATE

O orlistate é um análogo hidrogenado da lipstatina (inibidor de lipases gastrointestinais), produzido pelo *Streptococcus toxytricini*. Por ser seletivo, não interfere no funcionamento das demais enzimas intestinais. Essa ligação faz com que cerca de 1/3 dos triglicérides ingeridos permaneçam não digeridos e não sejam absorvidos pelo intestino, sendo eliminados nas fezes.[2,3]

A gordura é o macronutriente de maior densidade calórica (9 kcal/g). Apesar das recomendações nas diretrizes nutricionais em relação ao consumo de gorduras (até 30% do valor energético total), indivíduos com excesso de peso costumam ingerir menos de 40% das calorias em forma de gorduras. O orlistate não possui atividade sistêmica, tendo absorção desprezível (< 1%).[1,2,4]

Seu uso está associado a reduções significativas da pressão arterial, melhora do perfil lipídico e redução da infiltração gordurosa hepática, além de reduções da insulinemia e da glicemia. Pacientes com obesidade, com ou sem fatores de risco definidos, apresentaram perda de peso em todos os estudos realizados, incluindo várias metanálises e estudos com até 4 anos de seguimento (XENDOS). A perda de peso > 5% em relação ao peso inicial ocorreu em mais de 21% dos usuários de orlistate.[1,3,6]

O uso de orlistate foi associado a maior incidência de efeitos secundários gastrointestinais que são relacionados a seu mecanismo de ação, quando comparado ao grupo placebo, particularmente ligados a esteatorreia, flatos com descarga de gordura e urgência fecal, em 15-30% da população estudada. Não deve ser utilizado em portadores de má absorção crônica, na presença de cálculos renais de oxalato e de colelitíase ou colestase. Por seu efeito causador de disabsorção de gorduras, deve-se ficar atento à possibilidade de deficiência de vitaminas lipossolúveis (A, D, E, K). Estudos mostram que pacientes em uso de orlistate por 1-2 anos não tiveram mudança nas concentrações séricas das vitaminas lipossolúveis, mas, após 4 anos de uso, os níveis séricos começaram a diminuir. Portanto, deve-se considerar a suplementação com multivitamínicos e minerais (MVM) em pacientes que fizerem uso dessa medicação em longo prazo.[1,2,3,6]

A dose de orlistate é 1 cápsula de 120 mg, administrada 3 vezes por dia junto das principais refeições; o orlistate também pode ser utilizado em adolescentes acima dos 12 anos de idade (FDA).[2-4]

LIRAGLUTIDA

O GLP-1 é um regulador fisiológico do apetite e ingestão alimentar, secretado pelas células L intestinais após uma refeição em resposta à ingestão de nutrientes. Sua degradação ocorre pela ação da enzima DPP-4. O GLP-1 possui receptores no trato intestinal, pâncreas e várias outras regiões cerebrais, ativando por meio dos GLP-1R (receptores) regiões cerebrais específicas relacionadas à fome e à saciedade.[1,2,4,6]

A liraglutida é um agonista do peptídeo semelhante ao glucagon-1 (GLP-1) que compartilha 97% de homologia com o GLP-1 nativo, produzido por tecnologia de DNA recombinante em *Saccharomyces cerevisiae*. Sua meia-vida de circulação do GLP-1 é aumentada de 1 a 2 minutos para 13 horas, tem ação hipotalâmica em neurônios envolvidos no balanço energético, em centros ligados ao prazer e à recompensa e ação menor na velocidade de esvaziamento gástrico. É extensamente ligada às proteínas plasmáticas (> 98%), possuindo consequentemente baixa solubilidade em água. Endogenamente é metabolizada de maneira semelhante à das grandes proteínas, sem um órgão específico como via principal de eliminação.[2]

A liraglutida estimula diretamente os neurônios que sintetizam pró-opiomelanocortina e transcrito regulado por cocaína e anfetamina (POMC/CART). Indiretamente, inibe a neurotransmissão nos neurônios que expressam neuropeptídeo Y (NPY) e peptídeo relacionado ao agouti (AgRP), vias de sinalização dependentes de GABA. Esses resultados indicam que o GLP-1R está expresso em neurônios do núcleo arqueado do hipotálamo envolvidos na perda de peso. A liraglutida estimula a secreção de insulina e reduz a secreção de glucagon de maneira dependente da glicose, o que resulta em redução da glicose em jejum e pós-prandial, melhorando e sustentando a função das células beta do pâncreas.[1,2,6]

Em seus estudos de fase 2, a liraglutida foi comparada ao orlistate, apresentando resultados favoráveis em relação à segurança e eficácia na perda de peso, com resultados superiores aos de seu comparador. Foram conduzidos quatro estudos clínicos de fase 3, todos duplo-cegos, controlados por placebo, que recrutaram um total de 5.358 pacientes. Foram os estudos SCALE (*Satiety and clinical adiposity liraglutide evidence*), SCALE *manutenção*, SCALE *diabetes*, SCALE *obesidade e pré-diabetes* e SCALE *apneia do sono*. Em todos os estudos de fase ficaram evidenciadas a eficácia e a segurança do fármaco. No programa SCALE *obesidade*, com duração de 56 semanas, a perda de peso média foi de 9,2% em relação ao peso inicial. No SCALE *manutenção*, que também teve a duração de 56 semanas, após um período *run-in* de 12 semanas para emagrecimento, os pacientes foram randomizados para receber liraglutida ou placebo e após 56 semanas 81,4% mantiveram a perda de peso no grupo liraglutida, tendo ainda 50,5% dos pacientes que utilizaram a liraglutida uma perda de peso adicional de 5% após o *run-in*. Em todos os estudos ocorreu significativa perda de peso em relação ao placebo e melhora de parâmetros cardiometabólicos.[1,2,6,7]

Em pacientes com comprometimento da função hepática ou renal grave, o uso da liraglutida não é recomendado. Em ratos foi observada uma elevação da incidência de tumores de células C da tireoide, efeito não observado em estudos clínicos em humanos. Nenhum outro tumor teve sua incidência aumentada em todos os estudos pré-clínicos e clínicos utilizando a liraglutida. Seu uso foi associado a uma discreta elevação da incidência de pancreatite aguda nos estudos iniciais. Estudos mais recentes, já ajustados pelo natural risco aumentado dos indivíduos obesos de desenvolver pancreatite aguda, não evidenciam essa associação. O uso da liraglutida foi associado a uma significativa elevação da incidência de colelitíase e colecistite; essa incidência elevada está diretamente relacionada à velocidade da perda de peso e não especificamente ao fármaco.[1,2,6-8]

Pacientes tratados com liraglutida devem ser informados do risco potencial de desidratação, situação relacionada aos efeitos gastrointestinais do medicamento, recomendando-se sempre uma adequada hidratação. A liraglutida estimula a secreção de insulina de maneira dependente de glicose. Pacientes não diabéticos não apresentam risco aumentado de hipoglicemia em decorrência do uso do fármaco. As reações gastrointestinais são os eventos adversos mais relacionados com seu uso, na maioria das vezes leves ou moderadas e transitórias; as principais manifestações são náuseas, vômito, diarreia e constipação. Efeitos adversos como epigastralgia, xerostomia, dispepsia, aumento discreto da frequência cardíaca e elevação das enzimas pancreáticas também podem ocorrer, mas são incomuns. Os efeitos de superdosagens nos estudos clínicos e relatórios pós-comercialização incluíram apenas náusea e vômitos graves, mesmo com doses de até 72 mg. É relativamente comum uma reação no local de aplicação do medicamento, geralmente leve e transitória.[1,2,6,8]

Em relação à segurança cardiovascular, não foram realizados estudos específicos utilizando o Saxenda, porém foram extrapolados os dados do estudo LEADER (*Liraglutide effect and action in diabetes: evaluation of cardiovascular outcome results*), do fármaco Victoza (liraglutida 1,8 mg), utilizado para o tratamento de diabetes melito. Esse estudo teve a duração de 3,8 anos e demonstrou uma redução do risco de morte por eventos cardiovasculares da ordem de 22%.[2,7]

A liraglutida é de uso diário e subcutâneo, aplicada por meio de um dispositivo do tipo caneta.[9] A embalagem tradicional contém três canetas, cada uma contendo 3 mL do princípio ativo. Cada miligrama da solução contém 6 mg de liraglutida. As doses são individualizadas e iniciam em 0,6 mg, progredindo em 0,6 mg a mais a cada semana ou quinzena, sendo a dose máxima a de 3 mg. As canetas ficam em refrigeração (2 a 8 °C) desde a compra. Após o primeiro uso a caneta deve ser utilizada em até 30 dias, podendo permanecer sob refrigeração ou em temperatura ambiente (até 30 °C); as demais canetas que não estão sendo utilizadas devem permanecer em refrigeração. O produto não pode ser congelado e não deve ser armazenado com a agulha de uso diário (descartável). As agulhas são compradas separadamente, sendo recomendadas pelo fabricante agulhas de 4 mm. Os locais sugeridos para aplicação são abdome, coxas e braços; evitar o uso em regiões muito vascularizadas.

Se o paciente não alcançar 5% de perda de peso em 12 semanas em dose de manutenção (3 mg), deve-se descontinuar a medicação. A liraglutida é aprovada pelas agências europeias (EMA), americanas (FDA) e também pela brasileira Anvisa. A liraglutida inicialmente tinha uma concentração de até 1,8 mg, aprovada para prescrição em pacientes portadores de diabetes melito. Posteriormente, com novos estudos, mostrou-se eficaz para o tratamento da obesidade com doses de 3 mg. Esses medicamentos, apesar de apresentarem a mesma substância ativa (liraglutida), têm indicações distintas, que estão de acordo com as exigências regulatórias e são fundamentadas em estudos clínicos robustos.[1,2,6]

REFERÊNCIAS BIBLIOGRÁFICAS

1. Mancini MC, Geloneze B, Salles JEN, Lima JG, Carra MK. Tratado de obesidade. Rio de Janeiro: Guanabara Koogan; 2015.
2. Associação Brasileira para o Estudo da Obesidade e da Síndrome Metabólica – Abeso. Diretrizes brasileiras de obesidade. 4ª ed. São Paulo.
3. Bouchard C, Bray G. Handbook of obesity: clinical applications. 3ª ed. New York: Marcel Dekker; 2008.
4. Li Z, Maglione M, Tu W, Mojica W, Arterburn D, Shugarman LR, et al. Meta-analysis: pharmacologic treatment of obesity. Ann Intern Med. 2005;142:532-46.
5. Wirth A, Krause J. Long-term weight loss with sibutramine. JAMA. 2001;286(11):1331-9.
6. Jensen MD, Ryan DH, Apovian CM, Ard JD, Comuzzie AG, Donato KA, et al. 2013 AHA/ACC/TOS guideline for the management of overweight and obesity in adults. Circulation. 2013. doi:10.1161/01.
7. Wadden TA, Hollander P, Klein S, Niswender K, Woo V, Hale PM, et al. Weight maintenance and additional weight loss with liraglutide after low calorie diet: the Scale maintenance randomized study. J Obes. 2013;37(11):1443-51.
8. Galvão-Teles A, Freitas P. Tratamento não cirúrgico da obesidade do adulto: recomendações da Sociedade Portuguesa para o estudo da obesidade. 2018.
9. Ribas Filho D, Suen VMM. Tratado de nutrologia. 2a ed. Barueri: Manole; 2018.

15 Principais abordagens do tratamento farmacológico *off label* da obesidade no adulto

Ana Valéria Silveira Garcia Ramirez
Idiberto José Zotarelli Filho
Durval Ribas-Neto

INTRODUÇÃO

A obesidade representa uma doença multifatorial que causa graves problemas de saúde pública.[1] Existem 2 bilhões de pessoas com sobrepeso e obesidade no mundo,[1] e o Brasil encontra-se em quinto lugar no *ranking* mundial, com estimativa de 18 milhões de pessoas, tendendo a alcançar 70 milhões de indivíduos.[2] Segundo levantamento realizado pelo Ministério da Saúde, 52,5% dos brasileiros estão acima do peso, o que é importante fator de risco para as doenças crônicas não transmissíveis.[2]

Nesse contexto, após análise do índice de massa corporal (IMC), o método de escolha para o tratamento do excesso de peso IMC > 25 kg/m^2 e obesidade IMC > 30 kg/m^2 deverá consistir em atividades físicas, dietas e modificações comportamentais. Nos casos de resultados não significativos ou insatisfatórios, justifica-se o tratamento farmacológico.[2] A Organização Mundial da Saúde (OMS) orienta que a utilização de medicamentos para combater a obesidade é indicada para pacientes que tenham IMC acima de 30 kg/m^2, ou quando o IMC seja 25 kg/m^2 associado com comorbidades que permeiam o excesso de peso.[1]

Nesse sentido, o debate acerca das opções para o tratamento farmacológico da obesidade continua. Uma variedade de classes de fármacos aprovados para outras indicações tem sido utilizada *off label* na tentativa de promover a perda de peso.[2] O uso *off label* é definido pela Agência Nacional de Vigilância Sanitária (Anvisa) como "o uso em situações divergentes da bula de um medicamento registrado na Anvisa. Pode incluir diferenças na indicação, faixa etária/peso, dose, frequência, apresentação ou via de administração".[2] Dentre esses fármacos destacam-se os anticonvulsivantes, como topiramato, fármacos utilizados no controle de diabetes, como metformina, antidepressivos, como fluoxetina e bupropiona, e o hormônio melatonina.

Nesse cenário, a prescrição de medicamentos para uso *off label* não é ilegal, entretanto usar um medicamento fora da faixa de dosagem recomendada ou duração do uso pode colocar em risco a saúde dos pacientes, haja vista que não há um formalismo científico para isso.[3] Assim, os medicamentos seriam considerados apropriados para uso *off label*, com base em sua farmacologia clínica conhecida e em evidências científicas de estudos clínicos.

A decisão de usar um medicamento *off label* deve ser baseada em uma avaliação cuidadosa do histórico de tratamento do paciente e dos riscos e benefícios potenciais do medicamento. Os pacientes devem receber consentimento informado adequado sobre como o medicamento está sendo utilizado *off label* e por quê, juntamente com informações apropriadas sobre riscos e efeitos colaterais conhecidos.[3]

Nos últimos 20 anos, a Food and Drug Administration (FDA) dos EUA aprovou 9 medicamentos para o tratamento da obesidade. A fentermina é aprovada pelo FDA apenas para uso em curto prazo e é usada como *off label* por longo prazo.[4]

PRINCIPAIS FÁRMACOS *OFF LABEL* ANTIOBESIDADE

É notório destacar que, quanto mais tempo um medicamento estiver em uso, maior é a probabilidade de conhecer sua segurança e eficácia, que antes não eram contempladas ou até mesmo durante o processo de aprovação. O uso em longo prazo pode demonstrar que os avisos iniciais com segurança na bula são infundados. Portanto, as informações contidas nas bulas dos medicamentos mais antigos podem estar desatualizadas em razão da indisponibilidade de pesquisas clínicas mais recentes e evidências científicas comprovadas.

O Quadro 1 apresenta os principais fármacos antiobesidade utilizados de maneira *off label*. E, logo após, no item seguinte, são apresentados os principais estudos clínicos em relação à segurança e eficácia de alguns dos fármacos antiobesidade *off label*.

PRINCIPAIS RESULTADOS DE ESTUDOS CLÍNICOS

O primeiro ensaio clínico sobre o efeito da metformina foi conduzido nos EUA durante 2005 em 10 pacientes diabéticos não dependentes de insulina. O resultado desse estudo explicou o efeito metabólico primário da metformina no fígado por inibição da gliconeogênese ao lado do efeito de perda de peso envolvendo o tecido adiposo.[6] Depois, outro ensaio clínico randomizado em 27 centros em 2002 mostrou que a metformina reduziu significativamente o peso em pacientes não diabéticos. Em 2005, o primeiro estudo experimental deduziu que a metformina obviamente melhorou a resistência à insulina resultante do alto teor de gordura por meio da ativação do AMP ativado subunidade 2 da proteína cinase (AMPK2) no músculo esquelético de ratos.

Quadro 1 Principais fármacos *off label* antiobesidade

Fármacos *off label*	Prescrição em bula	Dose antiobesidade	Vieses
Fluoxetina[5]	▪ Agente serotoninérgico. ▪ Antidepressivo.	60 mg	▪ Efeito relacionado à dose quanto à perda de peso. ▪ Auxilia na redução de peso em curto prazo.
Duloxetina[5]	Tratamentos de transtornos depressivos maiores, neuropatia diabética dolorosa e incontinência urinária.		Apesar de reduzir significativamente a ingestão de alimentos, falta comprovação científica por estudos randomizados.
Topiramato[7]	▪ Epilepsia. ▪ Síndrome de Lennox-Gastaut. ▪ Enxaqueca.	64-384 mg	Apesar de não ser conhecido o mecanismo exato de sua ação no manejo da perda de peso, o topiramato tem sido testado como adjunto para tratar obesidade, parecendo ser razoavelmente bem tolerado.
Bupropiona[8]	▪ Inibidor seletivo de dopamina e, em menor grau, de norepinefrina. ▪ Tratamento de depressão e dependência de nicotina.	300-600 mg/dia	Estudos clínicos demonstram que a bupropiona pode causar tanto diminuição quanto aumento de peso, embora com incidências diferentes.
Lisdexanfetamina[9]	▪ Pró-fármaco de dextroanfetamina. ▪ Promove a liberação de neurotransmissores de monoaminas.	50 ou 70 mg/dia	Segurança e eficácia não estão estabelecidas para o tratamento da obesidade.
Metformina[10]	Tratamento de diabetes tipo 2.	850 mg 3 vezes ao dia (2.550 mg/dia)	▪ Embora não seja uma indicação aprovada, as evidências indicam eficácia. ▪ Também se encontram estudos com metformina para tratar o aumento de peso induzido por tratamento antipsicótico.
Semaglutida[5]	É usada, em conjunto com dieta e exercícios, para tratar pacientes adultos com diabetes tipo 2 não satisfatoriamente controlada.	4 mg em 3 mL	Embora tenha demonstrado efeito emagrecedor, os estudos clínicos foram feitos somente com pacientes diabéticos.

(continua)

Quadro 1 Principais fármacos *off label* na antiobesidade *(continuação)*

Fármacos *off label*	Prescrição bula	Dose antiobesidade	Vieses
Exenatida[4]	Tratamento de diabetes.	5-10 mcg, 2 vezes ao dia	Segurança e eficácia não estão estabelecidas para o tratamento da obesidade.
Zonisamida[11]	Aprovado para epilepsia, este medicamento induz a perda de peso e tem sido usado *off label* ou em combinação com bupropiona ou fentermina.	400 mg	Segurança e eficácia não estão estabelecidas para o tratamento da obesidade.
Pramlinitida[12]	Tratamento de diabetes.	120 mcg	Apesar de poder promover a perda de peso em pacientes não diabéticos, ainda não há evidência científica de sua eficácia.
Metreleptina[4]	▪ Aprovada para lipodistrofia generalizada congênita ou adquirida. ▪ A metreleptina é um análogo sintético da leptina.	10 mg (2 mL)	A administração de leptina após a perda de peso em pacientes obesos pode reverter algumas das adaptações neuroendrócrinas envolvidas na recuperação do peso. Porém, os estudos são escassos.
Melatonina[13]	Distúrbios do sono.	1-10 mg	Estudos clínicos escassos.

É importante ressaltar que estudo realizado entre 2009 e 2013 para avaliar os padrões de prescrição de metformina em adolescentes nos EUA mostrou a prescrição *off label* em aproximadamente 6,5% de pacientes diagnosticados com obesidade. Em 2013, o primeiro estudo publicado demonstrou que a metformina até a dose de 2.500 mg por dia é um medicamento eficaz para reduzir o peso em 154 pacientes ambulatoriais não diabéticos com IMC maior que 27 kg/m^2.[6]

Depois disso, ensaio clínico randomizado por 6 meses concluiu que a metformina 1.000 mg 2 vezes ao dia é útil no tratamento da obesidade. Além disso, diversos estudos ilustraram o mecanismo da ação da metformina na obesidade.[6] No entanto, a via majoritária de metformina que induz a redução de peso é a perda de tecido adiposo ao lado da regulação do gasto energético com exercício. Nesse contexto, a quinase dependente de ciclina 4 (CDK4), uma proteína que participa da divisão celular, organiza o equilíbrio da energia celular por meio do controle direto da atividade de AMPK2. Além disso, a CDK4 suprime a oxidação de ácidos graxos por meio da fosforilação direta e da inibição da AMPK2. Ainda, a CDK4 é uma importante participante da sinalização de insulina no tecido adiposo branco relacionado à resistência insulínica em decorrência da maior liberação de ácidos graxos livres não esterificados.

Clinicamente, o AMPK2 é o regulador crítico das operações de consumo de células, acionando as rotas catabólicas de saída de ATP. Portanto, parece que o AMPK2 é um dos possíveis alvos da metformina para o tratamento da obesidade. No entanto, uma pergunta permanece sem resposta: refere-se à possibilidade de a metformina atingir o CDK4 em pacientes obesos normais para produzir sua via majoritária por meio do tecido adiposo.[6]

O uso da metformina no tratamento da obesidade é muito frequente. No entanto, estudos sobre o tratamento em longo prazo com metformina em pacientes obesos são escassos.[10] Foi realizado um estudo de extensão aberto de 18 meses após um estudo randomizado controlado por placebo (ERC) de 18 meses sobre a eficácia, segurança e tolerabilidade da metformina em adolescentes com obesidade e resistência à insulina. Após a conclusão do ERC, a metformina foi oferecida a todos os participantes com escore de desvio padrão do IMC (IMC-sds) > 2,3 e avaliação do modelo de homeostase para resistência à insulina (HOMA-IR) ≥ 3,4. Os pontos finais foram alterados no IMC e no HOMA-IR. No geral, 31/42 participantes completaram o estudo de extensão (74% meninas, idade média 14,8 [11,6-17,9], IMC 31,2 [22,3-45,1], HOMA-IR 3,4 [0,2-8,8]). No início, 22/42 (52,4%) participantes eram elegíveis para a metformina, dos quais 13 (59,0%) concordaram com o tratamento. Nos participantes que continuaram com a metformina, foi observado um aumento no IMC (+2,2) e no HOMA-IR (+13,7). Nos participantes que receberam placebo, o IMC estabilizou após uma diminuição inicial (+0,5). Para o HOMA-IR, foi observada uma diminuição (−1,1). Embora o tratamento com metformina em participantes que receberam placebo pareça resultar em uma diminuição inicial no IMC e no HOMA-IR, não há evidências de efeito sustentado após o uso prolongado em adolescentes. A adesão limitada e/ou dose insuficiente podem explicar as diferenças nos efeitos em longo prazo entre adolescentes e adultos.[10]

A fluoxetina é um inibidor da recaptação de serotonina, indicado para depressão maior. Acredita-se também que isso afete o controle do peso, por meio de alterações no apetite, resultando em menor ingestão alimentar e em normalização de comportamentos alimentares incomuns. No entanto, a relação risco-benefício desse medicamento *off label* não é clara. Um estudo avaliou os efeitos da fluoxetina em adultos com sobrepeso ou obesidade.[14] Foram incluídos ensaios clínicos randomizados comparando a administração de fluoxetina com placebo, outros agentes antiobesidade, terapia não farmacológica ou nenhum tratamento em adultos com sobrepeso ou obesidade sem depressão, doença mental ou padrão alimentar anormal. Avaliaram-se os ensaios quanto à certeza geral das evidências usando o instrumento GRADE. Realizaram-se metanálises de efeitos aleatórios e se calculou a razão de risco (RR) com intervalos de confiança de 95% (IC 95%) para resultados dicotômicos e a diferença média (DM) com IC 95% para resultados contínuos. Foram identificados 1.036 registros, analisados 52 artigos com texto completo e incluídos 19 estudos randomizados concluídos. Um total de 2.216 participantes entrou nos ensaios, 1.280 deles foram aleatoriamente designados para fluoxetina (60, 40, 20 e 10 mg/dia) e 936 foram aleatoriamente designados para vários grupos de comparação (placebo; os agentes antiobesidade dietilpropiona, femproporex, mazindol, sibutramina, metformina, fenfluramina, dexfenfluramina, fluvoxamina, 5-hidroxitriptofano; sem tratamento; e ômega-3 gel). Dentro dos 19 estudos randomizados havia 56 braços de prova. Quinze ensaios clínicos foram realizados em ensaios clínicos randomizados paralelos e 4 em ensaios clínicos randomizados cruzados. Os participantes dos estudos incluídos foram acompanhados por períodos entre 3 semanas e 1 ano. A certeza da evidência foi baixa ou muito baixa. A maioria dos estudos teve alto risco de viés em um ou mais dos domínios.[14]

Nesse estudo, a comparação fluoxetina *versus* placebo, em todas as dosagens e durações de tratamento, a DM foi de −2,7 kg (IC 95% −4 a −1,4; p < 0,001; 10 ensaios, 956 participantes; evidência de baixa certeza). O intervalo de predição de 95% variou entre −7,1 e 1,7 kg. A DM na redução do IMC em todas as dosagens de fluoxetina em comparação ao placebo foi de −1,1 kg/m^2 (IC 95% −3,7 a 1,4; 3 ensaios, 97 participantes; evidência de certeza muito baixa). Apenas 9 estudos controlados por placebo relataram eventos adversos. Um total de 399 dos 627 participantes (63,6%) que receberam fluoxetina em comparação com 352 dos 626 participantes (56,2%) que receberam placebo experimentou um evento adverso. A metanálise de efeitos aleatórios mostrou um aumento no risco de ter pelo menos um evento adverso de qualquer tipo nos grupos fluoxetina em comparação com o placebo (RR 1,18, IC 95% 0,99 a 1,42; p = 0,07; 9 estudos, 1.253 participantes; evidência de baixa certeza). O intervalo de predição de 95% variou entre 0,74-1,88.[14]

Ainda nesse estudo, após o tratamento com fluoxetina, os eventos adversos de tontura, sonolência, fadiga, insônia e náusea foram observados aproximadamente 2 vezes mais que o placebo. Um total de 15 dos 197 participantes (7,6%) que receberam fluoxetina em comparação com 12 dos 196 participantes (6,1%) que receberam placebo experimentou depressão. O RR em todas as doses de fluoxetina em comparação com o placebo foi de 1,20 (IC 95% 0,57 a 2,52; P = 0,62; 3 ensaios, 393 participantes; evidência de certeza muito baixa). Mortalidade por todas as causas, qualidade de vida relacionada à saúde e efeitos socioeconômicos não foram relatados. As comparações de fluoxetina com outros agentes antiobesidade (3 ensaios, 234 participantes), ômega-3 gel (1 ensaio, 48 participantes) e nenhum tratamento (1 estudo, 60 participantes) mostraram resultados inconclusivos (evidência de certeza muito baixa). Portanto, as evidências de baixa certeza sugerem que a fluoxetina *off label* pode diminuir o peso em comparação com o placebo. No entanto, evidências de baixa certeza sugerem aumento no risco de tontura, sonolência, fadiga, insônia e náusea após o tratamento com fluoxetina.[10]

Pacientes com diabetes tipo 1 geralmente têm controle glicêmico abaixo do ideal. O padrão-ouro de tratamento é a insulina em bólus basal ou infusão subcutânea de insulina via bomba de insulina. Embora a insulinoterapia melhore o controle glicêmico, o ganho de peso e a hipoglicemia geralmente limitam o alcance dos objetivos da hemoglobina A1C. O número de pessoas com diabetes tipo 1 com sobrepeso ou obesidade está aumentando, e há muitas semelhanças entre o que foi historicamente chamado de diabetes tipo 1 e tipo 2. Assim, um estudo analisou o uso de agentes anti-hiperglicêmicos que visam a outras anormalidades fisiopatológicas para facilitar a perda de peso e melhorar o controle glicêmico. Foi realizada uma pesquisa no Medline de 1975 a outubro de 2018 para identificar artigos que estudaram agentes não insulínicos em adultos com diabetes tipo 1 e IMC ≥ 25 kg/m^2. Os artigos identificados foram incluídos se a duração do estudo foi ≥ 4 semanas, incluiu ≥ 20 pacientes e estabeleceu o IMC basal médio ≥ 25 kg/m^2. Essa revisão analisou 32 ensaios clínicos. Os miméticos de amilina, os inibidores do transportador-2 do tipo glicose-sódio e os agonistas do receptor-peptídeo-1 do tipo glucagon demonstram as maiores melhorias no peso corporal e na hemoglobina A1C. Portanto, a adição de agentes anti-hiperglicêmicos não insulínicos pode beneficiar a seleção de adultos com sobrepeso ou obesidade com diabetes tipo 1. Esses agentes são *off label* e, se usados, o monitoramento rigoroso é essencial.[15]

A bupropiona é um antidepressivo atípico que, indevidamente, provoca perda de peso. Embora a perda média de peso observada com a bupropiona seja pequena, como antidepressivo é preferível a muitos medicamentos que podem induzir ganho de peso. Anderson et al.[8] conduziram um estudo randomizado, controlado por placebo, por 48 semanas, investigando a eficácia da bupropiona na promoção da perda de peso. Havia três braços de estudo: placebo, 300 mg e 400 mg de bupropiona de liberação sustentada. As perdas percentuais do peso corporal inicial para indivíduos que completaram 24 semanas foram de 5, 7,2 e 10,1% para o placebo, bupropiona de liberação sustentada 300 e 400 mg/d, respectivamente. Em indivíduos obesos com sintomas depressivos, a bupropiona de liberação sustentada foi mais eficaz que o placebo na perda de peso quando combinada a uma dieta com déficit de 500 kcal (4,6% *vs.* perda de 1,8% do peso corporal basal, $p < 0,001$). Bupropiona é contraindicada em pacientes com convulsões.[8]

O acetato de pramlintide é um agente injetável aprovado pela FDA para o tratamento de diabetes tipo 1 e tipo 2. O pramlinitida imita a ação do hormônio pancreático amilina, que, juntamente com a insulina, regula o controle pós-prandial da glicose.[12] Pensa-se que seu efeito na perda de peso seja mediado por receptores centrais (do cérebro) que melhoram o controle do apetite. Em análise *post-hoc* combinada de pacientes tratados com insulina com sobrepeso e obesos com diabetes tipo 2, os pacientes tratados com pramlinitida (recebendo 120 mg 2 vezes ao dia) tiveram redução no peso corporal de –1,8 kg ($p < 0,0001$) em comparação com pacientes que receberam placebo. Nesse estudo, os pacientes tratados com pramlinitida apresentaram aumento de 3 vezes na obtenção de sucesso na perda de peso corporal total > 5%, quando comparados aos que receberam placebo. Posteriormente, estudos randomizados combinando pramlinitida ou placebo com intervenção no estilo de vida foram realizados em participantes obesos sem diabetes. O tratamento com pramlinitida (até 240 mg 3 vezes ao dia) por 16 semanas resultou em redução corrigida por placebo no peso corporal de 3,7% ($p < 0,001$), e 31% dos indivíduos tratados com pramlinitida alcançaram ≥ 5% de perda de peso *versus*. 2% com placebo ($p < 0,001$). Em outro estudo com 1 ano de acompanhamento, a perda de peso corrigida por placebo naqueles que tomaram 120 mg 3 vezes ao dia e 360 mg 2 vezes ao dia foi de 5,6 e 6,8% (ambos $p < 0,01$). Náusea é o evento adverso mais comum com o tratamento com pramlinitida nesses estudos.[12]

O topiramato é um agente antiepiléptico que reduz o peso corporal em pacientes com uma variedade de distúrbios, incluindo epilepsia, transtorno bipolar e transtorno da compulsão alimentar periódica. Estudos controlados e randomizados demonstraram que o topiramato foi relatado como tolerável e eficaz na promoção da perda de peso.[7] Além do uso para epilepsia, o topiramato recebeu aprovação da FDA para a prevenção de enxaquecas. O topiramato também tem sido utilizado *off label* para o tratamento da dor neuropática, pois causa perda de peso e não o ganho de peso geralmente observado com outros agentes antiepiléticos. O topiramato pode causar parestesia e efeitos colaterais cognitivos, além de cálculos renais e, raramente, glaucoma de ângulo agudo.[7]

A zonisamida é outro medicamento antiepilético que também reduz o peso corporal em pacientes. Estudos controlados randomizados, curtos (16 semanas) e mais longos (1 ano), em pacientes com obesidade, mostraram que 400 mg de zonisamida diariamente são eficazes na promoção de modesta perda de peso (~ 5 kg de peso subtraído por placebo). Os efeitos colaterais mais comumente relatados em comparação ao placebo foram gastrointestinais (náusea/vômito), no sistema nervoso (dores de cabeça) e cognitivos (ansiedade, memória comprometida, problemas de linguagem). A zonisamida não deve ser administrada a pacientes hipersensíveis às sulfonamidas.[11]

A melatonina é um hormônio produzido principalmente pela glândula pineal, mas também no trato gastrointestinal, retina, glândulas lacrimais, pele, eritrócitos, plaquetas, linfócitos e células mononucleares da medula óssea, derivados da estimulação noradrenérgica de triptofano e serotonina pelos receptores alfa-1 e beta-1 adrenérgicos nos pinealócitos pós-sinápticos.[13] Um estudo do tecido adiposo marrom em pacientes com deficiência de melatonina (radioterapia ou remoção cirúrgica da glândula pineal) antes e após a reposição diária de melatonina (3 mg) por 3 meses mostrou aumento do volume e atividade do tecido adiposo marrom medidos pela tomografia por emissão de pósitrons. Também foi observada melhora nos níveis sanguíneos de colesterol total e triglicerídeos. Conclui-se que a reposição oral de melatonina aumenta o volume e a atividade do tecido adiposo marrom, assim como promove a melhora do perfil lipídico em indivíduos com deficiência de melatonina.[13,16]

CONCLUSÃO

A prescrição *off label* é muito comum entre os médicos que tratam obesidade. Entretanto, os estudos randomizados controlados devem ser cada vez estimulados e aumentados a fim de apresentar com clareza as evidências científicas e, assim, propor um formalismo científico para o uso seguro e eficaz dos fármacos *off label* antiobesidade. Os médicos, entretanto, adotaram uma abordagem mais pragmática, dando muito maior credibilidade à experiência clínica compartilhada, particularmente em situações em que os resultados favoráveis têm sido consistentemente observados ao longo de décadas.

Importante ressaltar que o uso de medicamentos antiobesidade do tipo *off label* não tem um significado proibitivo. Ou seja, a prescrição médica pode e deve ser feita e realizada, sempre dentro das necessidades individualizadas de cada paciente.

REFERÊNCIAS BIBLIOGRÁFICAS

1. Organização Mundial da Saúde – OMS. Disponível em: https://www.sbcbm.org.br/endoscopia-e-obesidade/; acessado em: 16 de abril de 2020.
2. Associação Brasileira para o Estudo da Obesidade e da Síndrome Metabólica – Abeso. Diretrizes brasileiras de obesidade. 4ª ed. São Paulo.
3. Howland RH. Off-label medication use. J Psychosoc Nurs Ment Health Serv. 2012 Sep;50(9):11-3. doi: 10.3928/02793695-20120807-05. Epub 2012 Aug 17.

4. Hendricks EJ. Off-label drugs for weight management. Diabetes Metab Syndr Obes. 2017 Jun 10;10:223-34. doi:10.2147/DMSO.S95299. eCollection 2017.
5. McEvoy GK (ed.). AHFS drug information. Bethesda: American Society of Health-System Pharmacists; 2015.
6. Lentferink YE, van der Aa MP, van Mill EGAH, Knibbe CAJ, van der Vorst MMJ. Long-term metformin treatment in adolescents with obesity and insulin resistance, results of an open label extension study. Nutr Diabetes. 2018 Sep 10;8(1):47. doi:10.1038/s41387-018-0057-6.
7. Appolinario JC, Fontenelle LF, Papelbaum M, Bueno JR, Coutinho W. Topiramate use in obese patients with binge eating disorder: an open study. Can J Psychiatry. 2002;47:271-3.
8. Anderson JW, Greenway FL, Fujioka K, Gadde KM, McKenney J, O'Neil PM. Bupropion SR enhances weight loss: a 48-week double-blind, placebo-controlled trial. Obes Res. 2002;10:633-41.
9. Heinen J. Sobre o fornecimento de medicamentos off-label. Revista Virtual ESAPERGS, Doutrina. 2011 Apr 1;27-40.
10. Serralde-Zúñiga AE, Gonzalez Garay AG, Rodríguez-Carmona Y, Melendez G. Fluoxetine for adults who are overweight or obese. Cochrane Database Syst Rev. 2019 Oct 15;10:CD011688. doi:10.1002/14651858.CD011688.pub2.
11. Gadde KM, Kopping MF, Wagner HR, 2nd, Yonish GM, Allison DB, Bray GA. Zonisamide for weight reduction in obese adults: a 1-year randomized controlled trial. Arch Intern Med. 2012;172:1557-64.
12. Hollander P, Maggs DG, Ruggles JA, Fineman M, Shen L, Kolterman OG, et al. Effect of pramlintide on weight in overweight and obese insulin-treated type 2 diabetes patients. Obes Res. 2004;12:661-8.
13. Halpern B, Mancini MC, Bueno C, Barcelos IP, de Melo ME, Lima MS, et al. Melatonin increases brown adipose tissue volume and activity in patients with melatonin deficiency: a proof-of-concept study. Diabetes. 2019 May;68(5):947-52. doi:10.2337/db18-0956. Epub 2019 Feb 14.
14. Isaacs D, Yager S, Parker M, Wolfe L, Luxenburg J, Lekic S. Adjunct antihyperglycemic agents in overweight and obese adults with type 1 diabetes. Ann Pharmacother. 2019 Apr;53(4):371-84. doi:10.1177/1060028018816728. Epub 2018 Nov 30.
15. El-Arabey AA. Update on off label use of metformin for obesity. Prim Care Diabetes. 2018 Jun;12(3):284-5. doi:10.1016/j.pcd.2018.02.004. Epub 2018 Mar 7.
16. Ribas Filho D, Suen VMM. Tratado de nutrologia. 2ª ed. Barueri: Manole; 2018.

16 Tratamento cirúrgico da obesidade

Djeime da Rocha Benfica Ribeiro
Maria Graciela Luongo de Matos
Eline de Almeida Soriano
Sandra Lúcia Fernandes

INTRODUÇÃO

Nas últimas décadas, a prevalência de obesidade ao redor do mundo praticamente triplicou de acordo com o National Center for Health Statistics (NCHS). Em 2016, estimavam-se 650 milhões de obesos (13% dos adultos) e mais de 1,9 bilhão de adultos com sobrepeso.[1]

A Organização Mundial da Saúde (OMS) reconhece a obesidade como um dos mais importantes problemas de saúde pública que o mundo enfrenta atualmente e alerta que um em cada oito adultos é obeso em todo o planeta. Há uma projeção de mais de 700 milhões de obesos e de aproximadamente 2,3 bilhões de adultos com sobrepeso em 2025. Estima-se ainda que no mesmo período pode-se chegar à marca de 75 milhões de crianças com sobrepeso e obesidade.[2,3]

O relatório da Organização para Cooperação e Desenvolvimento Econômico (OCDE), denominado *O fardo pesado da obesidade: a economia da prevenção*, indica que a obesidade reduz também a expectativa de vida. O estudo prevê que no período entre 2020 e 2050 o excesso de peso reduzirá em três anos em média a expectativa de vida das pessoas nos países da OCDE, do G20 e da União Europeia. No Brasil, a estimativa é de uma redução de 3,3 anos. O documento revela ainda que na população adulta brasileira a proporção de obesos passou de 12,7% em 1996 para 33,1% em 2016, taxa semelhante à dos países ricos.[4]

No Brasil, o Ministério da Saúde, por meio da pesquisa Vigilância de Fatores de Risco e Proteção para Doenças Crônicas por Inquérito Telefônico,[5,6] mostrou que os brasileiros atingiram o maior índice de obesidade nos últimos 13 anos, saltando de 11,8% em 2006 para 19,8% em 2018, ou seja, um crescimento de 67,8%, com prevalência pouco maior no sexo feminino (71,1%) do que no sexo masculino (64%). Além disso, mais da metade da população (55,8%) tem excesso de peso. Em comparação com o percentual registrado em 2006 (42,6%), houve um aumento de 30,8% (Tabela 1).

Tabela 1 Prevalência de obesidade no Brasil

Ano	População geral (%)	Sexo masculino (%)	Sexo feminino (%)
2006	11,8	11,4	12,1
2016	18,9	18,1	19,6
2018	19,8	18,7	20,7
Crescimento (%)	67,8	64,0	71,1

Fonte: adaptada de Ministério da Saúde.[5,6]

Quanto à faixa etária, o excesso de peso é prevalente em mais de 60% da população com 35 a 64 anos de idade e a obesidade, em mais de 20%. A prática de atividade física tem papel importante nesse processo, já que na população de 18 a 24 anos é observada em mais de 50%, enquanto na faixa de 45 a 64 anos cai para 30% e nos maiores de 65 anos, para pouco mais de 20%. O excesso de peso e a obesidade estão diretamente relacionados ao desenvolvimento de doenças associadas (Figura 1).[5,6]

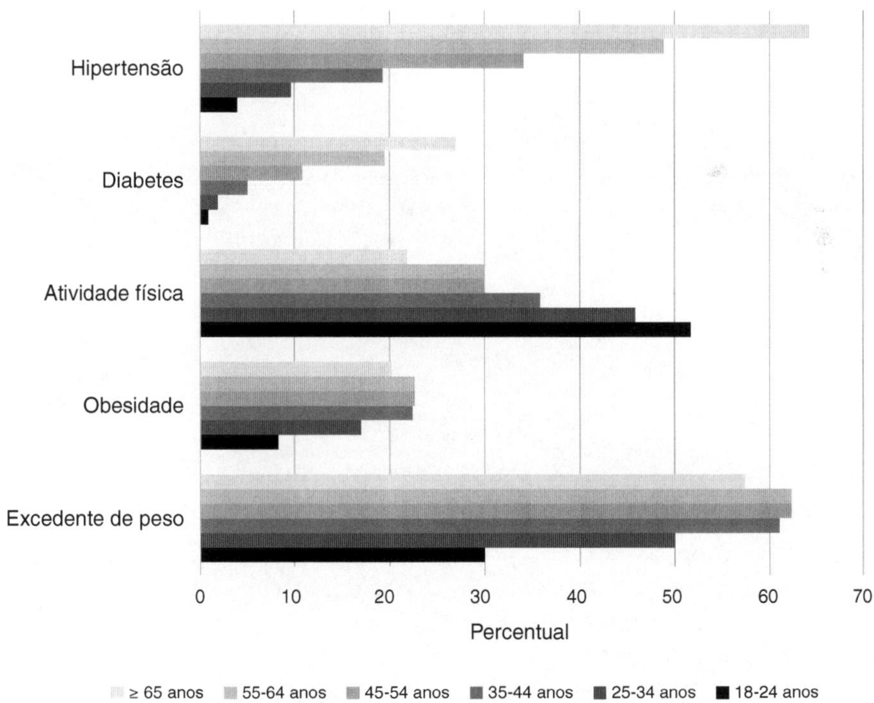

Figura 1 Classificação por faixa etária.

Fonte: adaptada de Ministério da Saúde, 2016.[5]

A etiologia da obesidade é multifatorial, resultante de uma complexa interação entre fatores genéticos, sociais, comportamentais, culturais, políticos e ambientais, incluindo mudanças na microbiota. Mudanças socioeconômicas ocorridas nas últimas décadas levaram a um aumento significativo do sedentarismo, somado a um ambiente obesogênico, decorrente da transição nutricional para o consumo de bebidas e alimentos industrializados, ultraprocessados, altamente calóricos, deficientes em termos de micronutrientes, de baixo custo e com grande apelo publicitário. Esse cenário favorece um balanço energético positivo e, dessa forma, promove o excesso de peso e a obesidade. Como consequência disso, atualmente a obesidade é mais comum que a desnutrição globalmente. Trata-se de uma doença que é um dos fatores de risco mais importantes para outras doenças crônicas não transmissíveis (DCNT) que, além de reduzir a qualidade de vida, pode predispor ao aumento de mortalidade.

CLASSIFICAÇÃO DA OBESIDADE

O índice de massa corporal (IMC), anteriormente chamado de índice de Quételet, foi desenvolvido por Adolphe Quételet, no século XIX, como uma medida para indicar o estado nutricional em adultos. É determinado pelo peso corporal em quilogramas dividido pelo quadrado da altura em metros (m^2). É usado, de acordo com a OMS, para identificar e classificar o peso de adultos de ambos os sexos, maiores de 20 anos (Tabela 2).

Tabela 2 Classificação do estado nutricional e risco de comorbidades de acordo com o IMC

IMC (kg/m^2)	Classificação	Risco de comorbidade
≤ 18,4	Baixo peso	Acentuado
18,5-24,9	Normal	Baixo
25-29,9	Sobrepeso	Acentuado
30-34,9	Obesidade grau I	Muito acentuado
35-39,9	Obesidade grau II	Muito acentuado
≥ 40	Obesidade grau III	Extremamente acentuado

O IMC também é usado para crianças e adolescentes e depois comparado com o escore-Z ou com os percentis, pois na infância e na adolescência a proporção entre peso e altura varia de acordo com idade e sexo, apresentando parâmetros específicos por subgrupo (crianças de 0 a 2 anos, 2 a 5 anos e 5 a 10 anos; e adolescentes de 10 a 19 anos).[2]

O aumento do IMC, principalmente em obesos grau III, predispõe a graves problemas de saúde, com elevação do fator de risco para:

- Doenças metabólicas: hipertensão arterial sistêmica (HAS), diabetes melito tipo 2 (DM2), dislipidemia, hipotireoidismo.
- Doenças neoplásicas: mama e próstata.
- Doenças cardiovasculares: insuficiência cardíaca.
- Distúrbios respiratórios: síndrome da apneia obstrutiva do sono (SAOS), doença pulmonar restritiva.
- Doenças articulares degenerativas (o que favorece o sedentarismo).
- Doença do refluxo gastroesofágico (DRGE).
- Colecistopatia calculosa.
- Pancreatites agudas de repetição.
- Esteatose hepática.
- Incontinência urinária de esforço na mulher.
- Infertilidade masculina e feminina.
- Disfunção erétil.
- Síndrome dos ovários policísticos.
- Veias varicosas e doença hemorroidária.
- Hipertensão intracraniana idiopática.
- Doenças psiquiátricas.
- Isolamento social.

Esses distúrbios atingem também as pessoas com obesidade graus I e II (acima de 30 kg/m^2).

A obesidade integra o grupo das DCNT, que são caracterizadas por múltiplos fatores de risco, em geral com curso assintomático longo, prolongado e permanente, evoluindo para graus de incapacidade progressivos.

Sua identificação com base no IMC é uma ferramenta fácil e prática, porém seu valor preditivo clínico é altamente debatido. A localização anatômica do acúmulo de gordura pode influenciar o estado funcional, o perfil metabólico e o risco cardiovascular. Ao contrário do acúmulo generalizado de gordura subcutânea (obesidade generalizada) e do acúmulo de gordura na região gluteofemoral, o acúmulo de gordura visceral abdominal – também denominado obesidade metabólica – está fortemente associado a complicações como DM2 e doença arterial coronariana (DAC).

O tecido adiposo visceral é um órgão endócrino metabolicamente ativo, que sintetiza hormônios e citocinas (adiponectina, fator de necrose tumoral alfa, leptina, entre outros) que influenciam a resistência insulínica. Os macrófagos residentes associados produzem maiores quantidades de citocinas pró-inflamatórias, como TNF-alfa e interleucina-6 (IL-6) e menos adiponectina sensibilizante à insulina e antiaterosclerótica. Essas alterações favorecem o desenvolvimento da resistência insulínica e promovem disfunção endotelial e aterosclerose. A fisiopatologia do DM2 também é complexa. Pode haver um aspecto de ligação entre DM2 e o peso corporal. O risco cardiometabólico em diferentes medidas da cintura do indivíduo também varia entre as populações de acordo com o sexo e a etnia em razão das diferenças no acúmulo de gordura visceral (maior nos asiáticos, seguido por brancos não hispânicos, e menor nos afro-americanos).[7,8]

Essas observações deram origem aos conceitos de "indivíduo obeso metabolicamente saudável" (refere-se a um perfil metabólico normal, apesar da maior quantidade de gordura, em comparação com indivíduos obesos em risco) e de "indivíduo com peso normal, mas metabolicamente obeso" (refere-se a indivíduos com risco significativo de síndrome metabólica, DM2 e doença cardiovascular, apesar de apresentarem IMC normal), para descrever subconjuntos de indivíduos. Assim, o termo "obesidade metabólica", em referência ao acúmulo de gordura visceral, pode servir como um melhor identificador para indivíduos em risco de doença cardiovascular, em comparação com as definições de obesidade atualmente usadas, como as baseadas no IMC. A obesidade metabólica associada à síndrome metabólica (DM2, hipertensão, hiperlipidemia, DAC, síndrome X) é avaliada pela medida da relação cintura/quadril, que não é rotineiramente realizada na prática clínica em comparação com a avaliação do IMC. A maioria dos estudos na literatura sobre desnutrição em obesos é baseada no IMC e não na medida da razão cintura/quadril para avaliar a obesidade metabólica.[9]

Há, ainda, um novo conceito de "obesidade sarcopênica", uma combinação de sarcopenia e obesidade, ainda sem definição consensual, que se baseia nas definições individuais de sarcopenia e obesidade. O termo "sarcopenia" foi definido por Irwin Rosenberg em 1989 e é derivado das palavras gregas *sarx* (carne) e *penia* (perda), referindo-se à perda de massa muscular associada ao processo de envelhecimento. Além da idade, a sarcopenia pode ser causada por vários outros fatores, como desuso (imobilidade ou inatividade física), doença (falência de órgãos, malignidade, doenças neurodegenerativas ou endócrinas) e alimentação inadequada. Sabe-se que a sarcopenia está associada a diminuição da mobilidade, menor desempenho muscular e pior saúde metabólica. Além disso, as evidências sugerem que a sarcopenia está associada a reduções na facilidade de locomoção, no gasto energético em repouso e na atividade física de vida livre não estruturada (atividade física não associada ao treinamento físico) e a aumento da massa gorda, que acaba levando à obesidade. Por outro lado, a obesidade induz inflamação, afeta adversamente a função das células-satélite presentes no músculo e, portanto, contribui para o desenvolvimento da sarcopenia. Evidências mostram que a obesidade visceral está independentemente associada à perda futura de massa muscular esquelética. Sarcopenia e obesidade compartilham vários mecanismos fisiopatológicos, como aumento de citocinas pró-inflamatórias, estresse oxidativo, resistência à insulina, alterações hormonais e diminuição da atividade física.

A crescente prevalência e as sérias consequências da obesidade sarcopênica têm sido reconhecidas como um grande risco à saúde pública, especialmente em indivíduos mais velhos e ligada a características de fenótipos da composição corporal (Tabela 3).

A obesidade sarcopênica tem um impacto significativo nas doenças metabólicas e está associada a piores perfis de risco cardiovascular, incluindo hiperglicemia, hipertensão, dislipidemia, resistência à insulina e mortalidade. Atualmente, ainda é necessária uma definição consensual para promover o diagnóstico e o tratamento padronizados da obesidade sarcopênica, com redução da gordura corporal e aumento da massa muscular e da força, para promover um envelhecimento saudável.[10-16]

Tabela 3 Correlação entre fenótipos da composição corporal e antropometria

Características	Obesidade	Sarcopenia	Obesidade sarcopênica
IMC	↑	↓ a normal	Normal a ↑
Peso	↑	↓ a normal	Normal a ↑
Circunferência da cintura	↑	↓ a normal	Normal a ↑
Gordura	↑	↓ a normal	Normal a ↑
Massa magra	Normal a ↑	↓	↓

Fonte: adaptada de Polyzos et al.[12]

TRATAMENTO

A primeira opção de tratamento da obesidade é a abordagem clínica.

Em razão da complexidade do tratamento da obesidade e de suas comorbidades, é altamente recomendado que seja feito um tratamento multiprofissional por especialistas de diferentes especialidades: cirurgião bariátrico, nutrólogo, psiquiatra, pneumologista, pediatra, fisioterapeuta, psicólogo, nutricionista, assistente social, educador físico, entre outros.

A duração desse tratamento deve ser de pelo menos dois anos, visando ao emagrecimento gradativo e sustentado, com terapia nutricional para a reeducação alimentar, dietas hipocalóricas, programa de exercício físico, psicoterapia e terapia medicamentosa associados, se necessário. É um processo de longo prazo que exige disciplina e motivação do paciente.

O acompanhamento por equipe multidisciplinar é igualmente importante para corrigir deficiências vitamínicas, de minerais e outras, a fim de possibilitar melhor equilíbrio metabólico.

A perda do excesso de peso é considerada fundamental e está associada à diminuição do volume hepático e visceral e, quando for necessário tratamento cirúrgico, à redução do tempo cirúrgico e de internação hospitalar e a menor risco de complicações. Uma perda de 10% do peso pode propiciar melhores resultados pós-operatórios e prepara o paciente para as modificações tanto no pós-operatório quanto pós-emagrecimento.

Nos casos em que ocorre falha do tratamento clínico da obesidade ou este se mostra ineficaz, o tratamento cirúrgico deve ser considerado.[7,17]

Candidatos à cirurgia

- Indivíduos que apresentem IMC $\geq$ 50 kg/m^2.
- Indivíduos que apresentem obesidade grau III com IMC $\geq$ 40 kg/m^2, com ou sem comorbidades, sem sucesso no tratamento clínico longitudinal realizado por no mínimo dois anos e que tenham seguido protocolos clínicos.
- Indivíduos que apresentem obesidade grau II com IMC entre 35 e 39,9 kg/m^2 associado a comorbidades desencadeadas ou agravadas pela obesidade, sem sucesso no tratamento clínico longitudinal realizado por no mínimo dois anos e que tenham seguido protocolos clínicos. Caracterizam-se como doenças agravadas pela obesidade diabetes, apneia do sono, hipertensão arterial, dislipidemia, doença coronariana, osteoartrites, entre outras.

Os seguintes critérios devem ser observados:

- Falha do tratamento clínico longitudinal, que inclui orientação e apoio para mudança de hábitos, realização de dieta, atenção psicológica, prescrição de atividade física e, se necessário, farmacoterapia, por no mínimo dois anos, em indivíduos que tenham seguido protocolos clínicos.
- Respeito aos limites clínicos de acordo com a idade. Nos jovens entre 16 e 18 anos, poderá ser indicado o tratamento cirúrgico naqueles que apresentarem o escore-Z maior que +4 na análise do IMC por idade, porém o tratamento cirúrgico não deve ser realizado antes da consolidação das epífises de crescimento. Nos adultos com idade acima de 65 anos, deve ser realizada avaliação individual por equipe multiprofissional, considerando a avaliação criteriosa da relação risco/benefício, do risco cirúrgico, da presença de comorbidades, da expectativa de vida e dos benefícios do emagrecimento.[17]
- Compreensão, por parte do paciente e de seus familiares, de todos os aspectos do tratamento e comprometimento com o acompanhamento pós-operatório, que deve ser mantido por tempo a ser determinado pela equipe.
- Compromisso consciente do paciente em participar de todas as etapas da programação, com avaliação pré-operatória rigorosa (psicológica, nutrológica, clínica, cardiológica, endocrinológica, pulmonar, gastroenterológica e anestésica).[7]

Características adicionais

- Ausência de causas secundárias da obesidade.
- Idade superior a 16 anos.
- Capacidade intelectual para compreender todos os aspectos do tratamento cirúrgico.
- Compromisso com o acompanhamento pré e pós-operatório.

- Ausência de dependência química a álcool e/ou drogas ilícitas nos últimos cinco anos.
- Ausência de distúrbio psicótico grave, história prévia de bulimia, doença psiquiátrica não compensada ou história de tentativa de suicídio nos últimos dois anos.
- Abstenção total de tabagismo por período mínimo de 90 dias.

Contraindicações

- Transtornos de comportamento alimentar (bulimia nervosa).
- Transtornos psicóticos graves.
- Histórico de dependência química nos últimos cinco anos.
- Tentativa de suicídio nos últimos dois anos.
- Hipertensão portal, com varizes esofagogástricas; doenças imunológicas ou inflamatórias do trato digestivo superior que venham a predispor o indivíduo a sangramento digestivo ou outras condições de risco.
- Doença neoplásica, infecciosa ou inflamatória em atividade.
- Síndrome de Cushing decorrente de hiperplasia na suprarrenal não tratada e tumores endócrinos.[7]

Critérios de escolha

O manejo cirúrgico da obesidade é conhecido como cirurgia bariátrica, termo derivado da palavra grega *barrios* (peso), e teve origem na década de 1950.

Com o avanço das técnicas e tecnologias de cirurgias robóticas e laparoscópicas e o surgimento de novos procedimentos cirúrgicos, como a gastrectomia vertical e intervenções endoscópicas, ocorreram mudanças consideráveis no tratamento envolvendo o metabolismo e as comorbidades da obesidade – e não apenas a obesidade em si –, o que fez com que a cirurgia bariátrica se tornasse uma alternativa segura e eficiente. Em decorrência dessas mudanças, o procedimento não é mais considerado um tratamento extremo, nem visto como último recurso, apresentando-se como uma opção de tratamento padrão, com impactos metabólicos no DM2, na HAS e nas dislipidemias, e passando a ser considerado por muitos como uma cirurgia metabólica.

De acordo com a Sociedade Brasileira de Cirurgia Bariátrica e Metabólica (SBCBM), o Brasil é o segundo país que mais realiza procedimentos deste tipo no mundo, estando apenas atrás dos Estados Unidos, o que contribui para o tratamento da epidemia global.

A história da cirurgia bariátrica no Brasil teve início da década de 1970 na Faculdade de Medicina da Universidade de São Paulo (FMUSP), tendo sido aprimorada nas décadas de 1980 e 1990 com a introdução de novas técnicas cada vez mais seguras, principalmente com diminuição da morbidade e da mortalidade associadas.

Com as novas técnicas e abordagens que surgiram para o tratamento cirúrgico da obesidade grave e de doenças metabólicas, mesmo quando não há acúmulo acentuado de tecido gorduroso no organismo, o entendimento de que o tratamento cirúrgico é muito mais do que a operação propriamente dita permitiu a maior participação de outros profissionais da saúde.

A escolha da cirurgia bariátrica requer avaliação precisa da relação risco/benefício para cada procedimento, devendo ser individualizada para o candidato à cirurgia (Tabela 4).

Tabela 4 Benefícios metabólicos das diferentes técnicas de cirurgia bariátrica

Técnica cirúrgica	Efeitos metabólicos	Perda de peso esperada em 2 anos	Efeitos no DM2	Efeitos adversos e complicações
Banda gástrica ajustável	↓ grelina, ↓ ingestão de calorias e número de refeições	–15 a 20%	↓	Disfagia, intolerância à banda, erosão da banda, deslizamento da banda
Gastrectomia vertical	↑ GLP-1, ↑ PYY, ↑ secreção de insulina, ↑ secreção de ácidos biliares e ↑ saciedade	–26%	↓↓	↑ risco de deficiência nutricional, ↑ esôfago de Barrett, ↑ vazamento na linha de grampeamento
Bypass gástrico em Y de Roux	↓ fome, ↓ resistência insulínica, ↓ produção hepática de glicose, ↑ GLP-1, ↑ PYY, ↑ secreção de insulina, ↑ secreção de ácidos biliares e ↑ saciedade	–30 a 35%	↓↓	↑ risco de deficiência nutricional, dor abdominal crônica, hérnia
Switch duodenal	↓ grelina, ↓ fome, ↓ resistência insulínica, ↓ produção hepática de glicose e ↓ absorção intestinal, ↑ GLP-1, ↑ PYY, ↑ secreção de insulina, ↑ secreção de ácidos biliares e ↑ saciedade	–38%	↓↓↓	↑↑↑ risco de deficiência nutricional, vazamento de anastomose, hérnia

GLP-1: peptídeo semelhante a glucagon-1; PYY: polipeptídeo YY.
Fonte: adaptada de Sudlow et al.[18]

Os fatores que devem ser considerados na escolha do procedimento cirúrgico e que possibilitarão a perda de peso incluem:[18-20]

- Experiência e *expertise* da equipe cirúrgica.
- Fatores de risco inerentes ao período operatório envolvido em cada uma das técnicas cirúrgicas.
- IMC do paciente.

- Presença de comorbidades metabólicas, principalmente DM.
- Preferência do paciente, após informações dos riscos e benefícios de cada procedimento.
- Compromisso do paciente e adesão ao acompanhamento pós-procedimento.

TIPOS DE CIRURGIA

As técnicas cirúrgicas se desenvolveram com base em três modalidades:

- Cirurgias puramente restritivas: apresentam menor risco de complicações e mortalidade, de mais fácil execução, reduzindo a capacidade gástrica e a ingestão de alimentos, proporcionando saciedade precoce.
- Cirurgias disabsortivas: apresentam resultados melhores na resolução das comorbidades e na perda do excesso de peso, excluindo segmento extenso do trânsito alimentar e reduzindo a absorção de nutrientes.
- Cirurgias mistas: restritivas e disabsortivas.[21-24]

Banda gástrica ajustável

A banda gástrica ajustável (BGA) é o método menos invasivo entre as cirurgias restritivas, consistindo na colocação de um anel de silicone com uma câmara pneumática interna pequena ao redor da extremidade superior ou no fundo do estômago (Figura 2).

Essa câmara se comunica através de um tubo com um dispositivo pequeno implantado abaixo da pele do paciente. Com esse dispositivo, sem a necessidade de nova intervenção, é possível insuflar a câmara pneumática que se encontra na banda, restringindo ou liberando mais o fluxo de alimentos.

Por se tratar de um procedimento restritivo, evita os problemas associados com as técnicas disabsortivas. A banda gástrica é um procedimento tecnicamente reversível.

É importante frisar que a cirurgia visa estabelecer um padrão alimentar que permita uma ingestão pequena de alimentos sólidos, promovendo a sensação de saciedade precoce. A capacidade para ingerir líquidos e líquidos pastosos permanece quase inalterada, portanto, se não houver disciplina do paciente para evitar alimentos de alto teor calórico, a perda ponderal poderá ser pequena.

As complicações incluem as associadas ao procedimento cirúrgico, como lesão esplênica, lesão esofágica, infecção da ferida, migração da banda para porções superiores ou inferiores do estômago decorrente de ruptura dos pontos da tunelização, vazamento do balão ou no tubo de conexão da banda, vômitos persistentes e esofagite de refluxo.

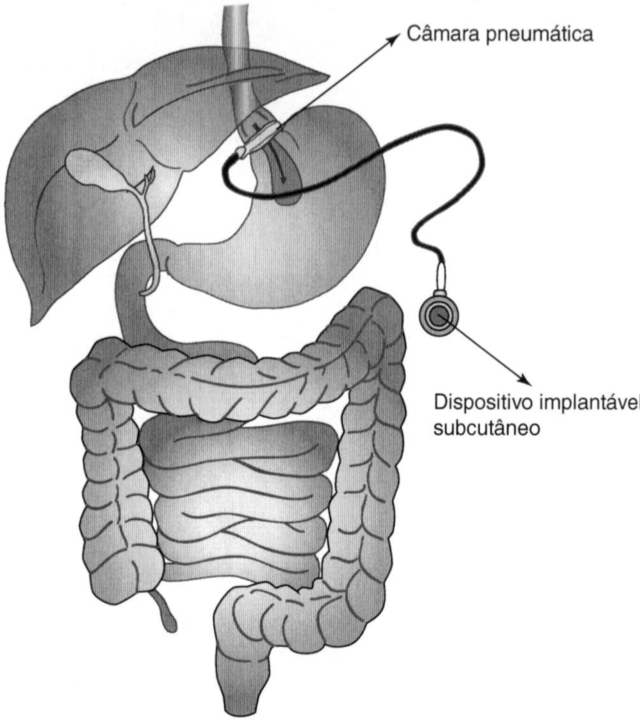

Figura 2 Banda gástrica ajustável.
Fonte: próprio autor.

Algumas complicações, como introdução muito precoce de grandes quantidades de alimentos ou superinsuflação, podem resultar em necessidade de revisão ou remoção da banda.

Fatores como obesidade mórbida com grande quantidade de gordura ao redor do estômago e aderências intra-abdominais podem inviabilizar o método laparoscópico, fazendo com que a cirurgia seja convertida para um procedimento de abdome aberto, o que não caracteriza uma complicação.

Este procedimento deve ser considerado em pacientes de alto risco por apresentar resultados satisfatórios com riscos aceitáveis.[7,20]

Gastrectomia vertical ou *sleeve*

Originalmente, a gastrectomia vertical (GV) foi utilizada como a primeira parte de um procedimento cirúrgico de duas etapas realizado em pacientes superobesos de alto risco, com a segunda parte sendo a conversão da técnica em um *bypass* gástrico (Figura 3). Como essa técnica isolada mostrou resultados igualmente satisfatórios, ela passou a ser cada vez mais usada como um procedimento autônomo.

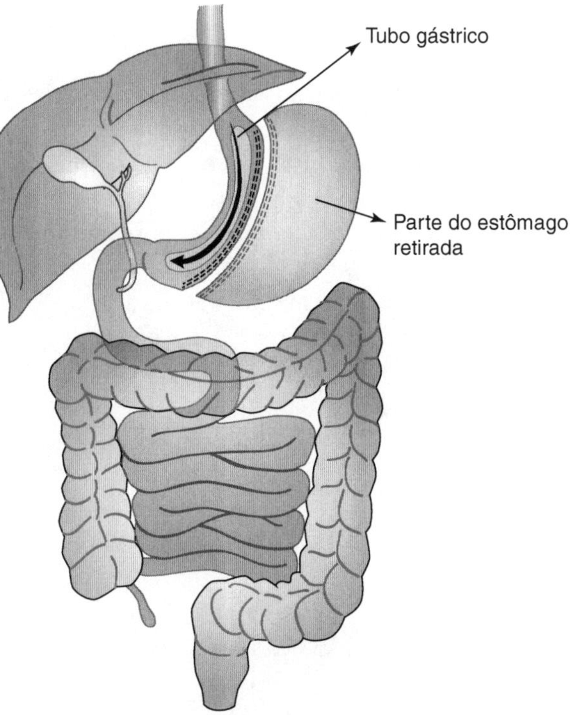

Figura 3 Gastrectomia vertical.
Fonte: próprio autor.

Na GV, realiza-se a ressecção de dois terços do estômago no seu eixo vertical, mantendo um tubo gástrico afilado, de volume entre 150 e 200 mL. Consiste na mobilização da grande curvatura do estômago por meio de grampeamento, que começa a alguns centímetros do piloro e se estende até o ângulo próximo à junção gastroesofágica. Como o piloro é mantido intacto, a digestão e a função estomacal permanecem inalteradas. Esse procedimento não é passível de reversão. Trata-se de um processo puramente restritivo que não utiliza nenhum tipo de prótese em sua execução e não necessita de anastomose. Consiste na ressecção do fundo gástrico, o que resulta na diminuição do estímulo do centro da fome, onde é produzido o hormônio peptídeo grelina, que é responsável pela regulação de curto prazo do balanço energético.

Entre as vantagens deste procedimento pode-se citar a não exclusão do duodeno do trânsito alimentar, portanto, não ocorre interferência no sítio de absorção de ferro, cálcio, zinco e vitaminas do complexo B. Além disso, como não aborda nenhuma parte do intestino, apresenta menores chances de hérnia e obstrução intestinais.

As complicações mais frequentes são fístulas, estenoses, sangramento e refluxo gastroesofágico. A utilização de um *stent* é uma opção de tratamento para as fístulas proximais em que a terapia conservadora falhar.[7,20]

Bypass gástrico

Também conhecido como derivação gastrojejunal em Y de Roux (DGYR) ou técnica de Fobi-Capella, foi a cirurgia mais realizada no mundo por mais de trinta anos com excelentes resultados (Figura 4). Descrito pela primeira vez na década de 1960, o *bypass* gástrico ainda é a melhor opção de acordo com metade dos cirurgiões ao redor do mundo. A outra metade compreende o somatório de todas as demais técnicas. No Brasil, também foi a mais praticada, em razão de sua segurança e, principalmente, de sua eficácia. A técnica tem como vantagem a possibilidade de reversão.

É realizada por meio da redução da capacidade gástrica com a criação de uma bolsa gástrica proximal de aproximadamente 30 mL por segmentação do estômago, que é drenado criando uma gastrojejunostomia. O jejuno fica dividido a uma distância de 30 a 100 cm distalmente ao ligamento de Treitz e a extremidade distal é anastomosada a uma alça jejunal isolada em Y a uma distância de 75 a 100 cm do local da gastrojejunostomia, onde as secreções provenientes do estômago e do duodeno excluídos desembocam.

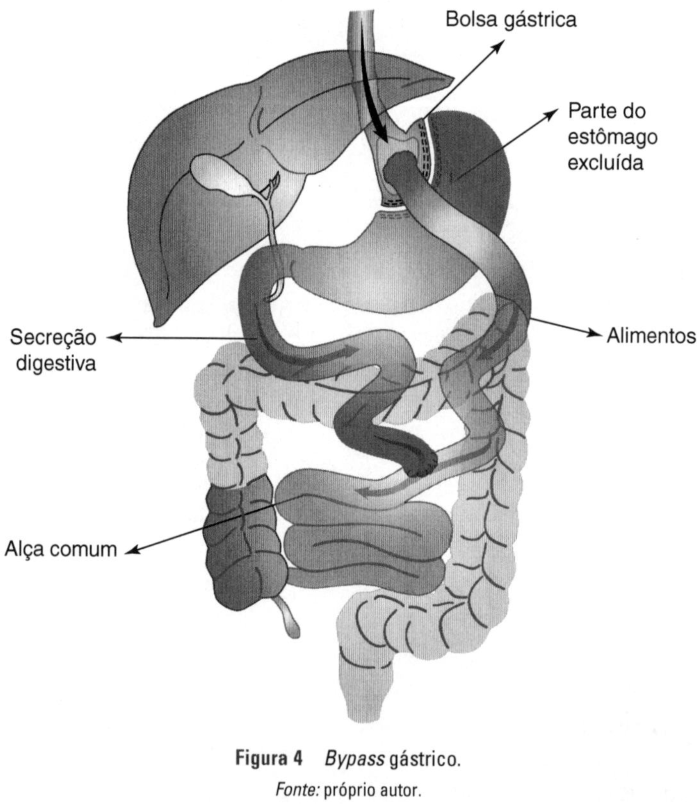

Figura 4 *Bypass* gástrico.

Fonte: próprio autor.

É uma cirurgia mista predominantemente restritiva, envolvendo gastroplastia vertical com ou sem anel de contenção com componente disabsortivo. Por esse componente disabsortivo, há uma diminuição na absorção de vitaminas e minerais, o que torna necessários o monitoramento e a reposição por toda a vida.

Com este procedimento, a ingestão de carboidratos simples pode ocasionar a chamada síndrome de *dumping* (intolerância a alimento muito calórico e hiperosmolar), caracterizada por náuseas, vômitos, rubor, dor epigástrica e sintomas de hipoglicemia. Observa-se diminuição, no pós-operatório, dos níveis de grelina, um hormônio orexígeno e adipogênico, e uma sinalização precoce do peptídeo semelhante a glucagon-1 (GLP-1), hormônio capaz de reduzir a velocidade de esvaziamento gástrico, aumentar a secreção de insulina e promover saciedade central, e também do polipeptídeo Y (PYY), hormônio sacietógeno e que diminui a motilidade intestinal. Tudo isso ocorre em razão da rápida chegada de alimentos em uma porção mais distal do intestino delgado.

Suas complicações mais comuns são fístulas, estenoses, úlceras anastomóticas, hérnias e embolia pulmonar.[7,20]

Derivação biliopancreática com *switch* duodenal

Também conhecida como derivação biliopancreática (DBP) com *switch* duodenal, é resultante da associação entre a GV e um desvio intestinal (Figura 5). É uma cirurgia intermediária entre o *bypass* gástrico e a cirurgia de Scopinaro, com um encurtamento intestinal menos agressivo e um equilíbrio melhor entre a capacidade de ingerir alimentos e as perdas intestinais. Trata-se de um procedimento cirúrgico composto por dois componentes, um restritivo e um mal absortivo.

É uma técnica que corresponde a apenas 5% das cirurgias realizadas no país e, por ser uma cirurgia mais invasiva, é bem indicada em pacientes que necessitam perder muito peso.

A porção restritiva da cirurgia envolve um procedimento de *bypass* da secreção biliopancreática, que passa a ter contato com os alimentos somente no intestino delgado distal (50 a 70 cm distante da válvula ileocecal), bem próximo ao intestino grosso. A alça alimentar tem seu tamanho reduzido, passando a medir somente 2 a 2,5 m entre o estômago e o intestino grosso. Trata-se de uma técnica pouco restritiva, pois mantém metade do estômago verticalizado além do piloro, porém é extremamente disabsortiva, o que pode promover casos de diarreia crônica, flatulências, desnutrição e outros problemas. Faz-se necessária a retirada da vesícula biliar quando se executa esta técnica, pois a maioria dos pacientes apresentará cálculos futuros, tendo que ser submetidos a novo procedimento cirúrgico.

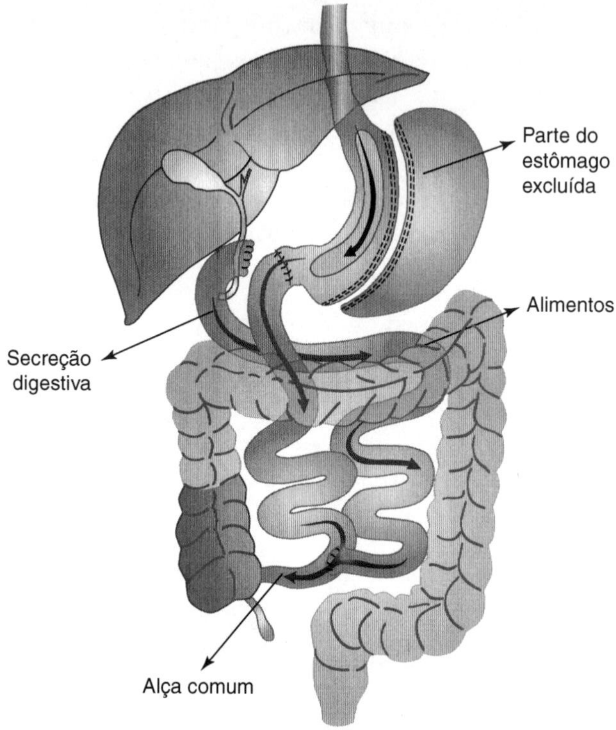

Figura 5 Derivação biliopancreática.
Fonte: próprio autor.

O objetivo do procedimento é reduzir o tempo em que o organismo captura as calorias dos alimentos no intestino delgado para, seletivamente, limitar a absorção de gordura. Como resultado, após a cirurgia, esses pacientes absorvem apenas cerca de 20% da ingestão de gordura.

Este procedimento requer também que os pacientes se submetam a suplementação vitamínica e de minerais mais rigorosa por toda a vida.[7,20]

PERDA E REGANHO DO EXCESSO DE PESO E RESOLUÇÃO DAS COMORBIDADES

A perda do excesso de peso nos pacientes submetidos a cirurgia bariátrica depende da técnica cirúrgica a que foram submetidos.

Em uma revisão de análise crítica das técnicas de tratamento cirúrgico da obesidade mórbida, realizada no período de 2003 a 2014, os autores puderam correlacionar a perda ou reganho de excesso de peso e a resolução das comorbidades com a técnica cirúrgica escolhida.[24]

Perda e reganho do excesso de peso

- BGA: perda de 27% do excesso de peso nos primeiros seis meses; de 41%, no primeiro ano; de 46%, em dois anos; de 54%, em três anos; de 53%, em quatro anos; e de 48%, em cinco anos. O maior reganho de peso foi observado do quarto para o quinto ano.
- GV: perda de 46% do excesso de peso nos primeiros seis meses; de 55%, no primeiro ano; de 59%, em dois anos; de 69%, em três anos; e de 53% em cinco anos. O reganho ocorreu após o quarto ano.
- DGYR: perda de 52% do excesso de peso nos primeiros seis meses; de 65%, no primeiro ano; de 69%, em dois anos; de 70%, em três anos; de 67%, em quatro anos; e de 71%, em cinco anos. Pode-se dizer, portanto, que não foi observado reganho de peso nos primeiros cinco anos.
- DBP: perda de 40% do excesso de peso nos primeiros seis meses; de 61%, no primeiro ano; de 66%, em dois anos; de 66%, em três anos; de 67%, em quatro anos; e de 78%, em cinco anos. Esses pacientes também apresentaram perda progressiva e não apresentaram reganho de peso nos primeiros cinco anos.

Resolução das comorbidades

- BGA: 47% apresentaram resolução de DM2; 54%, da HAS; 51%, da dislipidemia; e 57%, da apneia.
- GV: 79% apresentaram resolução de DM2; 52%, da HAS; 58%, da dislipidemia; e 51%, da apneia.
- DGYR: 80% apresentaram resolução de DM2; 68%, da HAS; 73%, da dislipidemia; e 80%, da apneia.
- DBP: 90% apresentaram resolução de DM2; 82%, da HAS; 91%, da dislipidemia; e 92%, da apneia.

Além das comorbidades citadas, passíveis de resolução com a cirurgia bariátrica, outras também podem apresentar melhoras (Quadro 1).

O que se observa em numerosos trabalhos publicados é que as técnicas disabsortivas apresentam melhores resultados tanto com relação à perda do excesso de peso como com relação às comorbidades. Assim, quanto mais disabsortiva for a técnica, tanto mais resolutiva ela será em relação a comorbidades e à perda sustentada de peso. As técnicas restritivas, por outro lado, apresentam menor mortalidade e menor risco de complicações, por serem de mais fácil execução. A GV foi usada originalmente no primeiro tempo cirúrgico de *bypass* gástrico justamente com o objetivo de reduzir o risco cirúrgico para os superobesos e atende a esse propósito.

Quadro 1 Melhora de comorbidades pós-cirurgia bariátrica

Cardiopulmonares
Acidente vascular encefálico Angina Asma grave *Cor pulmonale* Edema Fibrilação atrial Hipertensão arterial sistêmica Infarto do miocárdio Insuficiência cardíaca Insuficiência respiratória Síndrome da hipoventilação
Cirrose e fibrose hepáticas
Diabetes melito tipo 2
Dislipidemia
Doenças osteoarticulares
Esofagite
Ginecológicas ▪ Gestação e parto ▪ Incontinência urinária ▪ Infertilidade ▪ Síndrome dos ovários policísticos
Risco cirúrgico
Pseudotumor cerebral
Qualidade de vida ▪ Ansiedade ▪ Autoestima ▪ Depressão ▪ Estigmatização social ▪ Mobilidade
Transtornos do sono
Tromboembolismo

ALTERAÇÕES METABÓLICAS × DIFERENTES PROCEDIMENTOS CIRÚRGICOS

Deficiências nutricionais pós-cirurgia bariátrica

A cirurgia bariátrica tornou-se a resposta para a epidemia da obesidade em todo o mundo. Infelizmente, algumas deficiências nutricionais são comuns após a realização deste procedimento. O mecanismo de má absorção depende em grande parte do tipo de cirurgia bariátrica realizada. As deficiências mais comuns são: ferro, vitamina B12, cálcio, vitamina D, folato, cobre e zinco.

A princípio, a suplementação com polivitamínicos é suficiente para a prevenção dessas deficiências nos procedimentos restritivos, por não terem componente disabsortivo. Na BGA, um procedimento puramente restritivo, podem ocorrer deficiências de micronutrientes decorrentes da baixa ingestão de alimentos ricos em nutrientes nos primeiros meses de pós-operatório. Alimentos como carne, frutas frescas fibrosas e vegetais são pouco tolerados pela maioria desses pacientes. Também podem ocorrer deficiências nos estágios mais tardios em decorrência da restrição excessiva de banda. Na GV, também um procedimento puramente restritivo, a ressecção gástrica reduz a digestão mecânica e a secreção ácida, prejudicando a digestão e a absorção de ferro, vitamina B12 e outros nutrientes ligados às proteínas. Além disso, a secreção do fator intrínseco é diminuída, resultando em maior comprometimento da absorção da vitamina B12. Ocorre, ainda, como consequência da remoção do fundo gástrico, uma mudança neuro-humoral causada pela diminuição da secreção de grelina (hormônio orexígeno produzido nessa região do estômago), o que resulta na supressão do apetite e em ingestão insuficiente.

Os procedimentos disabsortivos, como o DBP, causam perda de peso principalmente por má absorção de macronutrientes (proteína e gordura) e de micronutrientes. Outro mecanismo que pode ocorre após essa técnica é a diminuição do tempo de trânsito gastrointestinal resultante do desvio do duodeno e do jejuno ou por contato limitado com a borda em escova intestinal, ocasionando má absorção secundária de micronutrientes. Observa-se, assim, déficit das vitaminas lipossolúveis A, D, E, K e zinco e de outros micronutrientes, como ferro, cálcio, vitamina B12 e folato.

Após a DGYR, podem ocorrer deficiências nutricionais em decorrência da má absorção primária ou secundária ou da ingestão inadequada.[25] Os sítios de absorção e/ou locais de produção de hormônios e os efeitos metabólicos da DGYR são demonstrados na Tabela 5. Essas deficiências são muito variáveis e influenciadas tanto pela dieta quanto pelo paciente (acloridria, má absorção, doenças sistêmicas como o DM2 e uso de medicações como inibidores da bomba de prótons e metformina promovem a má absorção da vitamina B12).

Macronutrientes

Proteína

A desnutrição proteica é a complicação mais grave relacionada aos macronutrientes em decorrência de procedimentos cirúrgicos bariátricos. Após a DBP, essa desnutrição pode acometer de 3 a 21% dos pacientes. Após a DGYR, foi estimada uma incidência de até 13%, dependendo do comprimento da alça alimentar.

Durante a fase precoce do pós-operatório, a maioria dos pacientes é submetida a uma dieta líquida rigorosa e é incapaz de consumir grandes quantidades de alimentos. Em alguns casos, essa situação pode ser complicada por vômitos prolongados. Além disso, muitos pacientes desenvolvem uma intolerância a alimentos ricos em proteínas em decorrência de fatores como menor tamanho do estômago, anatomia intestinal alterada e alteração na função biliopancreática. Esses fatores resultam em ingestão e absorção insuficientes de proteínas, colocando os pacientes em alto risco de desenvolver desnutrição.[25-27]

Tabela 5 Principais alterações metabólicas na técnica de *bypass* gástrico

Sítios de absorção e/ou local de produção	Nutrientes e hormônios
Estômago	Fator intrínseco: vitamina B12 HCl: redução de Fe^{3+} a Fe Água Cobre Iodeto Fluoreto
Duodeno	Ferro Cálcio Fósforo Tiamina Riboflavina Biotina Niacina Magnésio Selênio Cobre Ácido fólico
Jejuno	PYY GLP-1 Zinco
Íleo	Vitaminas A, D, E e K Vitamina B12 Vitaminas D e K Magnésio Ácido fólico Sais biliares

GLP-1: peptídeo semelhante a glucagon-1; PYY: polipeptídeo YY.
Fonte: Ribas-Filho et al., 2018.[7]

As complicações resultantes da desnutrição proteica são responsáveis por uma taxa de hospitalização anual de 1% após procedimentos disabsortivos e estão associadas a maus resultados.

Micronutrientes

Vitaminas

Vitamina B1 (tiamina)

A tiamina é um cofator importante para vários processos bioquímicos envolvidos no metabolismo de carboidratos, com destaque para o ciclo de Krebs para a produção de ATP, a via da pentose-fosfato necessária para a produção de nucleotídeos e o NADP reduzido por várias vias sintéticas. O corpo humano não produz tiamina endogenamente, por isso ela deve ser obtida a partir da dieta. Entre as fontes dessa vitamina, as mais importantes são gérmen de trigo e grãos integrais, legumes, nozes, ovos, carne de porco magra, peixe, carne bovina e vísceras.

Algumas condições caracterizadas pela deficiência de tiamina são relatadas na literatura após cirurgia bariátrica, por exemplo, vários casos de pacientes não alcoolistas que desenvolvem encefalopatia de Wernicke; beribéri após procedimentos restritivos e disabsortivos; e síndrome de Wernicke-Korsakoff (SWK) e neuropatia periférica documentadas após procedimentos de BGA, DGYR e DBP.

Dependendo do tipo de procedimento e do período estudado, a prevalência de deficiência de tiamina entre pacientes pós-bariátricos varia entre < 1 e 49%. Essa deficiência pode ser precipitada por uma combinação de fatores, incluindo a má absorção resultante da derivação duodenal em procedimentos como a DGYR, pois a tiamina é absorvida principalmente no duodeno por transporte ativo; e a maior demanda de tiamina decorrente do estresse cirúrgico associada à diminuição da ingestão oral como consequência do tamanho reduzido da bolsa gástrica, ou a náusea e vômito. A microbiota intestinal alterada dos indivíduos submetidos à cirurgia bariátrica, resultante do excessivo crescimento bacteriano no intestino delgado, é outro mecanismo proposto como possível causador de má absorção de tiamina em razão da produção bacteriana de tiaminases.

Outros fatores que podem contribuir para essa deficiência são: dieta rica em carboidratos simples, anorexia, bulimia e ingestão de bebida alcoólica.

É altamente recomendável que se faça a avaliação dos níveis de tiamina antes da cirurgia bariátrica e que seja administrada suplementação de tiamina após o procedimento para todos os pacientes.[28-31]

Vitamina D

A prevalência de deficiência de vitamina D em candidatos à cirurgia bariátrica pode chegar a 100%. Após procedimentos bariátricos disabsortivos, estima-se que ao final de dois anos 10 a 25% dos pacientes desenvolvem deficiência de cálcio e que 25 a 48% apresentam esta deficiência ao final de quatro anos, enquanto 17 a 52% e 50 a 63% desenvolvem deficiência de vitamina D durante os mesmos períodos.

Nos procedimentos de derivação, alimentos e suplementos se misturam às enzimas biliares e pancreáticas somente depois que o intestino se junta ao canal comum. Essa anatomia alterada diminui a absorção de vitaminas lipossolúveis, como a vitamina D, que dependem dos ácidos biliares e de outras enzimas digestivas para a absorção. O tempo de contato reduzido com a mucosa intestinal que ocorre após o GV também pode dificultar a absorção de nutrientes.

Ocorre, ainda, uma incidência significativa de hiperparatireoidismo secundário nessa população, mesmo entre os pacientes pós-operados com níveis de vitamina D ≥ 30 ng/mL, o que sugere uma má absorção seletiva de cálcio. O duodeno pode absorver de 80 a 100% do cálcio da dieta por meio do transporte ativo transcelular dependente de vitamina D em ambientes de baixa ingestão. Procedimentos como DGYR e DBP comprometem o duodeno e o jejuno, que são os locais preferenciais de absorção de cálcio, criando um risco aumentado de hipocalcemia.

A absorção pela porção remanescente do intestino delgado na ausência de duodeno e jejuno é menos eficiente, resultando na absorção de apenas cerca de 20% do cálcio da dieta.

Sem suplementação, a deficiência de cálcio e vitamina D e o hiperparatireoidismo secundário resultante causam aumento da reabsorção de cálcio óssea e, com o tempo, podem resultar em osteopenia, osteoporose e osteomalácia. Os defeitos de mineralização óssea são mais prováveis com a DGYR do que em outros procedimentos. O acompanhamento de longo prazo e a suplementação cuidadosa são necessários para evitar as sequelas do hiperparatireoidismo secundário. A manutenção de níveis de 25-(OH)-vitamina D acima de 30 ng/mL é considerada apropriada.[32-34]

Vitamina B7 (biotina)

A biotina é uma vitamina solúvel em água presente em muitas vias metabólicas. Serve como uma coenzima ligada covalentemente às carboxilases e desempenha papéis na expressão gênica e na sinalização celular.

Estudos limitados demonstraram sua necessidade e sabe-se que a suplementação com biotina melhora os níveis de glicose e insulina em jejum; no entanto, o benefício terapêutico da suplementação de biotina não está bem estabelecido.[35]

Vitamina B12 e folato

A vitamina B12 é um nutriente vital solúvel em água, sintetizado por microrganismos que provêm de alimentos de origem animal, como laticínios, carnes, aves, peixes e ovos. Embora sua deficiência seja mais comum entre idosos e pacientes que sofrem de anemia perniciosa, os verdadeiros veganos também apresentam alto risco de deficiência, a menos que sua dieta seja complementada com alimentos fortificados como cereais, produtos à base de soja ou suplementos vitamínicos.

A vitamina B12 serve como cofator para as enzimas metionina sintase e L-metilmalonil-coenzima A mutase e está envolvida na síntese de DNA, na conversão de homocisteína em metionina, no desenvolvimento e na mielinização inicial do sistema nervoso central e na manutenção de sua função normal.

O folato (vitamina B9), por sua vez, é essencial para a metilação do DNA, a síntese de ácidos nucleicos, o crescimento e a divisão celular. Manter níveis ideais de folato beneficia a saúde do neurodesenvolvimento e dos sistemas reprodutivo e cardiovascular, além de prevenir defeitos do tubo neural nos fetos em desenvolvimento. Um benefício potencial do folato também foi indicado na prevenção da resistência à insulina, embora estudos adicionais sejam necessários para estabelecer um nexo de causalidade.

A fortificação obrigatória de produtos à base de cereais enriquecidos com ácido fólico foi iniciada nos EUA em 1998 pela Food and Drug Administration (FDA).

Isso resultou em um declínio substancial na porcentagem da população com baixos níveis séricos de folato no período imediatamente após a implementação. Regulamentações semelhantes estão atualmente em vigor em 53 países, embora várias delas ainda não tenham sido implementadas.

Mais de um terço dos pacientes submetidos a procedimentos mistos, como a DGYR, que não recebem suplementação específica, desenvolvem deficiência de vitamina B12 no pós-operatório.

A deficiência de folato não é amplamente relatada em estudos recentes entre pacientes em pós-operatório de cirurgia bariátrica, pois a suplementação com multivitamínicos geralmente é suficiente para atender as necessidades pós-cirúrgicas e acredita-se que os casos de deficiência estejam relacionados à composição dos suplementos utilizados e à diminuição da ingestão alimentar. Níveis baixos de folato sérico foram relatados em 6 a 65% dos pacientes submetidos à DGYR.[36-38]

Vitaminas A, C, E e K

Uma relação inversa entre o IMC e as concentrações de antioxidantes circulantes, como betacaroteno, alfatocoferol e vitamina C, foi sugerida, no entanto os resultados de vários estudos foram inconsistentes.

A obesidade está associada a uma inflamação sistêmica crônica de baixo grau promovida pela ativação inata do sistema imunológico no tecido adiposo, desencadeando uma resposta sistêmica de fase aguda. O estresse oxidativo resultante e a geração de radicais livres podem induzir disfunção endotelial e predispor o paciente à aterosclerose. Os antioxidantes desempenham um papel protetor importante ao eliminar esses radicais livres e limitar a peroxidação lipídica.

O aumento da gordura corporal também está associado a um maior armazenamento de nutrientes solúveis em gordura, como as vitaminas A, E e K, no tecido adiposo. Ao avaliar as concentracoes sericas de retinol, alfatocoferol e carotenoides, os individuos obesos apresentam concentracoes de nutrientes 2 a 10% mais baixas do que aqueles com peso normal. Baixas concentrações séricas de retinol em indivíduos com sobrepeso e obesos foram encontradas em vários estudos em diferentes faixas etárias e uma correlação negativa foi relatada entre as concentrações séricas de retinol e o IMC.

Os ésteres de retinol e retinil presentes no tecido adiposo representam quase 15 a 20% do conteúdo total de retinoides do organismo, sendo que o tecido adiposo expressa várias subfamílias de receptores retinoides e é considerado o local potencial para a ação do ácido retinoico, uma forma oxidada da vitamina A.[39-42] Além de ter sido identificada como um regulador-chave da função do tecido adiposo, a vitamina A é essencial para uma ampla gama de funções fisiológicas, como desenvolvimento embrionário, visão, função imunológica, manutenção das membranas celulares epiteliais etc.

Minerais

Ferro

Estima-se que a prevalência de deficiência de ferro após cirurgia bariátrica varie entre 30 e 60%, no entanto, as definições usadas para definir a deficiência variam entre esses estudos, sendo utilizados como parâmetros os níveis séricos de ferritina ou a saturação de transferrina. Pacientes que desenvolvem anemia no pós-operatório têm demonstrado um aumento no risco de hospitalizações, bem como na duração da internação hospitalar.

Os procedimentos cirúrgicos bariátricos alteram os principais locais de absorção de ferro, como o duodeno e o jejuno proximal, resultando em absorção reduzida de ferro na dieta e causando hipocloridria. Ocorre também uma diminuição na ingestão de ferro por via oral entre esses pacientes, em razão de redução do apetite e do desenvolvimento de intolerância a alimentos como a carne, que constitui uma importante fonte de ferro na dieta.

Estudos demonstraram uma redução de quase 50% do consumo diário de proteína animal, sugerindo uma menor tolerância às carnes vermelhas. Além disso, a infecção por *Helicobacter pylori* e o crescimento bacteriano relatados com maior frequência em pacientes pós-cirurgia bariátrica e a perda crônica de sangue gastrointestinal também podem contribuir para essa situação. O papel do *H. pylori* no desenvolvimento da deficiência refratária de ferro é apoiado pela maior capacidade de resposta à terapia de reposição para ferro, observada após a erradicação da bactéria.[43-45]

Zinco

O zinco é um componente de muitas metaloenzimas envolvidas em processos-chave como síntese de proteínas, reações imunológicas, síntese de DNA, crescimento e reparo celular e manutenção da integridade epitelial. Suas fontes mais importantes incluem cereais matinais, nozes, frutos do mar (p. ex., ostras), grãos integrais, feijões, laticínios, carne e aves.

Vários estudos demonstraram um declínio significativo nas concentrações séricas de zinco após procedimentos bariátricos em comparação com os valores pré-operatórios. A prevalência da deficiência de zinco é muito maior entre os pacientes submetidos à DBP (45 a 91%) quando comparados a outros procedimentos como DGYR (15 a 21%) ou GV (11 a 14%). A deficiência ocorre principalmente em decorrência da diminuição da absorção intestinal, pois o zinco é absorvido predominantemente no duodeno via transportador de metais divalentes-1 e no jejuno proximal. Em razão da falta de reservas funcionais, é provável que a deficiência ocorra nos estágios iniciais após os procedimentos bariátricos.

A deficiência grave de zinco geralmente é observada em condições genéticas, como a acrodermatite enteropática, e em pacientes que recebem nutrição parenteral total ou terapia com penicilamina para a doença de Wilson. Em casos de deficiência grave, observam-se dermatite pustular bolhosa, diarreia, perda de peso, alopecia, infecções recorrentes, hipogonadismo masculino, distúrbios neurossensoriais e problemas com a cicatrização de úlceras. A deficiência moderada, mais comum na população geral, apresenta manifestações mais leves, como pele áspera, falta de apetite, perda de paladar, letargia mental e atraso na cicatrização.[46]

Nas mulheres grávidas, a deficiência de zinco está associada a problemas de saúde materna e intercorrências gestacionais como hipertensão, prematuridade e distúrbios congênitos. Como a cirurgia bariátrica é mais popular entre mulheres em idade fértil, a otimização dos níveis do zinco é importante para aliviar os efeitos adversos da deficiência nesse grupo. Uma suplementação mais agressiva é necessária na gravidez, porque os requisitos são maiores. É importante ter em mente que zinco, cobre e ferro podem interferir na absorção um do outro e a suplementação oral de zinco em longo prazo pode levar à diminuição da absorção intestinal e à deficiência de cobre e ferro.[47-50]

Cobre

O cobre é um metal de transição e um oligoelemento essencial que serve como cofator de várias enzimas redox e está envolvido em uma variedade de processos biológicos, como defesa antioxidante, função imune e síntese de neuropeptídeos. A ceruloplasmina é fundamental para sua atividade enzimática como ferroxidase dependente de cobre, sendo produzida essencialmente no fígado. Ela também desempenha um papel importante na mobilização de ferro. As fontes mais importantes de cobre são sementes, feijão, grãos, nozes, fígado e frutos do mar.

A deficiência de cobre em adultos pode causar anormalidades hematológicas como anemia com neutropenia e manifestações neurológicas que simulam a mieloneuropatia observada na deficiência de vitamina B12.[51]

A má absorção resultante da cirurgia bariátrica é a causa mais comum de deficiência de cobre adquirida. Em pacientes submetidos à DGYR acompanhados longitudinalmente por 24 meses após a cirurgia, a incidência de deficiência de cobre no pós-operatório foi de 18,8% e a prevalência, de 9,6%.

A absorção de cobre ocorre principalmente no duodeno, o que coloca em risco os pacientes submetidos à ressecção intestinal como parte de procedimentos disabsortivos. Além disso, o ácido gástrico desempenha um papel importante na melhoria da biodisponibilidade do cobre na dieta, liberando o cobre ligado a complexos e ligantes orgânicos. Por conta disso, pode levar vários anos após a cirurgia até que as reservas de cobre do corpo se esgotem e os sintomas se manifestem. Aumentar a conscientização e realizar o diagnóstico precoce são essenciais, pois, embora as anormalidades hematológicas melhorem após a suplementação adequada, as manifestações neurológicas podem ser graves e costumam ser irreversíveis.

Os suplementos de zinco devem ser prescritos com cautela, pois sabe-se que ocorre a depleção de cobre com doses altas de suplementação de zinco. O excesso de zinco aumenta a produção de uma proteína de ligação a metais pesados, a metalotioneína, que se liga com maior afinidade ao cobre, levando à sua excreção por meio do trato gastrointestinal.[52,53]

Magnésio

O magnésio, o segundo cátion intracelular mais comum, é um cofator importante em mais de trezentas reações enzimáticas. Ele desempenha um papel fundamental no metabolismo de carboidratos, participando de reações de transferência de fosfato e, juntamente com o cálcio, é essencial para manter a atividade neuromuscular.

Uma dieta rica em grãos integrais, legumes, sementes, nozes, peixe e vegetais de folhas verde-escuras tem alto teor de magnésio; no entanto, até 85% podem ser perdidos durante o refino ou processamento. A comida processada ou obesogênica não possui magnésio.

A hipomagnesemia ocorre no alcoolismo, na insuficiência renal crônica, associada ao uso de medicamentos como inibidores de bomba de prótons e diuréticos, e nos casos de má absorção e de diarreia crônica. Vários estudos comparando os níveis de magnésio em crianças com sobrepeso e obesas constataram que os níveis séricos de magnésio são significativamente mais baixos nos obesos em comparação aos indivíduos de IMC normal. Além do alto consumo de alimentos processados entre essas crianças, também se pode inferir um efeito do cálcio, pois em dietas com grandes quantidades de produtos lácteos encontra-se alto teor de cálcio e baixo teor de magnésio. O cálcio compete com o magnésio e reduz sua absorção intestinal. O consumo de bebidas carbonatadas (refrigerante dietético) também pode prejudicar a absorção de magnésio pela maior ingestão de fósforo, enquanto o conteúdo de cafeína nessas bebidas serve para aumentar a eliminação renal do magnésio.

Em adultos, foi encontrada uma associação consistente entre nível baixo de magnésio e resistência à insulina e síndrome metabólica, enquanto o aumento da ingestão de magnésio teve um efeito protetor para esses distúrbios. Evidências experimentais sugerem que o consumo de frutose (p. ex., mel, suco de frutas, xarope de milho) com dieta deficiente em magnésio induz a resistência à insulina, e a hipomagnesemia pode estar associada a complicações macro e microvasculares, como doenças cardiovasculares, neuropatia e nefropatia.[54,55]

Selênio

Um componente da metaloenzima glutationa peroxidase, o selênio participa da eliminação de radicais livres, da função tireoidiana e da prevenção de certos tipos de neoplasia e doenças cardiovasculares.

Os alimentos ricos em selênio incluem nozes (p. ex., castanha-do-pará), grãos, pão e frutos do mar. A deficiência de selênio é observada em quase 58% dos pacientes com obesidade mórbida antes da cirurgia bariátrica. Os baixos níveis de selênio podem refletir o aumento do estresse oxidativo nessa população. A deficiência de selênio está associada a altos níveis de homocisteína e doenças cardiovasculares. Os casos graves podem se manifestar como cardiomiopatia, miopatia, arritmias e perda de massa muscular.

Níveis reduzidos de selênio foram observados em pacientes após cirurgia bariátrica. Após DBP, 14,5% apresentaram deficiência e após DGYR, 14 a 22%. Há relatos de uma associação positiva entre os níveis de selênio e a prevalência de diabetes e síndrome metabólica. Esses achados podem sustentar que a obesidade central e a resistência à insulina sejam causa ou consequência dos gradientes séricos de selênio e o diabetes.

Em doses altas, o selênio causa toxicidade, cujas manifestações clínicas incluem náuseas, vômitos, diarreia, fadiga, perda de cabelo, alterações nas unhas, alterações do estado mental, anomalias do sistema nervoso envolvendo neuropatia periférica e, eventualmente, cirrose.[56-58]

ACOMPANHAMENTO NUTROLÓGICO PÓS-CIRURGIA BARIÁTRICA

Após a cirurgia bariátrica, deficiências nutricionais são comuns e estão relacionadas ao tipo de procedimento cirúrgico. Sua prevalência é maior após cirurgias disabsortivas (DGYR, DBP) em comparação às restritivas (BGA e GV). Alguns fatores associados ao pós-operatório podem contribuir para esse cenário, como náuseas, vômitos, intolerância alimentar, dieta pobre em nutrientes e deficiências não corrigidas antes do procedimento cirúrgico.

É importante e extremamente necessário que todos os pacientes sejam acompanhados por uma equipe multidisciplinar por tempo indeterminado. No pós-operatório imediato, especial atenção deve ser dada à reintrodução da dieta de maneira gradual e contínua, seguindo as recomendações de ingestão e consistência da dieta.

A orientação adequada, envolvendo monitorações clínica, laboratorial, nutrológica e radiológica periódicas, pode minimizar as complicações que costumeiramente acompanham os pacientes submetidos à cirurgia da obesidade.

Suplementação de vitaminas, minerais, ferro, e cálcio diárias[59] e mudanças nos hábitos alimentares e de estilo de vida são fundamentais para a promoção e a manutenção da melhora das comorbidades e para a perda ponderal induzida por esse tratamento de forma saudável, além de prevenir complicações precoces ou tardias e o reganho de peso (Tabela 6).

Tabela 6 Suplementação profilática e tratamento de deficiências em pacientes em pós-operatório de cirurgia bariátrica

Vitaminas e minerais	Suplementação profilática	Tratamento da deficiência
Polivitamínico/ mineral*	BGA: 1 x/dia GV ou DGYR ou DBP: 2 x/dia	–
Citrato de cálcio**	600 mg/dia de cálcio DBP: 1.200 mg/dia de cálcio A ingestão diária de cálcio de alimentos e suplementos deve atingir 1.200-1.500 mg (1.800-2.400 após a DBP). As doses únicas não devem exceder 600 mg e devem ser separadas por intervalos de 2 horas de suplementos de ferro ou de um polivitamínico que contenha ferro	–
Vitamina D	Vitamina D2 ou D3: 3.000 UI/dia, visando a níveis de 25-(OH)-vitamina D > 30 ng/dL	Vitamina D2 ou D3: 50.000 UI, 1 x/semana, durante 8 semanas, seguidas de terapia de manutenção de 1.500-2.000 UI/dia até atingir níveis normais
Ferro	BGA: 45-60 mg/dia de ferro elementar Mulheres em idade fértil com risco aumentado de anemia: 50-100 mg/dia de ferro elementar A ingestão é necessária se o ferro proveniente da alimentação for insuficiente	150-200 mg/dia de ferro elementar
Cobalamina (B12)	BGA ou GV: o uso de suplementação é necessário para manter os níveis normais, devendo ser incluído no suplemento polivitamínico SL: 250-350 mcg/dia ou 1.000 mcg/semana IM: 1.000 mcg/mês a 3.000 mcg a cada seis meses após DBP ou DGYR	SL: 1.000-2.000 mcg/dia
Vitamina C	Polivitamínico diário seguindo recomendação da ingestão diária recomendada (DRI)	100 mg, 3 x/dia, ou 500 mg/dia, durante 30 dias
Tiamina (B1)	Polivitamínico diário seguindo recomendação da DRI	500 mg/dia, IV, por 3-5 dias, 250 mg/dia, por 3-5 dias, ou até os sintomas desaparecerem, seguidos de tratamento adicional VO de 100 mg/dia, conforme necessário
Ácido fólico	400 mcg/dia Gestantes e mulheres que planejam concepção: 800-1.000 mcg/dia (incluídos no polivitamínico ou separadamente)	1.000 mcg/dia

(continua)

Tabela 6 Suplementação profilática e tratamento de deficiências em pacientes em pós-operatório de cirurgia bariátrica *(continuação)*

Vitaminas e minerais	Suplementação profilática	Tratamento da deficiência
Vitaminas lipossolúveis (A, K e E)	Vitamina A: 60.000 UI/dia Mulheres que planejam concepção: administrar betacaroteno em vez de retinol DBP: 10.000 UI de vitamina A, 300 mcg de vitamina K e 4.000 UI de vitamina E (incluídos no polivitamínico ou separadamente) Vitamina E: 800-1.200 UI/dia até atingir concentrações séricas normais Os pacientes devem iniciar suplementações vitamínicas lipossolúveis 2-4 semanas após a cirurgia	Sem alteração de córnea: 10.000-25.000 UI/dia, VO, até melhora clínica Com alteração de córnea: 50.000-100.000 UI/dia, IM, por três dias, seguidas de 50.000 UI/dia, IM, por duas semanas
Zinco	15 mg/dia O protocolo de suplementação deve conter uma proporção de 8-15 mg de zinco suplementar para cada 1 mg de cobre para minimizar o risco de deficiência de cobre	600 mg, 2 x/dia
Cobre	2 mg/dia	Casos graves: 2-4 mg/dia, IV, por 6 dias

BGA: banda gástrica ajustável; DBP: desvio biliopancreático duodenal *switch*; DGYR: derivação gastrojejunal em Y de Roux; DRI: ingestão diária recomendada; GV: gastrectomia vertical; IM: intramuscular; IV: intravenoso; SL: sublingual; VO: via oral.

* Deve conter ferro, ácido fólico, zinco, cobre, selênio e tiamina (200% da ingestão dietética recomendada).

* Os suplementos devem ser administrados por via oral, exceto se houver contraindicação.

Fonte: adaptada de Dagan et al.[59]

PREVENÇÃO E TRATAMENTO DE SINTOMAS GASTROINTESTINAIS PÓS-CIRURGIA BARIÁTRICA

Sintomas gastrointestinais são muito comuns após cirurgias bariátricas, embora a maioria possa ser facilmente controlada com o tratamento nutricional adequado.

Constipação

É um efeito adverso que ocorre após BGA, GV e DGYR, mas raramente após DBP. Ocorre em decorrência da baixa ingestão de líquidos e do uso de analgésicos e suplementos como o cálcio e o ferro. O tratamento consiste em aumento do consumo de alimentos ricos em fibras, como grãos integrais, frutas e vegetais, e aumento do consumo de líquidos quentes ou frios; além de se evita bebidas carbonatadas e adoçadas.

O uso de medicamentos deve ser evitado, mas poderá ser considerado.[60]

Desidratação

Um terço de todos os pacientes submetidos à cirurgia bariátrica, no período de 90 dias dos pós-operatório, são atendidos em pronto-socorro por desidratação. Nos estados iniciais pós-cirurgia, pode ocorrer em razão da dificuldade de manutenção adequada de ingestão de líquidos. As principais causas incluem vômitos, redução da ingestão de alimentos e limitação mecânica para ingestão de líquidos, além das alterações de sabor.

Algumas mudanças comportamentais também podem explicar esse fenômeno, como a necessidade de separar a ingestão de alimentos líquidos dos sólidos e a redução de bebidas gaseificadas e adocicadas.

A recomendação é consumir 1,5 L/dia de água, que deve ser aumentada, quando necessário, em casos de exercícios físicos, diarreia, gravidez, vômito e febre. O consumo de líquidos deve ser incentivado, variando-se a temperatura das bebidas, podendo a água ser saborizada com a adição de frutas, limão, gengibre ou folhas de hortelã, proporcionando frescor e melhor aceitação.[61]

Disfagia

A disfagia ocorre principalmente em cirurgias restritivas, e relaciona-se a mastigação inadequada, comer muito rápido e consumo exagerado de alimentos. Deve-se orientar o paciente a comer vagarosamente, mastigando cada bocado pelo menos 15 vezes; e a evitar alimentos secos e duros, ou carne muito cozida, e a interromper a alimentação para evitar refluxo e vômito.

Os indivíduos que se submetem à técnica de BGA devem progredir gradualmente a consistência dos alimentos a fim de evitar disfagia após o ajuste da banda. Se os sintomas persistirem, novo ajuste com abertura da banda deve ser considerado.

A disfagia apresentada pós-GV pode ser resultado de estenose gástrica. Pacientes submetidos à DGYR podem apresentar disfagia grave em aproximadamente 4 a 6 semanas de pós-cirúrgico, possivelmente em razão de estenose da anastomose.[62]

Diarreia e flatulência

A diarreia é relatada em até 40% dos pacientes após cirurgia bariátrica. Os mais propensos a esse evento adverso são os submetidos à DBP.

Os sintomas geralmente envolvem 2 a 3 evacuações diárias, mas alguns pacientes terão entre 10 e 20 evacuações. Alguns pacientes também sofrem de esteatorreia como resultado da má absorção de gordura, o que pode levar a deficiências de vitaminas lipossolúveis, zinco, cobre e magnésio.[60]

O tratamento nutricional deve concentrar-se no aumento da ingestão de água e na ingestão reduzida de lactose, gorduras e fibras. A frequência de flatulência é maior após procedimentos que levam à má absorção. Suplementação com probióticos, loperamida e quelantes biliares ou enzimas pancreáticas pode auxiliar na diminuição da flatulência. Algumas estratégias podem ajudar a reduzir flatulência, como mastigação adequada, evitar chicletes e eliminar alimentos que provocam gases, como leguminosas, vegetais verdes e alimentos ricos em frutose e lactose.[63]

Os fatores de risco para a síndrome do supercrescimento bacteriano no intestino delgado incluem uma diminuição na secreção de ácido gástrico e um declínio na motilidade intestinal, que pode ocorrer após cirurgia bariátrica, sendo mais comum após procedimentos disabsortivos. O tratamento deve ser empírico e geralmente é feito com antibióticos de amplo espectro.[64]

Quando os pacientes apresentam diarreia extremamente aquosa, flatulência e cólicas, diarreia associada à antibioticoterapia e infecção por *Clostridium difficile* devem ser descartadas. Nos pacientes com DBP que sofrem de diarreia crônica ou flatulência excessiva em longo prazo e não respondem a tratamento clínico, nova cirurgia revisional deve ser considerada.

Intolerância alimentar

A tolerância alimentar é definida como a capacidade de consumir uma variedade de alimentos sem dificuldade, com regurgitação ou vômito mínimos.

Intolerância alimentar apresenta-se principalmente no pós-operatório precoce e tende a melhorar com o passar do tempo; pacientes pós-BGA sofrem mais frequentemente de intolerância alimentar do que os submetidos a outros procedimentos.

A persistência desse quadro pode levar a evitação alimentar, deficiências nutricionais e comportamentos alimentares mal adaptativos em relação à consistência (p. ex., preferência por alimentos macios ou semilíquidos, com alta densidade calórica), fatores que podem contribuir para insucesso cirúrgico.

Os pacientes devem ser orientados e conscientizados sobre a ocorrência desse fenômeno, com orientação de dieta nutricionalmente equilibrada e uso de suplementos para prevenir deficiências nutricionais.[62,63,65,66]

Síndrome de *dumping*

Esta síndrome foi descrita em 1913 por Hertz, que relacionou seus sintomas com o esvaziamento gástrico acelerado. Em 1922, foi introduzido por Mix o termo *dumping*. Sua prevalência pode chegar a 50% em gastrectomias, sendo a mais comum das síndromes que se seguem a esses procedimentos, bem como danos no nervo vago.

Caracteriza-se por um conjunto de sintomas vasomotores e gastrointestinais associados ao esvaziamento gástrico acelerado ou à presença súbita de nutrientes na porção proximal do intestino delgado. Ocorre com mais frequência após técnicas combinadas, podendo apresentar sintomas gastrointestinais e autonômicos, com manifestação precoce ou tardia.

A síndrome de *dumping* pode ocorrer de duas formas:

- *Dumping precoce*: os primeiros sintomas têm início entre 10 e 30 minutos após a refeição, resultando da aceleração do esvaziamento gástrico de conteúdo hiperosmolar no intestino delgado. São observados diarreia, dor abdominal, náusea, rubor, sudorese, taquicardia e tontura.
- *Dumping* tardio: os sintomas ocorrem 1 a 3 horas após a refeição, como consequência de hipoglicemia resultante da liberação rápida e excessiva de insulina. Observam-se: fome, inconsciência, irritabilidade, sonolência, sudorese, taquicardia e tremor.

O tratamento da síndrome se baseia em retardar o esvaziamento gástrico. A terapia inicial inclui medidas dietéticas, como refeições menores até seis vezes ao dia, evitar a ingestão de líquidos com as refeições ou até duas horas depois delas e evitar açúcares de absorção rápida e lactose. Aditivos alimentares viscosos podem ser utilizados para o mesmo fim. A acarbose, um inibidor de alfaglucosidase intestinal, pode retardar a digestão de carboidratos. Se não houver sucesso com essas medidas, pode ser considerado o uso de análogos de somatostatina, mais eficazes tanto no tratamento dos sintomas precoces quanto para os sintomas tardios.[67-69]

Vômitos

O vômito é relatado em 30 a 60% dos pacientes após cirurgias bariátricas, a maioria deles durante os primeiros meses de pós-operatório.

Sua ocorrência está relacionada a comportamentos alimentares inadequados. Se ocorrer após a ingestão de um alimento específico, recomenda-se não utilizar esse alimento e reintroduzi-lo no futuro, quando o paciente tiver incorporado comportamentos adequados em relação a sua alimentação.

Se o paciente estiver seguindo as recomendações de hidratação e alimentação, vômitos refratários podem indicar uma complicação cirúrgica como deslizamento da banda, estenose esofágica, obstrução intestinal, refluxo e úlceras gástricas. Se persistirem por mais de 2 a 3 semanas, a suplementação de tiamina deve ser iniciada para evitar efeitos colaterais neurológicos.[70]

CONCLUSÃO

A cirurgia bariátrica é a terapia de longo prazo mais eficaz para o manejo de pacientes obesos. É geralmente um tratamento seguro e eficaz, que leva à perda de peso e, consequentemente, ao controle de numerosas comorbidades associadas à obesidade e relacionadas à maior mortalidade nessa população.[71]

O entendimento atual possibilita maior compreensão da doença e dos mecanismos de ação de cada procedimento cirúrgico, podendo oferecer o melhor tratamento para cada paciente individualmente. Assim, é possível indicar a cirurgia certa, no momento certo, e sua combinação com tratamentos adjuvantes providos por uma equipe multidisciplinar para garantir a minimização de efeitos colaterais, de complicações precoces ou tardias, do reganho de peso e da desnutrição, para garantir o melhor impacto na saúde e na qualidade de vida.

REFERÊNCIAS BIBLIOGRÁFICAS

1. Hales CM, Carroll MD, Fryar CD, Ogden CL. Prevalence of obesity among adults and youth: United States, 2015-2016. NCHS Data Brief. 2017;(288):1-8.
2. World Obesity Federation. Disponível em: https://www.worldobesity.org/about/about-obesity/prevalence-of-obesity; acessado em: 1º de abril de 2020.
3. World Health Organization. Obesity. WHO; 2014. Disponível em: https://www.who.int/topics/obesity/en; accessado em: 1º de abril de 2020.
4. Organisation for Economic Cooperation and Development. The heavy burden of obesity: the economics of prevention. OECD Health Policy Studies. Paris: OECD Publishing; 2019. Disponível em: https://doi.org/10.1787/67450d67-en; acessado em: 11 de agosto de 2021.
5. Ministério da Saúde. Vigitel Brasil 2016 [Internet]. Brasília: Ministério da Saúde; 2016. Disponível em: https://portalarquivos.saude.gov.br/images/pdf/2017/abril/17/Vigitel.pdf; acessado em: 10 de agosto de 2021.
6. Ministério da Saúde. Vigitel 2018 [Internet]. Brasília: Ministério da Saúde; 2018. Disponível em: https://www.saude.gov.br/noticias/agencia-saude/46191-ministerio-da-saude-quer-conhecer-o-perfil-da-saude-dos-brasileiros; acessado em 1º de abril de 2020.
7. Ribas-Filho D, Suen VMM. Tratado de nutrologia. 2.ed. Barueri: Manole; 2018.
8. Gadde KM, Martin CK, Berthoud HR, Heymsfield SB. Obesity: pathophysiology and management. J Am Coll Cardiol. 2018;71(1):69-84.
9. Hamdy O, Porramatikul S, Al-Ozairi E. Metabolic obesity: the paradox between visceral and subcutaneous fat. Curr Diabetes Rev. 2006;2:367-73.
10. Karelis AD, St-Pierre DH, Conus F, Rabasa-Lhoret R, Poehlman ET. Metabolic and body composition factors in sub-groups of obesity: what do we know? J Clin Endocrinol Metab. 2004;89:2569-75.
11. Choi KM. Sarcopenia and sarcopenic obesity. Korean J Intern Med. 2016;31:1054-60.
12. Polyzos SA, Margloris, AN. Sarcopenic obesity. Hormones (Athens) 2018;17(3):321-31.
13. Hunter GR, Singh H, Carter SJ, Bryan DR, Fisher G. Sarcopenia, and its implications for metabolic health. J Obes. 2019;2019.
14. Rosenberg IH. Sarcopenia: origins and clinical relevance. J Nutr. 1997;127:990S-1S
15. Dufour AB, Hannan MT, Murabito JM, Kiel DP, Mclean RR. Sarcopenia definitions considering body size and fat mass are associated with mobility limitations: the Framingham study. J Gerontol A Biol Sci Med Sci. 2013;68(2):168-74.
16. Lee J, Hong YP, Shin HJ, Lee W. Associations of sarcopenia and sarcopenic obesity with metabolic syndrome considering both muscle mass and muscle strength. J Prev Med Public Health. 2016; 49:35-44.
17. Agência Nacional de Saúde. Manual de diretrizes para o enfrentamento da obesidade na saúde suplementar brasileira. Rio de Janeiro: ANS; 2017.
18. Sudlow A, le Roux CW, Pournaras DJ. The metabolic benefits of different bariatric operations: what procedure to choose?. Endocr Connect. 2020;9(2):R28-35.

19. Schroeder R, Garrison JM Jr, Johnson MS. Treatment of adult obesity with bariatric surgery. Am Fam Physician. 2011;84(7):805-14.
20. Bray G, Bouchard C. Handbook of obesity. 4.ed. Boca Raton: CRC Press; 2010.
21. Misra A, Chowbey P, Makkar BM, Vikram NK, Wasir JS, Chadha D, et al. Consensus statement for diagnosis of obesity, abdominal obesity and the metabolic syndrome for asian indians and recommendations for physical activity, medical and surgical management. J Assoc Physicians India. 2009;57:163-70.
22. Eisenberg D, Duffy AJ, Bell RL. Does preoperative weight change predict postoperative weight loss after laparoscopic Roux-en-Y gastric bypass in the short term? J Obes. 2010;2010:pii:90707.
23. Rohde L. Rotinas em cirurgia digestiva. 3.ed. Porto Alegre: Artmed; 2018.
24. Zilberstein B, Santo MA, Carvalho MH. Análise crítica de tratamento cirúrgico da obesidade mórbida. ABCD Arq Bras Cir Dig. 2019;329(3):e1450.
25. Stocker DJ. Management of the bariatric surgery patient. Endocrinol Metab Clin North Am. 2003;32:437-57.
26. Faintuch J, Matsuda M, Cruz MELF, Silva MM, Teivelis MP, Garrido AB, et al. Severe protein-calorie malnutrition after bariatric procedures. Obes Surg. 2004;14:175-81.
27. Skroubis G, Sakellaropoulos G, Pouggouras K, Mead N, Nikiforidis G, Kalfarentzos F. Comparison of nutritional deficiencies after Roux-en-Y gastric bypass and after biliopancreatic diversion with Roux-en-Y gastric bypass. Obes Surg. 2002;12:551-8.
28. Elmadfa I, Majchrzak D, Rust P, Genser D. The thiamine status of adult humans depends on carbohydrate intake. Int J Vitam Nutr Res. 2001;71:217-21.
29. Milius G, Rose S, Owen DR, Schenken JR. Probable acute thiamine deficiency secondary to gastric partition for morbid obesity. Nebr Med J. 1982;67:147-50.
30. Singh S, Kumar A. Wernicke encephalopathy after obesity surgery: a systematic review. Neurology. 2007;68:807-11.
31. Kazemi A, Frazier T, Cave M. Micronutrient-related neurologic complications following bariatric surgery. Curr Gastroenterol Rep. 2010;12:288-95.
32. Johnson JM, Maher JW, Demaria EJ, Downs RW, Wolfe LG, Kellum JM. The long-term effects of gastric bypass on vitamin d metabolism. Ann Surg. 2006;243:701-4; discussion 4-5.
33. Chakhtoura MT, Nakhoul NN, Shawwa K, Mantzoros C, El Hajj Fuleihan GA. Hypovitaminosis D in bariatric surgery: a systematic review of observational studies. Metabolism. 2016;65:574-85.
34. De Prisco C, Levine SN. Metabolic bone disease after gastric bypass surgery for obesity. Am J Med Sci. 2005;329:57-61.
35. Zempleni J, Wijeratne SSK, Hassan YI. Biotin. Biofactors. 2009;35:36-46.
36. Yagan FCC, Olcum GG, Kurtulus D, Tugtekin HB. The relationship between obesity and serum vitamin B12, folic acid, vitamin d concentrations in obes adults: a retrospective study. Endocr Abstr. 2016;41:EP183.
37. Baltaci D, Kutlucan A, Turker Y, Yilmaz A, Karacam S, Deler H, et al. Association of vitamin B12 with obesity, overweight, insulin resistance and metabolic syndrome, and body fat composition; primary care-based study. Med Glas (Zenica). 2013;10:203-10.
38. O'Leary F, Samman S. Vitamin B12 in health and disease. Nutrients. 2010;2:299-316.
39. Wallström P, Wirfält E, Lahmann PH, Gullberg B, Janzon L, Berglund G. Serum concentrations of β-carotene and α-tocopherol are associated with diet, smoking, and general and central adiposity. Am J Clin Nutr. 2001;73:777-85.
40. Stryker WS, Kaplan LA, Stein EA, Stampfer MJ, Sober A, Willett WC. The relation of diet, cigarette smoking, and alcohol consumption to plasma beta-carotene and alpha-tocopherol levels. Am J Epidemiol. 1988;127(2):283-96.
41. Mora JR, Iwata M, von Andrian UH. Vitamin effects on the immune system: vitamins A and D take centre stage. Nat Rev Immunol. 2008;8:685-98.
42. Villarroya F, Giralt M, Iglesias R. Retinoids and adipose tissues: metabolism, cell differentiation and gene expression. Int J Obes. 1999;23:1-6.
43. Kushner RF. Micronutrient deficiencies and bariatric surgery. Curr Opin Endocrinol Diabetes. 2006;13:405-11.

44. Topart P. Iron deficiency and anemia after bariatric surgery. Surg Obes Relat Dis. 2008;4:719-20.
45. Sonnweber T, Ress C, Nairz M, Theuri I, Schroll A, Murphy AT, et al. High-fat diet causes iron deficiency via hepcidin-independent reduction of duodenal iron absorption. J Nutr Biochem. 2012;23:1600-8.
46. Prasad AS. Discovery of human zinc deficiency: its impact on human health and disease. Adv Nutr. 2013;4:176-90.
47. Billeter AT, Probst P, Fischer L, Senft J, Kenngott HG, Schulte T, et al. Risk of malnutrition, trace metal, and vitamin deficiency post Roux-en-Y gastric bypass: a prospective study of 20 patients with BMI < 35 kg/m^2. Obes Surg. 2015;25:2125-34.
48. Sallé A, Demarsy D, Poirier AL, Lelièvre B, Topart P, Guilloteau G, et al. Zinc deficiency: a frequent and underestimated complication after bariatric surgery. Obes Surg. 2010;20:1660-70.
49. Balsa JA, Botella-Carretero JI, Gómez-Martín JM, Peromingo R, Arrieta F, Sntiuste C, et al. Copper and zinc serum levels after derivative bàriatric surgery: differences between Roux-en-Y gastric bypass and biliopancreatic diversion. Obes Surg. 2011;21:744-50.
50. Saif T, Strain GW, Dakin G, Gagner M, Costa R, Pomp A. Evaluation of nutrient status after laparoscopic sleeve gastrectomy 1, 3, and 5 years after surgery. Surg Obes Relat Dis. 2012;8:542-7.
51. Gletsu-Miller N, Broderius M, Frediani JK, Zhao VM, Griffith DP, Darvis Jr SS, et al. Incidence and prevalence of copper deficiency following Roux-en-Y gastric bypass surgery. Int J Obes (Lond). 2012; 36:328-35.
52. Kumar N, Gross JB, Ahlskog JE. Copper deficiency myelopathy produces a clinical picture like subacute combined degeneration. Neurology. 2004;63:33-9.
53. Lazarchick J. Update on anemia and neutropenia in copper deficiency. Curr Opin Hematol. 2012;19(1):58-60.
54. He K, Liu K, Daviglus ML, Morris SJ, Loria CM, van Horn L, et al. Magnesium intake and incidence of metabolic syndrome among young adults. Circulation. 2006;113:1675-82.
55. Hassan SAU, Ahmed I, Nasrullah A, Haq S, Ghazanfar H, Sheikh AB, et al. Comparison of serum magnesium levels in overweight and obese children and normal weight children. Cureus. 2017; 9:e1607.
56. Lu C, Chang H, Yang K, Kuo C, Lee L, Huang K. High serum selenium levels are associated with increased risk for diabetes mellitus independent of central obesity and insulin resistance. BMJ Open Diabetes Res Care. 2016;4.
57. González S, Huerta JM, Alvarez-Uría J, Fernández S, Patterson AM, Lasheras C. Serum selenium is associated with plasma homocysteine concentrations in elderly humans. J Nutr. 2004;134:1736-40.
58. Freeth A, Prajuabpansri P, Victory JM, Jenkins P. Assessment of selenium in Roux-en-Y gastric bypass and gastric banding surgery. Obes Surg. 2012;22:1660-5.
59. Dagan SS, Goldenshluger A, Globus I, Schweiger C, Kessler Y, Sandbank GK, et al. Nutritional recommendations for adult bariatric surgery patients: clinical practice. Adv Nutr. 2017;8(2):382-94.
60. Afshar S, Kelly SB, Seymour K, Woodcock S, Werner AD, Mathers JC. The effects of bariatric procedures on bowel habit. Obes Surg. 2016;26(10):2348-54.
61. Gonzalez-Sánchez JA, Corujo-Vázquez O, Sahai-Hernandez M. Bariatric surgery patients: reasons to visit emergency department after surgery. Bol Asoc Med P R. 2007;99:279-83.
62. Schweiger C, Weiss R, Keidar A. Effect of different bariatric operations on food tolerance and quality of eating. Obes Surg. 2010;20:1393-9.
63. Busetto L, Dicker D, Azran C, Batterham RL, Farpour-Lambert N, Fried M, et al. Practical recommendations of the obesity management task force of the european association for the study of obesity for the post-bariatric surgical medical management. Obes Facts. 2017;10:597-632.
64. Lakhani VS, Shah HN, Alexander K, Finelli FC, Kirkpatrick JR, Koch TR. Small intestinal bacterial overgrowth, and thiamine deficiency after Roux-en-Y gastric bypass surgery in obese patients. Nutr Res. 2008;28:293-8.
65. Schweiger C, Weiss R, Keidar A. Effect of different bariatric operations on food tolerance and quality of eating. Obes Surg. 2010;20:1393-9.
66. Handzlik-Orlik G, Holecki M, Orlik B, Wylezol M, Dulawa J. Nutrition management of the post-bariatric surgery patient. Nutr Clin Prac. 2015;30(3):383-92.

67. Loss AB, Souza AAP, Pitombo CA, Milcent M, Madureira FAV. Avaliação da síndrome de dumping em pacientes obesos mórbidos submetidos à operação de bypass gástrico com reconstrução em Y de Roux. Rev Col Bras Cir. 2009;36(5).
68. Tack J, Arts J, Caenepeel P, De Wulf D, Bisschops R. Pathophysiology, diagnosis and management of postoperative dumping syndrome. Nat Rev Gastroenterol Hepatol. 2009;6:583-90.
69. Chaves YS, Destefani AC. Fisiopatologia, diagnóstico e tratamento da síndrome de dumping e sua relação com a cirurgia bariátrica. ABCD Arq Bras Cir Dig. 2016;29(Supl.1):116-9.
70. Jacobi D, Ciangura C, Couet C, Oppert JM. Physical activity and weight loss following bariatric surgery. Obes Rev. 2011;12(5):366-77.
71. O'Brien PE, Hindle A, Brenna L, Skinner S, Burton P, Smith A, et al. Long-term outcomes after bariatric surgery: a systematic review and meta-analysis of weight loss at 10 or more years for all bariatric procedures and a single-centre review of 20-year outcomes after adjustable gastric banding. Obes Surg. 2019;29:3-14.

Orientação nutrológica para cirurgia bariátrica

17

Djeime da Rocha Benfica Ribeiro
Maria Graciela Luongo de Matos

INTRODUÇÃO

A obesidade é uma das maiores epidemias do século XXI e está associada a diversas comorbidades, tendo como resultado a piora da qualidade de vida e da longevidade. Está relacionada com fatores genéticos e ambientais e é caracterizada por uma alteração da composição corporal em que há maior oferta que gasto energético, propiciando o acúmulo de gordura corporal. A obesidade é definida por índice da massa corporal (IMC) acima de 30 kg/m^2.

O tratamento clínico da obesidade envolve mudança de hábitos alimentares e de estilo de vida, aumento da atividade física e tratamento farmacológico. Muitas vezes, no entanto, o tratamento clínico promove perda de peso temporária ou não sustentada.[1]

A cirurgia bariátrica é considerada um dos métodos mais eficazes para alcançar perda de peso sustentada de longo prazo quando todos os outros tratamentos médicos falham. O número de procedimentos bariátricos aumenta a cada ano, mas é importante destacar que esses procedimentos estão associados a uma série de complicações que requerem cuidadoso acompanhamento multidisciplinar ao longo de toda a vida. São essenciais a supervisão médica e a nutricional, pois a desnutrição e as deficiências de vitaminas, minerais e macronutrientes que podem decorrer da cirurgia podem levar a consequências deletérias.[2]

Neste capítulo, serão abordados as deficiências nutricionais pré-operatórias e pós-operatórias, as orientações da dieta no pós-operatório e o acompanhamento no período pós-operatório.

ACOMPANHAMENTO E AVALIAÇÃO PRÉ-OPERATÓRIOS

A obesidade é considerada um quadro de supernutrição consequente ao consumo excessivo de calorias em relação ao gasto calórico diário, por isso a existência de deficiências nutricionais em pessoas com sobrepeso e obesidade pode parecer paradoxal. A prevalência de várias deficiências de micronutrientes, no entanto, parece maior em pacientes com sobrepeso e obesidade. As causas são multifatoriais, associadas à redução do consumo de frutas e vegetais, ao aumento da ingestão de alimentos com alto teor calórico e pobre em qualidade nutricional e ao aumento de adiposidade que pode influenciar o armazenamento e a disponibilidade de alguns nutrientes, como as vitaminas lipossolúveis.[3]

A alimentação de pacientes obesos envolve a escassez de alimentos ricos em nutrientes (p. ex., frutas, vegetais, produtos lácteos, cereais integrais, nozes, legumes, peixe e fontes proteicas diversas) que contribuem para a obtenção da maior parte das vitaminas e minerais a partir da dieta. Alimentação com excesso de gordura (> 30% da ingestão calórica total) está associada com diminuição de vitaminas A, C e folato. Em relação à vitamina D3, os fatores de risco para deficiência incluem redução da atividade física que leva à diminuição da exposição ao sol, aumento de armazenamento em excesso de tecido adiposo, etnia e tom de pele.[4,5] As principais deficiências nutricionais encontradas em pacientes obesos são: vitamina D, vitamina B12 e ferro.

Como deficiências nutricionais e de micronutrientes são comuns após a cirurgia bariátrica, é muito importante que as deficiências pré-operatórias sejam diagnosticadas e tratadas antes do procedimento cirúrgico. Caso contrário, alguns desses quadros podem ser agravados no pós-operatório e resultar em consequências graves como neuropatia periférica, encefalopatia de Wernicke, osteoporose e anemia por deficiência de ferro.

Nesse momento, deve ser realizado acompanhamento por uma equipe multidisciplinar composta por cirurgião bariátrico, nutrólogo, endocrinologista, psicólogo, nutricionista, cardiologista e educador físico. Em alguns casos, pode ser necessário incluir também pneumologista e psiquiatra.

Nessa fase, é importante realizar mensalmente reuniões de grupo multidisciplinar para enfatizar a importância das mudanças de hábitos alimentares, assim como dos hábitos de vida, assim como orientar a importância de manter acompanhamento médico nutricional após o procedimento, para evitar tanto reganho de peso como as deficiências nutricionais que podem ocorrer após a cirurgia.[6,7]

Avaliação psicológica

Envolve a aplicação de testes psicológicos e entrevista semiestruturada. Se o paciente apresentar alguma doença psicológica grave, deverá ser encaminhado para avaliação e acompanhamento psiquiátrico.

Avaliação nutricional

Já no período pré-operatório deverá ser enfatizada a importância da reeducação alimentar. Mediante a elaboração de um plano alimentar, inicia-se no pré-operatório a monitoração dos dados antropométricos com priorização da perda de peso.

Na última consulta do período pré-operatório, também devem ser fornecidas as orientações sobre a dieta que paciente irá realizar nos primeiros 15 a 30 dias do pós-operatório, ou seja, até a primeira consulta com a nutrição após a realização do procedimento. O nutricionista deve sempre atuar em conjunto com o médico nutrólogo da equipe.

Avaliação nutrológica

Devem ser avaliados os hábitos alimentares, o estado nutricional do paciente e seu estilo de vida, com o objetivo de identificar a presença de distúrbios alimentares, além de realizar exame físico, antropométrico e solicitar exames (Quadro 1) para avaliar o quadro nutricional do paciente.

Um plano alimentar hipocalórico deve ser iniciado já na fase pré-operatória (Tabela 1), para auxiliar no emagrecimento, reduzir os riscos de complicações cirúrgicas e auxiliar no controle do peso no pós-operatório. Sabe-se que a perda de 10% do peso inicial já reduz significativamente as comorbidadas relacionadas à obesidade.

O emagrecimento pré-operatório pode ser recomendado a todos os pacientes, principalmente aqueles de maior risco, como os superobesos (IMC > 50 kg/m^2).

Há estudos que demonstram que uma redução de 10% ou mais do peso, 3 kg de gordura ou 5% do excesso de peso corporal pode estar associada à redução no tamanho do fígado e ao benefício adicional de um menor tempo operatório.[8,9]

Tabela 1 Benefícios da perda de peso na fase pré-operatória

Efeitos	Desfechos
Aumento	Perda de peso excessiva no pré-operatório Perda de peso pós-operatória
Redução	IMC pré-operatório Tamanho ou volume hepático Teor de gordura intra-hepática Tecido adiposo visceral Profundidade da parede abdominal Desafios técnicos de cirurgia e taxa de conversão da operação Tempo operatório Perda de sangue perioperatória Taxas de complicações pós-operatórias
Melhorias	Composição corporal Comorbidades médicas Comorbidades relacionadas à obesidade Pressão arterial sistólica e diastólica Perfil metabólico (glicemia em jejum, insulina em jejum, HDL-colesterol) Acesso à junção gastroesofágica e à parte superior do estômago e redução do lobo esquerdo do fígado sem danos

IMC: índice de massa corporal.

Quadro 1 Exames a serem solicitados no pré-operatório

Exames laboratoriais
Hemograma
Eletrólitos (Na, K, Mg, P e Ca)
Cálcio iônico
Coagulograma
Glicemia em jejum
Lipidograma
Perfil hepático
Ureia e creatinina
Albumina
Ferro e ferritina
TSH e T4 livre
PTH
Vitaminas B12, B9 e D
Zinco
Sorologia de hepatites B e C
Sorologia para HIV
Beta-hCG para mulheres em idade fértil
Outros exames
EDA com pesquisa de *H. pylori*
Provas de função pulmonar
Eletrocardiograma
Ultrassonografia de abdome total
Radiografia simples de abdome

EDA: endoscopia digestiva alta; HIV: vírus da imunodeficiência humana; PTH: paratormônio; TSH: hormônio estimulante da tireoide.

É possível afirmar que dietas de baixa caloria (LCD) e de muito baixa caloria (VLCD) são as mais adequadas e aplicáveis para perda de peso pré-operatória. A VLCD é mais utilizada para perda rápida de peso pré-operatório, especialmente nos casos em que há pouco tempo até a cirurgia. Apesar da perda de peso mais significativa em curto prazo com VLCD, essa dieta não induz maior redução de peso em longo prazo na comparação com a LCD.

Independentemente do método dietético selecionado antes da cirurgia, os planos alimentares pré-operatórios devem priorizar a quantidade de macronutrientes a ser ingerida e o tamanho das porções, que desempenham papel significativo na eficácia do programa.

Além disso, os pacientes devem ser aconselhados a beber quantidades adequadas de água (p. ex., entre 1,5 e 2 L/dia) ou bebidas sem calorias e aumentar sua ingestão diária de fibras usando mais vegetais, principalmente os de baixo valor calórico.

De acordo com as evidências existentes, os planos alimentares mais eficazes em pacientes pré-bariátricos são:

- LCD: 800 a 1.200 kcal/dia, carboidratos ≥ 100 g, proteína 1 g/kg e gordura ≤ 30%.
- VLCD: 500 a 800 kcal/dia, carboidratos ≥ 50 g/dia, proteína 1,5 g/kg ou ≥ 65 a 70 g/dia e gordura ≤ 30%.[10]

A suplementação com ácidos graxos poli-insaturados ômega-3 (PUFA n-3) adicionada à LCD favorece uma redução mais significativa no peso, no IMC e na circunferência do quadril, bem como menor lipogênese, em comparação com VLCD isolada.[11]

Os resultados mostraram uma redução de 20% no volume médio do lobo hepático esquerdo. Além disso, o acesso facilitado à junção gastroesofágica foi relatado pelo cirurgião em todos os casos.[12] A suplementação com PUFA ômega-3, portanto, pode ser apropriada na fase pré-operatória.

ACOMPANHAMENTO NO PÓS-OPERATÓRIO

A cirurgia bariátrica provou ser um tratamento eficaz no longo prazo para perda de peso, redução de comorbidades, melhoria da qualidade de vida e redução das taxas de mortalidade por complicações graves decorrente da obesidade.

A crescente quantidade de evidências sobre os benefícios desse procedimento contribuiu para aumentar sua popularidade na última década. Pesquisa realizada pela Federação Internacional de Cirurgia da Obesidade e Distúrbios Metabólicos revelou um aumento significativo no número total de procedimentos bariátricos realizados em 2014, com a realização de mais de 500 mil operações cirúrgicas em todo o mundo. A gastrectomia vertical (GV) foi a cirurgia bariátrica mais comumente realizada em todo o mundo, representando 45,9% dos procedimentos, seguida da derivação gástrica em Y de Roux (DGYR), que correspondeu a 39,6% das cirurgias.[2,13]

As deficiências nutricionais e de micronutrientes são comuns após a cirurgia bariátrica e requerem acompanhamento multidisciplinar ao longo da vida. As deficiências de micronutrientes são observadas tanto nos procedimentos disabsortivos e mistos como nos restritivos.[14-16] Há vários mecanismos que podem explicar a deficiência de micronutrientes nessa população: ingestão reduzida, redirecionamento do fluxo de nutrientes decorrente das alterações na anatomia e na fisiologia gastrointestinal e, ainda, a falta de adesão às recomendações de suplementação nutricional. Este último mecanismo também é reconhecido como um fator causal crítico para a deficiência nutricional após cirurgia bariátrica.

Para que haja sucesso após o procedimento cirúrgico, é fundamental que seja mantido o acompanhamento multidisciplinar iniciado na fase pré-operatória.

Acompanhamento nutricional

A primeira consulta com a nutrição deverá ocorrer entre o 15º e o 30º dia de pós-operatório. Durante o primeiro semestre pós-operatório, devem ser realizadas consultas mensais e, a partir do sexto mês, as consultas passam a ser trimestrais até o 18º mês. Após esse período, cada nutricionista determinará a periodicidade das consultas de acordo com a adesão ao tratamento e a evolução de cada paciente.[6,7]

A seguir, é apresentado o modelo de plano nutricional a ser seguido no pós-operatório da cirurgia bariátrica, dividido em cinco fases.

Fase 1 – Dieta líquida coada

Deve ser iniciada sempre após a liberação do cirurgião e tem duração de 3 dias.

Neste período, a dieta é composta apenas por líquidos claros e sem resíduo, como água sem gás, isotônicos, água de coco, chá de ervas claras (p. ex., cidreira, camomila, erva-doce), suco de frutas não ácidas diluídos e caldos de sopa de legumes. Os líquidos não podem conter açúcar, cafeína ou álcool e não podem ser carbonatados.

A ingestão desses líquidos deve ser feita em pequenas porções, conforme tolerado, o volume diário não deve exceder 1.500 mL divididos em seis porções de no máximo 250 mL. Cada porção deve ser ingerida por um período mínimo de 1 hora.[17,18]

Fase 2 – Dieta líquida completa

Deve ser mantida entre o 3º e o 7º dia de pós-operatório.

Os líquidos claros são mantidos e são introduzidos líquidos cheios, como leite desnatado, leite de soja, iogurte, sopas misturadas, sempre na proporção de 1:1.[17]

A ingestão total de líquidos nesta fase não deve exceder 1.500 a 1.900 mL/dia.[17]

Fase 3 – Dieta semilíquida a pastosa

Tem duração entre o 8º e o 21º dia de pós-operatório, a depender da evolução do paciente.

A ingestão de líquidos claros deve ser aumentada para 1.500 a 1.900 mL/dia[17,18] e os líquidos cheios devem ser substituídos por alimentos sólidos macios, úmidos, na consistência de purê ou moídos, com pouca gordura e muita proteína (p. ex., ovos, queijo *cottage*, peixe, aves, carne magra, feijão cozido).[19]

A dieta deve ser composta por quatro a seis refeições diárias, a proteína (cerca de 60 g/dia) sempre deve ser consumida primeiro.[17,18]

Fase 4 – Dieta branda

Tem duração entre o 30º e o 45º dia de pós-operatório, a depender da evolução do paciente.

Nesta fase, deve-se manter a ingestão de líquidos claros entre 1.500 e 1.900 mL/dia. Não é permitida a ingestão de líquidos próximo às refeições, que deve ser feita com 30 minutos de antecedência ou 30 a 60 minutos após cada refeição. Já são permitidos legumes bem cozidos e frutas macias e/ou descascadas,[17,18] a dieta deve ser avançada conforme a tolerância de cada paciente.

Assim como na fase anterior, a dieta deve ser composta por quatro a seis refeições diárias, a proteína (cerca de 60 a 80 g/dia) sempre deve ser consumida primeiro.[17,18]

Fase 5 – Dieta geral

Deve ser iniciada a partir do 45º dia de pós-operatório, a depender da evolução do paciente. Nesta fase, a ingestão calórica diária deve ser adequada a altura, peso e idade do paciente.

Deve-se manter a ingestão de líquidos claros entre 1.500 e 1.900 mL/dia, sempre com 30 minutos de antecedência ou 30 a 60 minutos após cada refeição.[20] A dieta deve ser equilibrada com proteínas magras, frutas, legumes e grãos integrais.[20] Frutas e vegetais crus com alta consistência fibrosa (p. ex., talos de aipo, milho, alcachofra, abacaxi, laranja) devem ser evitados, mesmo que sejam aceitos na consistência de purê ou bem cozidos.

As porções ingeridas deverão ser bem pequenas e cada porção deve ser bem mastigada (cerca de 30 mastigações/porção) antes de engolir.

A dieta deve ser composta por três refeições e dois lanches.

Acompanhamento médico

O acompanhamento médico deve ser mantido ao longo de toda a vida e realizado por cirurgião bariátrico, endocrinologista e nutrólogo. A primeira consulta deverá ocorrer entre o 15º e o 30º dia de pós-operatório; depois, as consultas deverão ser trimestrais durante o primeiro semestre de pós-operatório e semestrais durante o segundo semestre. Após este período, as consultas poderão ser anuais.[21,22]

Em cada consulta, devem ser solicitados exames bioquímicos para a avaliação de possíveis deficiências nutricionais, conforme demonstrado na Tabela 2.

Exames complementares

A densitometria óssea por DEXA axial de coluna vertebral e quadril pode ser indicada para monitorar osteopenia ou osteoporose após dois anos da cirurgia. Em pacientes superobesos, a medida da densidade óssea do antebraço é uma opção razoável para triagem pré-operatória e vigilância pós-operatória.

A ultrassonografia abdominal deve ser feita rotineiramente para monitorar a elevada possibilidade de desenvolvimento de litíase biliar nos primeiros anos após o procedimento.[23]

Tabela 2 Exames laboratoriais no acompanhamento pós-operatório

Exame laboratorial	3º mês PO	6º mês PO	9º mês PO	Anual
Hemograma	X	X	X	X
Eletrólitos (Na, K, Mg e P)	X	X	X	X
Cálcio	X	X	X	X
PTH	X	X	X	X
Proteínas totais e frações	X	X	X	X
Lipidograma	X	X	X	X
Glicemia em jejum	X	X	X	X
Vitamina B1 (tiamina)	X	X	X	X
Vitamina B9 (ácido fólico)	X	X	X	X
Vitamina B12	X	X	X	X
Vitamina D	X	X	X	X
Perfil do ferro	X	X	X	X
Vitamina A	–	–	–	X
Vitamina K	–	–	–	X
Zinco	–	–	–	X
Cobre	–	–	–	X

PTH: paratormônio.

SUPORTE NUTRICIONAL

O paciente submetido à cirurgia bariátrica, pela técnica mista, disabsortiva ou restritiva, precisa manter dieta nutricional rigorosa com o intuito de promover perda de gordura subcutânea e preservação de massa muscular. A cirurgia proporciona a desejada perda ponderal, mas a reeducação alimentar e a atividade física são necessárias para manutenção dessa perda.[24,25]

A cirurgia bariátrica é a forma mais eficaz de atingir rapidamente a perda ponderal, pois altera tanto a anatomia quanto a fisiologia do trato gastrointestinal, o que influencia a ingestão, a digestão e a absorção de nutrientes, podendo ocasionar desde deficiências nutricionais leves até desnutrição grave. Os fatores predominantes para essas alterações são a redução do volume gástrico, a redução da secreção de ácido clorídrico e das enzimas digestivas e o rearranjo do intestino delgado, reduzindo a área de superfície para absorção de vários nutrientes.[26] Os resultados de longo prazo, portanto, dependerão da qualidade alimentar, já que a capacidade volumétrica reduzida do estômago após o procedimento exige alimentos nutritivos para suprir as necessidades.[25]

Nas técnicas restritiva e mista, há necessidade de diminuir a ingestão calórica diária para que seja compatível com o volume gástrico diminuído. Com isso, o valor calórico diário ingerido por alguém operado se inicia, em média, com

500 kcal/dia na alimentação líquida e evolui gradativamente até a consistência sólida até 1.200 kcal/dia.

A estimativa das necessidades diárias de calorias e proteínas pode ser difícil após a cirurgia bariátrica. A calorimetria indireta é o padrão-ouro para a avaliação do gasto energético de repouso. Na impossibilidade de usar esse método, podem-se usar as equações preditivas de gasto energético, porém até o momento não há consenso sobre qual equação é a mais indicada para medir esse gasto nesses pacientes. As recomendações nutricionais após a cirurgia bariátrica descritas nas diretrizes da American Society for Metabolic and Bariatric Surgery consideram 25% de proteínas, 45% de carboidratos e 30% de lipídeos.[27]

MACRONUTRIENTES

Proteínas

As proteínas são macromoléculas biológicas constituídas por uma ou mais cadeias de aminoácidos e que participam de quase todos os processos celulares, inclusive funções essenciais como a replicação do DNA e o transporte molecular. Além disso, funcionam como enzimas para catalisar reações químicas vitais para o metabolismo e participam do ciclo celular e da resposta imunológica.

O consumo de alimentos que contenham proteínas, as quais são transformadas em aminoácidos durante a digestão, fornece ao organismo os chamados aminoácidos essenciais – aqueles que o organismo não é capaz de sintetizar por si próprio.[27]

As fontes de proteínas são diversas, envolvendo uma ampla variedade de alimentos de origem animal e vegetal. A carne, os ovos, o leite e o peixe são fontes completas. Entre os principais vegetais ricos em proteína, podem ser citadas as leguminosas, com destaque para o feijão, a lentilha, a soja e o grão-de-bico.

A maioria dos aminoácidos está disponível na alimentação humana, mas situações especiais como a cirurgia bariátrica podem tornar necessária sua suplementação.[27] Fatores como a baixa ingestão proteica e a redução da absorção no pós-operatório podem explicar a ocorrência de deficiência proteica em médio e longo prazos.[29] Os pacientes podem ter dificuldade de alcançar as metas recomendadas de ingestão proteica por causa da significativa restrição calórica a que são submetidos, bem como em decorrência de intolerância a fontes proteicas. Há relatos de déficit proteico com uma incidência de 7 a 21% em pacientes submetidos a desvio biliopancreático duodenal (DBP) e de 5 a 13% em pacientes que se submeteram a DGYR.

Muitos pacientes relatam dificuldades na ingestão, na mastigação e na deglutição, bem como relacionadas ao processo digestivo de carnes vermelhas e, em alguns casos, de ovos e demais fontes proteicas (p. ex., frango, peixe, leite e derivados). Entre os sinais e sintomas de desnutrição proteica estão perda de peso excessiva, diarreia grave e/ou esteatorreia, redução de marcadores viscerais (albumina e pré-albumina), hiperfagia, marasmo (consumo muscular), edema (Kwashiorkor) e queda de cabelo.[30-32]

Em razão da importância de uma ingestão adequada de proteínas, há recomendações específicas estabelecidas pela Associação Americana de Endocrinologistas Clínicos, pela The Obesity Society e pela American Society for Metabolic and Bariatric Surgery. Essas recomendações indicam que a ingestão de proteínas deve ser individualizada levando-se em consideração sexo, idade e peso. A ingestão diária mínima estabelecida por essas instituições é de 60 g de proteína, a ingestão diária deve ser calculada considerando-se até 1,5 g de proteína por quilograma de peso corporal ideal. Quantidades de proteínas superiores a essa recomendação devem ser avaliadas de forma individualizada, o limite superior diário deve ser de 2,1 g de proteína por quilograma de peso corporal ideal.[33,34]

Para atingir a meta proteica, faz-se necessário o uso diário de suplementos como o whey protein. O uso de suplementação em pó deve ser iniciado já na fase 2 do plano nutricional pós-operatório e permanecer ao longo da vida. Idealmente, deve ser usada fórmula isolada, hidrolisada, sem lactose, sem glúten e sem sacarose para facilitar a adesão ao uso.[28]

Carboidratos

Costumam ser bem tolerados no pós-operatório tardio da cirurgia bariátrica e constituem uma parcela significativa da ingestão calórica total. A escolha ideal neste grupo é pelos integrais. Os carboidratos integrais em pães, arroz, massas e cereais tendem a diminuir a absorção de açúcares e gorduras, o que favorece a saúde cardiovascular, além de possuírem maior poder de saciedade.

Lipídeos

São compostos químicos insolúveis na água e macronutrientes importantes para fornecer ácidos graxos essenciais. Sua deficiência é a de menor prevalência no pós-operatório, porém cirurgias disabsortivas podem levar à deficiência de ácidos graxos e essa disabsorção pode levar à perda concomitante de vitaminas lipossolúveis e à desnutrição em decorrência do importante déficit calórico.

DESNUTRIÇÃO POR MACRONUTRIENTES PÓS-CIRURGIA BARIÁTRICA

Diagnóstico

A desnutrição proteico-calórica deve ser suspeitada em pacientes que continuam a perder peso por períodos prolongados, estendendo-se além de dois anos após a cirurgia, e em pacientes que apresentem sinais clínicos sugestivos de desnutrição, como fadiga, fraqueza, perda de massa muscular e deficiências persistentes de micronutrientes.

O diagnóstico de desnutrição deve ser feito a partir das condições clínicas. A medição de marcadores viscerais de armazenamento de proteínas, como albumina, pré-albumina ou proteína de ligação ao retinol, embora não tenha fins de diagnóstico, pode dar suporte neste momento.[35]

Terapia nutricional

O suporte nutricional deve ser indicado após cirurgia bariátrica tanto para os pacientes que estão em risco como para os que já foram diagnosticados com desnutrição. A escolha do suporte nutricional dependerá da gravidade do quadro do paciente.

Nos casos em que há risco de desnutrição e para pacientes diagnosticados com desnutrição leve, devem ser indicados suplementos orais hipercalóricos e hiperproteicos.

Em casos de desnutrição moderada a grave, está indicada a terapia enteral por sonda nasoenteral. Fórmulas semielementares ou elementares poderão ser mais bem toleradas no período de reintrodução alimentar, além de serem importantes para restauração do trofismo dos enterócitos.

A nutrição parenteral poderá ser indicada em casos gravíssimos e para os pacientes que não respondem à nutrição enteral.

Com o tempo, a adaptação intestinal pode aumentar a área de superfície absorvente e melhorar o quadro de desnutrição proteico-calórica que se desenvolve após a cirurgia bariátrica disabsortiva. A teduglutida é um análogo do peptídeo 2 semelhante ao glucagon que induz a adaptação intestinal e tem sido usada para tratar com sucesso a desnutrição proteico-calórica da síndrome do intestino curto por outras causas.[36] O uso de teduglutida em casos de desnutrição após cirurgia bariátrica disabsortiva não foi avaliado.

MICRONUTRIENTES

Agrupa as vitaminas e os minerais essenciais ao organismo. Estão deficientes na grande maioria dos pacientes submetidos a cirurgias bariátricas, em razão das alterações anatômicas e fisiológicas promovidas pelo procedimento.[37]

Tiamina (vitamina B1)

A tiamina é uma vitamina hidrossolúvel que deve ser obtida a partir de fontes alimentares, pois apenas uma pequena quantidade pode ser sintetizada por bactérias enterocolônicas. Atua como enzima de várias vias metabólicas importantes, como glicólise, ciclo do ácido cítrico, síntese de aminoácidos, via de derivação da pentose-fosfato e síntese de neurotransmissores. Sua deficiência prejudica o metabolismo oxidativo, levando a inflamação, estresse oxidativo e neurodegeneração.[38,39]

A absorção dessa vitamina ocorre no duodeno e pode ser prejudicada por uma combinação de fatores, como ingestão reduzida, vômito excessivo e má absorção decorrente da diminuição da produção de ácido.[40]

O quadro clínico da deficiência de tiamina pode ocorrer como subtipos específicos:

1. Neuropsiquiátrico: encefalopatia de Wernicke e síndrome de Korsakoff.
2. Doença cardiovascular de alto débito: beribéri úmido.
3. Neuropatia: beribéri seco, com reflexos tendíneos alterados e polineurite.
4. Alterações gastrointestinais: náusea, vômito e constipação.

A prevalência da deficiência de tiamina varia de 1 a 49% de acordo com o procedimento cirúrgico realizado, sendo mais frequente nas técnicas disabsortivas. Pacientes em pós-operatório de cirurgia bariátrica e com sinais e sintomas sugestivos devem ser avaliados quanto à deficiência de tiamina pelo menos durante os primeiros seis meses e depois a cada 3 a 6 meses até a resolução dos sintomas.[21]

A suplementação é recomendada para prevenir sua ocorrência, com dosagem ≥ 12 mg/dia. A dose preferencialmente utilizada é de 50 mg de tiamina, fornecida a partir de um suplemento do complexo B ou multivitamínico, 1 ou 2 vezes ao dia.[21]

A dose de reposição para a deficiência de tiamina varia de acordo com a via de administração e a gravidade dos sintomas, da seguinte forma:

- Terapia oral: 100 mg, 2 a 3 vezes ao dia, até os sintomas desaparecerem.
- Terapia intravenosa: 200 mg, 3 vezes ao dia, a 500 mg, 1 a 2 vezes ao dia, por 3 a 5 dias; seguidos de 250 mg/dia por 3 a 5 dias ou até que os sintomas se resolvam. Também pode ser considerado o tratamento com 100 mg/dia por via oral, por tempo indeterminado, ou até que os fatores de risco tenham sido resolvidos.
- Terapia intramuscular: 250 mg, 1 vez ao dia, por 3 a 5 dias, ou 100 a 250 mg/mês.

Magnésio, potássio e fósforo devem ser administrados simultaneamente para os pacientes em risco de síndrome de realimentação.[21]

Folato (vitamina B9)

O folato é uma vitamina hidrossolúvel essencial para a síntese de DNA e no metabolismo de aminoácidos. As principais fontes alimentares desse micronutriente são os vegetais de folhas verdes, que não costumam estar presentes nos padrões alimentares dos pacientes obesos. Por isso, sua deficiência é observada em aproximadamente 20 a 25% desses pacientes, a gravidade desse quadro se correlaciona inversamente com o IMC.[38,41,42]

A absorção do folato ingerido ocorre através da proteína transportadora de folato acoplada a prótons, que é altamente expressa na membrana da borda em escova do duodeno e do jejuno proximal. Os sintomas comuns de deficiência desse micronutriente incluem fadiga, anemia, comprometimento cognitivo, depressão e risco de defeitos congênitos do tubo neural.[40,41]

A deficiência pode ocorrer em até 65% dos pacientes no pós-operatório de cirurgia bariátrica, por isso o controle laboratorial deve ser realizado em todos. Podem contribuir para a deficiência a baixa ingestão de alimentos ricos em folato e a não adesão a multivitamínicos.[21]

A suplementação para prevenir essa deficiência deve ser de 400 a 800 mcg/dia de folato por via oral, ofertados pela administração de polivitamínico. Para mulheres em idade fértil, a dosagem deve ser de 800 a 1.000 mcg/dia.[21]

O tratamento da deficiência deve ser realizado com 1.000 mcg/dia de folato diariamente para atingir os níveis normais e, em seguida, deve-se retomar a dose recomendada para prevenção com o objetivo de manter os níveis normais.[21]

Cobalamina (vitamina B12)

A deficiência de cobalamina é comum após cirurgia bariátrica. Como ocorre com o folato, níveis baixos de vitamina B12 também foram observados em pacientes com obesidade antes da cirurgia bariátrica, possivelmente em decorrência das escolhas dietéticas desses pacientes. A prevalência dessa deficiência aumenta após os procedimentos bariátricos.[18,42,43]

Sob condições fisiológicas normais, a vitamina B12 da dieta fica ligada ao fator intrínseco, peptídeo liberado pelas células parietais localizadas no antro e no fundo gástrico, para proteção durante os processos digestivos no intestino delgado. As alterações na anatomia gástrica após os procedimentos da DGYR e da GV reduzem a massa celular parietal gástrica, levando potencialmente à má absorção e, consequentemente, à deficiência de vitamina B12.[44,45] A prevalência da deficiência de cobalamina após 2 a 5 anos de pós-operatório varia de 4 a 20% na GV e cerca de 20% na DGYR.[21]

Os sintomas da deficiência de vitamina B12 incluem neuropatia, fraqueza muscular, fadiga, anemia e distúrbios de humor.

Recomenda-se a dosagem da cobalamina em todos os pacientes submetidos a DGYR, Scopinaro *sleeve gastrectomy* – SG ou DBP. No primeiro ano após a cirurgia, a triagem deve ser feita a cada três meses e após este período deve ser anual ou conforme indicação clínica, em especial para pacientes que usam cronicamente medicamentos que exacerbam o risco de deficiência de vitamina B12, como óxido nitroso, neomicina, metformina, colchicina, inibidores da bomba de prótons e medicamentos para crise convulsiva.[21]

Suplementação profilática está indicada para todos os pacientes com dosagem variando de acordo com a via de administração, conforme segue:

- Via oral por desintegração do comprimido, sublingual ou líquido: 350 a 1.000 mcg/dia.
- Via parenteral (intramuscular ou subcutânea): 1.000 mcg/mês.

A dose de tratamento para pacientes com deficiência é de 1.000 mcg/dia até atingir os níveis normais e, em seguida, deve-se retomar as dosagens recomendadas para suplementação profilática.[21]

Outras vitaminas B

Em comparação com a tiamina, o folato e a vitamina B12, é rara a ocorrência de deficiência das outras vitaminas do complexo B após a cirurgia bariátrica.

Não foram relatadas deficiências pós-cirúrgicas de riboflavina (vitamina B2), niacina (vitamina B3), ácido pantotênico (vitamina B5) e biotina (vitamina B7).[45,46]

Vitamina C

A vitamina C, ou ácido ascórbico, é uma vitamina solúvel em água que tem um importante papel na síntese de colágeno. Sua deficiência pode levar a equimoses, sangramento gengival, hiperqueratose e escorbuto franco em casos graves.

Antes da cirurgia bariátrica, os níveis séricos de vitamina C podem ser baixos nos pacientes obesos, o que pode ser atribuído à ingestão reduzida de frutas e vegetais. A deficiência após cirurgia bariátrica, no entanto, é rara, os níveis séricos geralmente aumentam no pós-operatório em decorrência da suplementação multivitamínica recomendada.[47,48]

Vitaminas lipossolúveis

Os procedimentos bariátricos disabsortivos colocam os pacientes em risco de deficiências vitamínicas lipossolúveis. Além da vitamina D, as deficiências de vitamina A, vitamina E e vitamina K são altamente prevalentes após o DBP por causa da alça comum muito curta. Deficiências dessas vitaminas lipossolúveis também são observadas após o DGYR, embora a taxas muito mais baixas.[48]

Vitamina A

A vitamina A é composta por um grupo de carotenoides e retinoides que servem como antioxidantes e funcionam como importantes cofatores na visão, na função imunológica e na manutenção do tecido conjuntivo.

A deficiência de vitamina A pode ocorrer em até 70% dos pacientes submetidos ao DBP, ao passo que nos submetidos à técnica de DGYR as taxas são mais variáveis.[45]

A dosagem de vitamina A deve ser realizada a cada 6 a 12 meses após o DBP e também pode ser considerada após o DGYR, especialmente em indivíduos que experimentam diminuição da acuidade visual.[49]

A suplementação profilática desse micronutriente deve ser baseada no tipo de procedimento:

- DGYR e GV: 5.000 a 10.000 UI/dia.
- DBP: 10.000 UI/dia.

Podem ser necessárias doses de manutenção mais altas de vitaminas lipossolúveis para pacientes bariátricos com histórico prévio de deficiência de vitamina A.[21]

Para o tratamento da deficiência de vitamina A sem alterações da córnea, recomenda-se uma dose de 10.000 a 25.000 UI/dia de vitamina A, administrada por via oral, até que ocorra melhora clínica evidente.

Para pacientes bariátricos com deficiência de vitamina A e alterações da córnea, uma dose de 50.000 a 100.000 UI de vitamina A deve ser administrada por via intramuscular por três dias, seguida de 50.000 UI/dia, por via intramuscular, durante duas semanas.

Os pacientes bariátricos com deficiência de vitamina A também devem ser avaliados quanto a deficiências simultâneas de ferro e cobre, pois esses quadros podem prejudicar a resolução da deficiência de vitamina A.[21]

Vitamina E

A família da vitamina E de vitaminas lipossolúveis inclui alfatocoferol, tocoferol e tocotrienol.

Os estados de deficiência são incomuns em adultos e também incomuns após cirurgia bariátrica, por isso dosagens de vitamina E não são recomendadas em circunstâncias usuais. Apesar disso, os níveis séricos de alfatocoferol podem ser avaliados em pacientes que apresentam sintomas de ataxia, perda de vibração ou senso de posição e fraqueza muscular.[21,45,49]

A dose profilática de suplementação da vitamina E é de 15 mg/dia, porém, nos casos com histórico prévio de deficiência de vitamina E, podem ser necessárias doses mais elevadas de manutenção de vitaminas lipossolúveis.[21]

A dose terapêutica ideal de vitamina E para pacientes bariátricos não está definida, mas sabe-se que potenciais benefícios antioxidantes podem ser alcançados com suplementos de 100 a 400 UI/dia, superiores à quantidade encontrada em polivitamínicos. Pode ser necessária suplementação adicional para reposição.[21]

Vitamina K

A classe da vitamina K de vitaminas lipossolúveis é composta por duas subclasses principais, a filoquinona (K1) e a menaquinona (K2). Esses compostos funcionam na carboxilação de proteínas dependentes de vitamina K, incluindo proteínas da cascata de coagulação e a osteocalcina, um componente importante da estrutura proteica do osso e marcador da função dos osteoblastos (formação óssea).

Em 60 a 70% dos pacientes submetidos ao DBP demonstraram-se níveis séricos deficientes de vitamina K. Por outro lado, em outra série publicada envolvendo dez indivíduos submetidos a DBP ou derivação biliopancreática com desvio duodenal (DBPD), o tempo de protrombina e o tempo parcial de tromboplastina foram normais ou estavam ligeiramente aumentados, apesar das medidas muito baixas de vitamina K1 sérica. Os autores especulam que a síntese de vitamina K2 pela microflora colônica é suficiente para manter a função de coagulação normal após DBP.[48,50]

A dosagem da suplementação profilática é baseada no tipo de procedimento:

- Banda gástrica ajustável por laparoscopia (BGA), DGYR e GV: 90 a 120 mcg/dia.
- DBP: 300 mcg/dia.

Na deficiência de vitamina K, recomenda-se uma dose parenteral de 10 mg em pacientes bariátricos com má absorção aguda.

Recomenda-se uma dose de 1 a 2 mg/dia, por via oral, ou 1 a 2 mg/semana, por via parenteral, para pacientes pós-bariátricos com má absorção crônica.[21]

Cálcio e vitamina D

A absorção reduzida de cálcio é observada após procedimentos bariátricos disabsortivos e costuma causar hiperparatireoidismo secundário. Além disso, a deficiência de vitamina D é relatada em 50 a 60% dos indivíduos no pós-operatório apesar da suplementação, podendo chegar a 100% quando não recebem suplementação. Ambos os processos contribuem para a perda óssea pós-operatória.

Após as cirurgias com DGYR e DBP, alterações na absorção de cálcio e lipídeos na dieta levam, ainda, ao aumento da formação de cálculos renais de oxalato de cálcio. O excesso de ácidos graxos não conjugados no lúmen intestinal sequestra o cálcio luminal como sais de ácidos graxos de cálcio. Isso impede a formação de oxalato de cálcio no intestino, permitindo que uma porção maior de oxalato na dieta seja absorvida. Esse processo não é observado após GV.[51-54]

Para evitar a perda óssea e o hiperparatireoidismo secundário e potencialmente reduzir a taxa de nefrolitíase após procedimentos de má absorção, recomenda-se a suplementação com cálcio após cirurgia bariátrica.

A suplementação profilática de cálcio de todas as fontes varia de acordo com o procedimento cirúrgico:

- DBP: 1.800 a 2.400 mg/dia.
- GV e DGYR: 1.200 a 1.500 mg/dia.

Para aumentar a absorção de cálcio em pacientes pós-bariátricos, o cálcio deve ser administrado em doses divididas. O carbonato de cálcio deve ser tomado com as refeições e o citrato de cálcio pode ser tomado com ou sem refeições.

A dose preventiva recomendada de vitamina D deve ser baseada nos níveis séricos de vitamina D. A dose recomendada de vitamina D3 é de 3.000 UI/dia, até que os níveis sanguíneos de 25-(OH)-vitamina D sejam maiores que 30 ng/mL.[21]

Todos os pacientes bariátricos com deficiência ou insuficiência de vitamina D devem ser tratados com 3.000 a 6.000 UI/dia de vitamina D3 ou 50.000 UI de vitamina D, 1 a 3 vezes/semana.

A reposição da deficiência de cálcio varia de acordo com o procedimento cirúrgico:

- DBP: 1.800 a 2.400 mg/dia.
- GV e DGYR: 1.200 a 1.500 mg/dia.

Ferro

Formas bioquímicas de ferro existem dentro de um grupo heme ou queladas dentro de um complexo não heme. Após a ingestão, o ferro da dieta é oxidado ao estado férrico (3+) pelo ambiente ácido no estômago para aumentar sua solubilidade. Em seguida, após a passagem para o duodeno, o ferro é reduzido ao estado ferroso (2+) pela ferrorredutase duodenal, necessária para a absorção.[55]

Alterações na fisiologia gastrointestinal induzidas por procedimentos cirúrgicos bariátricos incluem diminuição da produção de ácido gástrico após DGYR, DBP e GV. Além disso, o duodeno excluído no caso de DGYR ou DBP reduz significativamente a exposição à ferrorredutase.[56]

A deficiência de ferro pode levar a uma morbidade significativa após procedimentos bariátricos disabsortivos, incluindo fadiga, anemia microcítica, perda de cabelo, unhas quebradiças e queilose angular.[49,55]

A prevalência da deficiência de ferro varia de acordo com a técnica realizada:

- GV: < 18%.
- DGYR: 20 a 55%.
- DBP: 13 a 62%.

A triagem pós-bariátrica de rotina é recomendada dentro de três meses após a cirurgia e a cada 3 a 6 meses até o primeiro ano de cirurgia. Após esse período, o controle poderá ser anual para todos os pacientes. O *status* do ferro deve ser monitorado em pacientes pós-bariátricos em intervalos regulares usando um painel com ferro, hemograma completo, capacidade total de ligação ao ferro e ferritina, juntamente com sinais e sintomas clínicos.[21]

A dose de suplementação profilática de ferro para homens e pacientes sem histórico de anemia é de 18 mg de ferro, já ofertados pelo multivitamínico. Mulheres em idade fértil e submetidas a DGYR, GV ou DBP devem receber 45 a 60 mg de ferro elementar diariamente.

Nos casos de deficiência, a suplementação oral deve ser aumentada para fornecer 15 a 200 mg/dia de ferro elementar, divididos em 2 a 3 tomadas. Deve ser tomada separadamente dos suplementos de cálcio, medicamentos redutores de ácido e alimentos ricos em fitatos ou polifenóis.

A suplementação de vitamina C, por outro lado, pode ser adicionada para aumentar a absorção de ferro e diminuir o risco de sobrecarga deste mineral.

A infusão intravenosa de ferro deve ser administrada se a deficiência de ferro não responder à terapia oral.[21]

Zinco

O zinco é um mineral com importantes funções antioxidante e imunológica, além de participar no paladar, na síntese de DNA e proteínas e na cicatrização de feridas. A maior parte da absorção de zinco ocorre no duodeno e no jejuno proximal, onde compete pela absorção com o cobre.

Como ocorre com outros micronutrientes, pacientes pré-operatórios com obesidade geralmente apresentam baixos níveis séricos de zinco. Isso é exacerbado pela má absorção induzida cirurgicamente e pela redução da ingestão alimentar de zinco após DGYR e DBP. Níveis séricos deficientes de zinco também foram observados após a GV, embora em taxas muito mais baixas após esse procedimento.[45,55]

Pacientes com deficiência de zinco apresentam sintomas de diarreia, perda de cabelo, glossite, disgeusia, cicatrização retardada de feridas e lesões na pele, incluindo acrodermatite enteropática.

Suplementação profilática é indicada de acordo com a técnica cirúrgica realizada:

- DBP: polivitamínico com minerais contendo 200% da ingestão diária adequada (IDA) (16 a 22 mg/dia).
- DGYR: polivitamínico com minerais contendo 100 a 200% da IDA (8 a 22 mg/dia).
- GV: polivitamínico com minerais contendo 100% da IDA (8 a 11 mg/dia).

O protocolo de suplementação deve conter uma proporção de 8 a 15 mg de zinco suplementar para cada 1 mg de cobre com o objetivo de minimizar o risco de deficiência de cobre.

Não há evidências suficientes para recomendar uma dosagem para tratamento da deficiência de zinco. As doses de reposição devem ser escolhidas com cuidado para evitar induzir uma deficiência de cobre e o *status* do zinco deve ser monitorado rotineiramente usando parâmetros consistentes durante todo o tratamento.[21,57]

Cobre

O cobre é um metal importante em muitas funções enzimáticas no organismo. Ele é absorvido no estômago e no intestino delgado por transporte ativo, a maior absorção ocorre no duodeno.

As cirurgias bariátricas podem levar à deficiência desse mineral por reduzir sua absorção. A deficiência de cobre pode levar a anemia microcítica hipocrômica, neutropenia, sintomas neurológicos e alterações ósseas. Em anemias que não respondem à suplementação de ferro, deve-se considerar a deficiência de cobre.[58]

A prevalência da deficiência de cobre no pós-operatório pode chegar a até 90% no DBP e 10 a 20% no DGYR. A triagem é recomendada pelo menos anualmente após DBP e DGYR, mesmo na ausência de sinais ou sintomas clínicos. O cobre sérico e a ceruloplasmina são biomarcadores recomendados para determinar o *status* do cobre, porque estão intimamente correlacionados com os sintomas físicos da deficiência de cobre.[21]

Para prevenir a deficiência de cobre, recomenda-se que todos os pacientes pós-bariátricos recebam suplementação com dosagem baseada no tipo de procedimento:

- DBP e DGYR: 200% da RDA (2 mg/dia).
- SG: 100% da RDA (1 mg/dia).

O gluconato ou sulfato de cobre é a fonte recomendada de cobre para suplementação.

O tratamento da deficiência depende da gravidade do caso:

- Leve a moderado: 3 a 8 mg/dia, por via oral, de gluconato ou sulfato de cobre até os índices voltarem ao normal.
- Grave: 2 a 4 mg/dia de cobre intravenoso, durante 6 dias ou até que os níveis séricos retornem ao normal, sem sintomas neurológicos.

Os níveis de cobre devem ser monitorados a cada três meses após o retorno ao normal.[22]

Selênio

O selênio é absorvido no duodeno e no jejuno proximal. Sua deficiência pode variar de 14 a 22% nos pacientes submetidos à cirurgia bariátrica e pode se manifestar como cardiomiopatia com sinais de insuficiência cardíaca, quadro conhecido como doença de Keshan.

A suplementação é feita com a administração de polivitaminicos na dose de 20 mcg/dia. O tratamento da deficiência pode ser feito com suplementação oral na dose de 50 mcg/dia.[58]

SUPLEMENTAÇÃO PÓS-CIRURGIA BARIÁTRICA

É consenso a necessidade do uso de suplementação vitamínica diária ao longo da vida do paciente submetido à cirurgia bariátrica.

São recomendados de 1 a 2 comprimidos/dia de polivitamínico, a depender da técnica realizada, conforme demostrado na Tabela 3.

Tabela 3 Suplementação profilática e tratamento de deficiências em pacientes em pós-operatório de cirurgia bariátrica

Vitaminas e minerais	Suplementação profilática	Tratamento da deficiência
Polivitamínico/ mineral*	BGA: 1 x/dia GV ou DGYR ou DBP: 2 x/dia	–
Citrato de cálcio**	600 mg/dia de cálcio DBP: 1.200 mg/dia de cálcio A ingestão diária de cálcio de alimentos e suplementos deve atingir 1.200-1.500 mg (1.800-2.400 após a DBP). As doses únicas não devem exceder 600 mg e devem ser separadas por intervalos de 2 horas de suplementos de ferro ou de um polivitamínico que contenha ferro	–
Vitamina D	Vitamina D2 ou D3: 3.000 UI/dia, visando a níveis de 25-(OH)-vitamina D > 30 ng/dL	Vitamina D2 ou D3: 50.000 UI, 1 x/semana, durante 8 semanas, seguidas de terapia de manutenção de 1.500-2.000 UI/dia até atingir níveis normais
Ferro	BGA: 45-60 mg/dia de ferro elementar Mulheres em idade fértil com risco aumentado de anemia: 50-100 mg/dia de ferro elementar A ingestão é necessária se o ferro proveniente da alimentação for insuficiente	150-200 mg/dia de ferro elementar

(continua)

Tabela 3 Suplementação profilática e tratamento de deficiências em pacientes em pós-operatório de cirurgia bariátrica *(continuação)*

Vitaminas e minerais	Suplementação profilática	Tratamento da deficiência
Cobalamina (B12)	BGA ou GV: o uso de suplementação é necessário para manter os níveis normais, devendo ser incluído no suplemento polivitamínico SL: 250-350 mcg/dia ou 1.000 mcg/semana IM: 1.000 mcg/mês a 3.000 mcg a cada seis meses após DBP ou DGYR	SL: 1.000-2.000 mcg/dia
Vitamina C	Polivitamínico diário seguindo recomendação da ingestão diária recomendada (DRI)	100 mg, 3 ×/dia, ou 500 mg/dia, durante 30 dias
Tiamina (B1)	Polivitamínico diário seguindo recomendação da DRI	500 mg/dia, IV, por 3-5 dias, 250 mg/dia, por 3-5 dias, ou até os sintomas desaparecerem, seguidos de tratamento adicional VO de 100 mg/dia, conforme necessário
Ácido fólico	400 mcg/dia Gestantes e mulheres que planejam concepção: 800-1.000 mcg/dia (incluídos no polivitamínico ou separadamente)	1.000 mcg/dia
Vitaminas lipossolúveis (A, K e E)	Vitamina A: 60.000 UI/dia Mulheres que planejam concepção: administrar betacaroteno em vez de retinol DBP: 10.000 UI de vitamina A, 300 mcg de vitamina K e 4.000 UI de vitamina E (incluídos no polivitamínico ou separadamente) Vitamina E: 800-1.200 UI/dia até atingir concentrações séricas normais Os pacientes devem iniciar suplementações vitamínicas lipossolúveis 2-4 semanas após a cirurgia	Sem alteração de córnea: 10.000-25.000 UI/dia, VO, até melhora clínica Com alteração de córnea: 50.000-100.000 UI/dia, IM, por três dias, seguidas de 50.000 UI/dia, IM, por duas semanas
Zinco	15 mg/dia O protocolo de suplementação deve conter uma proporção de 8-15 mg de zinco suplementar para cada 1 mg de cobre para minimizar o risco de deficiência de cobre	600 mg, 2 x/dia
Cobre	2 mg/dia	Casos graves: 2-4 mg/dia, IV, por 6 dias

BGA: banda gástrica ajustável; DBP: desvio biliopancreático duodenal *switch*; DGYR: derivação gastrojejunal em Y de Roux; DRI: ingestão diária recomendada; GV: gastrectomia vertical; IM: intramuscular; IV: intravenoso; SL: sublingual; VO: via oral.

* Deve conter ferro, ácido fólico, zinco, cobre, selênio e tiamina (200% da ingestão dietética recomendada).

* Os suplementos devem ser administrados por via oral, exceto se houver contraindicação.

Fonte: adaptada de Dagan et al.[59]

CONCLUSÃO

A cirurgia bariátrica é tratamento eficaz no controle de longo prazo da obesidade mórbida e das comorbidades metabólicas associadas. No entanto, em decorrência das modificações na anatomia e na fisiologia gastrointestinal, os pacientes estão sujetitos a apresentar deficiências nutricionais e complicações como desnutrição proteico-calórica.

O acompanhamento multidisciplinar mostrou-se imprescindivel para auxiliar o paciente a evitar o reganho de peso, manter hábitos saudáveis como a prática regular de exercicios fisicos e uma dieta equilibrada com a suplementação diária com polivitamínicos e evitar as complicações que podem ocorrer nos pós-operatório quando o paciente não mantém o acompanhamento.

REFERÊNCIAS BIBLIOGRÁFICAS

1. Gloy VL, Briel M, Bhatt DL, Kashyap SR, Schauer PR, Mingrone G et al. Bariatric surgery versus non-surgical treatment for obesity: a systematic review and meta-analysis of randomised controlled trials. BMJ. 2013;347:f5934
2. Montastier E, Chalret du Rieu M, Tuyeras G, Ritz P. Long-term nutritional follow-up post bariatric surgery. Curr Opin Clin Nutr Metab Care. 2018;21(5):388-93.
3. Kaidar-Person O, Rosenthal RJ. Malnutrition in morbidly obese patients: fact or fiction? Minerva Chir. 2009;64(3):297-302.
4. Kant AK. Reported consumption of low-nutrient-density foods by American children and adolescents: nutritional and health correlates, NHANES III, 1988 to 1994. Arch Pediatr Adolesc Med. 2003 Aug;157(8):789-96.
5. Hampl JS, Betts NM. Comparisons of dietary intake and sources of fat in low- and high-fat diets of 18- to 24-year-olds. J Am Diet Assoc. 1995;95(8):893-7.
6. Brasil. Ministério da Saúde. Portaria n. 424, de 19 de março de 2013. Redefine as diretrizes para a organização da prevenção e do tratamento do sobrepeso e obesidade como linha de cuidado prioritária da Rede de Atenção à Saúde das Pessoas com Doenças Crônicas. Diário Oficial da União. 19 mar 2013.
7. Brasil. Ministério da Saúde. Portaria n. 425. Estabelece regulamento técnico, normas e critérios para a assistência de alta complexidade ao indivíduo com obesidade. Diário Oficial da União, 19 mar 2013.
8. Ramos CP, Mello ED. Manejo nutrológico no pós-operatório de cirurgia bariátrica. Int J Nutrol. 2015;8(2):39-49.
9. Cassie S, Menezes C, Birch DW, Shi X, Karmali S. Effect of preoperative weight loss in bariatric surgical patients: a systematic review. Surg Obes Relat Dis. 2011;7(6):760-7.
10. Alvarado R, Alami R, Hsu G, Safadi BY, Sanchez BR, Morton JM et al. The impact of preoperative weight loss in patients undergoing laparoscopic Roux-en-Y gastric bypass. Obes Surg. 2005;15(9):1282–6.
11. Tabesh MR, Maleklou F, Ejtehadi F, Alzadeh Z. Correction to: Nutrition, physical activity, and prescription of supplements in pre- and post-bariatric surgery patients: a practical guideline. Obes Surg. 2020;30(2):793.
12. Kushner RF, Still CD (eds.). Nutrition and bariatric surgery. Boca Raton, FL: CRC Press; 2015.
13. Schauer PR, Bhatt DL, Kirwan JP, Wolski K, Aminian A, Brethauer SA et al. Bariatric surgery versus intensive medical therapy for diabetes – 5-year outcomes. N Engl J Med. 2017;376:641-51.
14. Hood MM, Corsica J, Bradley L, Wilson R, Chirinos DA, Vivo A. Managing severe obesity: understanding and improving treatment adherence in bariatric surgery. J Behav Med. 2016;39:1092-103.
15. Dagan SS, Keidar A, Raziel A, Sakran N, Goitein D, Shibolet O et al. Do bariatric patients follow dietary and lifestyle recommendations during the first postoperative year? Obes Surg. 2017;27:2258-71.

16. Pellitero S, Martínez E, Puíg R, Leis A, Zavala R, Granada ML et al. Evaluation of vitamin and trace element requirements after sleeve gastrectomy at long term. Obes Surg. 2017;27(7):1674-82.
17. Tzovaras G, Papamargaritis D, Sioka E, Zachari E, Baloyiannis I, Zacharoulis D et al. Symptoms suggestive of dumping syndrome after provocation in patients after laparoscopic sleeve gastrectomy. Obes Surg. 2012;22:23-8.
18. Handzlik-Orlik G, Holecki M, Orlik B, Wyleżoł M, Duława J. Nutrition management of the post-bariatric surgery patient. Nutr Clin Pract. 2015;30(3):383-92.
19. Stoklossa CJ, Atwal S. Nutrition care for patients with weight regain after bariatric surgery. Gastroenterol Res Pract. 2013;2013:256145.
20. Service FJ, Natt N, Thompson GB, Grant CS, Heerden JA, Andrews JC et al. Noninsulinoma pancreatogenous hypoglycemia: a novel syndrome of hyperinsulinemic hypoglycemia in adults independent of mutations in Kir6.2 and SUR1 genes. J Clin Endocrinol Metab. 1999;84:1582-9.
21. Mechanick JI, Apovian C, Brethauer S, Garvey WT, Joffe AM, Kim J et al. Clinical practice guidelines for the perioperative nutrition, metabolic, and nonsurgical support of patients undergoing bariatric procedures – 2019 update: cosponsored by American Association of Clinical Endocrinologists/ American College of Endocrinology, The Obese Society, American Society for Metabolic & Bariatric Surgery, Obesity Medicine Association, and American Society of Anesthesiologists – executive summary. Endocr Pract. 2019;25(12):1346-59.
22. Associação Brasileira de Nutrologia; Tomaz BA, Cômodo ARO, Dias ACF, Silva-Filho AA, Santos JE, Ribas DF, Marchini JS. Avaliação nutrológica pré e pós-operatória em cirurgia bariátrica. Projeto Diretrizes; 2009.
23. Bordalo LA. Teixeira TFS, Bressan J, Mourão DM. Cirurgia bariátrica: como e por que suplementar. Rev Assoc Med Bras. 2011;57(1):113-20.
24. De Luca M, Angrisani L, Himpens J, Busetto L, Scopinaro N, Weiner R et al. Indications for surgery for obesity and weight-related diseases: position statements from the Internacional Federation for the Surgery of Obesity and Metabolic Disorders (IFSO). Obes Surg. 2016;26(8):1659-96.
25. Cambi MPC, Baretta GAP. Guia alimentar bariátrico: modelo do prato para pacientes submetidos à cirurgia bariátrica. ABCD Arq Bras Cir Dig. 2018;31(2):e1375.
26. Padwal R, Brocks D, Sharma AM. A systematic review of drug absorption following bariatric surgery and its theoretical implications. Obes Rev. 2010;11:41-50.
27. Allied Health Sciente Section Ad Hoc nutrition Committee; Aills L, Blankenship J, Bungton C, Furtado M, Parrot J. ASMBS Allied Health nutritional guidelines for the surgical weight loss patient. Surg Obes Relat Dis. 2008;4(5 Suppl):S73-108.
28. Mechanik Ji, Youdim A, Jones DB, Garvey WT, Hurley DL, McMahon MM et al. Clinical practice guidelines for the perioperative nutritional, metabolic, and nonsurgical support of the bariatric surgery patient – 2013 update: cosponsored by American Association of Clinical Endocrinologists, The Obesity Society, and American Society for Metabolic & Bariatric Surgery. Obesity (Silver Spring) 2013;21 Suppl 1(01):S1-27.
29. Andreu A, Moize V, Rodriguez L, Flores L, Vidal J. Protein intake, body composition, and protein status following bariatric surgery. Obes Surg. 2010;20:1509-15.
30. Faria SL, Faria OP, Buffington C, Cardeal MA, Ito MK. Dietary protein intake and bariatric surgery patients: a review. Obes Surg. 2011;21(11):1798-805.
31. Fujioka K. Follow-up of nutritional and metabolic problems after bariatric surgery. Diabetes Care. 2005;28(2):481-4.
32. Koch TR, Finelli FC. Postoperative metabolic and nutritional complications of bariatric surgery. Gastroenterol Clin N Am. 2010;39:109-24.
33. Pinnock GL. Nutritional management after bariatric surgery. In: Agrawal S (ed.). Obesity, bariatric and metabolic surgery. Switzerland: Springer, Cham; 2016.
34. Moize V, Laferrere B, Vidal J. Protein nutrition and status and bariatric surgery. In: Rajendram R, Preedy V, Martin C (eds.). Metabolism and pathophysiology of bariatric surgery. Chicago: Academic Press; 2017.
35. Associação Brasileira para o Estudo da Obesidade e da Síndrome Metabólica (Abeso). Diretrizes brasileiras de obesidade: 2016. 4.ed. São Paulo: Abeso; 2016. Disponível em: https://abeso.org.br/

wp-content/uploads/2019/12/Diretrizes-Download-Diretrizes-Brasileiras-de-Obesidade-2016.pdf; acessado em: 5 de agosto de 2021.
36. Llanos JPS, Ferrer MF, Alvarez-Sala-Walther L, Bray BG, González LM, Lesmes IB et al. Protein malnutrition incidence comparison after gastric bypass versus biliopancreatic diversion. Nutr Hosp. 2015;32(1):80-6.
37. Gobato RC, Seixas Chaves DF, Chaim EA. Micronutrient and physiologic parameters before and 6 months after RYGB. Surgery for Obesity and Related Dis. 2014;10(5):944-51.
38. Kim ES, Keam SJ. Teduglutide: a review in short bowel syndrome. Drugs. 2017;77(3):345-52.
39. Said HM. Intestinal absorption of water-soluble vitamins in health and disease. Biochem J. 2011;437(3):357-72.
40. Liu D, Ke Z, Luo J. Thiamine deficiency and neurodegeneration: the interplay among oxidative stress, endoplasmic reticulum stress, and autophagy. Mol Neurobiol. 2017;54(7):5440-8.
41. Zhao R, Matherly LH, Goldman ID. Membrane transporters and folate homeostasis: intestinal absorption and transport into systemic compartments and tissues. Expert Rev Mol Med. 2009;11:e4.
42. Reynolds EH. The neurology of folic acid deficiency. Handb Clin Neurol. 2014;120:927-43.
43. Baltaci D, Deler MH, Turker Y, Ermis F, Iliev D, Velioglu U. Evaluation of serum vitamin B12 level and related nutritional status among apparently healthy obese female individuals. Niger J Clin Pract. 2017;20(1):99-105.
44. Moore CE, Sherman V. Effectiveness of B vitamin supplementation following bariatric surgery: rapid increases of serum vitamin B12. Obes Surg. 2013;25(4):694-9.
45. Grasbeck R. Hooked to vitamin B12 since 1955: a historical perspective. Biochimie. 2013;95(5):970-5.
46. Gehrer S, Kern B, Peters T, Christoffel-Courtin C, Peterli R. Fewer nutrient deficiencies after laparoscopic sleeve gastrectomy (LSG) than after laparoscopic Roux-Y-gastric bypass (LRYGB): a prospective study. Obes Surg. 2010;20(4):447-53.
47. Coupaye M, Riviere P, Breuil MC, Castel B, Bogard C, Dupre T et al. Comparison of nutritional status during the first year after sleeve gastrectomy and Roux-en-Y gastric bypass. Obes Surg. 2014;24(2):276-83.
48. Riess KP, Farnen JP, Lambert PJ, Mathiason MA, Kothari SN. Ascorbic acid deficiency in bariatric surgical population. Surg Obes Relat Dis. 2009;5(1):81-6.
49. Homan J, Betzel B, Aarts EO, Dogan K, van Laarhoven KJ, Janssen IM et al. Vitamin and mineral deficiencies after biliopancreatic diversion and biliopancreatic diversion with duodenal switch: the rule rather than the exception. Obes Surg. 2015;25(9):1626-32.
50. Kappus H, Diplock AT. Tolerance and safety of vitamin E: a toxicological position report. Free Radic Biol Med. 1992;13(1):55-74.
51. Homan J, Ruinemans-Koerts J, Aarts EO, Janssen IM, Berends FJ, de Boer H. Management of vitamin K deficiency after biliopancreatic diversion with or without duodenal switch. Sur Obes Relat Dis. 2016;12(2):338-44.
52. Jin J, Robinson AV, Hallowell PT, Jasper JJ, Stellato TA, Wilhem SM. Increases in parathyroid hormone (PTH) after gastric bypass surgery appear to be of a secondary nature. Surgery. 2007;142(6):914-20.
53. Youssef Y, Richards WO, Sekhar N, Kaiser J, Spagnoli A, Abumrad N et al. Risk of secondary hyperparathyroidism after laparoscopic gastric bypass surgery in obese women. Surg Endosc. 2007;21(8):1393-6.
54. Aarts E, van Groningen L, Horst R, Telting D, van Sorge A, Janssen I et al. Vitamin D absorption: consequences of gastric bypass surgery. Eur J Endocrinol. 2011;164(5):827-32.
55. Lieske JC, Mehta RA, Milliner DS, Rule AD, Bergstralh EJ, Sarr MG. Kidney stones are common after bariatric surgery. Kidney Int. 2015;87(4):839-45.
56. Han O. Molecular mechanism of intestinal iron absorption. Metallomics. 2011;3(2):103-9.
57. Coupaye M, Puchaux K, Bogard C, Msika S, Jouet P, Clerici C et al. Nutritional consequences of adjustable gastric banding and gastric bypass: a 1-year prospective study. Obes Surg. 2009;19(1):56-65.
58. Ruz M, Carrasco F, Rojas P, Codoceo J, Inostroza J, Basfi-fer K et al. Zinc absorption and zinc status are reduced after Roux-en-Y gastric bypass: a randomized study using 2 supplements. Am J Clin Nutr. 2011;94(4):1004-11.

Repercussões da obesidade para a saúde 18

Idiberto José Zotarelli Filho
Ana Valéria Silveira Garcia Ramirez
Nelson Lucif Junior
Durval Ribas-Filho

INTRODUÇÃO

No cenário das doenças crônicas não transmissíveis (DCNT), a obesidade se destaca como uma doença multifatorial que pode causar diversos problemas de saúde pública.[1] Atualmente, 30% da população do mundo está acima do peso ou obesa. Até 2020, estima-se que mais de 60% da população mundial estará com sobrepeso ou obesidade. As estimativas sugerem que a prevalência de obesidade grave em 2030 será de 11%, aproximadamente duas vezes a prevalência atual.[1] Nesse contexto, existem 2 bilhões de pessoas com sobrepeso e obesidade no mundo,[1] e o Brasil encontra-se em quinto lugar no *ranking* mundial, com estimativa de 18 milhões de pessoas, tendendo a alcançar mais de 70 milhões.[2] Em 2019, segundo levantamento realizado pelo Ministério da Saúde, 52,5% dos brasileiros estavam acima do peso, sendo importante fator de risco para as DCNT.[2]

No Brasil, de acordo com o Instituto Brasileiro de Geografia e Estatística (IBGE), nos 34 anos que se passaram a prevalência de adultos com sobrepeso aumentou quase 3 vezes no sexo masculino (18,5 para 50,1%) e quase o dobro das mulheres (de 28,7 para 48%).[2] Houve um aumento na frequência de 2,3 milhões de excesso de peso e 700 milhões obesos no mundo em 2015. Nos EUA, a prevalência de obesidade é maior do que 30% para ambos os sexos, e a obesidade é a causa de morte de 2,8 milhões de pessoas por ano, afetando 26% dos adultos.[3] Na Europa, estima-se que 10 a 20% dos homens e 15 a 25% das mulheres são obesos.[4]

As mais recentes Portarias n. 424 e 425 do Ministério da Saúde no Brasil lançam atenção especial sobre a questão do excesso de peso. Esse quadro tende a piorar, pois, segundo o Ministério da Saúde, há uma projeção do aumento da obesidade em adultos nas 26 capitais, mais o Distrito Federal, para maiores de 18 anos. Em 2006 era de 11,4%, em 2016 chegamos a 19,8% e para 2022 a estimativa é de 24,8% de obesos no país.[5] Atualmente, a literatura aponta como uma das propostas efetivas as abordagens de intervenções multidisciplinares, combinando várias áreas da saúde, entre elas a educação física, a nutrição, a psicologia, a medicina, a pediatria, a ortopedia, entre outras, em uma forma de justaposição.[6]

Nesse sentido, por exemplo, estudos apontam que uma redução de 5 a 10% no peso também favorece a redução do diabetes melito tipo 2 (DMT2)[3] (Tabela 1). Cerca de 415 milhões de pessoas vivem com diabetes no mundo, correspondendo a 1 em cada 11 indivíduos da população adulta, com perspectiva de 642 milhões em 20 anos.[7]

Tabela 1 Classificação da OMS para obesidade com base no IMC

Diagnóstico	IMC (kg/m²)	Risco de doenças	Risco de doenças
		CC (cm)* Homens ≤ 94	CC (cm)* Homens > 94 Mulheres > 80
Abaixo do peso	< 18,5		
Peso normal	18,5-24,9		
Excesso de peso	25-29,9	Aumentado	Aumentado
Obesidade classe I (obesidade moderada)	30-34,9	Elevado	Elevado
Obesidade classe II (obesidade grave)	35-39,9 ≥ 40	▪ Muito elevado ▪ Extremamente elevado.	▪ Muito elevado ▪ Extremamente elevado

*Dentro de cada categoria de IMC, o risco de doença pode variar dependendo da distribuição de gordura refletida na circunferência da cintura (CC).

Fonte: Organização Mundial da Saúde (OMS).[8]

Nesse contexto, em relação à causa da obesidade existe uma relação complexa entre fatores biológicos, psicossociais e comportamentais, que incluem composição genética, *status* socioeconômico e influências culturais.[5] Além disso, a obesidade tem sido associada a microrganismos, epigenética, aumento da idade materna, maior fecundidade, falta de sono, desreguladores endócrinos, iatrogênese farmacêutica e efeitos intrauterinos e intergeracionais.[5,6] As condições comórbidas e seus tratamentos também podem ser um fator no desenvolvimento da obesidade. Até o momento, as melhores intervenções não invasivas foram em gestão alimentar e mudança de comportamento.[7] Os melhores resultados estão associados à cirurgia bariátrica.[9] A terapia medicamentosa tem eficácia limitada, principalmente em crianças. O teste genético é aplicável a um pequeno grupo de pacientes obesos.[9]

PRINCIPAIS COMORBIDADES DA OBESIDADE

No Brasil e no mundo, a obesidade é reconhecida como a mais importante epidemia não infecciosa, sendo considerada uma doença crônica de incidência crescente, grave e multifatorial. O excesso de peso e a obesidade já são vistos a partir dos 5 anos de idade, em todos os grupos de renda e regiões do Brasil, embora os fatores socioeconômicos também sejam determinantes.[2] Os estudos destacam que a obesidade tem relação com várias doenças, como diabetes tipo II, hipertensão, doenças cardiovasculares, dislipidemias, aterosclerose e algumas formas de câncer, entre outras (Figura 1). Em pessoas com IMC entre 18 e 25 (peso ideal), há cerca de 8% de diabéticos. Em indivíduos com IMC acima de 40 (obesidade grave), esse percentual chega a 43%.[5]

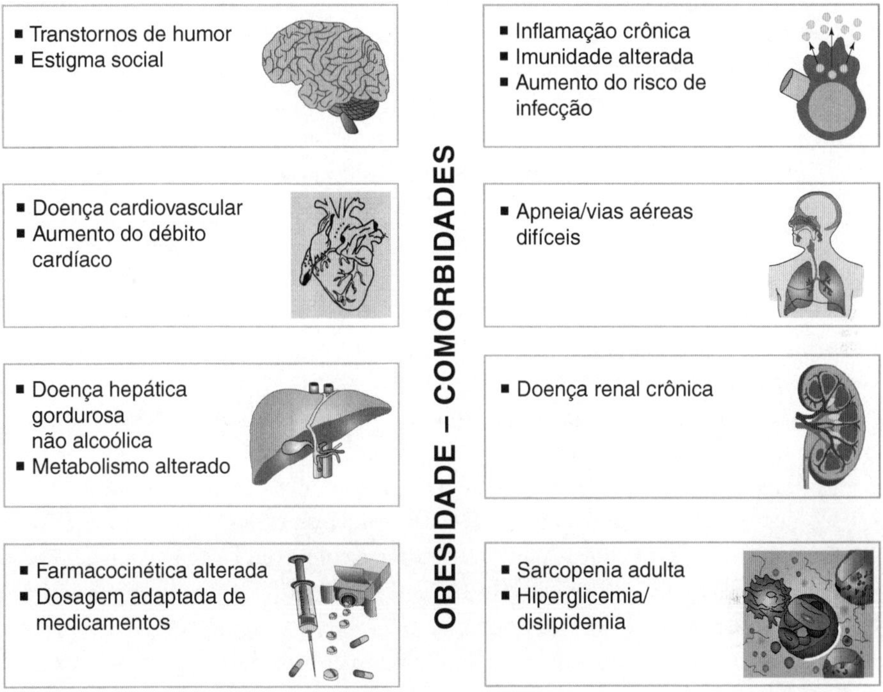

Figura 1 Principais comorbidades causadas pela obesidade.

De acordo com a última avaliação realizada pela Surgery of Obesity and Metabolic Disorders (ISFO) em 2017, sobrepeso e obesidade são fatores de risco estabelecidos para 13 locais de câncer, com estimativas de risco por 5 kg/m^2, variando bastante, dependendo do local do câncer. Em 2015, na França, 5,4% dos casos poderiam ser atribuídos ao excesso de peso, correspondendo a 18.600 casos, incluindo 3.400 de câncer de cólon, 2.600 de câncer de rim, 4.500 de câncer de mama e 2.500 de câncer de endométrio.[1] A obesidade também está relacionada ao pior prognóstico de alguns tipos de câncer, principalmente os de mama e de cólon. A obesidade em crianças e adolescentes, que também cresce em muitos países, tem sido associada a um aumento no risco de câncer em adultos. Uma das principais causas da obesidade é um desequilíbrio no balanço energético, favorecido por uma dieta rica em alimentos processados, carne vermelha, ácidos graxos trans e saturados, alimentos e bebidas com elevado teor de glicose e pobres em frutas e legumes, legumes e grãos integrais. As principais recomendações nacionais e internacionais para reduzir a prevalência de obesidade são a adoção de uma dieta equilibrada e atividade física regular.[1]

Resistência à insulina e diabetes melito tipo 2

A resistência à insulina (RI) é um dos mais significativos efeitos da obesidade. Foi reconhecida como parte integrante característica da síndrome metabólica, juntamente com obesidade, hipertrigliceridemia, baixa densidade lipoproteínas, hipertensão e aterosclerose acelerada. A RI tem incidência e prevalência principalmente no fígado, músculo e tecido adiposo.[3]

A inflamação crônica de baixo grau do tecido adiposo é um dos principais mecanismos que ocorrem no início da evolução da RI. A inflamação contínua é um dos mais relevantes fatores de risco metabólico. A inflamação é detectada clinicamente com marcadores sanguíneos elevados, como a proteína C-reativa. Nesse sentido, eliminar ou diminuir a expressão de genes que influenciam a ação da insulina pode contribuir para a diminuição do processo inflamatório. O ganho de peso influencia a inflamação crônica por alterar os níveis de adiponectina.[3]

Somado a isso, o diabetes melito tipo 2 (DM2) está altamente relacionado à obesidade. Para cada aumento de 1 kg no peso corporal, observa-se um risco 4,5% maior de desenvolver DM2. Em 90% dos pacientes com DM2 e presença de RI dobra o risco de doenças cardiovasculares (DCV). Apesar de fortes evidências ligando o DM2 a maiores taxas de mortalidade, 40% dos pacientes com DM2 não atingem seus objetivos de tratamento para perda de peso. Ainda, muitos dos medicamentos prescritos para tratamento de T2DM podem aumentar o peso. Tentativas recorrentes de perda de peso sem resultados substanciais têm um efeito psicológico frustrante, e os pacientes frequentemente ganham peso adicional acima do inicial.[4]

Doença hepática gordurosa não alcoólica

Existe uma crescente epidemia de doença hepática ligada diretamente à obesidade. Nos últimos 20 anos, a prevalência de doença hepática gordurosa não alcoólica mais que dobrou e, atualmente, não existem medicamentos eficazes.[6]

Ter um fígado gorduroso não alcoólico é um forte fator de risco para desenvolvimento de DM2 e doença coronariana. Os pacientes com síndrome metabólica têm risco aumentado de progressão para esteato-hepatite não alcoólica, e 66% dos pacientes com 50 anos ou mais que têm diabetes e a obesidade mostram fibrose avançada nas biópsias hepáticas. O acúmulo inicial de gordura no fígado progride para disfunção mitocondrial e estresse oxidativo, culminando em lesão hepática e morte de hepatócitos. Embora muitas mudanças estejam ocorrendo internamente, elas geralmente passam despercebidas pelo paciente até que a cirrose esteja estabelecida.[6]

Doenças cardiovasculares

A maior incidência da dislipidemia é em pacientes obesos, sendo um "gatilho" para DCV e acidente vascular encefálico. A hipertensão relacionada à obesidade é responsável por 65 a 75% dos hipertensos.[2] Os mecanismos da hipertensão em pacientes com obesidade não são completamente compreendidos, mas há fortes evidências de que estão relacionados aos rins. Há evidências de que o aumento de incidência de doença renal crônica (DRC) está intimamente relacionado à obesidade, atingindo 20% dos adultos. Em pacientes com hipertensão e sem histórico de tabagismo, etilismo, doença pulmonar obstrutiva crônica ou doença cardiovascular, a menor mortalidade ocorre com o IMC de 23-26,9 kg/m^2. Ainda, a doença renal em estágio terminal se eleva com o aumento do IMC, com um risco relativo de 3,57 para pacientes com obesidade. Assim, os mecanismos propostos para hipertensão relacionada à obesidade incluem hiperleptinemia, ativação da angiotensina II, hiperinsulinemia e compressão do rim pelo acúmulo de gordura.[2,6]

Além disso, à medida que a gordura abdominal aumenta, a gordura também se acumula ao redor do coração. Há evidências de que aumento na gordura visceral, produção de leptina aumentada e adiponectina reduzida sejam o sinal que acelera o acúmulo de placas ateroscleróticas e faz com que as placas sejam distribuídas localmente nas artérias coronárias. Ainda, a RI prediz o desenvolvimento de insuficiência cardíaca, pois há evidências crescentes de que afeta o miocárdio e inicia um ciclo de falha que exacerba o metabolismo disfuncional. Com a insuficiência cardíaca, a frequência cardíaca é aumentada, ocorre contração dos vasos sanguíneos, aumenta a pressão arterial e aumenta a circulação de ácidos graxos livres e citocinas.[10]

Doença do refluxo gastroesofágico

A doença do refluxo gastroesofágico (DRGE) é descrita como grupo de sintomas e/ou lesão da mucosa que ocorrem como resultado do refluxo do conteúdo gástrico no esôfago. A obesidade é um fator de risco bem estabelecido para o desenvolvimento de DRGE e complicações relacionadas (esofagite, esôfago de Barrett etc.).[9] O manejo cirúrgico da DRGE em pacientes obesos ainda é questão em debate entre os cirurgiões. No entanto, como existe uma associação substancial entre gordura visceral e fisiopatologia da DRGE, o aumento da prevalência de obesidade também correspondeu a uma prevalência paralela aumentada da doença. Além disso, a ligação entre obesidade e DRGE é clara em todas as medidas de doença, incluindo sintomas clínicos, esofagite erosiva, exposição esofágica ácida e complicações como a de esôfago de Barrett e adenocarcinoma esofágico. Vários estudos epidemiológicos sugerem que pacientes obesos têm 2 a 2,5 vezes maior risco de azia e/ou regurgitação.[9]

Verificou-se que o DRGE é substancialmente mais alto em indivíduos com sobrepeso e obesidade durante o período pós-prandial, que foi acompanhado por um aumento pós-prandial e exposição ao ácido esofágico. No entanto, verificou-se que o aumento da pressão intra-abdominal é o principal fator fisiopatológico de aumento do risco de DRGE em pacientes obesos. Como resultado desse aumento da pressão intra-abdominal, a obesidade leva a alterações gastroesofágicas de maneira a promover o fluxo retrógrado de conteúdo gástrico para o esôfago.[9]

Doenças pulmonares

O efeito mais consistente relatado de sobrepeso e obesidade na função pulmonar é a redução na capacidade pulmonar, especialmente sobre o volume. Assim, na obesidade há um enrijecimento do sistema respiratório total, que se manifesta como padrão respiratório rápido e superficial de volumes. Ainda, a obesidade pode aumentar a gravidade de asma. Porém, os mecanismos de falta de ar em pacientes obesos ainda não são bem compreendidos.[5]

Além disso, investigadores estão observando atentamente as vias inflamatórias geradas na obesidade como um nexo causal. Estudos mostraram que níveis baixos de adiponectina e altos níveis de leptina podem estar relacionados às doenças pulmonares, mas isso ainda não foi firmemente estabelecido.[5]

Distúrbios do sono

A interrupção dos ritmos circadianos, distúrbios do sono e estresse são algumas dessas entradas para o cérebro ligadas ao controle de peso e a processos metabólicos, por meio da melatonina. "Distúrbios do sono" é um termo que engloba várias formas de apneia do sono, hipopneias e excitações relacionadas ao esforço respiratório que ocorrem durante o sono.[3] Isso está associado a efeitos adversos na saúde geral. A obesidade é um dos fatores de risco mais significativos para o desenvolvimento do distúrbio do sono. Mais de 70% dos pacientes com esses distúrbios são obesos, e 40% das pessoas com obesidade sofrem desse distúrbio. Assim, esses pacientes parecem estar predispostos ao ganho de peso e apresentam anormalidades na leptina, grelina e outros mediadores envolvidos na regulação do ganho de peso.[3]

Processos inflamatórios

O nível circulante de citocinas e proteínas de fase aguda associadas à inflamação apresenta-se elevado em pacientes com obesidade. Assim, os adipócitos secretam várias citocinas e proteínas de fase aguda que elevam a produção e a circulação de fatores relacionados com a inflamação. O processo inflamatório pode ser decorrente da resistência à ação da insulina e de outras desordens associadas à obesidade, como hiperlipidemia e síndrome metabólica.[10]

Assim, ressalta-se a associação entre obesidade e doença inflamatória. Existem três possibilidades: a primeira reflete a produção e a liberação a partir de órgãos que não o adiposo, principalmente o fígado (e células imunes). A segunda explicação é que o tecido adiposo branco secreta fatores que estimulam a produção de marcadores inflamatórios pelo fígado e outros órgãos. A terceira possibilidade é que os próprios adipócitos são uma fonte imediata de alguns, ou vários, desses marcadores inflamatórios.[11]

Somados a isso, efeitos como sensores do balanço energético têm sido atribuídos às citocinas. Dentre todas as adipocinas relacionadas com processos inflamatórios destacam-se interleucina-6 (IL-6), fator de necrose tumoral-alfa (TNF-alfa), leptina e adiponectina.[12] Nesse contexto, alguns estudos mostraram baixas concentrações da adipocina anti-inflamatória (adiponectina) associadas à ocorrência de diversos tipos de câncer e altas concentrações à inibição do crescimento de tumores.[12] A adiponectina e a leptina são as adipocinas mais abundantes sintetizadas pelo tecido adiposo, embora existam outras, como TNF-alfa, IL-6, IL-1, CC-*chemokine ligand* 2 (CCL2), *visceral adipose tissue-derived serine protease inhibitor* (vaspin) e proteína ligante de retinol 4 (RBP4).[12]

Nesse sentido, o excesso de tecido adiposo aumenta a produção de várias adipocinas que promovem grande impacto em diversas funções corporais. Destacam-se neste caso: controle da ingestão alimentar e balanço energético, sistema imune, sensibilidade à insulina, angiogênese, pressão arterial, metabolismo lipídico e homeostase corporal, situações fortemente correlacionadas com DCV.[10] Ressaltam-se como adipocinas com ação anti-inflamatória o antagonista do receptor de IL1 (IL-1ra), fator de crescimento de transformação-beta (TGF-beta), aquelas produzidas por células Th2 (IL-4, IL-5 e IL-10) e adiponectina.[11] O desequilíbrio entre as citocinas pró e anti-inflamatórias pode induzir respostas inflamatórias ou de hipersensibilidade (alergias). Ainda, altas concentrações plasmáticas de adiponectina estão associadas à redução do risco de infarto do miocárdio em homens. A adiponectina é inversamente proporcional à concentração de proteína C-reativa (PCR). Possui a habilidade de regular negativamente a expressão gênica de PCR no adipócito.[10]

Outros estudos e metanálise

A psoríase é uma doença inflamatória crônica da pele comum e está associada a numerosas comorbidades, incluindo artrite psoriática, doença cardiovascular, síndrome metabólica e obesidade. As evidências sugerem que a obesidade é um fator de risco para a psoríase incidente e agrava a psoríase existente. O excesso de peso corporal pode interferir no tratamento médico empregado na psoríase e aumenta o perfil de risco cardiovascular nesses pacientes, o que ressalta a importância de regimes eficazes de controle de peso.[13]

Além disso, um estudo de metanálise forneceu uma estimativa da incidência de comorbidades relacionadas à obesidade e ao sobrepeso. Um total de 89 estudos relevantes foi identificado. A revisão encontrou evidências de 18 comorbidades que atendiam aos critérios de inclusão. A metanálise determinou associações estatisticamente significativas para excesso de peso com a incidência de diabetes tipo II, todos os cânceres, exceto câncer de esôfago (feminino), pancreático e de próstata, todas as doenças cardiovasculares (exceto insuficiência cardíaca congestiva), asma, doença da vesícula biliar, osteoartrite e dor crônica nas costas. Observou-se associação mais forte entre o excesso de peso definido pelo índice de massa corporal (IMC) e incidência de diabetes tipo II no sexo feminino. Portanto, tanto o sobrepeso quanto a obesidade estão associados à incidência de múltiplas comorbidades, incluindo diabetes tipo II, câncer e doenças cardiovasculares.[14]

Somada a isso, a obesidade pode contribuir para comportamentos de transtorno alimentar e vice-versa. Um estudo analisou as complicações de saúde e as opções de tratamento para indivíduos com comportamentos de obesidade e transtorno alimentar. Esse trabalho mostrou que há necessidade de maior troca de experiências e conhecimentos especializados entre os profissionais de saúde que trabalham no campo da obesidade e os que trabalham no campo dos transtornos alimentares e vice-versa. Além disso, podem ser necessárias intervenções nutricionais e/ou comportamentais que abordem simultaneamente o controle do peso e a redução dos comportamentos de transtorno alimentar.[15]

CONCLUSÃO

A obesidade é uma séria preocupação de saúde pública, por apresentar uma interação complexa entre múltiplos fatores genéticos, socioeconômicos e culturais que também estão associados a comorbidades existentes ou resultantes e seus tratamentos. A prevalência de obesidade continua alta, assim como as comorbidades associadas e os custos com saúde. A intervenção precoce e o tratamento eficaz da obesidade são necessários para reduzir custos e melhorar os resultados para esses pacientes. A conscientização dos fatores de risco da obesidade, especialmente aqueles que são evitáveis, é importante para que os médicos possam aconselhar os pacientes sobre como evitá-los ou minimizá-los. Nossa população global está cada vez mais acima do peso, obesa e sofrendo de doenças relacionadas à obesidade, incluindo muitas doenças metabólicas e doenças cardiovasculares. As evidências científicas mostram que as alterações fisiopatológicas que ocorrem com a obesidade podem ser causadoras dessas doenças. A única estratégia abrangente para o tratamento é por meio da perda de peso.

REFERÊNCIAS BIBLIOGRÁFICAS

1. Finkelstein EA, Khavjou OA, Thompson H, Trogdon JG, Pan L, Sherry B, et al. Obesity and severe obesity forecasts through 2030. Am J Prev Med. 2012;42:563-70.
2. Instituto Brasileiro de Geografia e Estatística – IBGE. Disponível em: http://www.ibge.gov.br; acessado em: 15 de maio de 2020.
3. Karamitri A, Jockers R. Melatonin in type 2 diabetes mellitus and obesity. Nat Rev Endocrinol. 2019 Feb;15(2):105-25. doi:10.1038/s41574-018-0130-1.
4. Schetz M, De Jong A, Deane AM, Druml W, Hemelaar P, Pelosi P, et al. Obesity in the critically ill: a narrative review. Intensive Care Med. 2019;45(6):757-69. doi:10.1007/s00134-019-05594-1.
5. Ribas Filho D, Suen VMM. Tratado de nutrologia. 2ª ed. Barueri: Manole; 2018.
6. Apovian CM. Obesity: definition, comorbidities, causes, and burden. Am J Manag Care. 2016;22(7 Suppl):s176-s185.
7. Andolfi C, Fisichella PM. Epidemiology of obesity and associated comorbidities. J Laparoendosc Adv Surg Tech A. 2018;28(8):919-24. doi:10.1089/lap.2018.0380.
8. Organização Mundial de Saúde – OMS. Disponível em: https://www.sbcbm.org.br/endoscopia-e-obesidade/; acessado em: 16 de abril de 2020.
9. Tutuian R. Obesity and GERD: pathophysiology and effect of bariatric surgery. Curr Gastroenterol Rep. 2011;13:205-12.
10. Sood A, Shore SA. Adiponectin, leptin, and resistin in asthma: basic mechanisms through population studies. J Allergy (Cairo). 2013;2013:785835.
11. Landecho MF, Tuero C, Valentí V, Bilbao I, de la Higuera M, Frühbeck G. Relevance of leptin and other adipokines in obesity-associated cardiovascular risk. Nutrients. 2019;11(11):2664. Published 2019 Nov 5. doi:10.3390/nu11112664.
12. Lauby-Secretan B, Dossus L, Marant-Micallef C, His M. Obésité et cancer [Obesity and cancer]. Bull Cancer. 2019;106(7-8):635-46. doi:10.1016/j.bulcan.2019.04.008.
13. Jensen P, Skov L. Psoriasis and obesity. Dermatology. 2016;232(6):633-9. doi:10.1159/000455840.
14. Guh DP, Zhang W, Bansback N, Amarsi Z, Birmingham CL, Anis AH. The incidence of co-morbidities related to obesity and overweight: a systematic review and meta-analysis. BMC Public Health. 2009;9:88. Published 2009 Mar 25. doi:10.1186/1471-2458-9-88.
15. Da Luz FQ, Hay P, Touyz S, Sainsbury A. Obesity with comorbid eating disorders: associated health risks and treatment approaches. Nutrients. 2018;10(7):829. Published 2018 Jun 27. doi:10.3390/nu10070829.

19 Avaliação laboratorial da obesidade e das comorbidades associadas

Rodrigo Fernandes Weyll Pimentel
Sara Mirelle Mendonça Chaves Coelho Leite
Eline de Almeida Soriano

INTRODUÇÃO

A obesidade é atualmente uma doença de importante relevância clínica e vem aumentando sua prevalência ao redor do mundo. Além de tratar-se de um processo patológico em si, o aumento da adiposidade corporal é fator de risco para o aparecimento de muitas doenças crônicas, marcadamente do diabetes melito tipo 2 (DM2), das doenças ateroscleróticas coronarianas e de diversos tipos de câncer.[1]

Segundo a Organização Mundial da Saúde (OMS), a obesidade é definida como uma condição de acúmulo de gordura anormal ou excessiva no tecido adiposo.[2] Isso, na maioria das vezes, tem sido traduzido na prática clínica como um aumento do índice de massa corporal (IMC). Contudo, sabemos que o IMC é um dado por vezes impreciso, que não necessariamente reflete o acúmulo de gordura corporal, carecendo de análises relativizadas do dado.[3] Embora existam fortes evidências de que a alteração desses dados antropométricos que classicamente caracterizam a obesidade pode interferir em desfechos clínicos, os mecanismos biológicos subjacentes ainda não são totalmente esclarecidos. Diante do conhecimento de que o tecido adiposo tem alguma função endócrina, alguns estudos seguem na tentativa de estabelecer a medição de biomarcadores laboratoriais como uma definição estendida de obesidade para além do critério antropométrico.[4] Dosagens de insulina sérica, peptídeo C, fatores de crescimento (IGF), proteína C-reativa (PCR), adiponectina, leptina e resistina, entre outros, possuem limitada validade clínica para diagnóstico de obesidade *per se*. Assim, não é possível pensar em um exame laboratorial como critério definidor implacável dessa condição.

A avaliação bioquímica entra nesse contexto como uma ferramenta para determinação do estado de saúde e correlação do acúmulo de gordura corporal com o aparecimento de outras comorbidades e seus riscos adicionais. Sendo assim, a investigação laboratorial é peça-chave no atendimento clínico do obeso.

Didaticamente, dividimos as análises bioquímicas de acordo com o risco ou comorbidade a serem rastreados e identificados nessa população.

DISLIPIDEMIA

Grande parte dos problemas relacionados à obesidade é reflexo da chamada síndrome metabólica, caracterizada pela combinação do aumento da circunferência abdominal com duas das quatro alterações: aumento da concentração sérica de triglicérides, baixos níveis de colesterol HDL, hipertensão e elevação da glicemia.[5] Essa síndrome é a tradução clínica dos processos que levam à resistência insulínica.

O depósito de gordura visceral acentua o aparecimento dessa entidade patológica, provavelmente por causa da alta penetração de ácidos graxos na circulação portal, além de citocinas e hormônios, que são depositados no fígado. As mudanças do perfil hepático geram um aumento da síntese de apolipoproteína B e VLDL. Essas modificações das concentrações de lipídeos séricos favorecem o aparecimento da aterosclerose, comprometendo o funcionamento de órgãos e sistemas.[6]

Diante disso, é fundamental a dosagem do perfil lipídico dos indivíduos obesos. Esse painel deve incluir dosagem de triglicerídeos, colesterol total e suas frações LDL, VLDL e HDL.

DOENÇAS CARDIOVASCULARES

Indivíduos com elevação de IMC possuem 5 vezes mais chances de evoluir com hipertensão do que pessoas eutróficas.[7] Além disso, pacientes obesos, como mencionado anteriormente, são progressivamente acometidos com dislipidemia, o que aumenta a chance de desenvolvimento de doenças cardiovasculares.[8] Os efeitos combinados das alterações de lipídeos plasmáticos às carências dietéticas de ácidos graxos n-3 de cadeia longa, que têm efeitos competitivos com os ácidos graxos poli-insaturados n-6, favorecem a síntese de prostaglandinas, interferindo na função celular endotelial, podendo, consequentemente, originar tromboses.[9]

Essa população está, portanto, mais suscetível ao aparecimento de doenças cardiovasculares, especialmente doença aterosclerótica coronariana, acidente vascular cerebral e doença vascular renal, o que revela a importância de ser preconizada a dosagem de marcadores de função renal (ureia, creatinina, eletrólitos – sódio, potássio e fósforo –, exame de urina tipo I e microalbuminúria) e de lesão endotelial (PCR e IL-6, se disponível).

DIABETES

O excesso de adiposidade, traduzido pela evidência de IMC elevado, tem se mostrado como o maior fator de risco para o desenvolvimento de DM2. A obesidade está associada a muitas anormalidades metabólicas que resultam em resistência à insulina.[10] Estudos demonstram que, globalmente, até o ano de 2025, a prevalência de obesidade deve atingir 18% dos homens e passar dos 25% nas mulheres.[11] Com a elevação da quantidade de pessoas obesas no mundo, é esperado um aumento proporcional dos diagnósticos de DM2.

Tendo esse cenário em conta, torna-se mandatória a investigação do perfil glicídico dos indivíduos obesos. A investigação deve passar pela dosagem sérica de glicose após jejum de 8 horas combinada à determinação dos níveis de hemoglobina glicada sanguínea ou à realização do teste de tolerância à ingestão oral de glicose (TOTG).

ANORMALIDADES REPRODUTIVAS E HORMONAIS

O tecido adiposo periférico é capaz de converter hormônios sexuais por meio da enzima aromatase em estrogênio. Essa propriedade metabólica é proporcional à quantidade de tecido adiposo presente no organismo.[1] Em mulheres, o excesso da concentração sérica de estrogênio promove um *feedback* negativo no eixo hipotalâmico, causando ciclos anovulatórios e, consequentemente, disfunção reprodutiva.[12] Em homens, a obesidade foi associada à impotência sexual e à infertilidade. Essas condições têm em comum padrões vasculares e metabólicos que se referem à disfunção endotelial e ao aumento dos marcadores de inflamação.[13]

É interessante a avaliação dos hormônios sexuais nos obesos, especialmente quando houver queixas reprodutivas ou evidências de alterações morfofuncionais das gônadas sexuais e congêneres (p. ex., ovários policísticos em mulheres ou ginecomastia em homens). Assim, torna-se importante a dosagem de estrogênio, progesterona, hormônio folículo estimulante (FSH), hormônio luteinizante (LH) e testosterona total e livre.

Outra condição ocasionalmente associada à obesidade é a presença de hipotiroidismo, inclusive pelos próprios pacientes. Uma nova corrente científica indica que alterações no hormônio estimulador da tireoide (TSH) podem muito bem ser secundárias à obesidade. Estudos revelaram que provavelmente existe uma relação entre adiposidade e autoimunidade da tireoide com o hormônio adipocitário leptina.[14] Fica, então, recomendada a avaliação da função tireoidiana com determinação dos níveis séricos de TSH e tiroxina (T4) livre nos indivíduos obesos.

OSTEOPATIAS

Ácido úrico

O ácido úrico sérico (AUS) é o produto do metabolismo de purina em humanos. Aproximadamente 2/3 do AUS são produzidos endogenamente e o restante advém de purinas da dieta. O ácido úrico é excretado principalmente por meio dos rins (> 70%), com uma porção menor via secreção intestinal e biliar. Anormalidades no metabolismo do AUS e sua diminuição da excreção pelos rins são uma das principais causas de hiperuricemia e desenvolvimento de gota. O aumento do consumo exógeno de proteínas e a produção endógena de ácido úrico em pessoas obesas são fatores adicionais que levam à hiperuricemia.[15]

A hiperuricemia é considerada um precursor da gota, pois a deposição de cristais de urato nas articulações resulta em uma resposta inflamatória aguda.[16] A deposição de cristais de urato monossódico (MSU) ocorre predominantemente nas articulações periféricas e tecidos circundantes e principalmente em indivíduos com hiperuricemia crônica. Os ataques agudos de gota, embora caracterizados por uma inflamação autolimitada, são extremamente dolorosos e podem levar à incapacidade articular. A deposição prolongada de cristais de MSU pode resultar em danos irreversíveis nas articulações com erosão óssea e desenvolvimento de tofos.[17]

A hiperuricemia também pode surgir associada a outras doenças, das quais se destacam a síndrome metabólica, a hipertensão arterial, o DM2 e a doença renal crônica.[18]

Dada a associação da hiperuricemia com outros fatores de risco e todas as complicações clínicas secundárias a esse aumento do ácido úrico, convém seu acompanhamento laboratorial regular como parte de um tratamento global dos pacientes com obesidade.

Vitamina D

A vitamina D (VD), ou colecalciferol, é um hormônio esteroide cuja principal função consiste na regulação da homeostase do cálcio, formação e reabsorção óssea, por meio de sua interação com as paratireoides, os rins e os intestinos.[19] Entretanto, seus receptores foram encontrados por todo o corpo humano, indicando múltiplas funções.

A fonte da VD é representada principalmente pela formação endógena nos tecidos cutâneos após a exposição à radiação ultravioleta B. Uma fonte alternativa e menos eficaz de VD é a dieta, responsável por apenas 20% das necessidades corporais, mas que assume papel de maior importância em idosos, pessoas institucionalizadas e habitantes de climas temperados.[20]

A principal forma circulante de VD é o 25-hidróxi-VD (25-OH-VD), e sua concentração sérica é considerada um biomarcador padrão-ouro para avaliar o estado da VD em humanos. Estudos observacionais e metanálises sugeriram uma ligação entre o baixo estado de 25-OH-VD e distúrbios metabólicos, como a obesidade. O baixo *status* desse marcador da obesidade está envolvido no desenvolvimento de doenças crônicas, incluindo doenças cardíacas, acidente vascular encefálico, alguns tipos de câncer, doenças respiratórias crônicas, distúrbios do sono, neurológicos e doenças inflamatórias, aumentando significativamente os custos dos serviços nacionais de saúde.[21]

A deficiência de vitamina D é considerada uma síndrome clínica determinada por baixos níveis circulantes de 25-OH-VD, que é o intermediário biologicamente inativo e representa a forma circulante predominante. Diferentes mecanismos têm sido aventados como hipóteses para explicar a associação entre hipovitaminose D e obesidade, incluindo menor ingestão dietética de VD, menor exposição da pele à luz solar (decorrente da menor atividade física ao ar livre), diminuição da absorção intestinal, hidróxido de hidroxilo no tecido adiposo e represamento de 25-OH-VD na gordura.[22]

Dada a associação da VD com a inflamação crônica causada pela obesidade e a alta prevalência de hipovitaminose nesse grupo populacional, a solicitação de dosagem da 25-OH-VD torna-se imperativa nos exames de rotina, especialmente no pré-operatório de cirurgia bariátrica, bem como durante o tratamento nos casos de deficiências.[23]

Cálcio

O cálcio, mineral mais abundante do organismo, é absorvido por dois mecanismos distintos: difusão passiva e transporte ativo. O processo ativo necessita de adenosina trifosfato (ATP), é mediado por uma proteína e ocorre na presença de vitamina D.[24] Sua fração circulante permanece em equilíbrio dinâmico em várias formas, aproximadamente 45 a 50% estão na forma iônica; 40% correspondem à fração ligada às proteínas, principalmente à albumina, e os 10 a 15% restantes estão ligados a ânions de baixo peso molecular, como bicarbonato, citrato, fosfato e lactato, sendo referidos como complexos de cálcio.[25] Sendo assim, a dosagem do cálcio ionizado tem vantagem perante a dosagem do cálcio total. Por ser a fração biologicamente ativa, sua determinação direta é muito mais rigorosa e reflete com segurança o cálcio livre. Nesse método ele não sofre interferência do pH, proteinemia ou temperatura ambiente.[26]

Vários estudos têm mostrado a relação entre a obesidade e o cálcio, evidenciando diversos mecanismos de interação, seja evidenciando a obesidade como prejudicial ao metabolismo do mineral, seja colocando os baixos níveis de cálcio como risco para desenvolvimento da obesidade.

A obesidade interfere no metabolismo ósseo por meio de fatores mecânicos, hormonais e inflamatórios. Os fatores estão intimamente relacionados ao peso, composição corporal e padrões alimentares desses pacientes. A diminuição da massa óssea com a adiposidade pode ser decorrente do aumento da adipogênese da medula em detrimento da osteoblastogênese e/ou aumento da osteoclastogênese em decorrência da produção de citocinas pró-inflamatórias, secreção excessiva de leptina, redução da produção de adiponectina ou redução da absorção de cálcio associada à alta ingestão de gordura.[27]

O cálcio dietético é capaz de inibir a lipogênese e de estimular o processo de lipólise. O processo se intensifica quando esse mineral é obtido a partir de produtos lácteos. Por outro lado, estudos *in vitro* têm demonstrado que a falta de cálcio dietético causa aumento na concentração do mineral em células adiposas, favorecendo assim a lipogênese. Concomitantemente, essa influência do cálcio inibe a fosforilação da lipase sensível ao hormônio, reduzindo a oxidação da gordura.[28] A dieta rica em cálcio também tem sido demonstrada para aumentar a excreção de gordura fecal.[29]

DOENÇA GORDUROSA NÃO ALCOÓLICA

A prevalência de esteato-hepatite não alcoólica (NASH) vem aumentando rapidamente em países mais desenvolvidos como parte da epidemia de obesidade. Essa é uma das causas mais comuns de insuficiência hepática, que se inicia como uma alteração gordurosa benigna no fígado, passando pela cirrose hepática e podendo culminar em carcinoma hepatocelular.[30]

A NASH geralmente é assintomática, embora alguns pacientes descrevam cansaço e desconforto abdominal. Já a hepatomegalia pode estar presente em até 75% dos pacientes, mas outros sinais de doença hepática são raros. O achado de elevações séricas nas dosagens de gamaglutamiltransferase (GGT) e alanina aminotransferase (ALT) e, em menor grau, de aspartato aminotransferase (AST) e fosfatase alcalina (FA) pode ser a primeira indicação da doença gordurosa não alcoólica do fígado. Logicamente os métodos de imagem, como a ultrassonografia, a tomografia computadorizada e a ressonância nuclear magnética, são melhores para detectar a esteatose hepática, especialmente em fases iniciais. Já o teste padrão-ouro é indiscutivelmente a biopsia hepática.[1]

Por isso, é imperioso que se solicite na avaliação do paciente obeso o perfil hepático completo com determinação dos níveis séricos de ASL, ALT, GGT e FA. Se o paciente já tiver diagnóstico prévio de NASH, ainda se torna necessária a verificação da função hepática, com base nas dosagens sanguíneas de bilirrubinas totais e suas frações direta e indireta, tempo de protrombina e albumina.

Como se pode notar, o desafio da prevenção, bem como do acompanhamento das alterações relacionadas à obesidade, é pujante. Milhões de pessoas já afetadas pela obesidade requerem novas maneiras de vigilância e estratégias para lidar com a carga de doenças cardiovasculares, alterações hormonais e ósseas, diabetes e tantas outras comorbidades relacionadas ao ganho de peso.

REFERÊNCIAS BIBLIOGRÁFICAS

1. Haslam DW, James WPT. Obesity. Lancet. 2005;1197-209.
2. World Health Organization – WHO. Obesity: preventing and managing the global epidemic. World Health Organization: Technical Report Series. WHO Technical Report Series, n. 894. 2000. p. 252.
3. Pischon T. Use of obesity biomarkers in cardiovascular epidemiology. Dis Markers. 2009;26:247-63.

4. Nimptsch K, Konigorski S, Pischon T. Diagnosis of obesity and use of obesity biomarkers in science and clinical medicine. Metabolism. 2019;92:61-70.
5. Alberti KGMM, Zimmet P, Shaw J. Metabolic syndrome: a new world-wide definition. A consensus statement from the International Diabetes Federation. Diabet Med. 2006;23:469-80.
6. Grundy SM, Becker D, Clark LT, Cooper RS, Denke MA, Howard J, et al. Detection, evaluation, and treatment of high blood cholesterol in adults (Adult Treatment Panel III). Circulation. 2002.106:3143-421.
7. Wolf HK, Tuomilehto J, Kuulasmaa K, Domarkiene S, Cepaitis Z, Molarius A, et al. Blood pressure levels in the 41 populations of the WHO MONICA project. J Hum Hypertens. 1997;11(11):733-42.
8. Wannamethee SG, Shaper AG, Durrington PN, Perry IJ. Hypertension, serum insulin, obesity and the metabolic syndrome. J Hum Hypertens. 1998;12(11):735-41.
9. World Health Organization – WHO. Diet, nutrition and the prevention of chronic diseases. Geneva: WHO; 2014.
10. Zheng Y, Ley SH, Hu FB. Global aetiology and epidemiology of type 2 diabetes mellitus and its complications. Nature Reviews Endocrinology. 2018;14: 88-98.
11. Di Cesare M, Bentham J, Stevens GA, Zhou B, Danaei G, Lu Y, et al. Trends in adult body-mass index in 200 countries from 1975 to 2014: a pooled analysis of 1698 population-based measurement studies with 19.2 million participants. Lancet. 2016 Apr 2;387(10026):1377-96.
12. Green BB, Weiss NS, Daling JR. Risk of ovulatory infertility in relation to body weight. Supported in part by the National Institute of Child Health and Development, contract NOI HD 02821. Fertil Steril. 1988 Nov;50(5):721-6.
13. Esposito K, Giugliano F, Di Palo C, Giugliano G, Marfella R, D'Andrea F, et al. Effect of lifestyle changes on erectile dysfunction in obese men: a randomized controlled trial. J Am Med Assoc. 2004 Jun 23;291(24):2978-84.
14. Sanyal D, Raychaudhuri M. Hypothyroidism and obesity: an intriguing link. Indian J Endocrinol Metab. 2016;20:554-7.
15. Ali N, Perveen R, Rahman S, Mahmood S, Rahman S, Islam S, et al. Prevalence of hyperuricemia and the relationship between serum uric acid and obesity: a study on Bangladeshi adults. PLoS One. 2018 Nov;13(11).
16. Liu R, Han C, Wu D, Xia X, Gu J, Guan H, et al. Prevalence of hyperuricemia and gout in Mainland China from 2000 to 2014: a systematic review and meta-analysis. 2015. Disponível em: http://dx.doi.org/10.1155/2015/762820; acessado em: 04 de maio de 2020.
17. Azevedo VF, Lopes MP, Catholino NM, Paiva E dos S, Araújo VA, Pinheiro G da RC. Critical revision of the medical treatment of gout in Brazil. Rev Bras Reumatol (English ed). 2017 Jul;57(4):346-55.
18. Martins J, Jorge E, Camolas J, Carmo I do. Estratégias para intervenção nutricional na hiperuricemia e gota. Rev Nutrícias. 2013;(19):28-31. Disponível em: http://www.scielo.mec.pt/scielo.php?script=sci_arttext&pid=S2182-72302013000400006&lng=pt&nrm=iso&tlng=pt; acessado em: 04 de maio de 2020.
19. Dieta para hiperuricemia (ácido úrico elevado no sangue) – Portal do Coração. Disponível em: http://portaldocoracao.com.br/dieta-para-hiperuricemia-acido-urico-elevado-no-sangue/; acessado em: 04 de maio de 2020.
20. Marques CDL, Dantas AT, Fragoso TS, Duarte ALBP. The importance of vitamin D levels in autoimmune diseases. Revista Brasileira de Reumatologia. 2010;50:67-80.
21. Barrea L, Muscogiuri G, Laudisio D, Di Somma C, Salzano C, Pugliese G, et al. Phase angle: a possible biomarker to quantify inflammation in subjects with obesity and 25(OH)D deficiency. Nutrients. 2019 Aug 1;11(8).
22. Migliaccio S, Di Nisio A, Mele C, Scappaticcio L, Savastano S, Colao A. Obesity and hypovitaminosis D: causality or casualty? Int J Obes Suppl. 2019 Apr;9(1):20-31.
23. Ribas Filho D, de Almeida CAN, de Oliveira Filho AE. Posicionamento atual sobre vitamina D na prática clínica: posicionamento da Associação Brasileira de Nutrologia (Abran). Int J Nutrology. 2019 Dec 29;12(3):82-96. Disponível em: http://www.thieme-connect.de/DOI/DOI?10.1055/s-0040-1709661; acessado em: 05 de maio de 2020.
24. Dutra-de-Oliveira JE, Marchini S. Ciências nutricionais: aprendendo a aprender. 2. ed. São Paulo: Sarvier; 2008.

25. Andriolo A, Moreira SR, Silva LA, Carvalho AB de, Vieira JGH, Ghiringhello MT, et al. Cálcio ionizado no soro: estimativa do intervalo de referência e condições de coleta. J Bras Patol e Med Lab. 2004 Apr;40(2):85-9.
26. Cálcio iônico. Disponível em: http://www.labhpardini.com.br/lab/bioquimica/caionico.htm; acessado em: 04 de maio de 2020.
27. López-Gómez JJ, Pérez Castrillón JL, de Luis Román DA. Influencia de la obesidad sobre el metabolismo óseo. Endocrinol Nutr. 2016;63:551-9.
28. Francisca Sousa ADE, Poltronieri F, Nascimento Marreiro DDO. Participação do cálcio na obesidade [Role of calcium in obesity]. Nutrire. 2008;33(1):117-30.
29. Song Q, Sergeev IN. Calcium and vitamin D in obesity. Nutr Res Rev. 2012;25:130-41.
30. Pallayova M, Taheri S. Non-alcoholic fatty liver disease in obese adults: clinical aspects and current management strategies. Clin Obes. 2014 Oct;4(5):243-53.

20 Tratamento das comorbidades associadas à obesidade

Washington Luiz Abreu de Jesus
Cristiano Coutinho Rudge Barbosa
Emy Fukuda
Sara Mirelle Mendonça Chaves Coelho Leite
Durval Ribas-Filho

INTRODUÇÃO

Em tempos remotos, a obesidade era vista como símbolo de fartura, saúde e beleza, demonstrando opulência e riqueza.[1] Atualmente é considerada uma doença crônica multifatorial decorrente da hiperplasia e/ou hipertrofia dos adipócitos, em um processo inflamatório extenso do tecido gorduroso, com repercussões sistêmicas graves, principalmente quando associada a outras condições crônicas de adoecimento, como diabetes melito, hipertensão arterial, dislipidemias, distúrbios psicossociais e outras comorbidades.[2]

Quando se analisam os dados epidemiológicos mundiais, a obesidade e o sobrepeso alcançam proporções alarmantes, afetando homens e mulheres em todas as faixas etárias e estratos socioeconômicos, além de representar importante descritor de vulnerabilidade e fator de risco à saúde, no tocante a morbidade e mortalidade relacionadas às doenças crônicas não transmissíveis. No Brasil, dados da pesquisa sobre Vigilância de Fatores de Risco e Proteção para Doenças Crônicas por Inquérito Telefônico (Vigitel, 2018), publicada em 2019, mostraram que mais da metade dos brasileiros apresenta excesso de peso e que 20,7% das mulheres e 18,7% dos homens são obesos.[3]

Isoladamente ou quando associada a outras condições crônicas, a obesidade representa um estado de saúde de grande impacto social, familiar e financeiro, principalmente às famílias das pessoas acometidas e ao sistema de saúde, considerando o custo efetivo dos investimentos realizados a fim de cuidar das consequências decorrentes de seu tratamento.[2]

Este capítulo discorrerá sobre o tratamento das comorbidades prevalentes que mais se associam à obesidade da pessoa adulta na prática clínica, considerando aspectos gerais, comportamentais, farmacológicos e não farmacológicos. Uma vez que a síndrome metabólica está inserida entre as comorbidades, a de maior prevalência, é importante destacar a fisiopatologia que faz com que a obesidade, mais especificamente a visceral, contribua para o diagnóstico de síndrome metabólica como comorbidade maior.

FISIOPATOLOGIA

Quando o paciente é portador de obesidade, predominantemente visceral, ocorre fisiopatologicamente o fenômeno da resistência insulínica: o adipócito visceral tem menor capacidade de estocagem de ácidos graxos livres não esterificados, que tornam a circulação sanguínea um obstáculo para a ação biológica normal da insulina por meio de seus transportadores, principalmente GLUT4. Essa dificuldade de ação insulínica normal sinaliza para que as células betas pancreáticas sintetizem um *pool* maior de moléculas de insulina para vencer esse obstáculo provocado pelos ácidos graxos livres. Com isso ocorre hiperinsulinemia, que com o tempo causa apoptose das células pancreáticas, favorecendo o desenvolvimento de diabetes melito tipo 2 (DM2).

Concomitantemente, a hiperinsulinemia, causada pela resistência insulínica, estimula o sistema nervoso autônomo simpático, que induz maior reabsorção do sódio, favorecendo a vasoconstrição e consequentemente a hipertensão arterial sistêmica. Também concomitantemente, os ácidos graxos livres não esterificados são captados via sistema portal, aumentando a produção de VLDL e consequentemente gerando dislipidemia. Portanto, em suma, a resistência insulínica é a base fisiopatológica para o desenvolvimento da síndrome metabólica, cujos critérios de diagnóstico incluem a hiperglicemia, a dislipidemia, níveis pressóricos elevados e a obesidade visceral.[4,45]

DIABETES

O DM é uma desordem clínica poligênica e multifatorial resultante da interação de fatores hereditários e ambientais, que acomete 10,4% da população mundial entre 20 a 79 anos, segundo dados da International Diabetes Federation (IDF). Caracteriza-se por alterações do metabolismo da glicose, produzindo hiperglicemia resultante de deficiência relativa ou absoluta da secreção e/ou da ação da insulina. A deficiência relativa geralmente se relaciona à resistência insulínica nos tecidos periféricos.[2]

Nas últimas décadas, o quantitativo de pessoas com diabetes vem apresentando tendência de elevação em todo o mundo, principalmente em virtude da confluência de um conjunto de fenômenos como o crescimento e o envelhecimento populacional, a maior urbanização e suas consequências no modo de vida das pessoas, como a maior ocorrência de obesidade e sedentarismo; também a maior sobrevida daqueles que possuem DM. Estima-se, nesse contexto, que aproximadamente 60% dos portadores da DM2 sejam obesos, e a incidência é maior após os 40 anos.[3]

Do ponto de vista da etiopatogenia, nos indivíduos com obesidade, o desequilíbrio do sistema nutroneurometabólico de homeostase energética produz alterações na absorção dos nutrientes, no perfil hematológico dos lipídeos e carboidratos e na própria regulação neuro-hormonal endógena relacionada à fome e à saciedade. As consequências desse desequilíbrio são: mais hiperglicemia, acúmulo de gordura visceral, elevação da pressão oncótica e por conseguinte da pressão arterial, fenômenos biológicos que contribuem para a exacerbação do quadro de síndrome metabólica, com o agravamento do ganho ponderal nos indivíduos com obesidade.[4]

Embora o componente hereditário seja determinante, o ganho de peso associado ao sedentarismo guarda estreita correlação com o desenvolvimento do DM2 no indivíduo, podendo também ser considerado um fator de risco independente de morbidade e mortalidade, quando associado à obesidade, sobretudo nas formas mais graves da doença, quando esse risco aumenta de forma significativa.[2,4]

Critérios diagnósticos do diabetes

De acordo com a American Diabetes Association (ADA), é considerado portador de diabetes o indivíduo que apresenta os seguintes parâmetros glicêmicos:[5]

- Hemoglobina glicada (HbA1C) ≥ 6,5% (ou)
- Glicemia de jejum ≥ 126 mg/dL (ou)
- Glicemia 2 horas após sobrecarga de 75 g de glicose ≥ 200 mg/dL (ou)
- Glicemia ao acaso ≥ 200 mg/dL.

Tratamento

Mudanças no estilo de vida e na dieta

É importante considerar que a adoção de novos hábitos de vida, com dieta balanceada e atividade física visando atingir uma redução de 5 a 10% do peso corporal em pacientes adultos, seja uma meta de tratamento inicial. Para tanto, devem ser oferecidos programas de controle de peso em longo prazo, encorajando-se os pacientes ao monitoramento semanal da perda ponderal.[2,4,5]

Em pacientes adultos, o tratamento deve ser intensificado, preferencialmente com a adoção de um seguimento clínico mensal, dietoterapia hipocalórica (20 a 30 kcal/kg/dia) rica em proteínas, exercícios físicos (30 a 40 minutos diariamente) e terapia cognitivo-comportamental. Os planos alimentares devem ser individualizados e conter restrição calórica (déficit calórico de 300 a 500 kcal/dia para pacientes com sobrepeso e 500 a 1.000 kcal/dia para pacientes com obesidade) para a obtenção da perda de peso desejada em pacientes adultos. Dietas isocalóricas com diferentes quantidades de carboidratos, proteínas e lipídeos são igualmente eficazes.[2,4,5]

Terapêutica medicamentosa

Na escolha dos medicamentos antidiabéticos para pacientes com DM2 e sobrepeso ou obesidade, devem-se levar em consideração os efeitos dos medicamentos no ganho ou perda de peso. Nesse sentido, são consideradas medicações de eleição as biguanidas, os análogos da GLP-1 e os inibidores da absorção de gordura.

A **metformina** é a principal representante da classe das biguanidas, consagrada no controle do DM, sendo amplamente utilizada para esse fim. Reduz a liberação hepática e melhora a captação periférica muscular de glicose. A literatura traz relatos de anorexia como efeito adverso que, provavelmente, contribui para a perda de peso em pacientes obesos com hiperinsulinemia, quando seu uso é associado a dieta e exercícios físicos. Possui baixo risco de hipoglicemia e pode ser utilizada em idosos com segurança. A dosagem diária recomendada nesse caso é de 1.000 a 2.250 mg, administrada nas principais refeições.[2,4]

A **liraglutida**, medicação da classe dos análogos do GLP-1, tem sido a droga mais utilizada e é extremamente recomendada na obesidade associada à síndrome metabólica, atuando na melhoria da secreção de insulina pelas células betapancreáticas, no atraso do esvaziamento gástrico, no estímulo das vias anorexígenas (mecanismo da saciedade) e no bloqueio das vias orexígenas (mecanismo da fome). A combinação desses mecanismos de ação contribui para a perda de peso, o que pode ser benéfico no manejo do obeso com diabetes. Deve-se ter cuidado com a possibilidade de hipoglicemia. Deve ser evitada nos idosos frágeis. O custo desse tratamento é geralmente bastante elevado. A dosagem diária recomendada para tratamento da obesidade é de 3 mg.[2,6]

Como representante da classe dos inibidores da absorção de gordura, o **orlistate** previne o diabetes e melhora o controle glicêmico em pacientes diabéticos em tratamento, sendo um medicamento eficaz e seguro na perda de peso de pacientes obesos com ou sem doença cardiovascular em longo prazo. Seu uso deve ser considerado em conjunto com as medidas dietéticas e de mudança de estilo de vida. A dosagem diária recomendada é de 320 mg, administrada nas principais refeições.[2,7]

O uso de medicamentos antiobesidade (*on label* ou *off label*) associados a antidiabéticos pode contribuir para a perda ponderal dos indivíduos obesos em médio e longo prazos. Porém, se essa perda for menor que 5% do peso inicial após 3 meses, ou se houver, a qualquer momento, alguma intercorrência em relação à segurança ou tolerabilidade, deve-se avaliar a necessidade de substituição desses medicamentos ou buscar outra abordagem terapêutica, incluindo a perspectiva de uma intervenção cirúrgica.[2,4,7,8]

Cirurgia metabólica

A cirurgia metabólica pode ser recomendada como opção terapêutica em pacientes adultos com DM2 e índice de massa corporal (IMC) $\geq 40\ kg/m^2$, independentemente do nível de controle glicêmico ou da complexidade do esquema terapêutico, e em adultos com IMC entre 35 e 35,9 kg/m^2, quando a hiperglicemia for inadequadamente controlada, mesmo com terapia medicamentosa otimizada e mudança de estivo de vida. Indivíduos candidatos à cirurgia metabólica devem ser avaliados por equipe multiprofissional, e se torna imprescindível uma avaliação de sua saúde mental.[4,8]

DISLIPIDEMIAS

O desenvolvimento da dislipidemia no paciente obeso também envolve a resistência insulínica como o principal mecanismo fisiopatológico,[9] assim como acontece nas outras manifestações da síndrome metabólica, conferindo risco aumentado para as doenças cardiovasculares (DCV).

A dislipidemia neste caso é caracterizada por hipertrigliceridemia e redução da concentração de colesterol de lipoproteínas de alta densidade (HDL-C). Os níveis séricos do colesterol de lipoproteínas de baixa densidade (LDL-C) podem sofrer um discreto aumento, ou mesmo estar normais, mas o predomínio é de moléculas de LDL pequenas e densas, com maior potencial aterogênico.[9,10]

Na resistência insulínica, a atividade da lipoproteína lipase (LPL), bem como da lipase hepática, está prejudicada, resultando em atraso e prejuízo na metabolização das lipoproteínas ricas em triglicerídeos (TG), como as lipoproteínas de muito baixa densidade (VLDL) secretadas pelo fígado e os quilomícrons (QM) provenientes do intestino.

A insulina também inibe a lipólise do tecido adiposo e a consequente liberação de ácidos graxos na circulação por efeito inibitório sobre a lipase hormônio-sensível (LHS), estimula a degradação da apolipoproteína B-100 (apoB-100) e reduz a secreção hepática de VLDL. Sendo assim, a resistência insulínica resulta, em última análise, na elevação dos níveis séricos de TG.

A quantidade aumentada de lipoproteínas ricas em TG na corrente sanguínea induz o aumento da atividade da proteína de transferência de colesterol esterificado (CETP), que promove a troca de TG de VLDL, lipoproteínas de densidade intermediária (IDL), QM e remanescentes por colesterol proveniente de HDL e LDL. O resultado é a formação de moléculas de HDL e LDL ricas em TG que vão sofrer hidrólise pela lipase hepática, dando origem a moléculas de LDL pequenas e densas, com maior potencial aterogênico, e a moléculas de HDL pequenas com baixa afinidade a apoA1, resultando em menor quantidade de moléculas de HDL e prejuízo no transporte reverso de colesterol.

Classificação laboratorial das dislipidemias

A Diretriz Brasileira de Dislipidemia e Prevenção da Aterosclerose[11] classifica a dislipidemia em:

- **Hipercolesterolemia isolada:** aumento isolado do LDL-c (≥ 160 mg/dL).
- **Hipertrigliceridemia isolada:** aumento isolado dos triglicerídeos (≥ 150 mg/dL ou ≥ 175 mg/dL, se a amostra for obtida sem jejum).
- **Hiperlipidemia mista:** aumento do LDL-c e do TG.
- **HDL-c baixo:** redução do HDL-c (homens < 40 mg/dL e mulheres < 50 mg/dL) isolada ou em associação ao aumento de LDL-c ou de TG.

Tratamento

Mudanças no estilo de vida e na dieta

A atividade física sabidamente atua na melhora da sensibilidade à insulina, perda de peso e redução dos níveis séricos de TG, por ativar LPL e lipase hepática. Também se observa aumento discreto no HDL-c. A redução do peso corpóreo cursa com a redução da secreção hepática de VLDL e o aumento da atividade da LPL, ambos relacionados à melhora da trigliceridemia. Como consequência da redução dos níveis séricos de TG, ocorre redução da atividade da CETP e aumento do HDL-c.[11-13]

O valor calórico da dieta deve ser ajustado conforme a necessidade calórica individual, e restrição calórica com objetivo de perda de 5-10% do peso é recomendável para pacientes com hipertrigliceridemia, mostrando-se eficaz também no controle do LDL-c.[11-13]

Outro aspecto dietético importante é a quantidade e a qualidade de gordura ingerida. A recomendação é que se mantenha uma dieta equilibrada com 50-60% do valor calórico total (VCT) constituído de carboidratos, 15% de proteína e 25-30% de gordura, rica em gorduras monoinsaturadas, com restrição das gorduras saturadas (até 7% do VCT) e exclusão das gorduras trans.[11-13]

A recomendação para o consumo diário de fibra é de no mínimo 25 g, sendo 6 g de fibras solúveis. Estas atuam no sequestro intestinal de ácidos biliares, induzindo a nova síntese, que consome o colesterol e diminui a quantidade disponível deste para incorporação nas lipoproteínas, tendo impacto na redução do LDL-c, embora pareça não afetar significativamente os níveis de HDL-c e de TG.[11-13]

Outras recomendações dietéticas importantes na abordagem da hipertrigliceridemia são a suspensão da ingestão de bebidas alcóolicas e a redução do consumo de açúcares simples de adição para no máximo 5-10% do VCT.[11-13]

Como adjuvante no tratamento da hipertrigliceridemia, a suplementação de ômega-3 (ácido graxo eicosapentaenoico – e ácido graxo docosaexaenoico – DHA) em doses diárias elevadas (> 4 g) pode reduzir a concentração plasmática de TG em 25 a 30%.[11-13]

Terapêutica medicamentosa

Apesar de a dislipidemia observada no paciente obeso caracterizar-se por hipertrigliceridemia associada à redução do HDL-c, o objetivo principal do tratamento da dislipidemia é a redução do LDL-c, que comprovadamente é eficaz na redução do risco cardiovascular.[11-13]

Sendo assim, as estatinas são os medicamentos de primeira escolha na abordagem farmacológica, exceto em casos de hipertrigliceridemia grave. Seu mecanismo de ação envolve a inibição da HMG-CoA redutase, com redução na síntese de colesterol e consequente aumento da síntese e expressão na membrana celular de receptores para captação do colesterol circulante como o LDL receptor (LDLR), o que leva, por fim, ao aumento da depuração sanguínea das lipoproteínas ricas em colesterol e redução de LDL-c. Também se observa redução menos expressiva nos níveis séricos de TG e aumento discreto de HDL-c.[11-13]

A escolha da estatina e o alvo terapêutico são definidos conforme o risco cardiovascular calculado para o paciente. Indivíduos de muito alto risco cardiovascular têm como meta LDL-c inferior a 50 mg/dL, e os de risco alto, LDL-c inferior a 70 mg/dL, dando-se preferência ao uso de estatinas de alta intensidade, como rusovastina, atorvastatina ou associação de doses elevadas de sinvastina com ezetimiba. Indivíduos com risco intermediário têm como meta LDL-c abaixo de 100 mg/dL, utilizando estatinas de intensidade pelo menos moderada. Por fim, a meta de LDL-c para paciente de baixo risco é um valor inferior a 130 mg/dL, podendo empregar estatinas de baixa potência. O colesterol não HDL-c pode ser utilizado como meta terapêutica, e seus valores correspondem a um incremento de 30 mg/dL nos valores de LDL-c. A utilização do colesterol não HDL-c é útil por estimar a quantidade total de lipoproteínas aterogênicas, em especial nos pacientes com hipertrigliceridemia, sendo obtido pela subtração do valor de HDL-c do CT.[11-13]

As Tabelas 1 e 2 apresentam as metas terapêuticas e a intensidade do tratamento, conforme o risco cardiovascular do paciente.

Outros medicamentos que podem ser empregados no tratamento da hipercolesterolemia são ezetimiba, resinas sequestradoras de ácidos biliares, como a colestiramina, e fitosteróis.[11-13]

Não são propostas metas para o HDL-c e não se recomenda tratamento medicamentoso com o objetivo de elevar seus níveis. Embora se reconheça a relação epidemiológica inversa entre HDL-c e a incidência de doença cardiovascular, os estudos de intervenção mais recentes falharam em demonstrar benefício clínico por meio da elevação do HDL-c.[11-13]

Tabela 1 Metas terapêuticas conforme o risco cardiovascular

Risco cardiovascular	Meta de LDL-c (mg/dL)	Meta de colesterol não HDL-c (mg/dL)
Baixo	< 130	< 160
Moderado	< 100	< 130
Alto	< 70	< 100
Muito alto	< 50	< 80

Fonte: Catapano et al., 2016.[13]

Tabela 2 Intensidade de tratamento com estatinas

Intensidade do tratamento	Redução de LDL-c (%)	Exemplos (dose diária em mg)
Baixa	< 30	Lovastatina (20) Sinvastatina (10) Pravastatina (10-20) Fluvastatina (20-40) Pitavastaina (1)
Moderada	30-50	Lovastatina (40) Sinvastatina (20-40) Pravastatina (40-80) Fluvastatina (80) Pitavastatina (2-4) Atorvastatina (10-20) Rosuvastatina (5-10)
Alta	≥ 50	Atorvastatina (40-80) Rosuvastatina (20-40) Sinvastatina + ezetimiba (40 +10)

Fonte: Catapano et al., 2016.[13]

Com relação aos TG, a terapia farmacológica com fibratos é mandatória nos indivíduos com TG superior a 500 mg/dL visando reduzir o risco de pancreatite. Para valores de TG entre 150 a 499 mg/dL, a escolha da terapia deve estar baseada no risco cardiovascular e nas condições associadas.[11-13]

Os fibratos agem estimulando os receptores nucleares denominados receptores ativados por proliferadores de peroxissomas do tipo alfa (PPAR-alfa), que aumentam a produção e a ação da LPL, e reduzem apoC-III, responsável pela inibição da LPL, resultando em maior hidrólise dos TG. O estímulo dos PPAR-alfa aumenta também a síntese da apoA-I, levando à elevação do HDL-c. São eficientes na redução da trigliceridemia (30 a 60%) e no aumento de HDL-c (7 a 11%). Entretanto, não se recomenda o uso de fibrato isolado ou associado a estatinas para reduzir o risco cardiovascular.[11-13]

Além dos fibratos, o ácido nicotínico é eficaz na redução de TG (20 a 50%) e no aumento de HDL-c (15 a 35%), sendo considerado o melhor agente para elevar o HDL-c. Reduz a ação da lipase tecidual (lipase hormônio-sensível) nos adipócitos, resultando em menor liberação de ácidos graxos livres para a corrente sanguínea e menor síntese de TG nos hepatócitos. Tem efeito discreto sobre o LDL-c, reduzindo-o em 5 a 25%.[11-13]

Novos agentes farmacológicos no tratamento das dislipidemias

- **Inibidores da proteína de transferência de ésteres de colesterol (CETP):** a CETP é responsável pela transferência de ésteres de colesterol da HDL por TG de lipoproteínas que contêm apoB (VLDL e LDL). Sua inibição resulta em aumento da concentração de colesterol na HDL e diminuição em VLDL e LDL.[11-13]

- **Inibidores da PCSK-9:** os níveis séricos de LDL são determinados pelo número de receptores de LDL expressos na superfície dos A LDL circulante se liga aos receptores de LDL, liberando seu conteúdo para o endossoma, e o receptor é reciclado de volta à superfície do hepatócito, para captar mais partículas de LDL. O receptor de LDL refaz esse ciclo aproximadamente 150 vezes para então ser degradado. A PCSK9 é uma enzima que modula densidade de receptores de LDL, já que sua ligação a este induz a sua degradação. Por isso, a inibição da PCSK9 resulta, em última instância, no aumento da densidade de receptor na superfície do hepatócito e na depuração das partículas circulantes de LDL. Estão disponíveis no país dois medicamentos: alirocumabe e evolocumabe. Possuem alto custo e estão indicados somente para pacientes com risco cardiovascular elevado, em tratamento otimizado com estatinas na maior dose tolerada, associado ou não à ezetimiba, e que não tenham alcançado as metas de LDL-c ou não HDL-c recomendadas.[11-13]
- **Inibidor da proteína de transferência de triglicérides microssomal (MTP):** a inibição de MTP reduz a formação de quilomícrons no intestino e VLDL pelo fígado, reduzindo, por conseguinte, os níveis séricos de LDL. A lomitapida é o único medicamento desta classe e está indicado somente nos casos de hipercolesterolemia familiar homozigótica (HoHF).[11-13]
- **Inibidores da síntese de apolipoproteína B (antissenso antiapoB):** o mipomersen, ainda não aprovado no país, está indicado em portadores de HoHF.[11-13]

HIPERTENSÃO ARTERIAL E REPERCUSSÕES CARDIOVASCULARES

O excesso de peso corporal se associa a um aumento do risco cardiovascular e início de morbidades cardiovasculares em idades mais precoces, sendo bem definido que o grau e a duração da obesidade são fatores de risco com maior impacto.[14] A obesidade deflagra mecanismos de ativação do sistema nervoso simpático e do sistema renina-angiotensina-aldosterona, ambos contribuem para a gênese da hipertensão arterial.[15] Não causa espanto constatar que obesidade e hipertensão arterial tendem a ocorrer simultaneamente, estimando-se que até 75% da incidência de hipertensão arterial esteja relacionada à obesidade.[16]

Pelo fato de essas duas comorbidades atuarem de maneira sinérgica, promovendo o maior risco de doenças cardiovasculares, são imperativas a prevenção agressiva e as estratégias de tratamento.

Tratamento

Mudanças no estilo de vida e na dieta

A adoção de práticas saudáveis de estilo de vida para pacientes com hipertensão relacionada à obesidade facilita a perda de peso, aumenta a responsividade a drogas anti-hipertensivas e atua como fator independente na redução de risco de complicações cardiovasculares. Pessoas com obesidade tendem a apresentar uma conjunção de comportamentos que predispõem à hipertensão arterial, não apenas por meio da alteração no balanço energético, mas também por uma dieta menos saudável, rica em sal, com menor ingestão de frutas e vegetais, aumento da ingestão de alimentos ricos em gordura saturada, alto consumo de álcool e sedentarismo.[17]

Em relação à dieta, sabe-se que a adoção de diferentes estratégias de nutroterapia que promovam um balanço calórico negativo, com alimentos palatáveis, rica em componentes que podem colaborar para uma redução nos níveis pressóricos (potássio, cálcio magnésio) e pobre em sal e gordura saturada, é respaldada pela literatura.[18] Há redução de níveis de pressão sistólica em média de 6 mmHg a cada perda de alíquotas de 10 kg.[19]

Atividades físicas devem fazer parte desse espectro de abordagem que contempla as mudanças de estilo de vida, mas se constata que isoladamente ela promove uma redução discreta da pressão arterial.[20] Entretanto, quando é parte de um plano terapêutico em associação com restrição calórica,[8] é capaz de promover uma redução mais significativa.

A ingestão de álcool, dado seu efeito vasopressor, é capaz de promover um aumento da pressão arterial na ordem de 1 mmHg a cada 10 g ingeridos.[22] Sugere-se então equilíbrio à ingestão, que segundo alguns autores não deve ultrapassar 1 dose padrão para mulheres e 2 doses padrão para homens, por semana.[23]

Em geral, tabagistas tendem a ter menor peso corporal, mas o hábito de fumar, quando em associação com outros hábitos de vida não saudáveis, pode fazer com que ocorra ganho de peso.[24] Por ser capaz de aumentar a pressão arterial agudamente e de aumentar a rigidez na parede de artérias (fenômeno que tende a perdurar em homens hipertensos), a cessação do tabagismo configura um importante passo no tratamento.[25] Também é uma etapa importante considerar a maior tendência a ganho de peso em pacientes que interrompem o tabagismo,[26] sendo imperativo que todas as medidas de intervenção em estilo de vida sejam adotadas para que impeçam a ocorrência desse fenômeno.

Terapêutica medicamentosa

Quando não houver controle pressórico adequado mesmo após intervenções otimizadas para emagrecimento, deve-se considerar o uso de medicamentos anti-hipertensivos. Habitualmente os indivíduos com obesidade apresentam hipervolemia relativa, com baixos níveis de renina, sendo bons respondedores a diuréticos e bloqueadores de canais de cálcio.[17] Medicamentos inibidores da enzima conversora de angiotensina são uma estratégia interessante nessa população de pacientes, principalmente pelos ganhos adicionais em nefroproteção e redução de incidência de hipertrofia ventricular esquerda.[17] O uso de betabloqueadores, apesar de não configurar primeira linha de tratamento na hipertensão arterial (exceto em casos específicos), pode ser útil, dada sua ação moduladora no sistema simpaticomimético, invariavelmente mais deflagrada nesse perfil de pacientes.[27]

É importante ter em mente que todas as estratégias disponíveis devem ser consideradas e utilizadas no controle da hipertensão arterial de pacientes com obesidade e que a abordagem de estilo de vida deve ser utilizada em todas as etapas do processo.

Impactos de outras intervenções na pressão arterial

Quando medidas intervencionistas cirúrgicas para perda de peso são propostas, é imprescindível que as medidas de estilo de vida saudáveis tenham sido previamente instituídas e assim mantidas para que se garanta perda e manutenção de peso saudável, melhora de capacidade funcional e qualidade de vida e também nas vias direta ou indiretamente relacionadas aos mecanismos de hipertensão relacionada à obesidade (sistema nervoso simpático renal, hemodinâmico, vascular e perfil inflamatório sistêmico).[17]

DISTÚRBIOS PSICOSSOCIAIS

Na obesidade, processo inflamatório sistêmico com repercussões clínicas em diversos sistemas orgânicos, é muito importante que, aliadas à terapêutica clínica, se considerem as repercussões no âmbito emocional do paciente como causa ou consequência de desarranjos psicológicos.

Em uma cultura em que os ideais de beleza exaltam a magreza e são altamente irrealistas, as pessoas acima do peso são acusadas por sua condição e estão sujeitas a provocações, preconceito e discriminação, muitas vezes implícitos em sua rotina de vida, seja por assentos em que não cabem, seja por vocativos que expõem suas condições físicas ou até mesmo por recusas em entrevistas de emprego por uma aparência fora do padrão estético cultuado. Essa condição é denominada *fatphobia* ou gordofobia.[28]

A gordofobia acarreta isolamento social por parte dos pacientes que são discriminados, pois há medo associado à vergonha de se expor, de mostrar o corpo. O isolamento pode estar vinculado a quadros de transtornos de humor como depressão, distimia e bipolaridade. Nessa junção de sentimentos pode-se desenvolver a hiperfagia, geralmente direcionada a alimentos calóricos, como mecanismo de compensação emocional e, consequentemente, maior ganho de peso, tornando-se um círculo vicioso difícil de se fragmentar. Um dado interessante é que a hiperfagia, com consequente obesidade, também pode ser secundária a desarranjos familiares oriundos da infância, quando os genitores ou cuidadores hiperalimentam as crianças como compensação de frustrações, de culpa pela ausência física ou por manifestações distorcidas de afeto. Outro dado importante é que a depressão apresentada por esses pacientes pode vir ocultada por exibicionismo e extroversão, na tentativa de esconder seu verdadeiro estado psíquico.

No que concerne ao mercado de trabalho, diversas pesquisas evidenciaram que, quanto mais obeso for o paciente, maior será seu grau de dificuldade em conseguir uma colocação. Uma justificativa das empresas seria a de que esses pacientes, por terem uma tendência maior ao adoecimento, gerariam maiores custos em seguro-saúde, além de faltas no trabalho. Em relação à remuneração, ainda existe diferenciação em relação ao gênero, pois as mulheres obesas tendem a ter um salário inferior tanto quando comparadas aos homens obesos como quando comparadas às mulheres com menores índices de massa corpórea. Isso pode ser evidência de que a aparência física é relevante entre ocupações *white collar*.[29]

Considerando todos os fatores psicológicos e sociais enfrentados, deve-se tratar os pacientes com obesidade de forma psicodinâmica, retirando os estigmas tendenciosos de achar que o paciente obeso é uma pessoa fraca, preguiçosa e sem vontade. É preciso considerar sempre as interações conscientes e inconscientes do ciclo social do indivíduo, que se refletem no hábito de comer. Ao tratarmos pacientes com obesidade, devemos tratar também seu estado mental, pois além das físicas, crônicas também poderão ser as sequelas emocionais que a doença deixa em seu portador.

OUTRAS COMORBIDADES IMPORTANTES

É sabido que a pessoa com obesidade, quando comparada com indivíduos de peso dentro das faixas de normalidade, está mais sujeita a determinadas condições de saúde além das abordadas ao longo deste capítulo. Para fins didáticos, vamos considerá-las como doenças diversas, já que as vias metabólicas dessas alterações também são diversas. Segundo o CDC (Centers for Disease Control and Prevention) dos EUA, os pacientes com obesidade também são mais propensos a diferentes tipos de câncer, síndrome de apneia obstrutiva do sono, doenças biliares, baixa qualidade de vida, dores generalizadas e osteoartrite.[30]

Câncer

Aproximadamente 625 mil novos casos de câncer são estimados no Brasil a cada ano do triênio 2020-2022, segundo dados do Instituto Nacional de Câncer (Inca).[31] Ainda segundo o Inca, no ano de 2017 mais de 200 mil mortes no Brasil foram causadas por câncer. Dados da International Agency for Research on Cancer (Iarc) mostram que há pelo menos 13 tipos de neoplasias que podem ser associadas com o sobrepeso e a obesidade, independentemente de outros fatores.[3]

Outros sítios também são possíveis, mas segundo o próprio Iarc não é possível descartar vieses de avaliação e associação. Em trabalho publicado em 2016 por Lauby-Secrétan et al.[32] são identificados adenocarcinoma de endométrio, esôfago, rins e pâncreas; carcinoma hepatocelular, câncer de cárdia; meningioma maligno; mieloma múltiplo; câncer colorretal, de mama (em mulheres pós-menopausa), ovário, bexiga e tireoide.

A primeira preocupação no paciente com obesidade que será submetido ao tratamento específico para câncer é o risco de toxicidade.[33] Estudo publicado em 2016 identificou que pacientes com obesidade submetidos a quimioterapia com oxaliplatina apresentaram maior incidência de neuropatia periférica do que pacientes com IMC normal, mesmo sendo utilizadas doses acumuladas semelhantes, o que levou os pesquisadores a inferir que o mecanismo de toxicidade ocorreu independentemente da dosagem da medicação.[34] Pessoas com obesidade não são frequentemente representadas em estudos farmacocinéticos, mas, segundo dados da Sociedade Americana de Oncologia Clínica, as duas possíveis condutas adotadas são dosagem-limite ou dosagem fixa de quimioterápicos, apesar de não haver relatos de validações para essas recomendações em estudos.[33] Nessa publicação de 2018, Ottaiano et al. consideraram que comorbidades presentes neste capítulo, como disglicemia, dislipidemia e hipertensão arterial, são possíveis adjuvantes na maior toxicidade dessas medicações.

Uma estratégia importante em pacientes com câncer é o estímulo à perda de peso. Há evidências científicas que demonstram que a redução de tecido adiposo se relaciona à diminuição na síntese de insulina, IGF-1 e 2, estrógenos e adipocinas inflamatórias; melhora da sensibilidade à insulina com redução nos níveis de glicose sérica; melhora na oxigenação de tecidos e hemodinâmica e redução do ambiente imunossupressor.[34] Esse conjunto de fatores leva a um impacto positivo na progressão e imunovigilância em pacientes com câncer. Há evidências que sugerem que o uso de metformina em pacientes com obesidade, câncer e diabetes melito tipo 2 pode diminuir a incidência e a mortalidade por câncer, possivelmente pelo controle do fenômeno biológico de hiperglicemia/hiperinsulinemia e resistência insulínica.[35] Não apenas a metformina está relacionada à homeostase do organismo como está envolvida no estímulo à produção de AMPK, que é altamente relacionada ao desenvolvimento tumoral, progressão e resistência à quimioterapia.[36] Ainda não há consenso quanto a seu uso como estratégia definitiva, sendo necessários mais estudos que comprovem sua eficácia.

Síndrome da apneia obstrutiva do sono

A síndrome da apneia obstrutiva do sono (SAOS) se caracteriza como um distúrbio do sono, sendo a mais prevalente dentre as diferentes apneias do sono. Segundo Senaratna et al.,[37] a prevalência na população mundial adulta é da ordem de 6-36% (apesar da não concordância na literatura), sendo esse achado presente em até 70% da população com obesidade. A relação entre apneia obstrutiva do sono e sobrepeso/obesidade é bem estabelecida, assim como a relação de ambos com a maior incidência de eventos cardiovasculares e metabólicos. A perda de peso é uma medida classicamente indicada em diversos *guidelines*.[38] Recentemente, em 2018, a American Thoracic Society publicou as diretrizes sobre o papel do controle de peso no manejo da SAOS. O formato da publicação visou responder algumas questões propostas à luz de evidências científicas por painel de *experts*, oferecendo estratégias específicas para esse perfil de paciente.[39]

Em conclusão, os autores sugerem: dieta hipocalórica, acompanhada ou não de práticas de atividade física; atividades físicas (ou aumentar a intensidade), mesmo não acompanhadas de dieta hipocalórica; participação em programa de medicina do estilo de vida que inclua aconselhamento comportamental; considerar farmacoterapia nos pacientes com IMC $\geq$ 27 kg/m^2 que apresentarem falência às propostas anteriormente citadas ou intervenção cirúrgica caso IMC $\geq$ 35 kg/m^2.

Doença biliar

Existe maior associação de obesidade com doenças biliares, sendo a doença calculosa a mais frequente entre elas. O aumento da síntese de colesterol hepático é direta e linearmente proporcional à gordura corporal, a bile é mais saturada (adquirindo assim característica mais litogênica) e pacientes com obesidade tendem a apresentar motilidade reduzida da vesícula biliar (o que contribui para agregação de cristais sólidos de colesterol e formação de cálculos).[40]

As orientações para pacientes com obesidade são iguais às orientações para pacientes sem obesidade, sendo a conduta expectante a mais indicada para os assintomáticos. Em caso de sintomas, indicam-se tratamento medicamentoso e jejum (ou retirada de alimentos mais colecinéticos), e, em caso de refratariedade no controle dos sintomas, considera-se o procedimento de colecistectomia cirúrgica. A técnica cirúrgica de escolha é a laparoscopia, mas sabe-se que em pacientes com IMC acima de 60 kg/m^2 pode não ser possível.

Em casos selecionados, cerca de 10% do total, em que o risco cirúrgico seja muito alto, em que os sintomas são controlados adequadamente com analgesia, em que haja menos de 3 episódios por mês, quando sintomas são leves a moderados, em cálculos menores do que 5 mm e radiolucentes, é possível a terapêutica com ácido ursodeoxicólico que atua por diferentes mecanismos: dessatura a bile, reduz a secreção de colesterol hepático e reduz a absorção de colesterol intestinal. Não é tratamento de escolha, em vista da alta recorrência após dissolução dos cálculos.

Baixa qualidade de vida relacionada à saúde e dores generalizadas

Trata-se de um aspecto prevalente em pacientes com obesidade, ao adotar a definição de qualidade de vida como a percepção individual de bem-estar frequentemente relacionada ao estado de saúde física e mental, os relacionamentos sociais e fatores econômicos e ambientais, mais especificamente a qualidade de vida relacionada à saúde (HRQL). Ao se comparar a população geral adulta pareando por idade e gênero, os pacientes com obesidade apresentam menores índices de HRQL.[41] Análises populacionais constatam que a obesidade aumenta os riscos de pior *performance* física e mental, sendo um dos fatores que provocam maior prejuízo à qualidade de vida.

A literatura mostra que a HRQL pode melhorar por meio de várias intervenções para perda de peso. Estudo randomizado demonstrou que os índices de HRQL de uma população com obesidade submetida a intervenção terapêutica apresentaram melhora física funcional, de saúde geral e saúde mental. No seguimento de 2 anos, mesmo nos participantes que apresentaram algum reganho de peso, foram mantidos esses melhores índices de HRQL, inferindo que a participação da dor física e de comorbidades representa importante fator causal para a menor qualidade de vida, independentemente do maior peso corporal.[42]

Osteoartrite

Osteoartrite é a síndrome clínica de dor articular associada a graus variados de limitação funcional e queda na qualidade de vida. Caracteriza-se por perda localizada de cartilagem, remodelamento ósseo adjacente e inflamação associada. Estudos demonstraram associação entre obesidade (usualmente identificada por IMC) e prevalência e incidência de osteoartrite de joelho (a articulação mais acometida), sendo a obesidade considerada o risco principal (e modificável).[43] Identifica-se que fatores metabólicos e humorais estejam associados à osteoartrite, o que justifica o comprometimento de articulações que não sofrem influência do peso, como as mãos.

Há evidências, já estabelecidas há longo tempo, que demonstram que a redução no IMC (≥ 2%) reduz o risco acumulado de desenvolvimento de osteoartrite de joelho em mais de 50%. Apesar de os estudos em sua maioria demonstrarem que perdas mais significativas de peso são necessárias para que haja melhoras articulares estruturais e sintomáticas, uma pequena perda de peso já pode beneficiar pessoas em alto risco para desenvolvimento de osteoartrite.[44]

A presença de sintomatologia com repercussões articulares refratárias ao tratamento conservador, mesmo nos pacientes com obesidade, é a principal indicação cirúrgica. Nesse mesmo estudo,[44] Kulkarni et al. identificaram que, apesar dos maiores desafios técnicos associados ao procedimento cirúrgico de artroplastia total de joelho (no curto e médio prazos), a doença por si só é um impeditivo para a perda de peso e da qualidade de vida de pacientes com obesidade. Paralelamente, ou previamente (mas não excluindo a indicação) ao procedimento cirúrgico articular, podem-se considerar medidas intervencionistas específicas (farmacológicas, de estilo de vida ou cirúrgicas) para a perda de peso visando à melhoria no contexto geral de saúde do paciente e melhorando os resultados da intervenção cirúrgica.

REFERÊNCIAS BIBLIOGRÁFICAS

1. Prado SD, Amparo-Santos L, Ferreira da Silva L, Arnaiz MB, Bosi MLM (orgs). Estudos socioculturais em alimentação e saúde: saberes em rede. Rio de Janeiro: EDUERJ, 2016. Sabor Metrópole Series, v.5. doi:10.7476/9788575114568.
2. Bray GA, Heisel WE, Afshin A, Jensen MD, Dietz WH, Long M, et al. The science of obesity management: an Endocrine Society Scientific Statement. Endocr Rev. 2018;39(2):79-132. doi:10.1210/er.2017-00253.
3. Brasil. Ministério da Saúde. Secretaria de Vigilância em Saúde. Departamento de Análise em Saúde e Vigilância de Doenças Não Transmissíveis. Vigitel Brasil 2018: vigilância de fatores de risco e proteção para doenças crônicas por inquérito telefônico: estimativas sobre frequência e distribuição sociodemográfica de fatores de risco e proteção para doenças crônicas nas capitais dos 26 estados brasileiros e no Distrito Federal em 2018. Ministério da Saúde, Secretaria de Vigilância em Saúde, Departamento de Análise em Saúde e Vigilância de Doenças não Transmissíveis. Brasília: Ministério da Saúde; 2019. Disponível em: https://portalarquivos2.saude.gov.br/images/pdf/2019/julho/25/vigitel-brasil-2018.pdf; acessado em: 17 de agosto de 2021.
4. Ribas Filho D, SVMM. Tratado de nutrologia. 2.ed. Barueri: Manole; 2019.
5. Sociedade Brasileira de Diabetes. Diretrizes da SBD 2019-2020. Disponível em: https://www.diabetes.org.br/profissionais/images/DIRETRIZES-COMPLETA-2019-2020.pdf.
6. Wharton S, Kuk JL, Luszczynski M, Kamran E, Christensen RAG. Liraglutide 3.0 mg for the management of insufficient weight loss or excessive weight regain post-bariatric surgery [published correction appears in Clin Obes. 2019 Dec;9(6):e12338]. Clin Obes. 2019;9(4):e12323. doi:10.1111/cob.12323.
7. Qi X. Review of the clinical effect of orlistat. IOP Conf Ser: Mater Sci Eng. 2008;301. Disponível em: https://iopscience.iop.org/article/10.1088/1757-899X/301/1/012063/pdf; acessado em: 17 de agosto de 2021.
8. Cummings DE, Rubino F. Metabolic surgery for the treatment of type 2 diabetes in obese individuals. Diabetologia. 2018;61(2):257-64. doi:10.1007/s00125-017-4513-y.
9. Klop B, Elte JWF, Cabezas MC. Dyslipidemia in obesity: mechanisms and potential targets. Nutrients. 2013;5:1218-40. doi:10.3390/nu5041218.
10. Vekic J, Zeljkovic A, Stefanovic A, Jelic-Ivanovic Z, Spasojevic-Kalimanovska V. Obesity and dyslipidemia. Metabolism. 2019 Mar;92:71-81. doi:10.1016/j.metabol.2018.11.005.
11. Faludi AA, Izar MCO, Saraiva JFK, Chacra APM, Bianco HT, Afiune A Neto, et al. Atualização da Diretriz Brasileira de Dislipidemias e Prevenção da Aterosclerose – 2017. Arq Bras Cardiol. 2017 v.109 n.2 supl. Disponível em: http://publicacoes.cardiol.br/2014/diretrizes/2017/02_DIRETRIZ_DE_DISLIPIDEMIAS.pdf; acessado em: 17 de agosto de 2021.
12. Kotsis V, Tsioufis K, Antza C, Seravalle G, Coca A, Sierra C, et al. Obesity and cardiovascular risk: a call for action from the European Society of Hypertension Working Group of Obesity, Diabetes and the High-risk Patient and European Association for the Study of Obesity: part B: obesity-induced cardiovascular disease, early prevention strategies and future research directions. J Hypertens. 2018;36:1441-55. doi:10.1097/HJH.0000000000001730.

13. Catapano AL, Graham I, De Backer G, Wiklund O, Chapman MJ, Drexel H, et al. 2016 ESC/EAS guidelines for the management of dyslipidaemias. Eur Heart J. 2016;14(37):2999-3058. doi:10.1093/eurheartj/ehw272.
14. Fox CS, Pencina MJ, Wilson PWF, Paynter NP, Vasan RS, D'Agostino RB. Lifetime risk of cardiovascular disease among individuals with and without diabetes stratified by obesity status in the Framingham Heart Study. Diabetes Care. 2008;31:1582-4.
15. Landsberg L, Aronne LJ, Beilin LJ, Burke V, Igel LI, Lloyd-Jones D, et al. Obesity related hypertension: pathogenesis, cardiovascular risk, and treatment: a position paper of The Obesity Society and the American Society of Hypertension. J Clin Hypertens (Greenwich). 2013;15:14-33.
16. American Heart Association. Overweight and Obesity Statistics – 2009. Update 2009.
17. Leggio M, Lombardi M, Caldarone E, Severi P, D'Emidio S, Armeni M, et al. The relationship between obesity and hypertension: an updated comprehensive overview on vicious twins. Hypertens Res. 2017;40:947-63. doi:10.1038/hr.2017.75.
18. Appel LJ. ASH position paper: dietary approaches to lower blood pressure. J Am Soc Hypertens. 2009;3:321-31.
19. Aucott L, Poobalan A, Smith WC, Avenell A, Jung R, Broom J. Effects of weight loss in overweight/obese individuals and long-term hypertension outcomes: a systematic review. Hypertension. 2005;45:1035-41.
20. Fagard RH. Exercise is good for your blood pressure: effects of endurance training and resistance training. Clin Exp Pharmacol Physiol. 2006;33:853-6.
21. Cox KL, Puddey IB, Morton AR, Burke V, Beilin LJ, McAleer M. Exercise and weight control in sedentary overweight men: effects on clinic and ambulatory blood pressure. J Hypertens. 1996;14:779-90.
22. Puddey IB, Beilin LJ. Alcohol is bad for blood pressure. Clin Exp Pharmacol Physiol. 2006;33:847-52.
23. Appel LJ. ASH position paper: dietary approaches to lower blood pressure. J Am Soc Hypertens. 2009;3:321-31.
24. Canoy D, Wareham N, Luben R, Welch A, Bingham S, Day N, et al. Cigarette smoking and fat distribution in 21,828 British men and women: a population-based study. Obes Res. 2005;13:1466-75.
25. Rhee MY, Na SH, Kim YK, Lee MM, Kim HY. Acute effects of cigarette smoking on arterial stiffness and blood pressure in male smokers with hypertension. Am J Hypertens. 2007;20:637-41.
26. Mozaffarian D, Hao T, Rimm EB, Willett WC, Hu FB. Changes in diet and lifestyle and long-term weight gain in women and men. N Engl J Med. 2011;364:2392-404.
27. DiNicolantonio JJ, Fares H, Niazi AK, Chatterjee S, D'Ascenzo F, Cerrato E, et al. β-blockers in hypertension, diabetes, heart failure and acute myocardial infarction: a review of the literature. Open Heart. 2015;2:e000230.
28. Kaplan HI, Sadock BJ. Compêndio de psiquiatria. 11.ed. Porto Alegre: Artes Médicas; 2017. p.543.
29. Teixeira AD. Maior o peso, menor o salário? O impacto da obesidade no mercado de trabalho [dissertação]. São Paulo: Universidade de São Paulo; 2016.
30. Centers for Disease Control and Prevention. Adult obesity: causes & consequences. Disponível em: https://www.cdc.gov/obesity/adult/causes.html; acessado em: 17 de agosto de 2021.
31. Instituto Nacional de Câncer – Inca. Disponível em: www.inca.gov.br; acessado em: 17 de agosto de 2021.
32. Lauby-Secrétan B, Scoccianti C, Loomis D, Grosse Y, Bianchini F, Straif K. Body fatness and cancer: viewpoint of the IARC Working Group. N Engl J Med. 2016; 375:794-8.
33. Ottaiano A, De Divitiis C, Capozzi M, Avallone A, Pisano C, Pignata S, et al. Obesity and cancer: biological links and treatment implications. Current Cancer Drug Targets; 2018;18: 231-8.
34. Ottaiano A, Nappi A, Tafuto S, Nasti G, De Divitiis C, Romano C, et al. Diabetes and body mass index are associated with neuropathy and prognosis in colon cancer patients treated with capecitabine and oxaliplatin adjuvant chemotherapy. Oncology. 2016;90:36-42.
35. Zhou G, Myers R, Li Y, Chen Y, Shen X, Fenyk-Melody J. Role of AMP activated protein kinase in mechanism of metformin action. J Clin Invest. 2001;108:1167-74.
36. Jiralerspong S, Palla SL, Giordano SH, Meric-Bernstam F, Liedtke C, Barnett CM. Metformin and pathologic complete responses to neoadjuvant chemotherapy in diabetic patients with breast cancer. J Clin Oncol. 2009;27:3297-302.

37. Senaratna CV, Perret JL, Lodge CJ, Lowe AJ, Campbell BE, Matheson MC. Prevalence of obstructive sleep apnea in the general population: a systematic review. Sleep Med Rev. 2017;34:70-81.
38. Modena D, Cazzo E, Cândido E, Baltieri L, Jaroslavsky L, Silveira B. Obstructive sleep apnea syndrome among obese individuals: A cross-sectional study. Rev Assoc Med Bras. 2017;63(10):862-8.
39. Hudgel D, Patel S, Ahasic A, Bartlett S, Bessesen D, Coaker M. The role of weight management in the treatment of adult obstructive sleep apnea. Am J Respir Crit Care Med. 2018;198(6):710-23.
40. Bonfrate L, Wang D, Garruti G, Portincasa P. Obesity and the risk and prognosis of gallstone disease and pancreatitis. Best Pract Res Clin Gastroenterol. 2014;28:623-35.
41. Lemstra M, Rogers M. Improving health-related quality of life through an evidence-based obesity reduction program: the Healthy Weights Initiative. J Multidiscip Healthc. 2016;9:103-9.
42. Blissmer B, Riebe D, Dye G, Ruggiero L, Greene G, Caldwell M. Health-related quality of life following a clinical weight loss intervention among overweight and obese adults: intervention and 24 month follow-up effects. Health Qual Life Outcomes. 2006;4:43.
43. National Clinical Guideline Centre (UK). Osteoarthritis: Care and Management in Adults. London: National Institute for Health and Care Excellence (UK); 2014 Feb.
44. Kulkarni K, Karssiens T, Kumar V, Pandit H. Obesity and osteoarthritis. Maturitas. 2016;89:22-8.
45. Nobrega FJD (org.). O que você quer saber sobre nutrição – Perguntas e respostas comentadas. Cap.42 – Durval Ribas Filho. Barueri: Manole; 2008. p.399-414.

21 Tratamento do diabetes ligado à obesidade

Fabiano Robert Neves da Cruz
Octaviano Tobias Nunes Botelho da Cruz
Durval Ribas-Filho
Orsine Valente

INTRODUÇÃO

Definição e dados epidemiológicos

Com etiologias diversas, o diabetes melito (DM) é uma doença metabólica, de caráter crônico, que atualmente vem alcançando proporções epidêmicas, principalmente em virtude do crescimento do diabetes melito tipo 2 (DM2). As anormalidades endócrinas observadas têm como elemento fundamental uma deficiência insulínica absoluta ou relativa que se manifesta por uma deficiente função secretora da insulina e/ou por uma resistência periférica à ação da insulina, culminando com a hiperglicemia e suas consequências.[1]

A Pesquisa Nacional de Saúde, realizada pelo Ministério da Saúde em parceria com o Instituto Brasileiro de Geografia e Estatística (IBGE) em 2013, mostrou que o DM atingia 9 milhões de brasileiros – o que correspondia a 6,2% da população adulta, com predomínio em mulheres, 5,4 milhões contra 3,6 milhões em homens.

As mudanças no estilo de vida (MEV) ocorridas nas últimas décadas, ligadas a dietas hipercalóricas ricas em açúcares e gordura e ao sedentarismo, têm contribuído para o aumento dos casos de obesidade e, consequentemente, do DM2, que responde por 90 a 95% dos casos de DM. Por esse motivo, este capítulo concentra-se principalmente no DM2 associado à obesidade, condição que tem sido chamada de diabesidade.

A nutroterapia, um dos pilares do tratamento da diabesidade, bem como de sua prevenção, deve obedecer a todas as demandas orgânicas, às especificidades de cada paciente e estar combinada à terapia farmacológica, objetivando alcançar níveis glicêmicos aceitáveis e prevenir as complicações tardias.

A classificação do DM tem sido baseada em sua etiologia (Quadro 1).[2]

Quadro 1 Classificação e etiologia do DM

1	**Tipo 1A**: deficiência de insulina por destruição autoimune das células beta comprovada por exames laboratoriais; **tipo 1B**: deficiência de insulina de natureza idiopática.
2	**DM tipo 2:** perda progressiva de secreção insulínica combinada com resistência à insulina.
3	**DM gestacional:** hiperglicemia de graus variados diagnosticada durante a gestação, na ausência de critérios de DM prévio.
4	**Outros tipos de DM:** monogênicos (*Mody*); diabetes neonatal; secundário a endocrinopatias; secundário a doenças do pâncreas exócrino; secundário a infecções; secundário a medicamentos.

DM: diabetes melito; *Mody: Maturity-onset diabetes of the young.*
Fonte: adaptado de American Diabetes Association, 2017.[2]

A diferença entre DM1 e DM2 baseia-se fundamentalmente em dados clínicos e epidemiológicos. Os sintomas clássicos como poliúria, polidipsia e polifagia estão presentes em quase 100% dos casos de DM1, ao passo que o DM2 é assintomático ou oligossintomático.

O DM1 é uma doença autoimune, poligênica, caracterizada pela deficiência completa na produção de insulina, consequente à destruição autoimune ou, mais raramente, idiopática, das células beta pancreáticas. É mais prevalente entre crianças e adolescentes, acomete igualmente ambos os sexos e, tipicamente, os pacientes têm índice de massa corporal (IMC) normal, mas a presença de sobrepeso e obesidade não exclui o diagnóstico. A invariável necessidade de insulinoterapia e a cetose são características marcantes. Divide-se em tipos 1A e 1B, a depender da presença ou da ausência de anticorpos circulantes, respectivamente.[1]

O DM2 envolve componentes genéticos (herança familiar) e ambientais, dentre eles hábitos alimentares e sedentarismo. Surge habitualmente após os 40 anos de idade e a maioria dos pacientes é obesa. Contudo, em virtude da obesidade, a prevalência de DM2 tem aumentado em adultos jovens, crianças e adolescentes. A obesidade cursa com resistência à ação da insulina, provocando hiperinsulinemia compensatória que contrapõe a insulinorresistência (IR). Com o tempo, em virtude da sobrecarga pancreática, instala-se o DM2.

Frequentemente, nesses pacientes, também se associa a hipertensão arterial sistêmica (HAS), a hipercolesterolemia e o aumento da circunferência abdominal, fatores que compõem a chamada síndrome metabólica, que se relaciona a maior suscetibilidade a eventos cardiovasculares.

O diabetes melito gestacional (DMG) consiste em uma intolerância à glicose, iniciada na gestação, de gravidade variável. Cabe salientar que a gestação é uma condição diabetogênica. O DMG representa a principal complicação metabólica da gestação. No estudo brasileiro sobre diabetes gestacional, o quadro foi diagnosticado em 7,6% das gestantes.

Outros tipos, menos comuns, também são classificados e incluem, por exemplo, defeitos genéticos que afetam as células beta e a ação da insulina, além de doenças do pâncreas exócrino[1].

DIAGNÓSTICO

A suspeita diagnóstica vem de sinais e sintomas típicos, como poliúria, polidipsia, polifagia e emagrecimento, ou de manifestações inespecíficas como cansaço fácil, desânimo, sonolência, alterações visuais e parestesias em extremidades.

Frequentemente, no pré-diabetes e no DM2, a doença é assintomática ou oligossintomática, daí a importância do rastreamento diante de fatores de risco como história familiar, obesidade, sedentarismo, histórico patológico pregresso de diabetes gestacional e presença de componentes da síndrome metabólica como HAS e dislipidemia.

Os respectivos exames e os critérios para diagnóstico,[2] para adultos não gestantes, encontram-se na Tabela 1.

Tabela 1 Critérios diagnósticos para DM recomendados pela American Diabetes Association (ADA) e pela Sociedade Brasileira de Diabetes (SBD)[2]

Exame	Normal	Pré-diabetes	Diabetes
Glicemia de jejum (mg/dL)	< 100	100-125	≥ 126
Glicemia 2 horas após TOTG com 75 g de glicose (mg/dL)	< 140	140-199 *	≥ 200
Hemoglobina glicada	< 5,7	5,7-6,4	≥ 6,5

TOTG: teste oral de tolerância à glicose.
*Também chamado de intolerância à glicose.

O DMG está diagnosticado quando pelo menos um dos critérios encontra-se presente: glicemia de jejum ≥ a 92 mg/dL; glicemia 1 hora após teste oral de tolerância à glicose (TOTG) com 75 g de glicose ≥ 180 mg/dL ou glicemia 2 horas após TOTG com 75 g de glicose ≥ 153 mg/dL.[2]

METAS TERAPÊUTICAS

A mudança no estilo de vida (MEV) constitui a base da terapêutica e perpassa pela abordagem nutroterápica e pelo abandono do sedentarismo, com inclusão de novos hábitos sustentáveis em longo prazo.

Considera-se um bom controle quando a hemoglobina glicada (HbA1c) está abaixo de 7%, glicemia capilar pré-prandial entre 70 e 130 mg/dL e pós-prandial inferior a 180 mg/dL.[3]

TRATAMENTO

Medidas não farmacológicas

Nutroterapia e nutroprevenção

Mudanças no estilo de vida, que incluem alimentação saudável e atividade física, podem retardar ou evitar o DM2, ao contrário do DM1. A genética tem papel importante em sua suscetibilidade, no entanto o sobrepeso e a obesidade associada ao sedentarismo influenciam sua gênese. A nutroterapia aplicada à redução de peso é imprescindível. A abordagem deve ter caráter cognitivo-comportamental, centrada no paciente, avaliando sua motivação, adaptando as recomendações às especificidades, com foco nas relações pessoais, sociais e psicossociais, objetivando levar informações consistentes, desmistificando crenças, desenvolvendo as habilidades necessárias para a autoeficácia, apoiando a tomada de decisão, o autogerenciamento e a resolução de problemas,[2] bem como promovendo apoio social de familiares e amigos.

A nutroterapia e a abordagem comportamental visam alcançar e manter, idealmente, no mínimo 7% de perda de peso, com redução estimada em 0,5 a 1 kg por semana, por meio de um plano alimentar com déficit de 500 a 750 kcal/dia ou que proporcione 1.200 a 1.500 kcal/dia para mulheres e 1.500 a 1.800 kcal/dia para homens.[4] Uma abordagem que enfatize o controle de porções e escolhas saudáveis, com metas alcançáveis, que respeitem os gostos e a rotina do paciente, pode melhorar sua adesão.

A ingestão dietética no DM segue recomendações semelhantes às definidas para a população geral[5] (Quadro 2).

Quadro 2 Composição nutricional do plano alimentar indicado para indivíduos com DM2

Macronutrientes	Ingestão diária recomendada
Carboidratos	Carboidratos totais: 45-60%. Não inferior a 130 g/dia
Sacarose	5%
Frutose	Não se recomenda sua adição aos alimentos
Fibra alimentar	Mínimo de 14 g/1.000 kcal – DM2: 30-50 g/dia
Gordura total	20-35% do VET
Ácidos graxos saturados	< 6% do VET
Ácidos graxos poli-insaturados	Completar de forma individualizada
Ácidos graxos monoinsaturados	5-15% do VET
Colesterol	< 300 mg/dia
Proteína	15-20% do VET
Micronutrientes	**Ingestão diária recomendada**
Vitaminas e minerais	As mesmas recomendações para a população sem diabetes
Sódio	Até 2.000 mg

DM2: diabetes melito tipo 2; VET: valor energético total (considerar as necessidades individuais, utilizando parâmetros semelhantes aos da população não diabética, em todas as faixas etárias).

Carboidratos

A ingestão deve ficar entre 45 e 60% do valor calórico total (VCT). Embora controverso, estudos indicam melhora do controle glicêmico e da sensibilidade à insulina ao comparar dietas com baixa e alta concentração de carboidratos. Monitorar a quantidade de carboidratos pode ser útil para melhorar os níveis glicêmicos pós-prandiais. Cabe salientar que não se recomendam quantidades inferiores a 130 g/dia. Nesse contexto, apesar da controvérsia, a literatura sobre índice glicêmico (IG) e carga glicêmica (CG) demostrou reduções de HbA1c de 0,2 a 0,5% em alguns estudos.[5]

Questiona-se, atualmente, se a sacarose altera o controle glicêmico. Porém, se consumida, deve haver substituição por outros carboidratos, considerando o aporte energético e de outros nutrientes que habitualmente o acompanham, como a gordura.[2]

É consenso a importância de limitar o consumo de alimentos processados e de incentivar o consumo de alimentos *in natura*, de carboidratos a partir de vegetais, frutas, grãos integrais, legumes e produtos lácteos, evitando fontes de carboidratos ricas em gorduras, açúcares e sódio.[2]

Fibras

As fibras insolúveis contribuem para a saciedade e o controle de peso, enquanto as solúveis apresentam efeitos benéficos na glicemia e no metabolismo dos lipídeos. Recomenda-se a ingestão de fibras entre 27 e 37 g/dia.[5]

Lipídeos

A ingestão deve ficar entre 20 e 35% do VCT,[5] com maior oferta de monoinsaturados e poli-insaturados. A quantidade de ácido graxo saturado, com o objetivo de reduzir o LDL-c, deve ser menor que 6% do VCT, evitando ao máximo as gorduras trans. Embora a atualização de 2017 das Diretrizes Brasileiras de Dislipidemia não definam um limite para o consumo de colesterol para prevenção da doença cardiovascular, recomenda-se no DM menos de 300 mg de colesterol/dia.[5]

Proteínas

A ingestão proteica usual (1 a 1,5 g por kg de peso corporal/dia), representando 15 a 20% do VCT, é mantida para aqueles com DM e função renal preservada.[2] Sugere-se o aumento para 1,5 a 2 g por kg de peso corporal/dia, ou 20 a 30% do VCT, durante o processo de redução de peso, quando necessário, em pacientes com função renal preservada. Em pacientes com albuminúria e/ou taxa de filtração glomerular estimada reduzida, a proteína deve ser mantida na dose diária recomendada de 0,8 g por kg de peso corporal/dia.[2]

Micronutrientes

Vitaminas e minerais

O plano alimentar deve contar com no mínimo 2 a 4 porções de frutas e 3 a 5 porções de hortaliças cruas e cozidas[2] para atingir a demanda diária. Apesar de se reconhecer os efeitos antioxidantes dos alimentos funcionais e estimular seu consumo, a suplementação rotineira de antioxidantes não é aconselhável.[2]

O uso da metformina pode causar deficiência de vitamina B12, uma das prováveis causas de neuropatia diabética.[2] A deficiência de vitamina D é relacionada com o mau controle glicêmico. Os efeitos positivos da vitamina D seriam a sensibilidade à insulina, bem como sua secreção e a diminuição do estado inflamatório.[5]

Com relação aos minerais, as deficiências mais comuns envolvem o zinco e o magnésio e parecem estar relacionadas ao aumento das concentrações de HbA1c, progressão do diabetes e complicações. A suplementação deve se relacionar à deficiência e ser individualizada. Não há evidências suficientes quanto ao benefício da suplementação de vitaminas e minerais em indivíduos com diabetes que não apresentem deficiência.[2]

Sódio

Deve-se limitar o consumo de sódio em menos de 2.300 mg/dia, embora restrição adicional, até 1.500 mg/dia, possa ser indicada àqueles com hipertensão arterial e DM.

A abordagem dietética para parar a hipertensão (DASH) enfatiza a importância do consumo de frutas, legumes e produtos lácteos com baixo teor de gordura; considera, ainda, grãos integrais, aves, peixes e nozes, além do consumo reduzido de gorduras saturadas e carnes vermelhas.[5]

Bebidas alcoólicas

O álcool afeta a dieta e a glicemia. Interfere na ação da insulina, dos secretagogos de insulina e do glucagon, aumentando o risco de hipoglicemia. Pode ainda reduzir os níveis glicêmicos e a consciência da hipoglicemia. A ingestão diária deve ser limitada a 1 dose ou menos para mulheres e a 2 doses ou menos para homens. Entende-se por uma dose 150 mL de vinho (uma taça), 360 mL de cerveja (uma lata pequena) ou 45 mL de destilados (uma dose com dosador padrão), medida equivalente a 15 g, em média, de etanol.[5]

Edulcorantes

Não são essenciais, mas podem favorecer o convívio social e dar flexibilidade à dieta. As agências reguladoras estabelecem a ingestão diária aceitável (IDA) para cada adoçante.[2] A IDA para os principais tipos de adoçantes consumidos pela população brasileira é:

- Aspartame: 40 mg/kg.
- Acessulfame: 15 mg/kg.
- Sacarina: 5 mg/kg.
- Ciclamato: 11 mg/kg.
- Sucralose: 15 mg/kg.
- Estévia: 4 mg/kg.[6]

Atividade física

A prática constitui uma das bases do tratamento da obesidade e do DM. Favorece o balanço energético negativo, auxilia na redução/manutenção de peso perdido, aumenta a sensibilidade à insulina, reduz os níveis pressóricos, aumenta o HDL-c, beneficia o desenvolvimento e a manutenção dos ossos e músculos, além de melhorar a autoestima e as relações interpessoais do paciente.

Deve-se incentivar a prática regular de atividade física, de forma individualizada, respeitando limitações como tipo de diabetes, idade, objetivos da prática esportiva e a presença de comorbidades e/ou complicações clínicas.

Pode ser necessária, embora não obrigatória, uma avaliação prévia ao programa de exercícios, especialmente na presença ou na suspeita de complicações relacionadas ao DM, como doença arterial cardiovascular, hipertensão arterial, retinopatia, tabagismo, neuropatia ou comprometimento tanto macro quanto microvascular,[7] bem como naqueles que vão começar uma atividade de moderada a intensa, a fim de identificar complicações e prevenir lesões.

Não há boas evidências sobre o benefício do teste ergométrico prévio à prática de exercícios, no entanto o *United Kingdom prospective diabetes study* (*UKPDS*) *risk engine*[8] recomenda o teste em qualquer paciente com diabetes e risco cardiovascular acima de 10% em 10 anos.

Preconiza-se atividade aeróbica moderada mínima de 150 minutos por semana, definida por frequência cardíaca (FC) mantida entre 50 e 70% da FC máxima; ou 75 minutos por semana de exercício físico intenso, definido por FC superior a 70% da FC máxima. Além disso, recomendam-se exercícios físicos de resistência ao menos 3 vezes por semana.[9]

Cuidados com os pés na atividade aeróbica são fundamentais no diabetes, bem como as situações de hiper e hipoglicemia.[9]

Tratamento farmacológico

É consenso entre as entidades americana, europeia e brasileira de diabetes (ADA, EASD e SBD) que pacientes recém-diagnosticados devem ser orientados a iniciar, além da mudança do estilo de vida, o uso de agentes antidiabéticos (Quadro 3).[5]

Quadro 3 Agentes antidiabéticos disponíveis no Brasil

Medicamentos (posologia, mg e nome comercial)	Mecanismo de ação	Redução da glicemia de jejum (mg/dL)	Redução de HbAa1c (%)	Vantagens	Desvantagens	Contraindicação
Sulfonilureias						
Clorpropamida 125-500; Glibenclamida (Daonil®) 2,5-20; Glipizida (Minidiab®) 2,5-20; Gliclazida (Diamicron®) 40-320; Gliclazida MR (Diamicron MR®) 30-120; Glimepirida (Amaryl®, Azulix®, Diamellitus®, Glianson®, Betes®, Bioglic®, Diabemed®) 1-8, uma a duas tomadas/dia.	Aumento da secreção de insulina.	60-70	1,5-2	Experiência extensa com as drogas. Redução do risco de complicações microvasculares (UKPDS). Redução relativamente maior da HbA1c.	Hipoglicemia e ganho ponderal (clorpropamida favorece o aumento de peso e não protege contra retinopatia).	Gravidez, insuficiência renal ou hepática.
Metiglinidas						
Repaglinida (Prandin®, Novonorm®, Posprand®) 0,5-16; Nateglinida (Stalix®, Starform®) 120-360, três tomadas/dia.	Aumento da secreção de insulina.	20-30	1-1,5	Redução do espessamento médio intimal carotídeo (repaglinida). Redução da variabilidade da glicose pós-prandial. Flexibilidade de dose.	Hipoglicemia e ganho ponderal discreto.	Gravidez
Biguanidas						
Metformina (Glifage®) 1.000-2.550 duas a três tomadas/dia Metformina XR (Glifage XR®) 1.000-2.550, duas a três tomadas/dia.	Redução da produção hepática de glicose com menor ação sensibilizadora da ação insulínica.	60-70	1,5-2	Experiência extensa com a droga. Redução relativamente maior da HbA1c. Diminuição de eventos cardiovasculares. Prevenção de DM2. Melhora do perfil lipídico. Diminuição do peso.	Desconforto abdominal, diarreia e náusea. A apresentação (XR) causa menos efeitos gastrointestinais. Deficiência de vitamina B12. Risco de acidose lática (raro).	Insuficiência renal (TFG < 30 mL min/1,73 m^2), insuficiências hepática, cardíaca ou pulmonar e acidose grave.

(continua)

Quadro 3 Agentes antidiabéticos disponíveis no Brasil *(continuação)*

Medicamentos (posologia, mg e nome comercial)	Mecanismo de ação	Redução da glicemia de jejum (mg/dL)	Redução de HbAa1c (%)	Vantagens	Desvantagens	Contraindicação
Inibidores da alfaglicosidase						
Acarbose (Aglucose®) 50-300, três tomadas/dia.	Retardo da absorção de carboidratos.	20-30	0,5-0,8	Prevenção de DM2. Redução do espessamento médio intimal carotídeo. Melhora do perfil lipídico. Redução da glicose pós-prandial. Rara hipoglicemia. Menos eventos cardiovasculares.	Meteorismo, flatulência e diarreia. Redução discreta da HbA1c.	Gravidez
Glitazonas						
Pioglitazona (Actos®, Stanglit®, Pioglit®) 15-45, uma tomada/dia.	Aumento da sensibilidade à insulina em músculo, adipócito e hepatócito (sensibilizadores da insulina).	35-65*	0,5-1,4*	Prevenção de DM2. Redução do espessamento médio intimal carotídeo. Melhora do perfil lipídico. Redução da gordura hepática. Rara hipoglicemia. Redução relativamente maior da HbA1c. Redução dos triglicérides.	Retenção hídrica, anemia, ganho ponderal, insuficiência cardíaca e fraturas.	Insuficiência cardíaca classes III e IV. Insuficiência hepática. Gravidez.

(continua)

Quadro 3 Agentes antidiabéticos disponíveis no Brasil *(continuação)*

Medicamentos (posologia, mg e nome comercial)	Mecanismo de ação	Redução da glicemia de jejum (mg/dL)	Redução de HbAa1c (%)	Vantagens	Desvantagens	Contraindicação
Gliptinas (inibidores da Dpp-4)						
Sitagliptina (Januvia®) 50-100, uma ou duas tomadas/dia; vildagliptina (Galvus®) 50, duas tomadas/dia; saxagliptina (Onglyza®) 2,5 ou 5, uma tomada/dia; linagliptina (Trayenta®) 5, uma tomada/dia; alogliptina (Nesina®) 6,25, 12,5 ou 25, uma tomada/dia.	Aumento do nível de GLP-1, com aumento da síntese e da secreção de insulina, além da redução de glucagon.	20*	0,6-0,8	Aumento da massa de células beta em modelos animais. Segurança e tolerabilidade. Efeito neutro no peso corporal. Rara hipoglicemia.	Angioedema e urticária. Possibilidade de pancreatite aguda. Aumento das internações por insuficiência cardíaca (saxagliptina e alogliptina?).	Hipersensibilidade aos componentes do medicamento.
Análogos do GLP-1						
Exenatida (Byetta®) 5 e 10 mcg uma injeção antes do desjejum e outra antes do jantar, via SC; exenatida de liberação prolongada (Bydureon®) 2, uma vez por semana, via SC; liraglutida (Victoza®) 0,6, 1,2 e 1,8, uma injeção ao dia, sempre no mesmo horário, via SC, independentemente do horário da refeição; lixisenatida (Lyxumia®) 10 e 20 mcg, uma injeção ao dia, sempre no mesmo horário, via SC, independentemente do horário da refeição; dulaglutida (Trulicity®) 0,75 e 1,5, uma injeção uma vez por semana, via SC.	Aumento do nível de GLP-1, com aumento da síntese e da secreção de insulina, além da redução de glucagon. Retardo do esvaziamento gástrico. Saciedade.	30*	0,8-1,2	Aumento da massa de células beta em modelos animais. Redução do peso. Redução da pressão arterial sistólica. Rara hipoglicemia. Redução da variabilidade da glicose pós-prandial. Redução de eventos cardiovasculares e mortalidade em pacientes com DCV (liraglutida – *Leader*).	Hipoglicemia, principalmente quando associados a secretagogos. Náusea, vômitos e diarreia. Aumento da frequência cardíaca. Possibilidade de pancreatite aguda. Injetável.	Hipersensibilidade aos componentes do medicamento.

(continua)

Quadro 3 Agentes antidiabéticos disponíveis no Brasil *(continuação)*

Medicamentos (posologia, mg e nome comercial)	Mecanismo de ação	Redução da glicemia de jejum (mg/dL)	Redução de HbAa1c (%)	Vantagens	Desvantagens	Contraindicação
Inibidores do SGLT2						
Dapagliflozina (Forxiga®) 5-10, uma vez ao dia, em qualquer horário; empagliflozina (Jardiance®) 10-25, uma vez ao dia, em qualquer horário; canagliflozina (Invokana®) 100-300, uma vez ao dia, em qualquer horário.	Inibidor de receptor SGLT2. Prevenção da reabsorção de glicose no túbulo proximal renal. Promoção de glicosúria.	30*	0,5-1	Rara hipoglicemia. Redução do peso. Redução da pressão arterial. Redução de eventos cardiovasculares e mortalidade em pacientes com DCV (empagliflozina – *Empareg*).	Infecção genital e urinária. Poliúria. Depleção de volume, hipotensão e confusão mental. Aumento do LDL-c. Aumento transitório da creatinina. Cetoacidose diabética.	Não devem ser usados em pacientes com disfunção renal moderada a grave (com TFG estimada persistentemente inferior a 45 mL/min/1,73 m^2 – MDRD ou depuração de creatinina persistentemente menor ≤ a 60 mL/min – Cockcroft-Gault).

HbA1c: hemoglobina glicada; *UKPDS*: *United Kingdom Prospective Diabetes Study*; XR: *extended release* (liberação prolongada); DM2: diabetes melito tipo 2; TFG: taxa de filtração glomerular; DPP-4: enzima dipeptidil peptidase 4; GLP-1: peptídeo semelhante a glucagon 1; SGLT2: inibidor do cotransportador de sódio/glicose 2; SC: subcutânea; DCV: doença cardiovascular; *Leader*: *Liraglutide effect and action in diabetes: evaluation of cardiovascular outcome results*; *EMPA-REG*: *Empagliflozin cardiovascular outcome event trial in type 2 diabetes mellitus patients*; LDL-c: colesterol da lipoproteína de baixa densidade; MDRD: *modification on diet in renal disease* (modificação de dieta na doença renal).

* Reduções médias da glicemia de jejum e da HbA1c para monoterapia. No caso de terapia combinada, pode ocorrer efeito sinérgico, com potencialização da redução dos níveis glicêmicos.

Fonte: adaptado de Diretrizes da Sociedade Brasileira de Diabetes 2017-2018.[5]

ESCOLHENDO O AGENTE ANTIDIABÉTICO

Nos últimos 20 anos, o avanço no tratamento do diabetes deu-se pela evolução do conhecimento fisiopatológico da doença. Considerando o tema do capítulo, questiona-se: Qual seria o antidiabético ideal para o paciente diabético e obeso? Seria interessante que promovesse redução de peso ou o mantivesse, tivesse baixo de risco de hipoglicemia e reduzisse o risco cardiovascular.[10] Além disso, devem-se observar não só as comorbidades presentes, valores de glicemia em jejum, pós-prandial e Hb1ac, mas também possíveis interações com outros medicamentos, reações adversas, contraindicações e ainda o custo do medicamento e preferência do paciente.

Conforme recomendações das diretrizes brasileira e americana (SBD e ADA), na prática clínica, a melhor escolha dependerá da função pancreática existente (Figura 1 e Quadro 4). O paciente com quadro inicial de DM2, quando predomina a IR, deve ser tratado de forma distinta daquele paciente com muitos anos de evolução da doença, quando a principal característica é a insulinopenia.

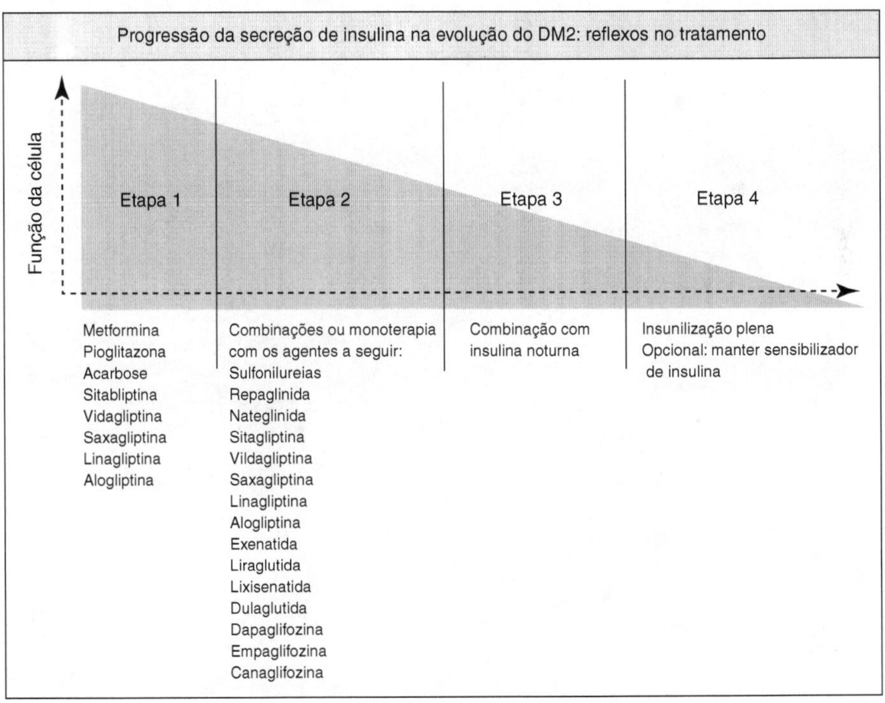

Figura 1 Algoritmo terapêutico para o tratamento de acordo com a progressão da doença.

DM2: diabetes melito tipo 2.

Fonte: adaptado de Diretrizes da Sociedade Brasileira de Diabetes 2017-2018.[5]

Quadro 4 Tratamento do DM tipo 2

<table>
<tr><th colspan="8">Monoterapia</th></tr>
<tr><td colspan="6">Dieta, atividade física e perda de peso (MEV): definir metas de HbA1c + MTF (500 mg – 2g)</td><td colspan="2">Se GJ ≥ 300 mg/dL, HbA1c ≥ 10% ou sintomático acrescentar terapia SC (aGLP-1 ou insulina)</td></tr>
<tr><td colspan="8">Após 3 meses se HbA1c permanece acima da meta = acrescentar o segundo anti-DM</td></tr>
<tr><th colspan="8">Terapia dupla</th></tr>
<tr><td></td><td></td><td>+</td><td>+</td><td>+</td><td>+</td><td>+</td><td>+</td></tr>
<tr><td>Droga</td><td>MTF</td><td>Sulfa</td><td>TZD</td><td>iDPP-4</td><td>iSGLT2</td><td>aGLP-1</td><td>Insulina basal</td></tr>
<tr><td>Eficácia</td><td>Alta</td><td>Alta</td><td>Alta</td><td>Média</td><td>Média</td><td>Alta</td><td>Mais alta</td></tr>
<tr><td>Hipoglicemia</td><td>Baixo risco</td><td>Médio risco</td><td>Baixo risco</td><td>Baixo risco</td><td>Baixo risco</td><td>Baixo risco</td><td>Alto risco</td></tr>
<tr><td>Peso</td><td>↓/↔</td><td>↑</td><td>↑</td><td>↔</td><td>↓</td><td>↓</td><td>↑</td></tr>
<tr><td>Custo</td><td>baixo</td><td>Baixo</td><td>Baixo</td><td>Alto</td><td>Alto</td><td>Alto</td><td>Variável</td></tr>
<tr><td>Principais efeitos adversos</td><td>Gastrointestinais. Acidose láctica.</td><td>Hipoglicemia</td><td>Edema, ICC</td><td>Raro</td><td>Geniturinários, desidratação</td><td>Gastrointestinais</td><td>Hipoglicemia</td></tr>
<tr><td colspan="8">Após 3 meses se HbA1c permanece acima da meta = acrescentar o terceiro anti-DM</td></tr>
<tr><th colspan="8">Terapia tríplice</th></tr>
<tr><td colspan="2" rowspan="2">MEV +</td><td>MTF + Sulfa +</td><td>MTF + TZD +</td><td>MTF + iDPP-4 +</td><td>MTF + iSGLT2 +</td><td>MTF + aGLP-1 +</td><td>MTF + Insulina +</td></tr>
<tr><td>TZD ou iDPP-4 ou iSGLT2 ou aGLP-1 ou insulina</td><td>Sulfa ou iDPP-4 ou iSGLT2 ou aGLP-1 ou insulina</td><td>Sulfa ou iSGLT2 ou insulina</td><td>Sulfa ou TZD ou iDPP-4 ou aGLP-1 ou insulina</td><td>Sulfa ou TZD ou iSGLT2 ou insulina</td><td>TZD ou iDPP-4 ou iSGLT2 ou aGLP-1</td></tr>
<tr><td colspan="8">Após 3 meses se HbA1c permanece acima da meta = terapia injetável em combinação</td></tr>
<tr><th colspan="8">Terapia injetável em combinação</th></tr>
<tr><td colspan="2" rowspan="2">MEV +</td><td>MTF +</td><td>MTF +</td><td>MTF +</td><td>MTF +</td><td>MTF +</td><td>MTF +</td></tr>
<tr><td colspan="6">Insulina basal + insulina prandial ou pré-mistura ou aGLP1</td></tr>
</table>

MEV: mudança no estilo de vida; GJ: glicemia de jejum; HbA1c: hemoglobina glicada; MTF: metformina; DM: diabetes melito; SGLT2: inibidor do cotransportador de sódio/glicose 2; iDPP-4: inibidor da enzima dipeptidil peptidase 4; aGLP-1: análogo do peptídeo semelhante a glucagon 1; Sulfa: sulfonilureias; TZD: tiazídicos; ICC: insuficiência cardíaca congestiva; SC: subcutânea.

Fonte: adaptado de ADA, 2018.[10]

Na etapa 1, período inicial do DM2, caracterizado por hiperglicemia discreta, obesidade e IR, recomendam-se os medicamentos que não aumentam a secreção de insulina nem estimulam o ganho de peso, sendo a metformina o fármaco de escolha. Se houver intolerância à metformina, outra opção para a monoterapia inicial são as gliptinas, os inibidores do SGLT2 ou um análogo do GLP-1.

Na etapa 2, com diminuição da secreção de insulina, é correta a indicação de um secretagogo, possivelmente em combinação com sensibilizadores insulínicos. Ainda na fase 2, a insulina basal pode ser outra opção.

Na etapa 3, com a progressão da perda de secreção da insulina, geralmente após uma década de evolução da doença e já com perda de peso e/ou comorbidades presentes, é necessário associar aos agentes orais uma injeção de insulina antes de o paciente dormir.

Na etapa 4, enfim, quando predomina clara insulinopenia, o paciente deve receber uma ou duas aplicações de insulina (NPH) ou análogos de ação prolongada, em acompanhamento de insulina prandial R (rápida) ou ultrarrápida (análogos) antes das refeições. Nessa fase, um agente oral sensibilizador combinado com insulinização costuma reduzir as doses de insulina e auxiliar na melhora do controle metabólico.[5]

É necessário observar o controle dos níveis glicêmicos e a titulação dos diferentes fármacos, a cada 2 a 3 meses, durante o ajuste terapêutico do paciente com DM.[5]

TRATAMENTO DA OBESIDADE

A obesidade contribui para agravar a IR e a hiperglicemia, além de ser um fator de risco independente para doença arteriosclerótica. Uma perda ponderal de 5 a 10% pode trazer benefícios importantes para o controle da pressão arterial, dos níveis glicêmicos e dos lipídeos.[11] Medicamentos que contribuem para perda de peso, como liraglutida, orlistate, sibutramina, lorcaserina, anfepramona, femproporex, mazindol, bem como as associações, bupropiona + naltrexona, topiramato + fentermina, podem ser utilizados em pacientes com IMC maior que 27 kg/m^2.

CIRURGIA BARIÁTRICA/METABÓLICA

Diversos estudos constataram os benefícios da cirurgia bariátrica em paciente com obesidade (IMC > 35 kg/m^2) e DM2, com reversão da hiperglicemia em até 90% dos pacientes. Mesmo antes da perda de peso observa-se a melhora nos níveis da glicemia ou mesmo a reversão do DM2, fato aparentemente relacionado com o melhor funcionamento das incretinas.[12] Metanálise de estudos de cirurgia bariátrica, com 3.188 participantes portadores de DM2, demonstrou que 78% alcançaram remissão do diabetes (glicemia normal sem medicamentos), taxas que foram sustentadas em estudos que tiveram seguimento superior a 2 anos.[12] Alguns grupos têm proposto a cirurgia para diabéticos tipo 2 com IMC entre 30 e 35 kg/m^2. O International Diabetes Federation (IDF) recomendou que tal conduta pudesse ser considerada nos casos em que não se alcançou bom controle com MEV e tratamento medicamentoso, especialmente na presença de comorbidades importantes.[13]

CONCLUSÃO

O diagnóstico e o tratamento precoce da diabesidade são fundamentais na prevenção de suas complicações. A nutroterapia, a atividade física, a escolha da terapia hipoglicemiante e a definição de metas são essenciais ao tratamento. Várias opções terapêuticas estão disponíveis, e estratégias diferentes têm sido propostas.

No momento do diagnóstico, metformina, juntamente com modificações no estilo de vida, devem ser indicados, objetivando HbA1c menor que 7%, ou dentro da meta previamente estipulada. Para pacientes com HbA1c maior que 9%, terapia combinada inicial deve ser considerada.[10] A insulina pode ser utilizada em uma terapia inicial, juntamente com metformina, nos pacientes sintomáticos, com glicemia maior que 300 mg/dL e/ou HbA1c maior que 10%.

Diante da falha terapêutica com essas abordagens, existem três opções principais:

1. A combinação de 3 fármacos orais.
2. Combinar 2 fármacos orais e 1 análogo GLP-1.
3. Associar 2 fármacos orais e insulina basal.

Insulinoterapia intensiva deve ser reservada aos casos refratários aos esquemas citados.

Visando reduzir a morbidade associada ao DM2, recomenda-se controlar os níveis lipídicos, pressóricos e glicêmicos, além do peso corporal. Nesse contexto, o tratamento farmacológico da obesidade e a cirurgia bariátrica devem ser considerados para todo paciente com IMC maior que 30 e 35 kg/m^2, respectivamente.[11,13]

REFERÊNCIAS BIBLIOGRÁFICAS

1. Lyra R, Azevedo Júnior LGG, Diniz ET, Ibiapina GR, Veloso IGL, Frasão K, et al. Diabetes melito: classificação e diagnóstico. In: Vilar L. Endocrinologia clínica. 6.ed. Rio de Janeiro: Guanabara Koogan; 2016. p.641-56.
2. American Diabetes Association. Standards of medical care in diabetes. Diabetes Care. 2017;40 (Suppl1):1-131.
3. Ribas Filho D, Suen VMM. Tratado de nutrologia. Foss-Freitas MC, Foss MC, Foss NT. 2a ed. Barueri: Manole; 2018. p.545-63.

4. Franz MJ, Boucher JL, Rutten-Ramos S, Van Worner JJ. Lifestyle weight-loss intervention outcomes in overweight and obese adults with type 2 diabetes: a systematic review and meta-analyses of randomized clinical trials. J Acad Nutr Diet. 2015 Sep;115(9):1447-63.
5. Sociedade Brasileira de Diabetes. Diretrizes da Sociedade Brasileira de Diabetes 2017-2018. São Paulo: Clannad; 2017.
6. Sales P, Halpern A, Cercato C. O essencial em endocrinologia. Rio de Janeiro: Roca; 2017. p.555-7.
7. American Diabetes Association. Physical activity/exercise and diabetes. Diabetes Care. 2004;27 (Suppl.1):58-62.
8. The Oxford Centre for Diabetes, Endocrinology and Metabolism. UKPDS risk engine. Disponível em: https://www.dtu.ox.ac.uk/riskengine/; acessado em: 1 de outubro de 2018.
9. Sales P, Halpern A, Cercato C. O essencial em endocrinologia. Rio de Janeiro: Roca; 2017. p.753-63.
10. American Diabetes Association. Pharmacologic Approaches to Glycemic Treatment: Standards of Medical Care in Diabetes - 2018. Diabetes Care. 2018;41(Supl.1):S73-S85.
11. Lyra R, Cavalcanti N, Albuquerque JL, Thé AC, Vilar L. Tratamento farmacológico do diabetes melito tipo 2. In: Vilar L. Endocrinologia clínica. 6.ed. Rio de Janeiro: Guanabara Koogan; 2016. p.657-87.
12. Sjostrom L, Lindroos AK, Peltonen M, Torgerson J, Bouchard C, Carlsson B, et al. Lifestyle diabetes, and cardiovascular risk factors 10 years after bariatric surgery. N Engl J Med. 2004;351:2683-93.
13. Dixon JB, Zimmet P, Alberti KG; International Diabetes Federation Task-force on Epidemiology and Prevention. Bariatric surgery: an IDF statement for obese type 2 diabetes. Arq Bras Endocrinol Metabol. 2011;55:367-82.

22 Obesidade e doença hepática gordurosa não alcoólica

Marcelo Yaffé
Valentina Sugo
Maria del Rosário Zariategui de Alonso

INTRODUÇÃO

A obesidade é uma doença crônica que ocorre como resultado de um distúrbio metabólico sistêmico levando ao acúmulo excessivo de gordura corporal. Nos últimos anos, a obesidade, além de ser um fator de risco comum para várias condições, como diabetes, doenças cardiovasculares e certos tipos de câncer, mostrou estar associada a um risco aumentado de fígado gorduroso não relacionada ao consumo abusivo de álcool, entidade que varia da simples esteatose à esteato-hepatite com graus variáveis de fibrose e que atualmente é considerada a doença hepática mais frequente nos países ocidentais (Tabela 1).

A doença hepática gordurosa não alcoólica (DHGNA, ou NAFLD em inglês) é definida como uma entidade clinicopatológica que engloba um amplo espectro de lesões que ocorrem no fígado, na ausência de consumo crônico de álcool (consumo tóxico) e caracterizada pela presença de esteatose hepática macrovesicular em quantidade suficiente para causar lesão hepática. Ela abrange um espectro de condições que variam de esteatose hepática benigna a inflamação com ou sem fibrose, como observado em pessoas com esteato-hepatite não alcoólica (EHNA, ou NASH em inglês). A esteato-hepatite pode progredir para cirrose com seu risco aderente de desenvolver carcinoma hepatocelular (CHC).[1]

Em 1980, Ludwig et al. descreveram o termo NASH pela primeira vez ao descrever, em uma série de 20 pacientes sem história de alcoolismo, mas com dados bioquímicos e histológicos compatíveis com hepatite alcoólica, um estado inflamatório com características indistinguíveis das observadas em alcoólatras com hepatite. Desde então, um longo caminho foi percorrido, incluindo os aspectos semânticos, etiopatogênicos, diagnósticos e terapêuticos dessa entidade.

A origem da esteatose hepática decorre da falta de equilíbrio entre a aquisição e a eliminação dos triglicerídeos. Esses ácidos graxos usados para a formação de triglicerídeos são derivados de três fontes: 1. tecido adiposo; 2. síntese *de novo*; e

Tabela 1 Causas de fígado gordo não alcoólico

Causas gerais ou sistêmicas	Nutricionais	Genéticas ou metabólicas	Hepatotoxicidade por drogas
Hepatite C	Desnutrição aguda	Doença de Wilson	Álcool
Doença sistêmica aguda	Perda de peso repentina	Deficiência de alfa-1 antitripsina	*Ecstasy*
Doença inflamatória intestinal	Desnutrição proteico-calórica	Hemocromatose	Cocaína
Supercrescimento bacteriano intestinal	Nutrição parenteral	Fibrose cística e síndrome de Shwachman	Ácido acetilsalicílico
Doença celíaca	Anorexia nervosa	Galactosemia	Anti-inflamatórios não esteroides
Síndrome nefrótica	Caquexia	Frutosemia	Bloqueadores do canal de cálcio
Ovário policístico	Cirurgia da obesidade	Doença de deposição de glicogênio (tipos I e II)	Estrogênios, corticosteroides
Doença da tireoide	Dieta rica em carboidratos	Doença de depósito de ésteres de colesterol	Amiodarona
Distúrbios hipofisários hipotalâmicos		Defeito de oxidação de ácidos graxos na mitocôndria e peroxissomo	Maleato de perexilina
Gravidez		Lipodistrofias	Cloroquina
Insuficiência cardíaca		Abeta ou hipobeta-lipoproteinemia	Tetraciclina
Apneia obstrutiva do sono		Defeitos na oxidação alfa-beta	Tamoxifeno
Doenças neoplásicas		Porfiria cutânea tardia	Valproato
		Hiperlipoproteinemias familiares	Metotrexato
		Homocistinúria	Zidovudina e tratamentos anti-HIV
		Tirosinemia tipo 1	Solventes
		Defeito na síntese de ácido biliar	Jogo
		Defeito de glicosilação congênita	Pesticidas
		Síndrome de Turner	Petroquímicos
		Acidose orgânica	Cogumelos tóxicos
		Deficiência de citrina	

3. dieta. Sobre isso, é fundamental agir, já que aproximadamente 20% da ingestão diária vai para o fígado. O resultado é o acúmulo de triglicerídeos no citoplasma do hepatócito, que evolutivamente pode gerar necroinflamação e fibrose, levando a insuficiência hepática, cirrose e CHC.

EHNA é a forma progressiva de DHGNA e essa etapa parece ser necessária para a transição para cirrose, insuficiência hepática e CHC. As evidências mostraram que, quando a DHGNA progride para cirrose, muitos dos achados histológicos típicos podem ser perdidos e ser semelhantes em vários estados de doença, o que significa que a DHGNA pode ser responsável por um grande número de casos de cirrose de etiologia incerta ou "criptogênica".

A prevalência de DHGNA continua aumentando em paralelo com as taxas de obesidade. Como resultado, a cirrose da DHGNA se tornou uma indicação comum para o transplante de fígado, atualmente a terceira indicação mais comum para o transplante de fígado nos Estados Unidos, atrás da hepatite C e da doença hepática alcoólica, mas prevê-se que se torne mais comum nos próximos anos.

Obesidade e resistência à insulina (RI) foram identificadas como principais fatores patogênicos associados à DHGNA. Essa associação estabeleceu uma ligação clara entre a DHGNA e a síndrome metabólica (SM), que atualmente é considerada uma manifestação hepática de doença metabólica sistêmica.

Embora a DHGNA seja tradicionalmente considerada uma doença hepática de prognóstico benigno, na realidade é uma entidade clínica dinâmica que, em sua livre evolução, pode levar a complicações graves para o paciente, além de piorar seu prognóstico.

Nos últimos anos, foi demonstrado que os pacientes com DHGNA que progridem para EHNA têm uma taxa de sobrevida significativamente menor do que a população em geral.

Uma metanálise recente mostrou que a DHGNA aumentou a mortalidade geral em 57%, principalmente por causas relacionadas ao fígado em pacientes com doenças cardiovasculares, e um risco duplo de incidência de diabetes melito tipo 2 (DM2). Além disso, há risco aumentado de doenças crônicas relacionadas à DHGNA, como doença renal crônica (DRC), apneia obstrutiva do sono (AOS), câncer colorretal, osteoporose, psoríase e endocrinopatias (p. ex., síndrome dos ovários policísticos).

Atualmente é considerada imprescindível para o tratamento da DHGNA a perda de peso associada a uma modificação do estilo de vida, comportamento que implica melhora na alimentação e adoção de exercícios físicos com o objetivo de melhorar a RI, e farmacoterapia, como sensibilizadores de insulina e vitamina E, que também podem induzir melhora histológica na DHGNA, mas sua eficácia é limitada por efeitos colaterais e riscos potenciais à saúde com o uso de longo prazo, como será detalhado posteriormente. Em certos pacientes, a cirurgia bariátrica pode ser uma opção para atingir as metas de perda de peso necessárias e melhorar a histologia hepática e as características da doença metabólica.

Embora o tratamento ideal para DHGNA não tenha sido estabelecido, a terapia combinada, incluindo a composição dietética de macronutrientes, pode ser a direção futura para o tratamento da EHNA.

CONCEITOS GERAIS – DEFINIÇÕES

A DHGNA é caracterizada pelo acúmulo excessivo de gordura no fígado e definida pela presença de esteatose em mais de 5% dos hepatócitos, conforme indicado pela análise histológica ou por uma fração gordurosa de densidade de prótons > 5,6%, como indicado pela espectroscopia de ressonância magnética de prótons (1H-MRS) ou ressonância magnética (RM) seletiva quantitativa de gordura/água (estudos não disponíveis na prática diária). Dentro da faixa de resultados obtidos, 80 a 90% dos pacientes apresentam DHGNA, 5 a 15% correspondem a NASH e o restante, a cirrose e hepatocarcinoma (Figura 1).[2]

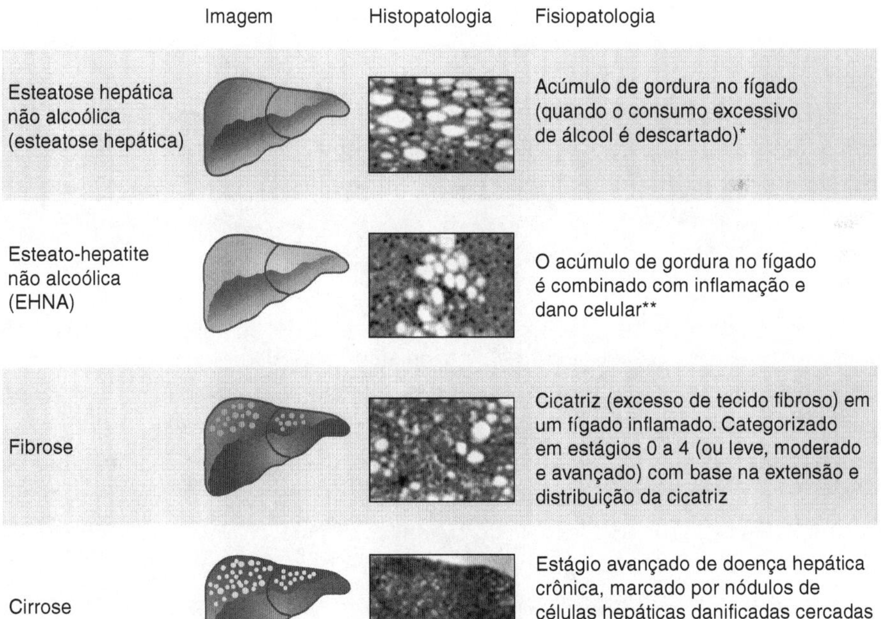

*A prevalência na população em geral para diferentes estágios da doença hepática gordurosa não alcoólica é incerta.
**A evidência de progressão não leva em consideração o efeito das intervenções exploradas na diretriz que podem modificar a progressão, como mudanças no estilo de vida ou terapia farmacológica.

Figura 1 Estágios do NAFLD.

O consumo de álcool acima desses limites indica doença hepática alcoólica. A relação entre o álcool e a lesão hepática depende de vários cofatores (tipo de bebida alcoólica, padrões de consumo, duração da exposição, suscetibilidade individual/genética), tornando arbitrários limites quantitativos simples.

Aproximadamente 10 a 40% dos pacientes com esteatose simples progredirão para esteato-hepatite em um período de 8 a 13 anos.

A EHNA, também conhecida como NASH, cobre um amplo espectro de gravidade da doença, caracterizada por esteatose e também associada a lesão hepatocítica e inflamação em vários graus, com ou sem fibrose.

Quinze por cento desses pacientes, com estágio de fibrose ≤ 2, irão progredir para cirrose em um período de 8 a 13 anos, um número que aumenta para 25% em pacientes com estágio de fibrose ≥ 3.

A cirrose hepática é considerada o estágio final da doença hepática crônica. Possui três características específicas:

- Formação de partições fibrosas.
- Nódulos parenquimatosos regenerativos.
- Alterações na arquitetura do fígado.

A EHNA é a terceira causa principal de cirrose, atrás do álcool e da hepatite viral.

Em torno de 3 a 7% desses pacientes em estágio de cirrose desenvolverão CHC e 50% necessitarão de transplante de fígado ou morrerão de complicações derivadas de sua doença hepática.

EPIDEMIOLOGIA

Nos Estados Unidos, estima-se que o NAFLD afete 32% da população geral, medido por espectroscopia de RM. A prevalência global foi estimada entre 6 e 33% (mediana 20%) da população geral de acordo com diferentes modelos de avaliação. Com base em estudos com diversos métodos, a prevalência do EHNA na população geral varia de 2,7 a 12,2%. A verdade é que a prevalência tanto da NAFLD quanto da EHNA está aumentando e sua detecção depende tanto da metodologia utilizada no diagnóstico quanto da população estudada. Os métodos diagnósticos mais utilizados em estudos clínicos são: ultrassonografia abdominal, RM, dosagem de aminotransferase e biópsia hepática, considerada o padrão-ouro. Por outro lado, é possível que grande parte da cirrose criptogênica represente estágios finais da EHNA.[3]

Em um recente estudo de coorte prospectivo usando ultrassonografia e biópsia hepática, a prevalência de NAFLD e EHNA foi relatada como 46 e 12,2%, respectivamente, em pacientes de meia-idade assintomáticos.

Em uma população de alto risco, isso chegaria a 50% em pacientes com sobrepeso, até 95% em pacientes obesos, 70% em diabéticos tipo 2 e 50% em pacientes com dislipidemia.

Recentemente, houve relatos conflitantes sobre qual sexo é mais afetado pelo NAFLD, e embora a literatura recente sugira que NAFLD e EHNA sejam mais comuns em homens, a única coisa certa é que as pessoas obesas são as mais afetadas.

O Dallas Heart Study demonstrou que a etnia desempenha um papel no NAFLD, com uma prevalência mais alta em hispânicos (45%) em comparação com brancos (33%) e afro-americanos (24%). Esses dados indicam que os hispânicos estão particularmente em risco, enquanto os afro-americanos estão relativamente mais seguros. Estima-se que entre 8 e 26% dos indivíduos com EHNA evoluam para cirrose e 40 a 60% dos pacientes com cirrose por essa causa desenvolvam complicações derivadas dela, incluindo hepatocarcinoma, após mais de 5 anos de seguimento.

PATOGENIA[3-10]

Do ponto de vista da patogênese, o NAFLD é considerado uma doença complexa e multifatorial, influenciada pelo estilo de vida, fatores nutricionais e genéticos.

O fígado desempenha um papel central no metabolismo lipídico, capturando ácidos graxos circulantes (AG) que vêm principalmente do tecido adiposo (60%) e, em menor grau, da absorção intestinal de gordura dietética (15%), mas que também podem ser sintetizados *de novo* pelos próprios hepatócitos (25%).

Uma vez no fígado, os AG têm dois destinos fundamentais: por um lado, 1) juntar-se às vias de oxidação intracelular para gerar ATP; ou 2) esterificar-se para se tornar triglicerídeos e, assim, ser secretados no sangue formando lipoproteína de muito baixa densidade (VLDL).

Portanto, todos os processos que aumentam o fluxo e a captação hepática de AG e/ou alteram seu metabolismo (síntese, oxidação ou esterificação) e subsequente secreção podem produzir um acúmulo de gordura no fígado. Essa condição foi chamada de "Primeiro Impacto" no modelo patogênico do NAFLD proposto por Cristopher P. Day e Oliver W. James em 1998, conhecido como "Teoria do Duplo Impacto".

Disfunção mitocondrial, estresse oxidativo e citosinas pró-inflamatórias, principalmente TNF-alfa, foram considerados os principais candidatos ao "Segundo Impacto" da teoria patogênica de James e Day. No entanto, o efeito deletério sobre os hepatócitos dos metabólitos derivados de ácidos graxos não esterificados (NEFA) ganhou força, o que levou a uma revisão do modelo patogênico anterior e à proposição de uma teoria patogenética alternativa, chamada de "Teoria da Lipotoxicidade" (Figura 2).

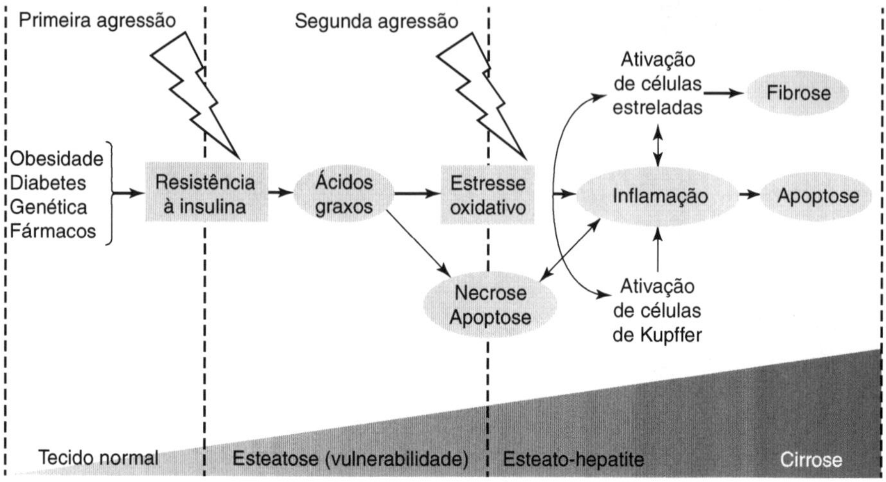

Figura 2 Teoria do Duplo Impacto por James e Day.

RESISTÊNCIA À INSULINA

A insulina exerce seu efeito sobre o crescimento e a sobrevivência do hepatócito por meio de uma série de sinais em que os receptores de insulina 1 (IRS-1) e 2 (IRS-2) e o fator de crescimento semelhante à insulina tipo 1 (IGF-1) são de grande importância.

Nessa cascata de sinalização, existem outros componentes importantes como a fosfatidilinositol-3-quinase (PI3K), que, após vários processos, ativa a proteína quinase B ((Akt), responsável por aumentar a proliferação e sobrevivência celular, além de aumentar o metabolismo energético e a utilização da glicose. Portanto, a via de sinalização da insulina através da PI3K inibe a apoptose ao ativar a Akt.

A influência da insulina no contexto do NAFLD inclui: 1) a supressão da lipólise do tecido adiposo; 2) a estimulação da lipogênese *de novo* no fígado, no tecido adiposo e em outros locais estratégicos; 3) a estimulação da absorção de ácidos graxos pelo fígado; 4) o aumento da síntese de triglicerídeos do fígado; 5) a inibição da liberação de VLDL pelo fígado; 6) a estimulação da captação de glicose pelos tecidos periféricos (músculo esquelético e tecido adiposo) e fornecimento de glicerol-3-fosfato para a síntese de triglicerídeos; 7) a supressão da gliconeogênese hepática e promoção da síntese de glicogênio no fígado e em outros tecidos periféricos (Figura 3).

Atualmente, a RI – a alteração metabólica mais comum na obesidade – é considerada o pilar patogênico da esteatose hepática, uma vez que pode interferir no metabolismo hepático dos AG em diferentes níveis, o que implica o aumento da

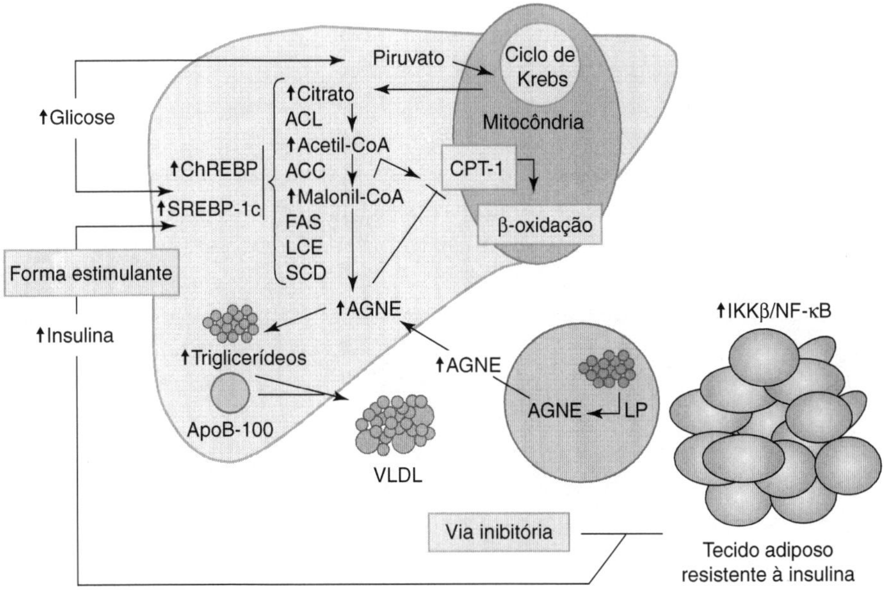

Figura 3 Alterações metabólicas secundárias à resistência à insulina ligadas ao acúmulo de gordura no fígado.

ChREBP: proteína de ligação do elemento de resposta a carboidratos; SREBP-1c: proteína 1C ligadora do elemento regulatório de esterol; ACL: ATP citrato liase; Acetil-CoA: acetilcoenzima A; ACC: acetil-CoA carboxilase; Malonil-CoA: malonil coenzima A; FAS: ácido graxo sintase; LCE: long-chain elongase; SCD: estearoil-CoA dessaturase; CPT-1: carnitina palmitoiltransferase 1; AGNE: ácidos graxos não esterificados; LP: lipoproteínas; VLDL: lipoproteína de muito baixa densidade; IKKβ: quinase inibidora do fator nuclear kappa-B subunidade beta; NF-B: fator nuclear kappa B.
Fonte: Colina e Monzón, 2011.[8]

síntese *de novo* de ácidos graxos livres (AGL), bem como a captação de gordura pelos hepatócitos. A RI produz um fluxo aumentado de AG não esterificados (AGNE) para o fígado, em virtude do aumento da lipólise do tecido adiposo por uma ativação sustentada da lipase sensível à insulina.

Em condições normais, os AGL que chegam ao fígado podem ser esterificados em triglicerídeos que serão incorporados às partículas de VLDL para serem armazenados no fígado ou exportados para a circulação geral, ou entram na mitocôndria para sofrer beta-oxidação, onde são gerados o ATP e espécies reativas de oxigênio mitocondriais (ROS).

Aumentos na beta-oxidação de ácidos graxos no NAFLD são acompanhados por mudanças estruturais mitocondriais e um aumento exagerado na geração de ROS compatível com disfunções mitocondriais. O citocromo P450 2E1, presente em altas concentrações nas mitocôndrias, aumenta no NAFLD e também contribui para um aumento de ROS que pode resultar no aumento da peroxidação lipídica. Concentrações elevadas de ROS também contribuem para a produção de citocinas pró-inflamatórias e apoptose celular que resulta na progressão para EHNA. A RI ao nível do fígado reduz tanto o efeito inibitório da insulina na produção hepática de glicose (gliconeogênese) quanto o efeito ativador da insulina na síntese de glicogênio (glicogeniossíntese). Isso produz um aumento nos níveis de glicose circulante que ativam a secreção de mais insulina de forma compensatória. Esses estágios de hiperglicemia e hiperinsulinemia sustentadas induzem a ativação de fatores de transcrição no hepatócito que levam ao aumento da glicólise e da síntese de lipídeos (lipogênese). Altos níveis de glicose ativam o fator de transcrição proteína de ligação do elemento de resposta a carboidratos (ChREBP, do inglês *carbohydrate response element-binding protein*), que ativa a transcrição da enzima limitante da glicólise, a l-piruvato quinase (l-pK). A insulina aumenta a atividade do fator de transcrição proteína 1C ligadora do elemento regulatório de esterol (SREBP-1c, do inglês *sterol regulatory element-binding protein*) que, juntamente com a ChREBP, aumenta a transcrição das enzimas envolvidas na lipogênese de forma sustentada.

O aumento do estresse oxidativo típico da RI, a disfunção mitocondrial, a lipotoxicidade e a alteração do metabolismo energético mantêm um estado inflamatório persistente e acabam favorecendo a passagem da esteatose simples para a esteato-hepatite.

A síntese hepática de AG é rigidamente regulada por uma série de moléculas mediadoras, como os receptores de ligantes ativadores de proliferação peroxissomal (PPAR), o receptor X do fígado (LXR) e a proteína quinase ativada por AMP. Recentemente, foi demonstrado que PPAR-gama é superexpresso no fígado de pacientes com DHGNA, o que aponta para sua participação ativa na patogênese da esteatose (Figura 4).

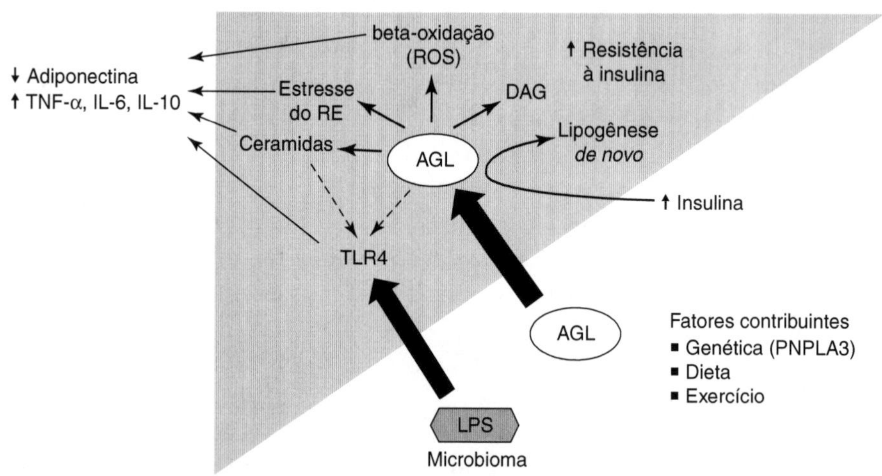

Figura 4 Vias de lesão do fígado em NAFLD.

TNF-α: fator de necrose tumoral alfa; IL-6: interleucina 6; IL-10: interleucina 10; RE: retículo endoplasmático; ROS: espécies reativas de oxigênio; AGL: ácidos graxos livres; TLR4: receptor *toll-like* 4; LPS: lipopolissacarídeo; PNPLA3: proteína 3 contendo o domínio da fosfolipase semelhante à patatina.

Fonte: Koppe, 2014.[7]

GENÉTICA

Certos grupos étnicos tendem a ter uma prevalência mais alta de NAFLD, como hispano-americanos, que têm uma carga particularmente alta (45%) em comparação com americanos de ascendência europeia (33%) e afrodescendentes não hispânicos (22%). Embora possa haver algumas diferenças com base em padrões dietéticos alternativos, fatores genéticos contribuem significativamente para essas diferenças.

A proteína 3 contendo o domínio da fosfolipase semelhante à patatina (PNPLA3, do inglês *patatin-like phospholipase domain-containing protein 3*) é uma proteína transmembrana que possui atividade de hidrolase contra triglicerídeos. É expressa no tecido adiposo e nos hepatócitos, sendo regulada pela insulina por meio de LXR e SREBP-1c. Está fortemente associada à suscetibilidade de desenvolver esteatose e doença hepática progressiva, o que pode explicar algumas das diferenças raciais.

Está comprovado que a presença de uma mutação no gene *PNPLA3* pode fazer com que uma pessoa tenha maior probabilidade de acumular gordura no fígado e, portanto, desenvolver a doença sem a necessidade de perfis clínicos desfavoráveis. O Projeto Genoma Humano mostrou que existe uma variabilidade genética de 0,1% entre as pessoas. Essa variabilidade se deve principalmente a polimorfismos de um único nucleotídeo (SNP, do inglês *single-nucleotide polymorphism*), que consistem na mudança de um nucleotídeo por outro na sequência do genoma, e foi comprovado que muitos desses polimorfismos genéticos podem ter implicações patogênicas. Dessa forma, descobriu-se que um polimorfismo no gene *PNPLA3* está intimamente relacionado à gravidade da lesão hepática. O estudo desse polimorfismo ajuda a determinar o risco de progressão da lesão hepática em cada paciente, dependendo da doença da qual sofre.

O estudo inicial que descobriu a importância desse alelo específico encontrou uma frequência maior em hispânicos (0,49), seguidos por europeus americanos (0,23) e afro-americanos (0,17), e, portanto, é provável que este seja um fator forte nas diferenças raciais observadas com NAFLD. Ainda não existe uma compreensão precisa do mecanismo pelo qual esse polimorfismo leva à doença hepática, mas provavelmente está relacionado ao gene *PNPLA3* específico para o fígado disfuncional, e não à disfunção do tecido adiposo PNPLA3.

A apolipoproteína C III (ApoC3) é encontrada na VLDL e inibe a atividade da lipase, reduzindo a absorção de gordura periférica e aumentando os triglicerídeos séricos.

Foram encontradas variantes que resultam em níveis aumentados de ApoC3, o que é atribuído a um risco aumentado de hipertrigliceridemia e NAFLD. A ApoC3 acentua a esteatose relacionada ao excesso de calorias e seu efeito pode ser contrabalançado por uma baixa ingestão calórica, especialmente baixa em gordura. Um polimorfismo no gene da superóxido dismutase 2 (SOD2) que codifica a superóxido dismutase dependente de manganês também pode contribuir para a gravidade do NAFLD, alterando a sensibilidade ao estresse oxidativo.

ADIPOCINAS, SISTEMA IMUNE E ENDOTOXINA

O tecido adiposo é composto de adipócitos e do estroma vascular, que inclui células do sistema imunológico, como macrófagos. Como resultado da expansão e transformação do tecido adiposo, ocorre uma ativação de macrófagos e outras células do sistema imunológico promovendo a ativação de vias intracelulares inflamatórias e um aumento das células estreladas do fígado, bem como o desenvolvimento de adipócitos disfuncionais. Lembre-se de que os adipócitos secretam peptídeos bioativos chamados adipocinas (leptina, adiponectina e resistina).

O excesso de AGL no fígado desencadeia lipotoxicidade por meio de múltiplas vias, com liberação de proteínas inflamatórias como interleucina-6 (IL-6), interleucina-10 (IL-10) e fator de necrose tumoral-alfa (TNF-alfa) diretamente no fígado pela veia porta e níveis concomitantemente baixos de adiponectina (melhora a sensibilidade à insulina e diminui a inflamação), o que leva a uma predisposição ao desenvolvimento de esteatose.

Além disso, tem sido demonstrada a presença de hiperinsulinemia e hiperglicemia concomitantes, o que pode contribuir para a ativação de células estreladas, resultando no estímulo da fibrose.

A adiponectina é um hormônio antiesteatósico que promove a beta-oxidação mitocondrial de AGNE, o que geralmente a torna hepatoprotetora. Ela exerce suas funções no fígado através da ativação da AMPK e melhora a sinalização da insulina ao inibir a proteína fosfatase PTP1B. Além disso, a adiponectina tem propriedades anti-inflamatórias, pois bloqueia a secreção de TNF-alfa e IL-6 por macrófagos que se infiltram no tecido adiposo na obesidade e estimula a síntese de citocinas anti-inflamatórias, observando níveis reduzidos em pacientes com NAFLD que progride para EHNA.

Esses dois fatores, adiponectina e TNF-alfa, regulam-se mutuamente. O TNF-alfa inibe a síntese e a atividade da adiponectina e esta inibe a síntese e a atividade do TNF-alfa.

A descoberta de que o tecido adiposo está sujeito a um estado de inflamação crônica e se comporta como um órgão endócrino capaz de secretar adipocinas permitiu estabelecer um elo entre as alterações metabólicas que levam ao acúmulo de AGNE e triglicerídeos e a inflamação hepática, reforçando o papel da lipotoxicidade hepatocelular na patogênese da NAFLD.

A adiponectina parece reduzir os níveis de ceramida por meio da indução de uma ceramidase em vários tecidos, melhorando a sensibilidade à insulina e reduzindo as citocinas inflamatórias.

Curiosamente, alguns pacientes com cirrose de etiologia EHNA (cirrose criptogênica) têm níveis paradoxalmente elevados de adiponectina, apesar da redução no tecido adiposo e perda de gordura hepática, o que é explicado por altos níveis de ácidos biliares que medeiam a produção de adiponectina através do receptor farnesóide X (FXR).

O receptor *toll-like* 4 (TLR4), encontrado com maior abundância em células imunes, como macrófagos e células dendríticas, também é encontrado em outras células que participam do desenvolvimento de NAFLD e sua progressão para EHNA, como hepatócitos, adipócitos e células estreladas do fígado.

Endotoxinas, especialmente o lipopolissacarídeo (LPS), são potentes ativadores de TLR4, o que levou à suspeita de que a endotoxemia intestinal é um importante potencializador de várias doenças inflamatórias, incluindo NAFLD.

Embora a ativação do TLR4 seja importante em estados pró-inflamatórios e possa contribuir para a RI, também pode ser ativada por produtos como os AG saturados e a ceramida (Figura 5).

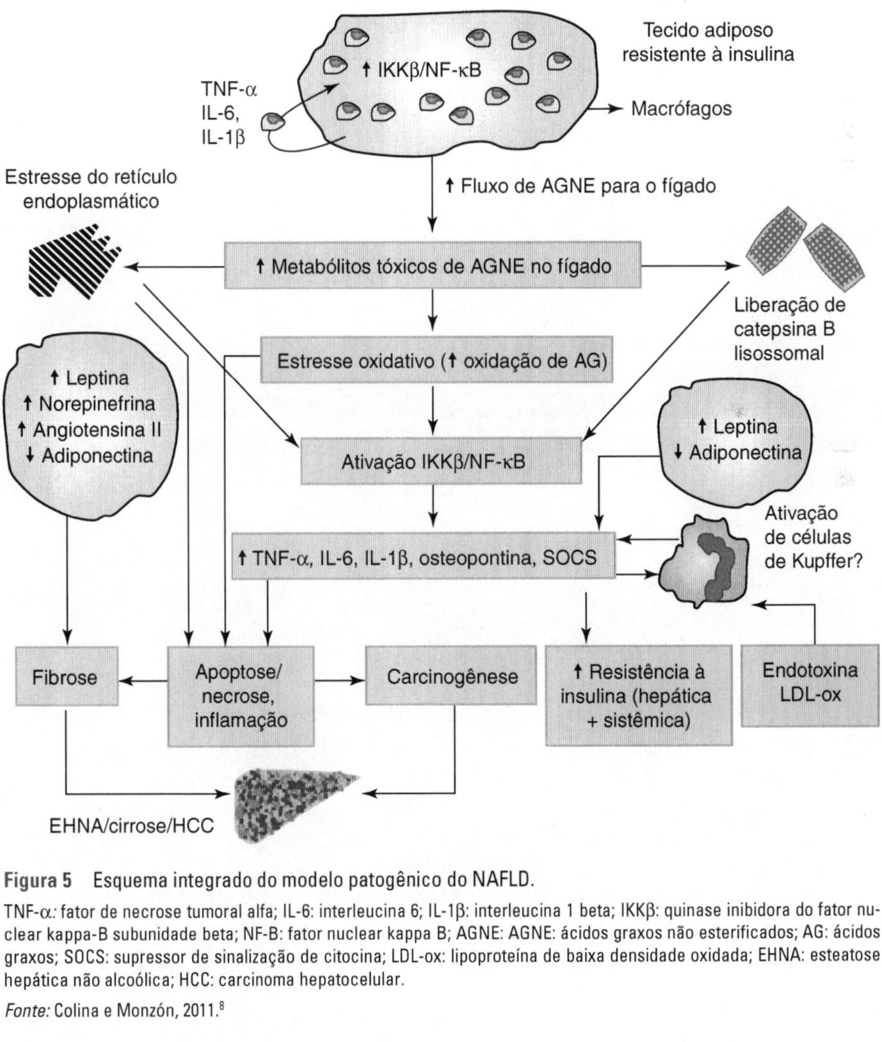

Figura 5 Esquema integrado do modelo patogênico do NAFLD.

TNF-α: fator de necrose tumoral alfa; IL-6: interleucina 6; IL-1β: interleucina 1 beta; IKKβ: quinase inibidora do fator nuclear kappa-B subunidade beta; NF-B: fator nuclear kappa B; AGNE: AGNE: ácidos graxos não esterificados; AG: ácidos graxos; SOCS: supressor de sinalização de citocina; LDL-ox: lipoproteína de baixa densidade oxidada; EHNA: esteatose hepática não alcoólica; HCC: carcinoma hepatocelular.

Fonte: Colina e Monzón, 2011.[8]

MICROBIOTA INTESTINAL[11,12]

Na fase fetal, inicia-se o desenvolvimento de uma estreita relação entre o fígado e o trato gastrointestinal em virtude da localização abdominal central que, juntamente com sua vascularidade muito particular, confere ao fígado um papel preponderante em vários níveis: metabólico, imunológico e desintoxicante. Cerca de 70% do fluxo sanguíneo da veia porta vem da circulação intestinal e serve como um elo direto entre o microbioma intestinal e o fígado, facilitando a exposição do fígado a produtos microbianos derivados do intestino.

O microbioma intestinal tem se tornado cada vez mais reconhecido como um fator importante na saúde e na doença humanas, especialmente no papel potencial que o microbioma pode desempenhar na patogênese da obesidade e do NAFLD. É importante considerar que a microbiota intestinal pode exercer sua influência não só na etiologia, mas também na progressão da esteato-hepatite. Todos os produtos metabólicos gerados pelo microbioma intestinal entram no fígado.

Pacientes com DHGNA apresentam maior prevalência no intestino delgado de supercrescimento bacteriano (SIBO, do inglês *small intestinal bacterial overgrowth*), que aumenta a interação entre o microbioma e o fígado, alterando a permeabilidade intestinal paracelular, podendo estabelecer associação entre a permeabilidade intestinal e o grau de esteatose, independentemente de outras características da SM e SIBO, sugerindo que o eixo intestino-fígado é um fator importante na esteatose hepática (Figura 6).

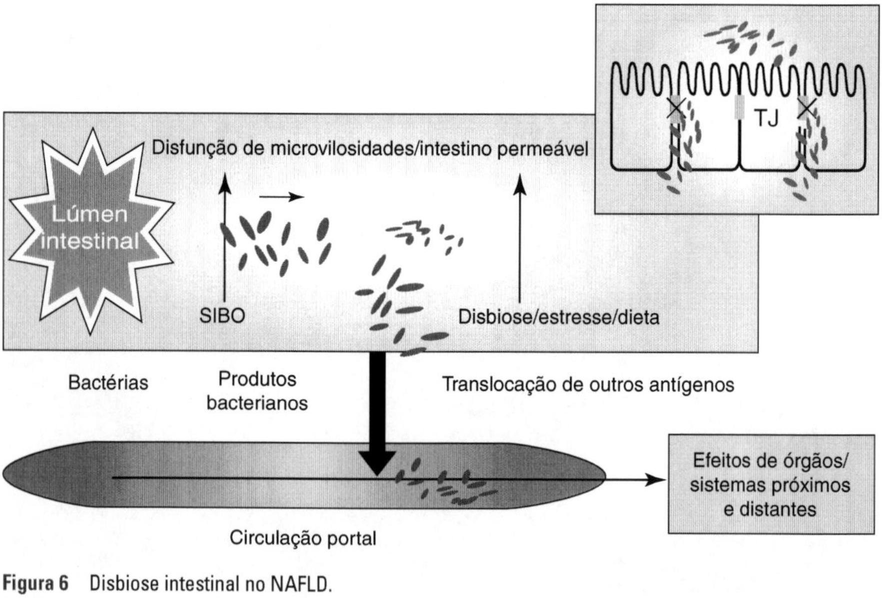

Figura 6 Disbiose intestinal no NAFLD.
Fonte: Vajro et al., 2013.[13]

A dieta é um importante determinante da composição do microbioma intestinal e dos polissacarídeos indigestíveis que são o principal substrato disponível para o microbioma intestinal, levando à formação de ácidos graxos de cadeia curta (AGCC) e outros metabólitos que desempenham um papel fundamental na interação bactéria-hospedeiro. Butirato, um AGCC, demonstrou estimular a produção e secreção de leptina e GLP-1, promovendo assim um fenótipo obesogênico, enquanto o propionato é usado para gliconeogênese e lipogênese pelos hepatócitos.

A composição da dieta pode modificar rapidamente o microbioma e fornecer uma via adicional pela qual a dieta influencia a obesidade e suas complicações, como NAFLD. Dietas ricas em gordura alteram o microbioma intestinal, promovendo concentrações relativas de Firmicutes e Proteobacteria.

O microbioma intestinal também regula o peso, afetando o fator adiposo induzido pelo jejum (Fiaf), inibidor da lipoproteína da lipoproteína lipase (LPL) produzida em pequenas quantidades no intestino, fígado e adipócitos. Os níveis elevados de Fiaf protegem contra o ganho de peso ao inibir a LPL dos adipócitos e, portanto, diminuir os ácidos graxos livres disponíveis necessários para expandir o tecido adiposo.

Isso se deve ao fato de que níveis elevados de Fiaf promovem a geração de produtos microbianos que interagem localmente com os enterócitos e influenciam a alteração da sinalização envolvida na obesidade e NAFLD, com aumento da permeabilidade da barreira intestinal levando ao aumento da exposição aos LPS e outros ativadores de TLR4 envolvidos na inflamação; também por meio de mudanças metabólicas que levam ao aumento da disponibilidade de calorias como resultado do metabolismo microbiano dos nutrientes. Além disso, tanto a obesidade quanto o desenvolvimento de RI alteram o metabolismo da colina e ativam a liberação de citocinas pró-inflamatórias.

Os tipos bacterianos mais comuns pertencem aos filos Firmicutes e Bacteroidetes, que juntos representam quase 90% do microbioma. Estudos em seres humanos obesos confirmaram alterações no microbioma intestinal, como redução de Bacteroidetes e aumento proporcional de Firmicutes; Armougom, 2009; Santacruz, 2010). Além disso, uma redução de *Bifidobacterium* e *Bacteroides* e um aumento de *Staphylococci*, *Enterobacteria* e *Escherichia coli* foram detectados em sobrepeso em comparação com mulheres grávidas de peso normal. Além disso, foi detectada uma possível relação entre o microbioma intestinal e a produção de álcool endógeno, o que poderia contribuir para o desenvolvimento da EHNA.

A deficiência de inflamassoma ou IL-18 melhora a progressão de NAFLD e obesidade ao induzir disbiose no microbioma. Essa inflamação induzida por disbiose entra na circulação portal através do influxo de TLR4 e agonistas de TLR9 e, portanto, leva a um aumento no TNF.

EVOLUÇÃO NATURAL

Em geral, o NAFLD é uma doença de progressão lenta em adultos e crianças, mas a fibrose progride rapidamente em 20% dos casos. A velocidade de progressão corresponde a um estágio de fibrose a cada 14 anos no NAFLD e a cada 7 anos na EHNA, e aumenta duas vezes na presença de hipertensão arterial.

A EHNA está associada a um aumento na taxa de mortalidade padronizada em comparação com a população em geral (razão de risco [RR] 3,28, $p < 0,0001$) e a doença hepática é a terceira causa mais comum de morte, após DCV (doença cardiovascular) e câncer. O NAFLD diagnosticado por ultrassonografia não está associado ao aumento da mortalidade, presumivelmente porque a progressão para EHNA e fibrose é muito rara na esteatose isolada.

Pacientes com cirrose decorrente de NAFLD têm risco aumentado de desenvolver CHC. Estudos estimam que entre 1 e 22% dos CHC surgem em pacientes com NAFLD. Embora os pacientes com NAFLD possam ter um risco menor do que pacientes com outras doenças hepáticas (p. ex., hepatite C), espera-se que o impacto do CHC em pacientes com NAFLD seja muito maior pela alta prevalência de NAFLD.

DIAGNÓSTICO[9,14-19]

O diagnóstico geralmente é feito em pacientes assintomáticos, sendo geralmente um achado paraclínico, pela presença de alteração da função hepática e enzimograma hepático alterado e/ou presença de infiltrado gorduroso diagnosticado por ultrassonografia ("fígado esteatósico").

A anamnese, exame físico e paraclínico têm como objetivo:

- Determinar a existência de doença hepática.
- Determinar suas possíveis etiologias.
- Determinar seu estágio clínico.

Anamnese – exame físico

Como já mencionado, a grande maioria dos pacientes é assintomática no momento do diagnóstico e, quando esses sintomas existem, são inespecíficos.

O cansaço é um dos mais comumente referidos, assim como a presença de dor permanente no hipocôndrio direito, descrita como sensação de peso ou desconforto exacerbado pelos movimentos. Em 50% dos pacientes será encontrada uma hepatomegalia lisa e regular.

Em estágios avançados da doença, quando o paciente tem cirrose, é possível encontrar elementos de insuficiência hepatocítica e hipertensão portal. Nesses casos haverá elementos de síndrome hemorrágica (equimoses e/ou hematomas espontâneos ou contra traumas mínimos, sangramento de mucosa como epistaxe, gengivorragia e sangramento profundo ao nível digestivo ou geniturinário), elementos de hiperestrogenismo (redistribuição de cabelos com disposição ginoide em homens, presença de ginecomastia, angiomas estelares, ausência de pelos corporais, palmas e/ou plantas hepáticas), síndrome ascítico-edematosa, encefalopatia hepática em seus diferentes graus e finalmente síndrome pigmentar. A presença de hipertensão portal será revelada principalmente pelos achados paraclínicos.

Devem-se avaliar as possíveis etiologias. A esse respeito, deve-se primeiro investigar a presença de elementos da SM: determinação do índice de massa corporal (IMC), circunferência abdominal (+ 102 cm nos homens ou + 88 cm nas mulheres), elementos clínicos de hiperinsulinismo como acantose *nigricans*, história de hipertensão (+ 135/85 mmHg), diabetes melito e dislipidemia. Eles estão presentes em mais de 90% dos pacientes com DHGNA.

O consumo de álcool será questionado e, em caso afirmativo, é necessário determinar a quantidade de etanol por dia, pois é considerado diagnóstico de exclusão quando for superior a 30 g para homens e 20 g para mulheres.

No exame físico, deve-se buscar a presença de rinofima e hipertrofia parotídea, sinais que indicam esse consumo.

Fazer perguntas sobre a história familiar e pessoal de doenças autoimunes, como doença da tireoide, vitiligo, doença do colágeno, doença celíaca, hemocromatose, doença de Wilson etc.

Por fim, deve-se questionar minuciosamente o consumo de medicamentos (corticosteroides, amiodarona, metotrexato, tetraciclina, tamoxifeno e valproato) e/ou ervas nos últimos três meses, mesmo que o paciente já os tenha descontinuado.

Fatores de risco para o vírus da hepatite C (VHC) ou conhecimento dessas infecções serão investigados. A combinação de NAFLD/EHNA e infecção por VHC desempenha um papel clínico particularmente importante porque, nessa situação, a taxa de fibrose hepática aumenta e o sucesso da terapia antiviral diminui.

O histórico médico completo dos pacientes deve ser avaliado cuidadosamente. Na prática, o NAFLD é frequentemente diagnosticado pela combinação de níveis elevados de alanina aminotransferase (ALT) e gamaglutamiltransferase (GGT) com aumento na ecodensidade do fígado na imagem ultrassonográfica. No entanto, um número considerável de pacientes com NAFLD e mesmo EHNA e fibrose têm enzimas hepáticas séricas normais. ALT é geralmente mais alta do que aspartato aminotransferase (AST), a menos que já haja fibrose ou cirrose grave.

Para investigar o consumo de álcool pelo paciente, é aconselhável a aplicação de questionários especialmente elaborados para esse fim. O questionário *Alcohol Use Disorders Identification Test* (AUDIT), desenvolvido pela Organização Mundial da Saúde (OMS), é um método simples de triagem para identificar pacientes com padrão de consumo nocivo de álcool. O AUDIT é composto por 10 questões sobre as consequências do consumo, dependência, quantidade e frequência. Um alto coeficiente de correlação (0,78) entre o AUDIT e o teste de Avaliação Geral de Alcoolismo Crônico (CAGE *Chronic Alcoholism General Evaluation*) também foi determinado em pacientes ambulatoriais. Tem uma sensibilidade de 80% e uma especificidade de 90% para um ponto de corte de 85. O CAGE é um questionário simples de quatro perguntas. Sua sensibilidade varia entre 49 e 100% e sua especificidade, entre 79 e 100%, dependendo do ponto de corte proposto e da gravidade do problema relacionado ao álcool. Recomenda-se limitar o uso do CAGE para detecção de dependência de álcool, enquanto o AUDIT tem melhor desempenho para detecção de bebedores de risco. O teste *Münchner Alkoholismus Test* (MALT) é um questionário muito útil em casos de dependência encoberta. É composto por duas partes, o MALT objetivo (MALT-O), preenchido pelo entrevistador, e que coleta dados da anamnese, exame físico e analítico, e o MALT subjetivo (MALT-S), que é preenchido pelo paciente e composto por 27 itens que exploram aspectos psicocomportamentais e possíveis repercussões do consumo de álcool. Foi detectada alta correlação entre o AUDIT e o MALT (r = 0,88) em ambos os sexos, bem como correlações de 0,47 e 0,46 para homens e mulheres, respectivamente.

Paraclínico

Imagem abdominal

A ultrassonografia abdominal é a primeira técnica a ser realizada, por ser de baixo custo, acessível e altamente sensível para o diagnóstico de esteatose hepática ao encontrar fígado aumentado e ecogenicidade ("fígado brilhante").

As maiores limitações dessa técnica são pacientes que apresentam esteatose focal, ou pacientes com percentual de esteatose inferior a 30%, dificultando o diagnóstico. Outra limitação são os pacientes com IMC maior que 30 kg/m^2 ou ascite. É nesses casos que outros métodos de imagem como tomografia (TC) e/ou RM do abdome devem ser acessados.

A TC sem contraste pode detectar e quantificar o grau de esteatose. Nele, a escala de cinza reflete o grau de radiação absorvida e é expressa em unidades Hounsfield (HU). A diferença de HU medida entre o fígado e o baço se correlaciona com o número de hepatócitos com infiltração gordurosa. Para uma esteatose de 33%, a sensibilidade da TC é de 82 a 93% com uma especificidade de 100%.

A RM é o melhor método de imagem para detectar e quantificar o grau de esteatose. Sua sensibilidade e especificidade são de 100 e 92%, respectivamente. Normalmente, na fase T1, a imagem do fígado é hiperintensa em relação ao baço, mas um aumento no conteúdo de gordura torna a imagem do fígado menos intensa. Quando o fígado e o baço têm igual intensidade, fala-se de esteatose leve, e quando o fígado é menos intenso que o baço, fala-se de esteatose moderada/grave. Também é possível dar um valor quantitativo ao grau de esteatose e detectar áreas de esteatose de acordo com a concentração de triglicerídeos calculada por espectroscopia.

Essas duas técnicas são reservadas para pacientes com suspeita de doença hepática, sem causa clara e na qual a ultrassonografia não é diagnóstica.

Ressalta-se que nenhum desses estudos permite diferenciar esteatose simples de esteato-hepatite, nem avaliar sua gravidade, por isso a biópsia hepática ainda é essencial em pacientes com suspeita de EHNA.

Em estágios avançados, os exames de imagem podem mostrar alterações sugestivas de cirrose ou sinais de hipertensão portal.

Elastografia de transição (FibroScan®) – Elastografia de fígado transitória

É uma técnica não invasiva que permite uma aproximação mais fiel ao grau de fibrose e esteatose; o último, medindo a atenuação sofrida pelas ondas ultrassônicas através da gordura presente no tecido hepático; quanto mais gordura presente no tecido, maior o fator de atenuação de parâmetro. É a técnica escolhida hoje. A rapidez, a confiabilidade e o grande volume de tecido hepático analisado são suas principais vantagens, bem como a possibilidade de repeti-lo sem riscos para o paciente, para realizar um controle evolutivo da situação clínica.

O fator limitante mais importante dessa técnica é a avaliação do paciente obeso, uma vez que o tecido adiposo atenua acentuadamente tanto a onda de fricção quanto o ultrassom. Essas limitações podem ser resolvidas combinando essa técnica com a ressonância de contraste de fases.

Enzimograma funcional e hepático

É comum que os valores detectados sejam patológicos, sendo os mais comuns aminotransferases hepáticas (AST e ALT), elevadas, com valores que geralmente não ultrapassam 300 mU/L. Como a deposição de gordura ocorre no citoplasma do hepatócito, ALT é maior.

Geralmente, a razão AST/ALT (TGO/TGP) é menor que 1, e em pacientes que desenvolveram cirrose decorrente de NAFLD pode ser maior que 1, mas se exceder o valor de 2, deve-se suspeitar da origem alcoólica da condição. De qualquer forma, a presença desse aumento tem pouco valor para definir a presença de EHNA.

Dada a existência de alterações na bilirrubina, deve-se considerar a coexistência de outra doença hepática (p. ex., hepatotoxicidade farmacológica), diagnósticos diferenciais ou progressão para insuficiência hepatocítica.

É importante notar que um hepatograma normal não descarta essa doença, nem faz o diagnóstico de uma variante patológica clínica (esteatose simples *vs.* esteato-hepatite).

Proteinograma eletroforético

A presença de hipoalbuminemia (< 3,5 g/dL) no proteinograma, na ausência de perdas urinárias/digestivas ou desnutrição, é um elemento de insuficiência hepática.

Na doença hepática autoimune, há um aumento na banda da gamaglobulina.

Coagulação

Uma diminuição no tempo de protrombina (< 70%) e/ou um aumento na razão normalizada internacional (RNI) (> 1,5) são elementos de insuficiência hepática.

Sorologia para hepatite viral

Para a triagem de hepatite viral, uma determinação do antígeno de superfície do vírus da hepatite B (VHB) (HBAgs), anticorpo do núcleo total do VHB (HBc) e VHC deve ser solicitada, que se positiva deve ser confirmada com técnicas de PCR.

Ferritina

Valores superiores a 1.000 ng/mL podem ser observados em casos de inflamação hepática significativa. Se os níveis elevados persistirem 3 meses após o início do tratamento, juntamente com uma elevação da saturação da transferrina, eles devem levar à suspeita de hemocromatose.

Autoanticorpos

A presença de anticorpos antinucleares (FAN) positivos com títulos superiores a 1/40 e com padrão mosqueado, assim como a presença de anticorpos antimúsculo liso (ASMA), anti-LKM1 e anticorpos antimitocondriais (AMA) são indicativos de doença autoimune. Os primeiros são vistos na hepatite autoimune e os últimos, na cirrose biliar primária.

Cupremia

Verificam-se níveis de cobre elevados em pacientes com doença de Wilson.

Transferrina deficiente em carboidratos

É o primeiro marcador bioquímico para bebedores crônicos aprovado pelo FDA. É uma forma de transferrina com baixo teor de carboidratos, cuja concentração aumenta paralelamente ao aumento do consumo de álcool. A transferrina deficiente em carboidratos (TDC) não mede o consumo ocasional; para que apareçam altas concentrações, requer um consumo de pelo menos 60 a 80 g de etanol/dia durante 1 semana, portanto não é considerada adequada para detectar bebedores esporádicos. Sua especificidade fica entre 70 e 100% e a sensibilidade varia de 69 a 100%, ambas atingindo 100% quando há aumento de GGT e TDC.

A TDC também pode ser usada para monitorar a abstinência do consumo de álcool, principalmente para detectar recaídas, uma vez que durante a abstinência do álcool o valor da TDC se normaliza em aproximadamente 2 semanas. Ao contrário da GGT, geralmente não é alterada por outras doenças ou pelo uso de drogas ou outras substâncias. A TDC pode identificar independentemente cerca de 65% dos pacientes com recidiva, mas a combinação com GGT melhora a taxa de reconhecimento em cerca de 74%.

Avaliação metabólica

Para avaliar o polo metabólico, deve-se solicitar glicemia de jejum e curva de tolerância à glicose para diagnosticar glicemia alterada em jejum (GAA). Em pacientes diabéticos, deve-se solicitar hemoglobina glicosilada.

Será solicitado lipidograma avaliando colesterol total (CT), triglicerídeos (TG), HDL-colesterol e LDL-colesterol. No contexto da SM, é possível encontrar hipercolesterolemia e hipertrigliceridemia com diminuição do HDL-c.

É necessário completar a avaliação com metabolismo tireoidiano solicitando TSH, T3 e T4 livre.

Para detecção de possível doença celíaca, serão testados anticorpos antigliadina, antiendomísio e antitransglutaminidase. A forma de apresentação dessa doença é bastante heterogênea, podendo ser apenas uma alteração das enzimas hepáticas. Se os anticorpos forem positivos, uma fibrogastroscopia com biópsia do tipo DII, que é uma classificação laboratorial, deve ser realizada.

Exames de avaliação geral

A presença de trombocitopenia isolada sem causa hematológica para explicá-la e no contexto de doença hepática deve levar à suspeita de fibrose hepática.

Biópsia de fígado

A biópsia hepática é o único exame que permite o diagnóstico exato da DHGNA e permite diferenciar entre esteatose simples e EHNA, ao determinar a presença de esteatose macrovesicular e balonização, podendo também determinar o grau de fibrose existente.

Porém, trata-se de um método invasivo, de alto custo, não isento de complicações (sendo o mais frequente o sangramento), operador-dependente não só na hora da coleta da amostra, com taxa de variabilidade de até 20% inter e intraobservador.

Esta técnica deve ser realizada apenas nos casos estritamente necessários.

Angulo et al. mostraram que o chamado "escore de fibrose NAFLD" inclui seis variáveis: idade, IMC, AST/ALP, hiperglicemia, plaquetas e albumina, sendo capaz de predizer a presença de fibrose avançada com bastante confiabilidade (nota 3,4).[4]

Foi avaliada a eficácia do índice BARD, que se baseia na soma de três variáveis predefinidas: IMC ≥ a 28 (1 ponto), AST/ALP ≥ a 0,8 (2 pontos) e diabetes ou índice HOMA > 6,2 (1 ponto). Um escore > 2 foi correlacionado com um AORC 0,81 para o diagnóstico de fibrose avançada (estágio 3 a 4), com um valor preditivo positivo de 43% e um valor preditivo negativo de 96%.

TRATAMENTO[20-27]

Apesar dos esforços notáveis e de vários resultados encorajadores, ainda não existe um medicamento para EHNA. Os resultados são altamente variáveis e nem sempre reproduzíveis. Parece que os resultados são altamente dependentes das condições de cada sujeito, razão pela qual se insiste cada vez mais que o tratamento seja individualizado para cada paciente em particular.

Embora se possa dividir o tratamento em três pilares fundamentais (modificação do estilo de vida e perda de peso, redução do aporte de ácidos graxos ao fígado e contribuição de medicamentos hepatoprotetores e hepatoanti-inflamatórios), a conjunção dos três é fundamental, embora seja a primeira que demonstrou uma eficácia real demonstrada pelos diferentes grupos de trabalho em nível internacional.

Mudanças no estilo de vida – Menor peso

Perder peso, modificar a dieta habitual e aumentar a atividade física são três medidas de grande eficácia comprovada e endossadas de acordo com os diferentes guias internacionais sobre o assunto. Com essas medidas ocorre redução do tecido adiposo e da RI, principal mecanismo na patogênese da DHGNA.

Atingir uma redução gradual de peso entre 0,5 a 1,0 kg/semana é recomendado, uma vez que atinge uma redução concomitante de adipócitos, melhora gradualmente a RI, contribui para a normalização das enzimas do fígado, reduzindo a inflamação e os valores de TG. Essa redução de peso deve ser sustentada para atingir uma diminuição entre 7 a 10% do peso total nos primeiros 6 meses, embora a melhora já comece entre 3 e 5% da perda de peso.

Em qualquer caso, uma perda rápida de peso de mais de 1,5 kg/semana deve ser evitada, pois pode causar uma progressão do NAFLD por um aumento nos AGL circulantes transportados para o fígado.

Essa recomendação foi inicialmente proposta pelo grupo de trabalho de Rodriguez de Miranda et al. em 1999 e publicada na *Revista Cubana de Alimentación y Nutrición*. Atualmente essa recomendação é estabelecida por diferentes organizações internacionais como a Sociedade Europeia de Nutrição Parenteral e Enteral (ESPEN) e a Associação Americana para o Estudo de Doenças Hepáticas (AASLD) com grau de recomendação A e alto nível de consenso.

Dieta

Em linhas gerais, a dieta deve considerar uma redução entre 500 a 1.000 kcal por dia em relação à dieta habitual, restringindo as calorias fornecidas a um total de 20 a 30 kcal/kg/dia em pacientes com sobrepeso e obesos. Sabendo que existem pacientes que apresentam peso normal, mas que também sofrem de DHGNA, é importante manter as contribuições de macro e micronutrientes. Nesses pacientes pode-se considerar uma contribuição de 30 a 35 kcal/kg/dia.

Em relação à distribuição dos macronutrientes, 25% do valor calórico total (TCV) pode corresponder à contribuição lipídica com menos de 10% dos AG saturados, aumentando a contribuição dos AG monoinsaturados e poli-insaturados, principalmente os de origem marinha sobre os de origem vegetal. Da mesma forma, deve-se evitar o consumo de AG trans. Quanto à contribuição dos carboidratos, estes não devem ultrapassar 40 a 50% do VCT com predomínio de carboidratos complexos com baixo índice glicêmico. O restante do conteúdo de macronutrientes são proteínas de valor biológico especialmente alto, uma vez que esse paciente, e na ausência de doença hepática descompensada ou encefalopatia, precisará de uma ingestão adequada de proteínas, especialmente ao iniciar atividades físicas regulares. Por outro lado, e complementando o anterior, deve-se promover um consumo suficiente de fibras, principalmente frutas, verduras, legumes e grãos.

O detalhamento acima mostra a dieta mediterrânea como a mais adequada, embora deva ser adaptada às realidades de cada país. Já foram publicados diversos trabalhos em que se avalia o impacto da dieta mediterrânea no NAFLD. O ensaio PREDIMED-Málaga, com acompanhamento de 6 anos de pacientes submetidos à dieta mediterrânea, conseguiu estabelecer que se pode mudar a evolução temporal da doença e principalmente em pacientes com alto risco de doenças cardiovasculares, sendo essa dieta uma opção adequada junto com a mudança de estilo de vida. No mesmo sentido, Parisa Moosavian et al. publicaram, na revista *Clinical Nutrition ESPEN*, que a dieta mediterrânea melhorou as medidas antropométricas, o perfil lipídico, os índices glicêmicos e as enzimas hepáticas. Ambas as diretrizes, ESPEN e AASLD, estabelecem recomendações de grau B com um alto consenso de aprovação.

Por outro lado, no ano de 2020, Yang Xia e seu grupo de trabalho publicaram um trabalho de pesquisa na revista *Nutrition* no qual se procurou estabelecer quais alimentos são mais prejudiciais na geração e perpetuação do NAFLD. Esse grupo de trabalho considerou a alta ingestão de bebidas com alto teor de açúcar, sorvetes e doces (alto teor de frutose), bem como a alta ingestão de alimentos de origem animal, principalmente aqueles com alto teor de AG saturados.

Em relação à contribuição dos AG monoinsaturados, do ponto de vista clínico, eles reduzem a oxidação das lipoproteínas LDL, TG e CT modulando o metabolismo dos AG e reduzindo a síntese *de novo* e aumentando a beta-oxidação hepática; aumentam a sensibilidade à insulina, mas não o suficiente para reverter a RI; e reduzem a inflamação crônica e o acúmulo de gordura corporal e hepática (Figura 7).

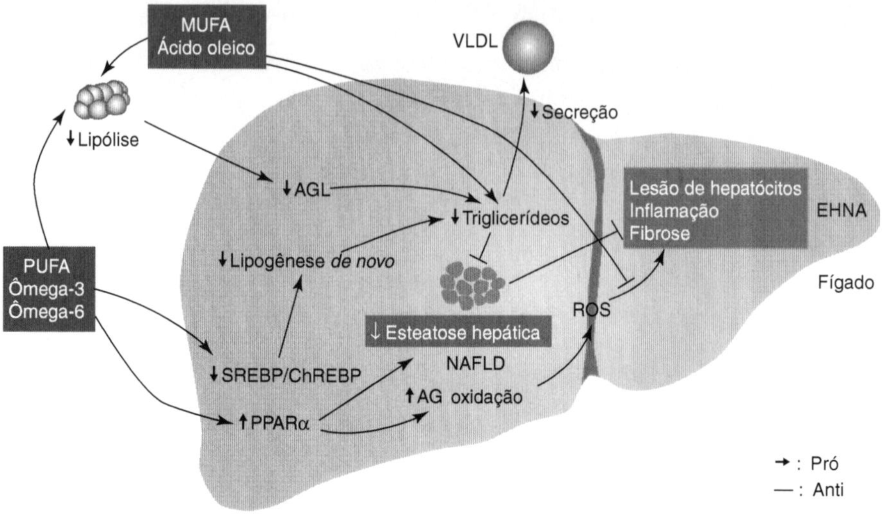

Figura 7 Efeitos dos MUFA e PUFA no NAFLD em uma dieta mediterrânea.

MUFA: ácidos graxos monoinsaturados; VLDL: lipoproteína de muito baixa densidade; AGL: ácidos graxos livres; PUFA: ácidos graxos poli-insaturados; SREBP: proteína ligadora do elemento regulatório de esterol; ChREBP: proteína de ligação do elemento de resposta a carboidratos; NAFLD: fígado gorduroso não alcoólico; ROS: espécies reativas de oxigênio; PPARα: receptores ativados por proliferadores de peroxissoma alfa; AG: ácidos graxos; EHNA: esteatose hepática não alcoólica.

Fonte: Zhanga et al., 2020.[28]

Nesse sentido, os ácidos graxos poli-insaturados, e principalmente os de origem marinha, apresentam bom efeito anti-inflamatório e reduzem a expressão do TNF-alfa, melhoram os valores enzimáticos hepáticos (GGT) e diminuem os lipídeos (TG, CT), com o aumento do HDL-c, diminuem a esteatose e a fibrose induzidas pela dieta com melhora da histologia hepática.

Independentemente dessas evidências científicas previamente expostas, as diferentes diretrizes internacionais não as consideram com força suficiente para recomendá-las para o tratamento do NAFLD. As diretrizes da ESPEN atribuem um grau de recomendação 0 com 100% de consenso, as AASLD, bem como as diretrizes britânicas NICE, não as recomendam, mas ao contrário das anteriores, as diretrizes da Associação Europeia para o Estudo do Fígado (EASL) recomendam sua suplementação como alternativa para redução da gordura no fígado e em doses superiores a 0,83 g/dia.[29-32]

Nos últimos anos, o efeito protetor da cafeína no desenvolvimento do NAFLD e na progressão para EHNA tem ganhado força, pois promove a redução da fibrose hepática, além de melhorar suas enzimas. Mais e mais evidências apontam para os efeitos hepatoprotetores dos polifenóis do café mais do que da própria cafeína. Esses polifenóis teriam efeito antioxidante, anti-inflamatório e antifibrótico, modulariam o metabolismo energético e reduziriam a RI. Em uma metanálise de Chen et al., publicada em 2018 na revista *Clinical Nutrition*, concluiu-se que entre 2 e 3 xícaras de café por dia seriam suficientes, embora tenha sido estabelecido que, em virtude da diferença de consumo entre diferentes regiões e países, assim como o tipo de café consumido, ainda não foi possível definir a dose mínima de consumo para estabelecer seu efeito (Figura 8).[33-36]

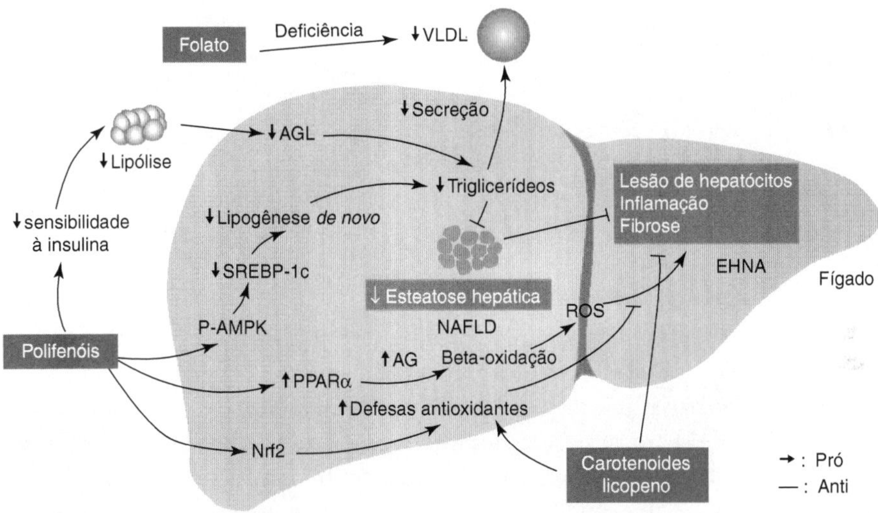

Figura 8 Efeitos da fibra alimentar e do polifenol sobre o NAFLD em uma dieta vegetariana.

VLDL: lipoproteína de muito baixa densidade; AGL: ácidos graxos livres; SREBP-1c: proteína 1c ligadora do elemento regulatório de esterol; P-AMPK: NAFLD: fígado gorduroso não alcoólico; ROS: espécies reativas de oxigênio; PPARα: receptores de ligantes ativadores de proliferação peroxissomal alfa; AG: ácidos graxos; EHNA: esteatose hepática não alcoólica; Nrf2: fator nuclear eritroide 2 relacionado ao fator 2.

Fonte: Zhanga et al, 2020.[28]

Exercício físico

O exercício físico é fundamental para perder peso e mudar o estilo de vida. Deve ser um complemento à restrição calórica, uma vez que ambos são potencializados em seus efeitos, alcançando uma diminuição melhor e mantida.

Deve-se considerar que a atividade física reduz a gordura visceral, hepática e TG circulante, o que melhora a RI e o acúmulo de gordura no fígado. Embora existam múltiplos mecanismos envolvidos nos benefícios clínicos da atividade física, eles se devem basicamente ao aumento da oxidação beta dos AG, induz autofagia hepatoprotetora e melhora a superexpressão de PPAR-gama, além de atenuar a inflamação e apoptose de hepatócitos. Também é mostrado que estimula o músculo a produzir o fator de crescimento de fibroblastos 21 (FGF 21), que regula a autofagia e o envelhecimento do fígado.

Deve-se considerar que o exercício deve ser regular, programado e progressivo; de 3 a 4 vezes por semana com duração mínima de 30 minutos por sessão e total de 150 a 180 minutos por semana; de intensidade moderada, promovendo exercícios de resistência.

Um estudo liderado por Sullivan em 2012 avaliou os efeitos de 16 semanas de treinamento físico moderado a intenso, e eles foram comparados com um grupo de observação sedentário em um ensaio randomizado. O treinamento físico resultou em uma diminuição no conteúdo de triglicerídeos do fígado em aproximadamente 10%, mas não alterou o peso corporal total ou a porcentagem de gordura corporal.

Vários estudos mostraram que tanto o treinamento de resistência quanto o treinamento aeróbio são igualmente eficazes na redução do conteúdo de gordura hepática entre pacientes com DHGNA e mais especialmente em diabéticos tipo 2.

A prescrição e promoção da atividade física tem um grau de evidência A tanto para as Diretrizes ESPEN como para a AASLD.

Cirurgia de obesidade

Diante de uma falha terapêutica de uma dieta rigorosa e adequada aliada à atividade física, uma alternativa é propor aos pacientes uma estratégia terapêutica como a cirurgia bariátrica. Para ela, as mesmas considerações são mantidas, como IMC > 40 ou > 35 com comorbidades (DM2, HT, cardiopatia isquêmica etc.).

Foi demonstrado de forma conclusiva que esse tipo de cirurgia reduz substancialmente o peso, melhora a RI, normaliza o metabolismo dos carboidratos, reduz os níveis de transaminases hepáticas e as alterações histológicas, além da redução da mortalidade cardiovascular e geral. Da mesma forma, esse tipo de intervenção melhora o escore NASH entre 69 e 65%.[37]

Uma revisão sistemática e metanálise, comparou qual das duas técnicas – *bypass* gástrico em Y de Roux *versus* manga gástrica laparoscópica – é mais eficaz na melhoria de todos os parâmetros e pontuações. Ele concluiu que ambas as técnicas são comparáveis e eficazes, cabendo à equipe atuante usar uma ou outra.

Quanto às recomendações dos organismos internacionais, tanto a ESPEN como a EASL consideram-na uma recomendação do tipo B, mas com forte consenso; no entanto, a AASLD sugere que esse tipo de intervenção deve ser considerada, embora seja prematuro recomendá-la como uma opção já estabelecida e considerá-la especificamente em casos de NASH já estabelecidos.

Análogo do peptídeo-1 semelhante a glucagon

O peptídeo-1 semelhante a glucagon (GLP-1) é um hormônio incretínico normalmente secretado pelas células L do íleo e do cólon, dependente da glicose que pode chegar pela dieta.

A liraglutida é um homólogo recombinante humano do GLP-1, aprovado pela FDA para o tratamento do diabetes melito e obesidade em conjunto com dieta e atividade física regular, cujas indicações são pacientes com IMC > 30 kg/m^2 sem comorbidades ou 27 kg/m² com comorbidades. Entre os efeitos mais relevantes estão os anorexígenos, saciedade precoce, retardo do esvaziamento gástrico, estímulo da secreção de insulina e redução do glucagon (Figura 9).

Um estudo multicêntrico, duplo-cego, randomizado e controlado por placebo em 2015 em quatro centros de saúde do Reino Unido avaliou os efeitos da administração subcutânea de liraglutida (1,8 mg/dia) em comparação com placebo, para pacientes com excesso de peso e evidência clínica de EHNA. Entre os anos de 2010 e 2013, 26 pacientes foram randomizados para receber liraglutida e 26, para placebo. Dos 39% dos pacientes que receberam liraglutida e completaram o tratamento, ao final do tratamento a biópsia demonstrou uma resolução completa da EHNA em comparação com 9% dos pacientes no grupo placebo (risco relativo

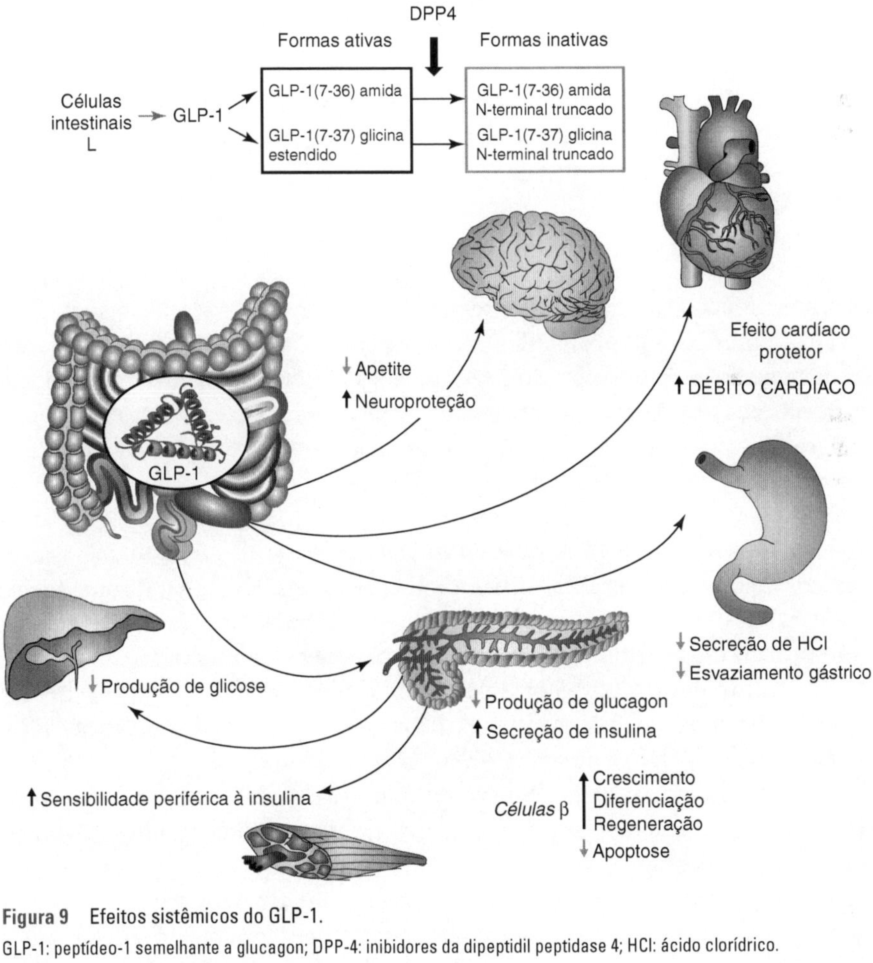

Figura 9 Efeitos sistêmicos do GLP-1.

GLP-1: peptídeo-1 semelhante a glucagon; DPP-4: inibidores da dipeptidil peptidase 4; HCl: ácido clorídrico.

Fonte: Ampuero et al., 2018.[38]

[RR] 4,3; p = 0, 019). Da mesma forma, outro trabalho realizado mostrou que 83% dos pacientes melhoraram histologicamente a esteatose, 61% o balonamento e apenas 9% evoluíram para fibrose hepática.

É verdade que atualmente seu custo por dose é elevado, embora seus efeitos sejam promissores, uma vez que seria uma alternativa intermediária adequada entre a falha da dieta e da atividade física e a cirurgia da obesidade. Mas no auge da evidência atual, apenas as diretrizes da AASLD mencionam essas drogas como "prematuro considerar esses análogos de GLP-1 para o tratamento de NAFLD".

Probióticos[13,28,39,40]

Vários estudos têm demonstrado que as cepas probióticas, particularmente as de *Lactobacillus* e *Bifidobacterium*, exercem efeitos benéficos em indivíduos com SM.

Na verdade, elas parecem promover a perda de peso, reduzir a adiposidade visceral, melhorar a tolerância à glicose e modular a inflamação intestinal de baixo grau.

Os probióticos reduziram a gordura hepática e o nível de AST em pacientes com NASH.

Os probióticos representam uma terapia promissora para pacientes com NAFLD. Segundo a OMS, os probióticos são definidos como "microrganismos vivos, quando administrados em quantidades adequadas, conferem um benefício à saúde".

Os probióticos são postulados como benéficos para o tratamento de danos crônicos ao fígado por meio de uma infinidade de mecanismos sugeridos: inibem a translocação bacteriana, bem como a invasão epitelial, enquanto mantêm a integridade da barreira intestinal; e induzem a produção de peptídeos antimicrobianos, reduzindo a inflamação e moldando o sistema imunológico do hospedeiro.

Uma metanálise inicial de quatro estudos randomizados revelou que os probióticos melhoraram os testes de função hepática, RI, TNF-alfa, triglicerídeos, colesterol total e HDL-c em pacientes com NAFLD, mas não afetaram o IMC.

A maioria desses regimes incluiu combinações de bifidobactérias e lactobacilos. A administração de lactobacilos isoladamente ou em combinação com estreptococos levou a uma redução nos valores das enzimas nos testes de função hepática. Além disso, atenuaram a inflamação via TLR4 e endotoxemia.

Além disso, em uma metanálise interessante, descobriu-se que os pacientes que receberam probióticos antes do transplante de fígado diminuíram substancialmente as taxas de infecção.

A administração de uma preparação probiótica multicepa denominada comercialmente como VSL # 3 e composta por *Streptococcus* termofílico, *Lactobacillus delbreckii* subsp. *Bulgaricus*, *L. acidophilus*, *L. plantarum*, *L. casei*, *Bifidobacterium infantis*, *B. breve* e *B. longum*, levou a vários efeitos favoráveis: redução dos níveis de ALT, aumento da sensibilidade à insulina, reduções na inflamação do fígado e esteatose mediada pela modulação de células T hepáticas *natural killer* e supressão da via de sinalização TNF-alfa/IKK-beta.

Da mesma forma, a administração de uma preparação com *Lactobacillus acidophilus*, *L. helveticus* e *Bifidobacterium* spp mais um prebiótico teve um efeito protetor em relação à lesão hepática induzida por álcool e endotoxemia, bem como níveis anormais de enzimas hepáticas normalizadas. *Lactobacillus rhamnosus* e *paracasei* foram administrados para melhorar a inflamação do fígado.

No entanto, todos esses prebióticos podem reduzir o nível sanguíneo de citocinas inflamatórias, que incluem TNF-alfa, LPS e IL-6, em um grau variável.

Ainda não há consenso sobre o papel dos probióticos no manejo da DHGNA, e é o que sugerem as diferentes diretrizes internacionais. Para as diretrizes do NICE, atualmente não há evidências suficientes para fazer uma recomendação; para a ESPEN, é uma recomendação de grau 0 com forte consenso. Na mesma linha de opinião, a Organização Mundial de Gastroenterologia (2017) considera que mais estudos são necessários para comprovar os benefícios de longo prazo.

Orlistate – Sibutramina

O orlistate é um medicamento que inibe a lipase gástrica e pancreática, consegue inibir a absorção de quase 30% dos TG da dieta, em longo prazo atingiria uma redução média entre 6 e 8% no peso inicial e evitaria o fornecimento de AG ao fígado. Para atingir esse efeito, doses de 120 mg devem ser utilizadas 3 vezes/dia.

A sibutramina, um inibidor da recaptação da serotonina e da noradrenalina, atua em nível central reduzindo o apetite. Em muitos países, não está disponível em decorrência de riscos cardiovasculares.

Por outro lado, nenhuma das diretrizes internacionais (NICE, AASLD, ESPEN, EASL) a inclui em suas recomendações.

Vitamina E

As diretrizes da AASLD afirmam que a vitamina E em uma dose diária de 800 UI/dia melhora a histologia, mas não a inflamação em adultos não diabéticos com EHNA comprovada por biópsia e deve ser considerada como tratamento de primeira linha. Da mesma forma, não é recomendada para o tratamento de EHNA em pacientes diabéticos, NAFLD sem biópsia hepática, cirrose EHNA ou cirrose criptogênica até que mais dados sejam obtidos para apoiar sua eficácia.

Considera-se que seu benefício é antioxidante, modulando as reações dos radicais livres, reduzindo o estresse oxidativo.

Há alguma preocupação com a segurança em longo prazo da vitamina E, principalmente pelo aumento da mortalidade global, derrame hemorrágico e câncer de próstata em homens com mais de 50 anos de idade.

As diretrizes ESPEN e EASL coincidem com a AASLD em dosagem e indicação, com um grau de recomendação B com forte consenso.

Metformina

O efeito da metformina é baseado no efeito anorexígeno dessa droga. Enquanto diminui a absorção de glicose pelo trato gastrointestinal, reduz a hiperinsulinemia e melhora a RI, mas não modifica a histologia hepática.

Embora a metformina não seja recomendada para o tratamento de fígado gorduroso em si, ela pode ser usada para pacientes com diabetes melito tipo 2, nos quais reduz adicionalmente o risco de complicações relacionadas com essa doença (cardiovasculares e outras causas de mortalidade). Há evidências que sugerem uma redução no risco de hepatocarcinoma em pacientes diabéticos com EHNA.

Tiazolidinedionas

As tiazolidinedionas, como a rosiglitazona e a pioglitazona, melhoram a sensibilidade à insulina no tecido adiposo. Estudos clínicos demonstraram diminuição dos níveis de aminotransferases, inflamação e esteatose hepática, embora não de fibrose, em pacientes com EHNA com ou sem diabetes melito tipo 2.

O perfil de segurança é questionado pelo risco cardiovascular aumentado, incluindo insuficiência cardíaca congestiva e eventos coronarianos. A pioglitazona é a única disponível, embora haja risco aumentado de câncer de bexiga e ganho de peso indesejado, o que pode ser uma limitação, tendo sido avaliada em uma série de estudos histológicos e de melhora laboratorial em portadores de EHNA. Aconselha-se precaução na utilização desse medicamento em pacientes com função miocárdica alterada.

Estatinas

Em pacientes com hipercolesterolemia, o uso de estatinas (inibidores da HMG-CoA redutase), como atorvastatina ou rosuvastatina, é seguro e tem um impacto positivo na redução do LDL-c e risco cardiovascular e possivelmente na capacidade de melhorar os níveis de enzimas do fígado, mas sem qualquer evidência de melhora na histologia hepática.

A ezetimiba é um inibidor seletivo da absorção intestinal do colesterol e do fitosterol. Esse medicamento poderia aumentar a sensibilidade à insulina, reduzir a inflamação e a esteatose hepática. Também teria uma função antioxidante hepática, mas aumentou significativamente a HbA1c e foi associado a um aumento significativo de AG de cadeia longa no fígado. Esses achados lançam luz sobre as ações não reconhecidas da ezetimiba que devem ser examinadas em estudos futuros.

Ambos os agentes podem ser usados para tratar hipercolesterolemia em pessoas com NAFLD/EHNA, combinados de forma ideal para a prevenção primária ou secundária de doenças cardiovasculares, a principal causa de morte em pacientes com NAFLD/EHNA, e evitar cirrose ou hepatocarcinoma.

Essa associação é considerada uma indicação de categoria B com alto consenso nas diretrizes da AASLD e da EASL.

Vitamina D

Por seus efeitos anti-inflamatórios, antifibróticos, antioxidantes e metabólicos nas células hepáticas, propõe-se que sua deficiência possa estar envolvida na patogênese da EHNA (Roth, 2012). Por esse motivo, sua suplementação é recomendada, embora não esteja nas diretrizes internacionais.

Pentoxifilina

Inibe citocinas pró-inflamatórias, incluindo o TNF-alfa, e teria um efeito antifibrogênico, mostrando uma diminuição da necroinflamação pela redução do estresse oxidativo e em cerca de 40% dos pacientes uma melhora no escore de atividade NAFLD. Deve-se considerar que não existem estudos recentes sobre o uso dessa droga nessa doença.

Vitamina C

Os estudos clínicos randomizados atualmente disponíveis não encontraram um efeito superior da vitamina C em relação ao placebo. Portanto, o papel da vitamina C no NAFLD deve ser investigado de forma adequada no futuro. Dessa forma, as diretrizes ESPEN atribuem a ela uma recomendação de grau 0 com forte consenso.

Ácido ursodesoxicólico

O ácido ursodesoxicólico não é recomendado de acordo com a AASLD para o tratamento dessa doença, apesar de ter conseguido oferecer apenas uma ligeira redução nos testes de função hepática e esteatose sem melhora histológica em comparação com o placebo em pacientes com EHNA.

Outras drogas em estudo

Atualmente há outras drogas em investigação para uso na terapia do NAFLD, como: inibidor de NOX-1/4 (GKT137831, Genkyotex); inibidor da galectina-3 (GR-MD-02, Galectin Therapeutics, fase II); inibidor de CCR2 e CCR5 (Cenicriviroc, Tobira, fase IIb); inibidor de pancaspase (Emricasan, Conatus Pharmaceuticals, Fase IIa); agonista PPAR-alfa/delta (GFT505, Genfit, Fase IIb); inibidor de SCD-1 (Aramchol, Galmed, Fase IIb); regulador do sinal de apoptose inibidor da cinase 1 (GS-4997, Gilead, Fase II); e inibidor lisil oxidase-*like* 2 (Simtuzumabe, Gilead, Fase IIb) (Figura 10).

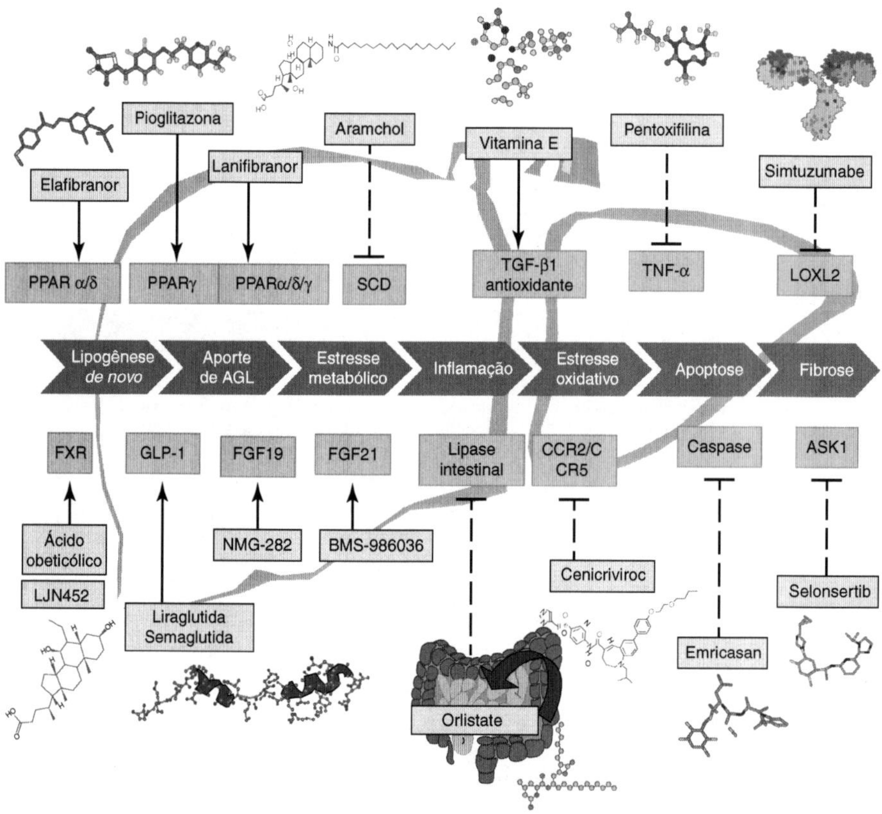

Figura 10 Potenciais fármacos de acordo com mecanismo de ação.

PPAR: receptores de ligantes ativadores de proliferação peroxissomal; SCD: estearoil-CoA dessaturase; TGF-β1: fator de crescimento transformador beta 1; TNF-α: fator de necrose tumoral alfa; LOXL2: lisil oxidase 2-*like*; AGL: ácidos graxos livres; FXR: receptor farnesoide X; FGF19: fator de crescimento de fibroblastos 19; FGF21: fator de crescimento de fibroblastos 21; CCR2: receptor de quimiocinas CC tipo 2; CCR5: receptor de quimiocinas CC tipo 5; ASK1: quinase 1 reguladora de sinal de apoptose.

Fonte: Ampuero et al., 2018.[38]

CONCLUSÃO

A DHGNA é uma doença de etiologia multifatorial, com nítido predomínio etiológico vinculado à SM e RI, principalmente em pacientes com DM e obesidade. Também é obrigatório descartar o consumo de álcool, bem como outras causas (infecciosas, autoimunes etc.).

Embora até muitos anos atrás fosse considerada benigna, na última década foi demonstrado de forma conclusiva que, se deixada para a própria evolução, uma porcentagem desses pacientes irá evoluir para cirrose e hepatocarcinoma.

É certo que existe uma predisposição genética, sendo claro que o estilo de vida e a alimentação são a causa da grande maioria dos casos, pelo que as diferentes estratégias terapêuticas devem ter como objetivo a modificação desses hábitos.

Além dos diversos medicamentos que têm sido usados, estão em uso e atualmente em experimentação, a única certeza é submeter o paciente a uma mudança estrita de estilo de vida, abandonando a dieta atual para uma dieta mediterrânea, e um plano regular de atividade física.

REFERÊNCIAS BIBLIOGRÁFICAS

1. Rahimi RS, Landaverde C. Nonalcoholic fatty liver disease and the metabolic syndrome: clinical implications and treatment. Nutr Clin Pract. 2013;28(1):40-51.
2. Castro L, Silva G. Hígado graso no alcohólico. Rev Med Clin Condes. 2015;26(5):600-12.
3. Mauss S, Berg T, Rockstroh J, Sarrazin C, Wedemeyer H. Hepatology - A Clinical Textbook [ebook]. 9. ed. 2018. Disponível em: www.hepatologytextbook.com.
4. Angulo P. Enfermedad grasa del hígado y esteatohepatitis no alcohólica. Rev Gastroenterol Mex. 2004;69(3):140-8.
5. Esquivel M. Esteatosis hepática, obesidad y comorbilidades. Rev Gastroenterol Mex. 2008;73(2):22-8.
6. Bernal-Reyes R. Hígado graso, esteatohepatitis no alcohólica y alcohólica. Revista de Gastroenterología de México. 2015;80(1):41-3.
7. Koppe S. Obesity and the liver: nonalcoholic fatty liver disease. Translational. 2014;164(4):312-22.
8. Colina MEM, Monzón CG. Obesidad y enfermedad hepática. GH Continuada. 2011;10(5):208-13.
9. Botta C, Perendones M. Nuñez M, Nieto G, Levratto M, Fuentes L, et al. Enfermedad hepática grasa no alcohólica. Tendencias en Medicina. 2016;49:159-68.
10. Gallego R, Ampuero J, Funuyet J, Romero M. Esteatohepatitis alcohólica y no alcohólica: ¿quiénes son los pacientes y qué podemos hacer por ellos?. Gastroenterol Hepatol. 2013;36(9):587-96.
11. Farías M, Silva C, Rozowski J. Microbiota intestinal: rol en obesidad. Rev Chil Nutr. 2011;38(2):228-33.
12. Tinahones F. Microbiota intestinal y obesidad. Nutr Clin Med. 2013;VII (2):74-86.
13. Vajro P, Paolella G, Fasano A. Microbiota and gut-liver axis: their influences on obesity and obesity-related liver disease. J Pediatr Gastroenterol Nutr. 2013;56(5):461-8.
14. Chalasani N, Younossi Z, Lavine JE, Charlton M, Cusi K, Rinella M, et al. The diagnosis and management of nonalcoholic fatty liver disease: guidance from the American Association for the Study of Liver Diseases. Hepatology. 2018;67(1):328-57.
15. Li H, Fang Q, Gao F, Fan J, Zhou J, Wang X, et al. Fibroblast growth factor 21 levels are increased in nonalcoholic fatty liver disease patients and are correlated with hepatic triglyceride. J Hepatol. 2010;53(5):934-40.

16. Kharitonenkov A, DiMarchi R. FGF21 revolutions: recent advances illuminating FGF21 biology and medicinal properties. Trends Endocrinol Metab. 2015;26(11):608-17.
17. Li H, Dong K, Fang Q, Hou X, Zhou M, Bao Y, et al. High serum level of fibroblast growth factor 21 is an independent predictor of non-alcoholic fatty liver disease: a 3-year prospective study in China. J Hepatol. 2013;58(3):557-63.
18. Maher MM, Ibrahim WA, Saleh SA, Shash L, Gabal HA, Tarif M, et al. Cytokeratin 18 as a non invasive marker in diagnosis of NASH and its usefulness in correlation with disease severity in Egyptian patients. Egypt J Med Hum Genet. 2015;16(1):41-6.
19. Feldstein AE, Wieckowska A, Lopez AR, Liu YC, Zein NN, McCullough AJ. Cytokeratin-18 fragment levels as noninvasive biomarkers for nonalcoholic steatohepatitis: a multicenter validation study. Hepatology. 2009;50(4):1072-8.
20. Ronald R, Preedy V. Dietary Interventions in Liver Disease Foods, Nutrients, and Dietary Supplements. London: Megan Ashdown; 2019.
21. European Association for the Study of the Liver; European Association for the Study of the Liver. EASL Clinical Practice Guidelines on nutrition in chronic liver disease. J Hepatol. 2019;70(1):172-93.
22. European Association for the Study of the Liver (EASL); European Association for the Study of Diabetes (EASD); European Association for the Study of Obesity (EASO). EASL-EASD-EASO Clinical Practice Guidelines for the management of non-alcoholic fatty liver disease. J Hepatol. 2016;64(6):1388-402.
23. Plauth M, Bernal W, Dasarathy S, Merli M, Plank LD, Schütz T, et al. ESPEN guideline on clinical nutrition in liver disease. Clin Nutr. 2019;38(2):485-521.
24. Athyros VG, Alexandrides TK, Bilianou H, Cholongitas E, Doumas M, Ganotakis ES, et al. The use of statins alone, or in combination with pioglitazone and other drugs, for the treatment of non-alcoholic fatty liver disease/non-alcoholic steatohepatitis and related cardiovascular risk. An Expert Panel Statement. Metabolism. 2017;71:17-32.
25. Glen J. Non-alcoholic fatty liver disease (NAFLD): summary of NICE guidance. BMJ. 2016;354:1-7.
26. Houghton D, Thoma C, Hallsworth K, Cassidy S, Hardy T, Burt AD, et al. Exercise reduces liver lipids and visceral adiposity in patients with nonalcoholic steatohepatitis in a randomized controlled trial. Clin Gastroenterol Hepatol. 2017;15(1):96-102.e3.
27. Dongiovanni P, Lanti C, Riso P, Valenti L. Nutritional therapy for nonalcoholic fatty liver disease. J Nutr Biochem. 2016;29:1-11.
28. Zhanga QS, Tian FW, Zhao JX, Zhang H, Zhai QX, Chen W. The influence of dietary patterns on gut microbiome and its consequences for nonalcoholic fatty liver disease. Trends Food Sci Technol. 2020;96:135-44.
29. Lu W, Li S, Li J, Wang J, Zhang R, Zhou Y, et al. Effects of omega-3 fatty acid in nonalcoholic fatty liver disease: a meta-analysis. Gastroenterol Res Pract. 2016;2016:1459790.
30. Di Minno MN, Russolillo A, Lupoli R, Ambrosino P, Di Minno A, Tarantino G. Omega-3 fatty acids for the treatment of non-alcoholic fatty liver disease. World J Gastroenterol. 2012;18(41):5839-47.
31. He XX, Wu XL, Chen RP, Chen C, Liu XG, Wu BJ, et al. Effectiveness of omega-3 polyunsaturated fatty acids in non-alcoholic fatty liver disease: a meta-analysis of randomized controlled trials. PLoS One. 2016;11(10):e0162368.
32. Nogueira MA, Oliveira CP, Ferreira Alves VA, Stefano JT, Rodrigues LS, Torrinhas RS, et al. Omega-3 polyunsaturated fatty acids in treating non-alcoholic steatohepatitis: a randomized, double-blind, placebo-controlled trial. Clin Nutr. 2016;35(3):578-86.
33. Martínez-González JJ, Ortiz-Hernández A, Regil Sandoval JI, Sánchez-Cosme A. Impact of coffee on liver diseases. JMSR. 2018;2(1):3-14.
34. Chen YP, Lu FB, Hu YB, Xu LM, Zheng MH, Hu ED. A systematic review and a dose-response meta-analysis of coffee dose and nonalcoholic fatty liver disease. Clin Nutr. 2019;38(6):2552-7.
35. Barros RK, Cotrim HP, Daltro C, Alves E, de Freitas LA, Daltro C, et al. Nonalcoholic steatohepatitis in morbid obese patients: coffee consumption vs. disease severity. Ann Hepatol. 2016;15(3):350-5.
36. Catalano D, Martines GF, Tonzuso A, Pirri C, Trovato FM, Trovato GM. Protective role of coffee in non-alcoholic fatty liver disease (NAFLD). Dig Dis Sci. 2010;55(11):3200-6.

37. Aguilar-Olivos NE, Almeda-Valdes P, Aguilar-Salinas CA, Uribe M, Méndez-Sánchez N. The role of bariatric surgery in the management of nonalcoholic fatty liver disease and metabolic syndrome. Metabolism. 2016;65(8):1196-207.
38. Ampuero J, Sánchez-Torrijos Y, Aguilera V, Bellido F, Romero-Gómez M. Nuevas perspectivas terapéuticas en la esteatohepatitis no alcohólica. Gastroenterol Hepatol. 2018;41(2):128-42.
39. EASL-EASD-EASO Clinical Practice Guidelines for the management of non-alcoholic fatty liver disease. J Hepatol. 2016;64:1388-402.
40. Doulberis M, Kotronis G, Gialamprinou D, Kountouras J, Katsinelos P. Non-alcoholic fatty liver disease: an update with special focus on the role of gut microbiota. Metabolism. 2017;71:182-97.

23 Obesidade na gestação

Luciana Corrêa dos Santos Leão
Lilia Tomaz Godoi
Marina Gonzales Ribas Reis
Durval Ribas-Filho

INTRODUÇÃO

A gestação pode atuar como fator desencadeante de obesidade, ou ser um fator agravante se já preexistente. De acordo com a Organização Mundial da Saúde (OMS), cerca de 830 mulheres morrem todos os dias no mundo em decorrência de complicações da gravidez ou durante o parto. No Brasil existem poucas informações recentes sobre o estado nutrológico pré-gestacional. Os dados do Instituto Brasileiro de Geografia e Estatística (IBGE) indicam que mais da metade (51,9%) das brasileiras entre 20 e 44 anos estão com índice de massa corporal (IMC) > 25 kg/m^2, esses índices pioram em populações de baixa escolaridade e baixo nível socioeconômico.

O início ou manutenção da obesidade durante a gestação aumentam o risco de desenvolver inúmeras complicações maternas e fetais. Como a obesidade é uma doença de difícil controle e reversão, a estratégia preventiva deve ter início com a identificação precoce das pacientes de risco, com maior foco nas mulheres em idade reprodutiva. Caso não seja possível, existe a oportunidade de agir assim que iniciado o pré-natal e na vida pós-natal precoce. Nesse contexto é essencial o conhecimento sobre a epigenética, que demonstra a importância do ambiente intrauterino na expressão gênica, contribuindo para o aparecimento de doenças crônicas como a obesidade.

Os estudos epigenéticos demonstraram que o estado nutrológico inadequado durante a gestação, por ingestão excessiva ou deficiente de micronutrientes essenciais, esteja associado a maior risco de desenvolvimento de doenças crônicas não transmissíveis como doenças cardiovasculares, diabetes melito tipo 2, obesidade e óbito neonatal.[1,2] Esses argumentos reforçam a necessidade de os profissionais de saúde conhecerem a realidade das gestantes que frequentam o pré-natal e a importância de avaliar hábitos alimentares e condições socioeconômicas para orientar dietas e sugerir cardápios, substituindo os nutrientes de forma personalizada e buscando modificar e corrigir os desvios alimentares.[3]

GESTAÇÃO, OBESIDADE E EPIGENÉTICA

Pesquisas recentes enfatizam que a obesidade materna e o diabetes durante a gravidez condicionam os sistemas celulares e orgânicos durante o início da vida e interagem com fatores ambientais e de estilo de vida pós-natal para definir o risco de doença cardiometabólica.

Tem sido muito frequente um número maior de mulheres com sobrepeso e obesas em idade fértil sendo diagnosticadas com diabetes durante a gravidez. Essa tendência preocupante implica riscos aumentados para o desenvolvimento de doenças cardiometabólicas em seus filhos, dentro do contexto epigenético (potencialmente nas gerações subsequentes).

Esses mecanismos são complexos e envolvem vários fatores moleculares, como o estabelecimento de estados de cromatina, metilação do DNA e RNA não codificador. Estudos mostram que a metilação do DNA é o mais comum e também o mais pesquisado dentre esses fatores epigenéticos.[25] As gestantes que ganham muito peso durante o período gestacional interferem epigeneticamente para que seus filhos possam alterar o sistema de homeostase energética, denominado sistema nutroneurometabólico, alterando a regulação deste e promovendo resistência leptínica. Isso significa que a gestante obesa, por favorecer uma hipercelularidade adipocitária fetal, induz cronicamente a um aumento do peso corporal em seu filho quando adulto. O mesmo ocorre, de forma semelhante, epigeneticamente quando a gestante tem desnutrição energético-proteica, na qual o feto reduz seu gasto energético, como mecanismo de sobrevivência, induzindo cronicamente que ele possua um gene poupador de gasto energético e, consequentemente, o desenvolvimento de sobrepeso e obesidade quando adulto.

Esses estudos observacionais se iniciaram após a Segunda Guerra Mundial, quando um estudo muito importante e precursor da epigenética mostrou que as mães desnutridas ou obesas em função do período gestacional pré, durante e pós-guerra vieram a ter filhos não somente obesos, mas também com outras doenças crônico-degenerativas. Todo esse processo epigenético culminou na desregulação do sistema nutroneurometabólico de homeostase energética, estabelecendo-se, portanto, a grande importância do período gestacional na gênese de doenças crônicas, ou seja, esse período é crítico para a prevenção de doenças crônico-degenerativas, e principalmente a obesidade.[26]

ADAPTAÇÕES DO ORGANISMO MATERNO E AJUSTES METABÓLICOS

Durante uma gestação normal ocorrem inúmeras modificações na anatomia e fisiologia maternas, que têm como finalidade proporcionar as condições necessárias para o desenvolvimento fetal. O volume plasmático aumenta cerca de 40 a

50% em relação aos níveis pré-gestacionais, e essa hipervolemia reduz a viscosidade sanguínea, ocasionando hemodiluição e consequente elevação do débito cardíaco e da frequência cardíaca basal e redução da resistência vascular periférica. Ocorre também a lentificação no esvaziamento gástrico e intestinal em decorrência de fatores hormonais (progesterona) e mecânicos (aumento do volume uterino).

Os ajustes metabólicos da primeira fase da gestação, chamada anabólica (materna e fetal), devem-se ao aumento dos hormônios sexuais, que estimulam a hiperplasia das células pancreáticas, promovendo ganho de peso desde o início do primeiro trimestre, com aumento do depósito de gordura no abdome, dorso e parte superior das coxas.

Já na segunda fase, o metabolismo materno é estimulado pelo hormônio do crescimento, lactogênio placentário, estrógeno, progesterona, prolactina, adrenocorticotropina e cortisol, resultando em resistência à ação da insulina. É nessa fase que ocorre maior crescimento fetal, também chamada catabólica materna, quando há maior exigência calórica e anabólica fetal. O conhecimento das duas fases metabólicas da gravidez é importante porque facilita a compreensão da curva de ganho de peso materno[3,4,5,6,7] (Ver a Figura 1).

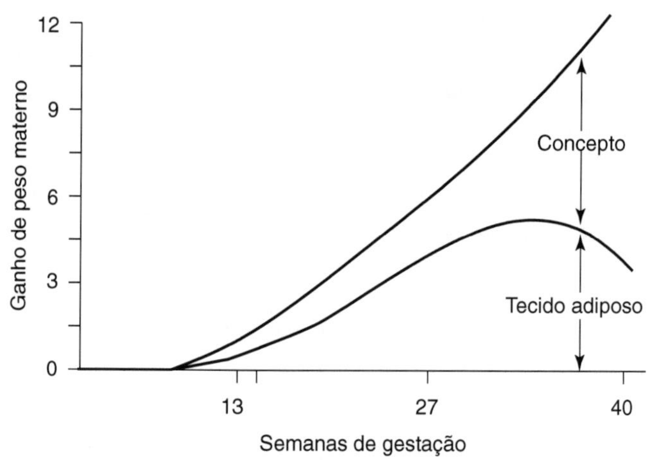

Figura 1 Componentes do ganho de peso materno na gestação.

NUTRIÇÃO MATERNA E GANHO DE PESO

Atualmente os parâmetros adotados para a avaliação nutrológica da gestante são o IMC e o ganho de peso gestacional. O Institute of Medicine (IOM), que em 1990 lançou o *guideline weight gain during pregnancy*, na tentativa de aumentar a probabilidade de um desfecho favorável na gestação, teve a necessidade de revisá-lo em 2009 em razão do aumento significativo do IMC nas gestantes e pelo incremento de gestantes em idades mais avançadas que estão iniciando a gestação com doenças crônicas, com isso aumentando a morbidade durante a gestação e anos após o parto. Suas tabelas e gráficos são utilizados em todo o mundo. De acordo com a situação nutrológica no início da gestação (baixo peso, peso normal, sobrepeso ou obesidade), existe uma faixa de ganho de peso recomendada por trimestre, conforme indicado na Tabela 1.

Tabela 1 Ganho de peso recomendado de acordo com o IMC pré-gestacional

IMC	Estado nutricional antes da gestação	Ganho ponderal esperado	Ganho de peso por semana no 2º e 3º trimestres (kg)
≤ 18,4	Baixo peso	12,5-18 kg	0,5
18,5-24,9	Peso adequado	11,5-16 kg	0,4
25-29,9	Sobrepeso	7-11,5 kg	0,3
≥ 30	Obesidade	Menos de 7 kg	0,2

Fonte: IOM, 2009.[9]

A gravidez impõe ao organismo materno um aumento das necessidades nutricionais para suprir o binômio materno-fetal. As necessidades energéticas, de vitaminas e minerais são elevadas, pois o gasto energético basal (GEB). aumenta principalmente no último trimestre, uma vez que o feto utiliza aproximadamente 56 kcal/kg/dia, o que representa cerca de 50% do incremento do GEB. De acordo com esses dados, sugere-se aumento da ingestão calórica apenas no segundo e terceiro trimestres gestacionais, evitando assim o ganho excessivo de peso, que pode comprometer o desenvolvimento fetal intrauterino, gerando fetos grandes para a idade gestacional (GIG) e com maior risco de obesidade na infância.[7,8,9]

O ganho de peso fisiológico na gestação se deve aos produtos da concepção e ao aumento dos depósitos de gordura e líquido, conforme demonstrado a seguir:

- Feto: 3,2-3,3 kg.
- Armazenamento de gordura: 2,7-3,6 kg.
- Aumento do volume de sangue: 1,4-1,8 kg.
- Aumento do volume de fluido extravascular: 0,9-1,4 kg.
- Líquido amniótico: 0,9 kg.
- Aumento dos seios: 0,45-1,4 kg.
- Hipertrofia uterina: 0,9 kg.
- Placenta: 0,7 kg.

Tabela 2 Ganho de peso ideal na gestação, baseado nas recomendações do IOM (2009)

Produtos da concepção	
Feto	2,7-3,6 kg
Líquido amniótico	0,9-1,4 kg
Placenta	0,9-1,4 kg
Aumento dos tecidos maternos	
Expansão do volume sanguíneo	1,6-1,8 kg
Expansão do líquido extracelular	0,9-1,4 kg
Crescimento do útero	1,4-1,8 kg
Aumento do volume de mamas	0,7-0,9 kg
Aumento dos depósitos maternos – tecido adiposo	3,6-4,5 kg

Fonte: Peixoto, 2014.[22]

COMPLICAÇÕES OBSTÉTRICAS RELACIONADAS À OBESIDADE

Inúmeras podem ser as complicações associadas à obesidade na gestação.

Diabetes melito gestacional

A incidência de diabetes melito gestacional (DMG) é três vezes maior do que na população geral, pois há maior resistência insulínica. A hiperglicemia materna e o aumento de transporte de glicose através da placenta causam hiperinsulinemia fetal, gerando fetos macrossômicos e grandes para a idade gestacional. Além disso, o diagnóstico de DMG está associado ao aumento do risco futuro de obesidade, doença cardiovascular e doença metabólica tanto na mãe quanto no filho.[10,11,12,13]

Distúrbios hipertensivos e pré-eclâmpsia

O sobrepeso e a obesidade são fatores de risco independentes para doenças cardiovasculares. Aproximadamente 25% das mulheres com hipertensão gestacional irão desenvolver pré-eclâmpsia, definida como hipertensão arterial com proteinúria (> 300 mg/24 horas) após a 20ª semana de gestação. Em 2014 a OMS publicou as recomendações para prevenção e tratamento da pré-eclâmpsia, que inclui: suplementação de cálcio durante a gravidez nas zonas em que a ingestão alimentar de cálcio é baixa (em doses de 1,5 a 2 g de cálcio elementar/dia). A suplementação é recomendada para a prevenção de pré-eclâmpsia em todas as mulheres, mas especialmente em mulheres com alto risco de desenvolver pré-eclâmpsia (evidência de qualidade moderada. Recomendação Forte).[1,7]

Tromboembolismo

A gravidez é um fator de risco para trombose, caracterizado pelo aumento na concentração plasmática de fatores da coagulação I, VII, VIII e X, diminuição da proteína S e inibição da fibrinólise, quando em combinação com outros fatores de risco, como idade materna > 35 anos, multiparidade, sedentarismo, parto cesárea, pré-eclâmpsia e obesidade, resultando em aumento do risco de embolia pulmonar e tromboembolismo venoso profundo.[14-16]

ALTERAÇÕES DO SONO

As alterações do sono durante a gestação têm sido associadas a diversos problemas de saúde para o binômio materno-fetal. Como modificações anatômicas e fisiológicas típicas dessa fase, há a elevação do diafragma e a congestão das vias respiratórias que aumentam com o decorrer da gestação e com o excesso de adiposidade, com maior incidência de apneia obstrutiva do sono (AOS), roncopatias e sonolência excessiva diurna, principalmente no terceiro trimestre. As desordens respiratórias do sono, que têm maior prevalência em gestantes com sobrepeso e obesas, têm sido associadas a síndromes hipertensivas, sintomas depressivos e diabetes melito gestacional, com maior probabilidade de parto cesárea e complicações puerperais diversas.[17]

SÍNDROME DO TÚNEL DO CARPO

Neuropatia periférica que pode acometer muitas mulheres na gestação, apresenta uma variedade de sintomas como formigamento, parestesia e dor na região das mãos, geralmente a mão dominante ou ambas. Os sintomas tendem a piorar no período noturno, interferindo na qualidade do sono. Na maioria dos casos tende a desaparecer após o parto. A obesidade ou o ganho de peso excessivo na gravidez é um fator de risco para o surgimento dessa condição.[18]

COMPLICAÇÕES RELACIONADAS AO PARTO E AO PUERPÉRIO

O excesso de peso materno também está associado à gestação prolongada e maior incidência de parto cesária. Os fatores que contribuem para a elevada frequência dessa via de parto são a desproporção cefalopélvica e a distocia por aumento de tecidos moles depositados na pelve materna. Quando comparadas a não obesas, essas parturientes têm alto risco de hospitalização prolongada, infecção puerperal e maior dificuldade para amamentar, possivelmente por uma resposta reduzida à prolactina, demora do pós-operatório e dificuldade de sucção na primeira semana de puerpério cirúrgico.[14,16,19]

MORTALIDADE MATERNA

As doenças hipertensivas e os eventos tromboembólicos foram as principais causas de morte materna.

COMPLICAÇÕES FETAIS E PERINATAIS

Os fetos das grávidas com obesidade pré-gestacional têm maior risco de malformações do tubo neural, malformações cardíacas, malformações da parede abdominal, fendas orais, atresia anorretal, hipospádias e membros curtos. Esse risco aumenta se há associação com diabetes pré-gestacional mal controlada. A obesidade e o diabetes melito prévios também são fator de risco para fetos grandes para a idade gestacional, macrossômicos e aumentam a incidência de mortalidade fetal e neonatal.[20]

COMPLICAÇÕES A LONGO PRAZO

Segundo a hipótese de Baker, da origem fetal das doenças crônicas não transmissíveis, um ambiente intrauterino desfavorável pode predispor ao desenvolvimento de várias doenças crônicas na vida adulta.[21]

PREVENÇÃO E TRATAMENTO

O ideal seria ter o peso normal antes da gravidez, porém muitas gestações não são planejadas, e mesmo quando são dificilmente conseguem alcançar a meta estabelecida. Segundo dados do IBGE, por meio da Pesquisa Nacional de Saúde (PNS) de 2013, entre mulheres de 18 a 49 anos de idade, 97,4% tinham sido atendidas pelo menos uma vez em consulta pré-natal com profissional de saúde especializado na última gravidez. Por esses dados, pode-se concluir que uma boa estratégia seria atuar na primeira consulta de pré-natal identificando a gestante de alto risco para obesidade e a encaminhando para tratamento especializado. É muito importante que essas mulheres sejam devidamente informadas sobre os riscos da obesidade para ela e para o bebê.

A meta, durante a gravidez, não é a perda de peso, e sim garantir o ganho de peso adequado para cada gestante, baseado no IMC pré-gestacional, evitando assim o ganho excessivo de peso. O fator nutricional mais importante na determinação do peso ao nascer e da morbidade associada é a ingestão calórica. No início da gestação não há necessidade de ganho de peso e inclusive deve ser orientada a prática de atividade física. Já no segundo e terceiro trimestres a recomendação de aumento de calorias ingeridas é de 340 e 452 kcal/dia, respectivamente. O equilíbrio da ingestão de fontes energéticas recomendado durante a gestação é o mesmo indicado para as mulheres não gestantes: 10 a 35% em forma de proteínas; 45 a 65% de kcal sob a forma de carboidratos; e 20 a 35% de kcal sob a forma de gordura. O consumo de proteínas deve ser de 1,1 g/kg/dia, tendo em vista que a unidade feto-placentária consome aproximadamente 1 kg de proteínas durante a gestação. A recomendação diária de carboidratos aumenta de 130 para 175 g/dia na gestação, em função das necessidades fetais e da passagem de glicose do compartimento materno para o fetal por difusão facilitada. Em relação aos lipídeos, o cérebro em desenvolvimento acumula grandes quantidades de ácido docosaexaenoico (DHA) durante o desenvolvimento pré e pós-natal. O tecido fetal possui dessaturases ativas que permitem a formação da DHA a partir do ácido alfalinolênico.

A recomendação diária da ingestão nos EUA é de 13 g/dia de ácido linoleico e 1,4 g/dia de ácido alfalinolênico. A Federação Brasileira das Associações de Ginecologia e Obstetrícia (Febrasgo) recomenda que o DHA seja consumido na dose de 200 mg/dia, nos últimos meses de gravidez, o que equivale a 2 porções semanais de peixes como atum, salmão, albacora ou camarão.[8,22]

CONCLUSÃO

Knowler et al. aventaram a hipótese da existência de um círculo vicioso: "mães obesas e/ou diabéticas têm filhos macrossômicos que possivelmente irão desenvolver obesidade na infância e diabetes na fase adulta".[23] Nesse contexto, não somente a genética – pais obesos geram filhos obesos – mas principalmente a epigenética pode favorecer não somente a obesidade futura dos filhos gerados por gestantes com desnutrição energético-proteica e/ou obesidade gestacional, mas doenças crônico-degenerativas quando adultos.

Os profissionais das ciências nutricionais devem atuar na orientação dessas pacientes, estimular a atividade física, fornecer informações necessárias sobre dieta nutrologicamente equilibrada e com isso interromper esse círculo vicioso, reduzindo a incidência da obesidade no mundo.

REFERÊNCIAS BIBLIOGRÁFICAS

1. World Health Organization. Obesity: preventing and managing the global epidemic. Report of a WHO Consultation on Obesity. Technical Report Series. 2000; 894:i-xii:1-253.
2. Casanello P, Krause B, Castro J, Rodríguez et al. Epigenética y obesidad. Rev Chil Pediatr. 2016;87(5):335-42. http://dx.doi.org/10.1016/j.rchipe.2016.08.009.
3. Zugaib M, Ruocco RMSA. Pré-natal. 3.ed. São Paulo: Atheneu; 2005. Capítulo 29.
4. Sogimig. Manual de ginecologia e obstetrícia. Belo Horizonte: Coopmed; 2012. Capítulo 5.
5. Knopp RH, et al. Metabolic adjustments in normal and diabetic pregnancy. Cl Obstet Gynecol. 1981;24:21.
6. Hollingsworth DR. Maternal metabolism in normal pregnancy and pregnancy complicated by diabetes mellitus. Cl Obstetr Gynecol. 1985;28:457.

7. Brasil. Ministério da Saúde. Inquérito domiciliar de comportamentos de risco morbidade referida de doenças e agravos não transmissíveis. [S.d.] Disponível em: http://www.inca.gov.br/inquerito/docs/sobrepesoobesidade.pdf.
8. Shils ME, Olson JA, Shike M, Ross AC, Caballero B, Cousins RJ (eds.). Nutrição moderna de Shils na saúde e na doença. 11.ed. Barueri: Manole; 2016. Capítulo 52.
9. IOM (Institute of Medicine), NRC (National Research Council). Weight gain during pregnancy: reexamining the guidelines. The National Academies Press. Washington, DC: The National Academic Press; 2009.
10. Neme B, 1915. Obstetrícia básica. 2.ed. São Paulo: Sarvier; 2000. Capítulos 6 e 55.
11. Diniz LEV. Nutrição e gravidez. In: Zugaib, Sancovski. O pré-natal. São Paulo: Atheneu; 1991. Capítulo 10. p.71-80.
12. Ramsey PS, Schenken R. Obesity in pregnancy: complications and maternal management. Up To Date. 2019;1-40.
13. Poston L, Berghella V. Gestacional weight gain. Up To Date. 2019;1-27.
14. Gabbe SG, Niebyl JR, Simpson JL, Landon MB (eds.). Gabbe: obstetrics: normal and problem pregnancies. 6.ed. Philadephia: Saunders; 2012.
15. Morgan ES, Wilson E, Watkins T, Gao F, Hunt BJ. Maternal obesity and venous thromboembolism. Int J Obstet Anesth. 2012 Jul;21(3):253-63.
16. Weiss JL, Malon FD, Emig D, Ball RH, Nyberg DA, Comstock CH, et al. Research consortium. Obesity, obstetric complications and cesarean delivery rate: a population-based screening study. Am J Obstetric Gynecology. 2006;190:1091-7.
17. Ribeiro MC, Nakamura UM, Torloni MR, Scanavino MT, Forte BMB, Mancini PE, Mattar R. Qualidade do sono em gestantes com sobrepeso. Rev Bras Ginecol Obstet. 2015;37(8):359-65.
18. Smith MW, Marcus PS, Wurstz LD. Orthopedic issues in pregnancy. Obstet Gynecol Surv. 2008;63(2):103-11.
19. Carneiro JRI, Braga FO, Cabizuca CA, Abi-Abib RC, Cobas RA, Gomes MB. Gestação e obesidade: um problema emergente. Revista HUPE. 2014;13(3):17-24.
20. Raposo L, Ferreira C, Fernandes M, Pereira S, Moura P. Complicações da obesidade na gravidez. Versão on-line. ISSN 2183-2447. Arquivos de Medicina. Porto, Portugal.
21. Barker DJ. The origins of the developmental origins theory. J Intern Med. 2007;261(5):412-7.
22. Peixoto S. Manual de assistência pré-natal. 2.ed. São Paulo: Federação Brasileira das Associações de Ginecologia e Obstetrícia (Febrasgo); 2014.
23. Knowler WC, Narayan KM, Hanson RL, Nelson RG, Bennett PH, Tuomilehto J, et al. Preventing non-insulin-dependent diabetes. Diabetes. 1995;44:483.
24. Franzago M, Fraticelli F, Stuppia L, Vitacolonna E. Nutrigenetics, epigenetics and gestational diabetes: consequences in mother and child. Epigenetics. 2019: 14(3):215-35.
25. Ribas Filho D, Suen VMM. Tratado de nutrologia. 2.ed. Barueri: Manole; 2018.

Obesidade e microbiota 24

Murilo Pereira
Flávia Gouveia
Ana Valéria Silveira Garcia Ramirez

A incidência de obesidade no mundo praticamente triplicou desde 1975, e hoje atinge mais de 650 milhões de pessoas,[1] tendo se tornado uma epidemia global. No Brasil, dados de 2017 levantados pela pesquisa Vigilância de Fatores de Risco e Proteção de Doenças Crônicas por Inquérito Telefônico (Vigitel) do Ministério da Saúde indicam que a obesidade acomete aproximadamente 20% da população, e o sobrepeso atinge mais da metade dos brasileiros. De acordo com a Organização Mundial da Saúde (OMS), sobrepeso e obesidade são definidos como o acúmulo anormal ou excessivo de gordura corporal que apresenta risco à saúde. Em estudos epidemiológicos, como o Vigitel, a obesidade é diagnosticada quando o índice de massa corporal (IMC) – obtido pela divisão da massa corporal pela altura ao quadrado – é igual ou superior a 30 kg/m^2, e o sobrepeso ocorre quando o IMC alcança valor igual ou maior que 25 kg/m^2. A aferição de obesidade e sobrepeso pelo IMC baseia-se em dados facilmente mensuráveis, geralmente compatíveis com a observação de acúmulo de gordura corporal nos indivíduos (embora possa levar a interpretações distorcidas no caso de indivíduos com massa muscular acima da média para sua altura).

As alterações fisiológicas presentes na obesidade não são evidentes nem mensuradas no IMC e se iniciam antes mesmo de uma mudança perceptível na conformação física dos indivíduos, com impactos importantes sobre a saúde. No início da expansão do tecido adiposo (e de forma persistente até a obesidade crônica) ocorre a ativação de um processo inflamatório, o que distorce o sistema imunológico para um fenótipo pró-inflamatório. Assim, a obesidade caracteriza-se por um quadro de inflamação subclínica (ou de baixo grau) crônica que afeta a atividade da insulina em seus tecidos metabolicamente sensíveis, sobretudo fígado, músculos e tecido adiposo, e leva a um distúrbio metabólico que culmina na desregulação da homeostase da glicose.[2]

As comorbidades comuns à obesidade incluem não apenas distúrbios cardiometabólicos, mas também transtornos de humor e cognitivos (como ansiedade, depressão, sensibilidade ao estresse, dificuldade de aprendizado e redução de memória).[3] Entre indivíduos obesos há maior risco de incidência de uma série de doenças e disfunções, como doenças gastrointestinais, doenças pulmonares e respiratórias, distúrbios endócrinos e metabólicos, alterações ósseas e articulares, cardiopatias e diversos tipos de câncer.

MICROBIOTA INTESTINAL OBESOGÊNICA

A obesidade é uma doença de múltiplas causas, entre as quais fatores genéticos, estilo de vida e hábitos alimentares. A alimentação exerce papel fundamental ao fornecer diariamente ao organismo nutrientes que atuam diretamente no metabolismo de seus órgãos e sistemas. Nas últimas décadas, temos observado grandes alterações no padrão alimentar no mundo, com o crescimento do consumo de alimentos processados e ultraprocessados (a chamada dieta de lanchonete) e a redução do consumo de alimentos naturais. Entre as consequências dessa mudança do padrão alimentar está a alteração qualitativa (e por vezes também quantitativa) da comunidade de microrganismos que habitam nosso trato digestório, em especial a microbiota intestinal, com impactos sobre a saúde da população.

A obesidade e outros distúrbios metabólicos relacionados, como diabetes e síndrome metabólica, têm sido associados ao aumento da permeabilidade intestinal (*leaky gut*) e ao desequilíbrio microbiano no intestino, a disbiose.[4] De fato, a ciência vem mostrando que a composição da microbiota intestinal é alterada em pessoas obesas e pode responder a mudanças no peso corporal.[3] Há diferenças notáveis entre a microbiota intestinal de indivíduos magros e obesos, assim como indivíduos com hábitos alimentares diferentes apresentam microbiotas intestinais distintas.[5]

Os filos bacterianos Firmicutes (incluindo os gêneros *Clostridium*, *Enterococcus*, *Lactobacillus* e *Ruminococcus*) e Bacteroidetes (incluindo os gêneros *Prevotella* e *Bacteroides*) constituem mais de 90% das categorias filogenéticas conhecidas e dominam a microbiota intestinal. Alguns estudos têm mostrado que o aumento ou a redução de determinadas comunidades bacterianas intestinais relaciona-se com a incidência de obesidade. Embora as pesquisas nesse campo não sejam consensuais, há indícios consistentes de que a obesidade esteja associada a diferenças nos filos constituintes da microbiota intestinal, com menor diversidade geral e maior proporção de Firmicutes em relação a Bacteroidetes em indivíduos obesos quando comparados a indivíduos com peso normal.[6]

Pesquisas recentes apontam a necessidade de examinar as relações entre a microbiota intestinal e os parâmetros fisiológicos do organismo, não apenas da perspectiva taxonômica da população microbiana, mas também no tocante a suas funções metabólicas e aos metabólitos microbianos resultantes dessas complexas interações. Alguns metabólitos bacterianos, como os ácidos graxos de cadeia curta (SCFA, na sigla em inglês) e alguns gêneros de bactérias (como *Akkermansia*), têm-se revelado fundamentais na regulação de vários estados de doença.[7]

Constituídos em grande parte por acetato, propionato e butirato, os SCFA exercem efeitos fisiológicos em diferentes tecidos. Podem atuar como supressores tumorais na morte celular apoptótica, como moduladores do sistema neuroendócrino entérico e na regulação gênica de processos anti-inflamatórios. A diversidade de SCFA decorre da cooperação metabólica da comunidade bacteriana, pois nenhum gênero bacteriano pode hidrolisar todos os tipos de nutrientes nem produzir todos os metabólitos encontrados no lúmen intestinal. Assim, a maioria das interações fisiológicas da microbiota intestinal com o organismo não depende apenas de um tipo bacteriano em particular, mas de toda a comunidade.[5]

Ensaios clínicos randomizados demonstraram que a maior produção de SCFA correlaciona-se com menor obesidade induzida por dieta[8] e com redução da resistência à insulina.[9] O acetato e o butirato também são importantes na manutenção da barreira de proteção do epitélio intestinal, pois estimulam a produção e a secreção de muco pelas células caliciformes (ou células de Goblet).[5] Os SCFA são sintetizados direta e indiretamente por diversas bactérias intestinais, com destaque para a *Akkermansia muciniphila* (Akk), uma bactéria Gram-negativa da ordem *Enterobacteriaceae.*

Nativa do trato gastrointestinal, a Akk tem sua sobrevivência e reprodução potencializadas pela presença no lúmen de ácidos nucleicos microbianos, que são fragmentos de bactérias ou padrões moleculares associados a microrganismos (MAMP, na sigla em inglês). A variabilidade de cepas bacterianas que ao morrer geram fragmentos microbianos promove maior taxa de sobrevivência de Akk. O déficit de bactérias Akk, de SCFA e de MAMP no intestino leva a disfunções da barreira intestinal, inflamação de baixo grau e alteração da homeostase glicêmica, lipídica e energética, com consequências que podem levar a obesidade e diabetes tipo 2[10] (Figura 1). A microbiota intestinal associada a fenótipos obesos e diabéticos também é caracterizada por uma redução na abundância de *Akk*, que parece oferecer proteção contra adiposidade excessiva, inflamação no tecido adiposo, endotoxemia metabólica e resistência à insulina.[6]

O cérebro é um importante modulador da homeostase intestinal, controlando a motilidade e a secreção de ácidos, bicarbonatos e muco. A disbiose intestinal tem sido associada à inflamação de intestino e sistêmica, o que contribui para o desenvolvimento de distúrbios do humor, como depressão, em condições inflamatórias como a obesidade. Componentes da microbiota intestinal sintetizam neurotransmissores (como o triptofano) e se comunicam com o sistema nervoso central por meio de mecanismos envolvendo o nervo vago. Além disso, são capazes de produzir moléculas que atuam como neurotransmissores locais no sistema nervoso

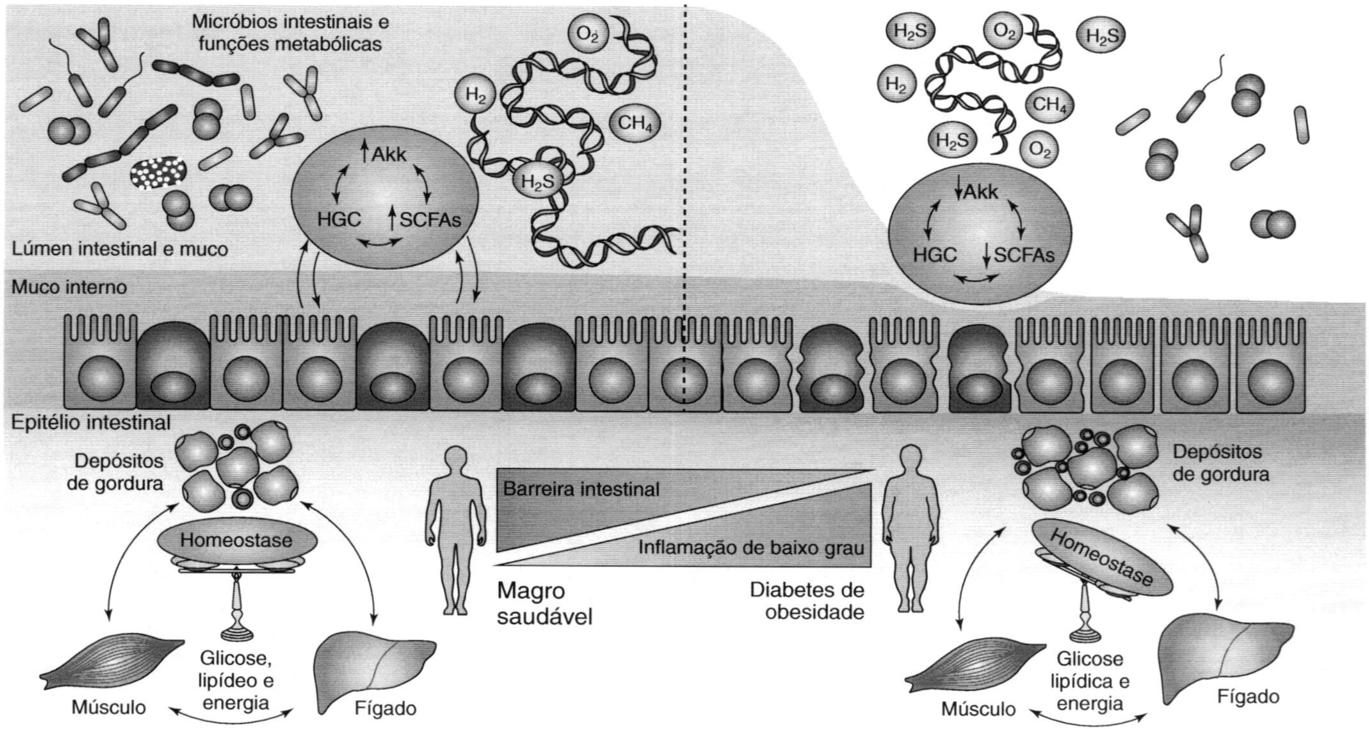

Figura 1 Diferentes composições da microbiota intestinal e respostas metabólicas associadas. A variabilidade microbiana no lúmen intestinal promove maior taxa de sobrevivência de Akk, o que faz aumentar a produção de SCFA e muco, favorecendo o equilíbrio glicêmico, lipídico e energético no fígado, músculos e tecido adiposo. A disbiose intestinal leva a um déficit de bactérias Akk e de SCFA, tendo como consequência disfunções da barreira intestinal, inflamação de baixo grau e alteração da homeostase glicêmica, lipídica e energética no fígado, músculos e tecido adiposo.

Akk: *Akkermansia muciniphila*; ADG: alta diversidade genética microbiana; BDG: baixa diversidade genética microbiana; SCFA: ácidos graxos de cadeia curta.
Fonte: adaptada de Cani, 2013.[10]

entérico, tais como ácido gama-aminobutírico (GABA), serotonina (5-HT), acetilcolina, melatonina e histamina.[3]

A parede celular de bactérias Gram-negativas apresenta lipopolissacarídeos (LPS), moléculas formadas por um lipídeo e um polissacarídeo que provocam uma forte resposta imunológica, promovendo a inflamação para proteger o organismo contra infecções bacterianas. O LPS ativa respostas a padrões moleculares associados a patógenos (PAMP, na sigla em inglês), primariamente através do receptor tipo Toll 4 (TLR4), induzindo a resposta inflamatória e a expressão e secreção de citocinas[5] (Figura 2).

Os níveis circulantes de LPS são elevados em indivíduos obesos, e isso pode estar relacionado ao aumento da permeabilidade intestinal, pela redução da expressão e atividade de proteínas de junção firme, as *tight junctions*, que unem as células epiteliais do intestino formando uma barreira protetora semipermeável e seletiva. Essa degradação da função das *tight junctions* permite a passagem de produtos bacterianos para a circulação, como o LPS, e a translocação bacteriana, que são fatores-chave na resistência à insulina e na inflamação.[5]

Os SCFA produzidos pela microbiota intestinal são reconhecidos por receptores acoplados à proteína G, como o GPR-41 e o GPR-43. A estimulação desses receptores desencadeia a secreção de peptídeos intestinais (hormônios) envolvidos no metabolismo da glicose ou na ingestão de alimentos, como o peptídeo-1 semelhante ao glucagon (GLP-1), ou o peptídeo YY (PYY). Assim, as bactérias fermentativas do intestino parecem interferir, pelo menos em parte, na expressão e na atividade de hormônios intestinais que atuam no controle do apetite, por meio da modulação da produção de GLP-1 (nas células L no cólon), de PYY (nas células do íleo e do cólon) e de leptina (nas células do tecido adiposo, via GPR-41). Todos têm efeitos anorexígenos no hipotálamo e, portanto, promovem a saciedade. Quando o balanço entre as sensações de fome e saciedade se desequilibra, ocorrem respostas metabólicas e comportamentos obesogênicos, com prejuízos à saúde.[5]

Em disbiose, além da redução das *tight junctions* e do consequente aumento da permeabilidade intestinal ao LPS, há diminuição na produção dos hormônios anorexígenos PYY e GLP-1 e aumento da inflamação hepática, muscular, do tecido adiposo e do hipotálamo. Esses fatores favorecem a instalação de um quadro de resistência à insulina e a infiltração de macrófagos para promover a defesa temporária da lesão intestinal. A resistência à insulina afeta os tecidos sensíveis a esse hormônio – como fígado, músculo, tecido adiposo e hipotálamo – e as vias de sinalização celular e homeostase. No entanto, a diminuição da permeabilidade intestinal ao LPS está associada ao aumento da quantidade e da funcionalidade das *tight junctions*, bem como da produção de PYY e GLP-1. Consequentemente, diminui a sensação de fome e a inflamação sistêmica, e aumenta a sensibilidade à insulina[5] (Figura 2).

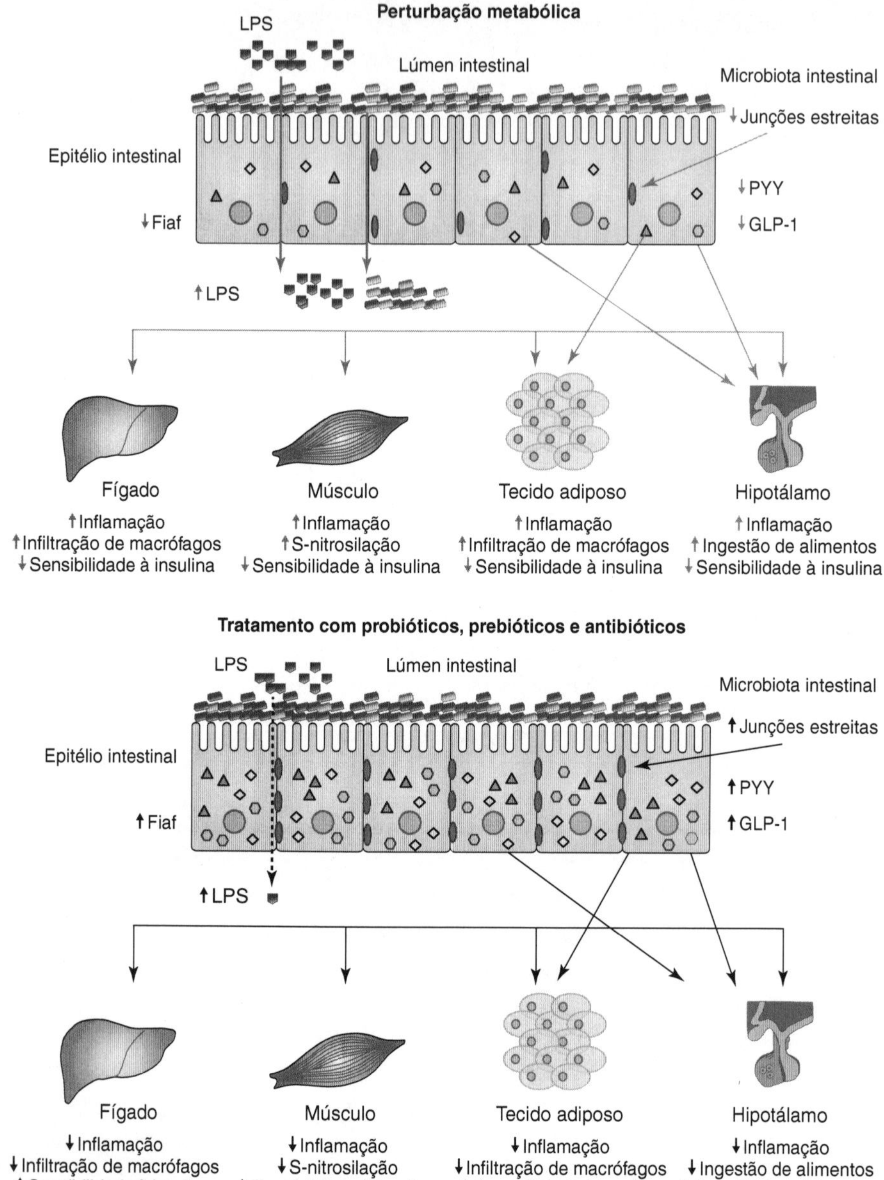

Figura 2 Impactos da microbiota intestinal em homeostase e em disbiose. Em homeostase, o epitélio intestinal está protegido pelo muco e pelas *tight junctions*, o que gera efeitos anti-inflamatórios e aumenta a sensibilidade à insulina no fígado, músculos, tecido adiposo e hipotálamo. Em disbiose, o epitélio intestinal fica suscetível à translocação de LPS, o que provoca efeitos adversos sobre fígado, músculos, tecido adiposo e hipotálamo.

Fiaf: fator adiposo induzido pelo jejum; LPS: lipopolissacarídeo; PYY: peptídeo YY; GLP-1: peptídeo-1 semelhante ao glucagon.
Fonte: adaptada de Carvalho e Saad, 2013.[5]

MAPEANDO O PROBLEMA

Dentre as desordens comumente associadas à obesidade destacam-se constipação intestinal, compulsão alimentar, *acanthosis nigricans*, hipertensão, hiperinsulinemia, resistência à insulina, disfunções tireoidianas, sobrecarga hepática e esteatose hepática não alcoólica. Além da aferição do acúmulo de gordura corporal por meio do IMC e de mensurações auxiliares como dobras cutâneas ou bioimpedância, a avaliação clínica de um quadro de obesidade deve idealmente basear-se em exames complementares que indiquem a possível instalação e a dimensão de fenômenos associados a essa condição, bem como sua possível relação com a microbiota do trato gastrointestinal.

Uma investigação preliminar pode ser realizada já na primeira consulta, por meio da anamnese – visando à identificação das principais queixas, hábitos e traços comportamentais – e de exames simples – como a aferição da pressão arterial e a avaliação de sinais físicos. Entre os sinais físicos, a observação da conformação corporal, da língua e da pele oferecem informações importantes. A conformação corporal típica do hipercortisolismo (síndrome de Cushing) caracteriza-se pelo acúmulo de gordura na região abdominal, acompanhado de musculatura reduzida nas pernas e braços, rosto arredondado, hirsutismo e aumento do volume da região cervical (corcunda). Da observação da língua, podem-se identificar indícios de desequilíbrio na microbiota bucal, como a presença de saburra lingual (biofilme bacteriano), sinalizando distúrbios metabólicos no caso de saburra esbranquiçada, ou o supercrescimento bacteriano no intestino delgado (SIBO, na sigla em inglês) no caso de saburra amarelada. Na pele, o espessamento, a hiperpigmentação e a acentuação das linhas cutâneas, conformando um aspecto grosseiro e aveludado, geralmente na região posterior do pescoço e nas axilas, são manifestações da *acanthosis nigricans*, cujas causas principais são as endocrinopatias. A *acanthosis nigricans* está frequentemente associada ao hiperinsulinismo, ao diabetes e à resistência à insulina.[11]

Os exames de sangue mais comuns para mapear a saúde de indivíduos obesos são aqueles que identificam o estado do metabolismo glicêmico – glicemia e insulina em jejum, hemoglobina glicada, glicemia média estimada e Homa-IR –, da função tireoidiana – hormônios tireoestimulante (TSH), tiroxina (T4) e tri-iodotironina (T3) – e da função hepática – enzimas alanina aminotransferase (ALT), aspartato aminotransferase (AST) e gamaglutamiltransferase (GGT). Além disso, o exame de ácido úrico a partir da amostra de sangue permite avaliar possíveis desequilíbrios nas funções de rins e seus impactos sobre o fígado, o tecido adiposo e a inflamação sistêmica. Complementarmente aos exames de sangue, pode-se investigar o SIBO por meio do teste do hidrogênio expirado e a inflamação intestinal associada ao *leaky gut* por meio do exame de calprotectina fecal.

Finalmente, vale mencionar o exame de sequenciamento genético para observação da comunidade bacteriana que habita o intestino, por meio da técnica 16S rRNA polimerase. Esse exame é realizado a partir de uma amostra de fezes que é enviada a um laboratório especializado. Embora esteja ainda em processo de refinamento técnico, o teste já é capaz de apresentar os percentuais das espécies e filos bacterianos presentes no intestino, permitindo identificar desequilíbrios sinalizadores de infecções (p. ex., pelo aumento da participação do filo Proteobacteria) e de possíveis desordens metabólicas associadas à obesidade (p. ex., pela desproporção entre Firmicutes e Bacteroidetes).

MODULAÇÃO INTESTINAL

Pesquisas científicas e experiências clínicas têm demonstrado que uma forma eficaz de tratamento da obesidade é a modulação da microbiota intestinal, ou simplesmente modulação intestinal. O uso de estratégias de modulação intestinal para reequilibrar a função protetora do epitélio e a produção de hormônios e neurotransmissores oferece uma perspectiva promissora para a reversão tanto da obesidade como da síndrome metabólica, diabetes tipo 2 e outros distúrbios relacionados, incluindo desequilíbrios cognitivos.[3,5,12,13]

A modulação intestinal pode ser realizada por meio de algumas estratégias, como o manejo dietético, o uso de probióticos, prebióticos, fitonutrientes e antibióticos, além do transplante de microbiota fecal. O elemento crucial capaz de gerar resultados significativos e duradouros é a mudança do padrão alimentar, ou seja, trocar o hábito da dieta de lanchonete pelo consumo predominante de comida de verdade, aquela que a natureza produz e que vem sendo consumida historicamente pela Humanidade desde a Era Paleolítica, com abundância de vegetais, em boa medida crus. Essa diretriz vai ao encontro de uma das principais recomendações do *Guia Alimentar para a População Brasileira* do Ministério da Saúde, publicado em 2014: fazer dos alimentos *in natura* ou minimamente processados a base da alimentação.

Para auxiliar na implementação dessa mudança, os probióticos e prebióticos revelam-se grandes aliados. A suplementação com probióticos – microrganismos comensais vivos que podem conferir benefícios à saúde – pode favorecer a restauração da microbiota intestinal e, com isso, provocar o aumento da atividade de enzimas antioxidantes e da absorção de micro e macronutrientes, incluindo antioxidantes.[12] Certas cepas dos gêneros de bactérias Gram-positivas *Lactobacillus* e *Bifidobacterium* parecem ter efeitos benéficos no metabolismo, melhorando a homeostase da glicose e a inflamação, reduzindo o peso corporal e a massa gorda e protegendo o organismo contra o estresse oxidativo. Esses efeitos podem estar relacionados a mecanismos ainda não elucidados de redução na translocação de LPS acompanhada da diminuição da produção de citocinas inflamatórias.[12]

Há também a hipótese de que diferentes espécies microbianas modulem a composição de ácidos graxos em tecidos cruciais para o metabolismo, aumentando as concentrações de ácidos graxos poli-insaturados ômega-3, que são caracterizados por importantes propriedades anti-inflamatórias e redutoras dos níveis de lipídeos.[12] O uso de probióticos contendo bilhões de microrganismos por pelo menos 8 semanas expõe o intestino a altas quantidades de MAMP, o que promove o aumento de bactérias importantes na síntese de SCFA a partir de nutrientes não digeridos no intestino grosso, como a Akk.

Os prebióticos – ingredientes alimentares não digeríveis que estimulam seletivamente o crescimento de uma microbiota intestinal saudável – são considerados promotores de múltiplos mecanismos terapêuticos, incluindo reequilíbrio da composição da microbiota intestinal, melhora da função da barreira epitelial, redução da translocação bacteriana e restabelecimento do metabolismo energético.[14] Por isso, tais substâncias são candidatas ao desenvolvimento de tratamentos antidiabéticos e anti obesogênicos.[15]

Compostos presentes em plantas e cogumelos podem atuar no combate à obesidade e ao diabetes por seus efeitos no aumento da sensibilidade à insulina, redução do apetite, diminuição da absorção lipídica e da reabsorção de ácidos biliares, promoção de maior consumo energético e reequilíbrio da função das células beta pancreáticas.[15] Os efeitos desses compostos não foram completamente esclarecidos, mas têm se mostrado promissores. Formulações e extratos de plantas como *Ephedra sinica* e *Garcinia*, no entanto, apresentam efeitos colaterais indesejados e são contraindicados.[15] O Quadro 1 apresenta resumidamente alguns compostos e seus efeitos, sem pretender esgotar o assunto (certos compostos aparecem no quadro mais de uma vez por apresentarem mais de um tipo de efeito).

No que se refere à administração de antibióticos, o principal mecanismo compreende a redução dos níveis circulantes de LPS, que atenua a inflamação e melhora a resistência à insulina induzida pela obesidade no fígado, músculo e tecido adiposo. No entanto, mesmo com as notáveis melhoras metabólicas nos experimentos com antibióticos em animais, parece que a tradução dessa estratégia para humanos não é a melhor opção, pois há questões complexas como a resistência a antibióticos em painéis crônicos de administração e evidências que indicam uma relação entre antibioticoterapia crônica de baixa dose e ganho de peso corporal.[5]

As pesquisas com o transplante de microbiota fecal, embora recentes, vêm demonstrando potencial significativo para tratar obesidade e síndrome metabólica. De maneira geral, indivíduos obesos que recebem transplante de microbiota fecal de doadores magros, ou vice-versa, adquirem algumas características metabólicas dos doadores. Os testes com animais e humanos sugerem que a microbiota intestinal é transmissível e que esse procedimento pode ser uma estratégia terapêutica contra a obesidade.

Quadro 1 Compostos de plantas e cogumelos e seus efeitos no tratamento de obesidade e diabetes

Compostos	Onde são encontrados	Efeito no tratamento de obesidade e diabetes
Apigenina	Vegetais (como salsa, tomilho e camomila)	Têm efeitos antioxidantes que protegem as células beta pancreáticas de espécies reativas de oxigênio e da ativação do fator nuclear kappa B (NF-κB), ajudando a manter a secreção de insulina em resposta à ingestão de glicose.
Quercetina	Extrato de *Prunella vulgaris* e alimentos como maçã, cebola e brócolis	
Luteolina	Brócolis, aipo e pimenta verde	
Berberina	*Berberis vulgaris* (ou uva-espim)	Induz a proliferação de células beta, mantendo a função pancreática e a homeostase da glicose.
Berberina	*Berberis vulgaris* (ou uva-espim)	Ativam a proteína quinase ativada por 5'-monofosfato-adenosina (AMPK) no fígado e em outros tecidos. A ativação de AMPK reduz o armazenamento de energia pela inibição de vias anabólicas e aumenta o gasto de energia ao induzir o catabolismo e a produção de ATP.
Genisteína	Soja	
Capsaicina	Pimenta chilli	Ativam os canais do receptor de potencial transiente nos nervos sensoriais, induzindo a liberação de noradrenalina pelos nervos simpáticos, que ativam proteínas desacopladoras na mitocôndria do tecido adiposo marrom, produzindo calor em vez de adenosina trifosfato (ATP).
Epigalocate-quina galato	Folha de chá-verde	
Celastrol	Raízes da videira trovão de Deus	Reduz o peso corporal por inibir o estresse do retículo endoplasmático no hipotálamo, aumentando a sensibilidade à leptina e suprimindo o apetite.
Epigalocate-quina galato	Folha de chá-verde	Inibem o acúmulo de lipídeos por induzir apoptose em adipócitos.
Resveratrol	Uva	
Genisteína	Soja	
Extrato de *Ganoderma lucidum*	Cogumelo *Ganoderma lucidum*	Restaura os níveis das proteínas responsáveis pela função das *tight junctions*, melhorando a integridade intestinal e impedindo a translocação de endotoxinas pró-inflamatórias. Melhora a tolerância à glicose e a sensibilidade à insulina.
Honokiol e	Magnólia	Ativam o receptor ativado por proliferador de peroxissoma gama, levando à secreção de adiponectina, o que aumenta a sensibilidade à insulina.
Curcumina	Cúrcuma	
Lovastatina	Cogumelos (como *Agaricus*, *Antrodia*, *Ganoderma*, *Ophiocordyceps* e *Pleurotus*) e folhas de chá Pu-erh	Inibe a 3-hidróxi-3-metilglutaril-coenzima A (HMG-CoA) redutase no fígado, reduzindo a síntese do colesterol, o que pode contribuir para a redução da hiperlipidemia e da deposição lipídica.
Polifenóis vegetais	Vegetais (como uva, couve e tomate), oleaginosas (como nozes), ervas e especiarias (como salsa, cravo e canela)	Inibem a atividade da lipase pancreática no duodeno e previnem a liberação (e subsequente absorção) de ácidos graxos dos triglicerídeos da dieta, favorecendo o emagrecimento.

Fonte: elaborado pelos autores com base em Martel et al, 2016.[15]

CONCLUSÃO

Ainda que muitas associações verificadas entre microbiota intestinal, obesidade e saúde careçam de identificação das relações causa-efeito e que outros microrganismos (como arcais, vírus e fungos) devam ser alvo de novas pesquisas nos próximos anos, a ciência que estuda a microbiota intestinal e seus efeitos sobre nossa saúde tem avançado muito nos últimos anos, sobretudo as pesquisas com comunidades bacterianas.

O padrão dietético ocidental (dieta de lanchonete) contribui para a redução da diversidade microbiana intestinal, a inflamação e o *leaky gut*, o que facilita a translocação de LPS, aumenta a inflamação periférica e produz neuroinflamação e alterações no sistema nervoso central. Esse quadro tem relação íntima com a obesidade e doenças a ela associadas, o que sugere a possibilidade de restabelecimento da constituição corporal adequada e da saúde pela via da modulação intestinal.

A mais importante estratégia da modulação intestinal é o manejo dietético, facilitado pelo uso de suplementos. A regra de ouro é consumir alimentos naturais, com abundância de vegetais, em boa medida crus. Casos individuais devem ser tratados com base em um exame criterioso da condição geral de saúde do indivíduo e do planejamento personalizado de reeducação alimentar e suplementação com probióticos e prebióticos, seguido pelo acompanhamento periódico.

REFERÊNCIAS BIBLIOGRÁFICAS

1. World Health Organization. Obesity and overweight. 2018. Disponível em: http://www.who.int/news-room/fact-sheets/detail/obesity-and-overweight; acessado em: 18 de agosto de 2021.
2. Saltiel AR, Olefsky JM. Inflammatory mechanisms linking obesity and metabolic disease. J Clin Invest. 2017;127(1):4-7.
3. Agustí A, García-Pardo MP, López-Almela I, Campillo I, Maes M, Romaní-Pérez M, et al. Interplay between the gut-brain axis, obesity and cognitive function. Front Neurosci. 2018 Mar;12:1-17.
4. Konturek PC, Haziri D, Brzozowski T, Hess T, Heyman S, Kwiecien S, et al. Emerging role of fecal microbiota therapy in the treatment of gastrointestinal and extra-gastrointestinal diseases. J Physiol Pharmacol. 2015;66(4):483-91.
5. Carvalho BM, Saad MJA. Influence of gut microbiota on subclinical inflammation and insulin resistance. Mediators Inflamm. 2013;2013:1-13.
6. Li X, Shimizu Y, Kimura I. Gut microbial metabolite short-chain fatty acids and obesity. Biosci Microbiota, Food Heal. 2017;36(4):135-40. Disponível em: https://www.jstage.jst.go.jp/article/bmfh/36/4/36_17-010/_article.
7. Cani PD. The gut microbiota manages host metabolism. Nat Rev Endocrinol. Nature Publishing Group; 2014;10(2):74-6. doi: 10.1038/nrendo.2013.240.
8. Lin HV, Frassetto A, Kowalik Jr EJ, Nawrocki AR, Lu MM, Kosinski JR, et al. Butyrate and propionate protect against diet-induced obesity and regulate Gut hormones via free fatty acid receptor 3-independent mechanisms. PLoS One. 2012;7(4).
9. Zhao L, Zhang F, Ding X, Wu G, Lam Y, Wang X, et al. Gut bacteria selectively promoted by dietary fibers alleviate type 2 diabetes. Science (80-). 2018;359:1151-6.

10. Cani PD. The gut microbiota manages host metabolism. Nat Rev Endocrinol; 2013;10(2):74. doi: 10.1038/nrendo.2013.240.
11. Araújo LMB, De Viveiros AMC, Lopes RC, Porto MV, Viana A de C, Fukui RT, et al. Acanthosis nigricans em mulheres obesas de uma população miscigenada: um marcador de distúrbios metabólicos. An Bras Dermatol. 2002;77(5):537-43.
12. Gomes AC, de Sousa RGM, Botelho PB, Gomes TLN, Prada PO, Mota JF. The additional effects of a probiotic mix on abdominal adiposity and antioxidant status: a double-blind, randomized trial. Obesity. 2017;25(1):30-8.
13. Borgeraas H, Johnson LK, Skattebu J, Hertel JK, Hjelmesæth J. Effects of probiotics on body weight, body mass index, fat mass and fat percentage in subjects with overweight or obesity: a systematic review and meta-analysis of randomized controlled trials. Obes Rev. Feb;19(2):219-32.
14. Mehal WZ. The Gordian knot of dysbiosis, obesity and NAFLD. Nat Rev Gastroenterol &Amp; Hepatol. 2013 Aug;10:637. http://dx.doi.org/10.1038/nrgastro.2013.146.
15. Martel J, Ojcius DM, Chang C-J, Lin C-S, Lu C-C, Ko Y-F, et al. Anti-obesogenic and antidiabetic effects of plants and mushrooms. Nat Rev Endocrinol. 2016 Sep;13(3):149. doi: 10.1038/nrendo.2016.142.

Obesidade nos idosos 25

Nelson Lucif Junior
Durval Ribas-Filho

INTRODUÇÃO

O mundo está envelhecendo enquanto a obesidade está aumentando. Até o ano de 2030, os maiores de 65 anos representarão 20% da população dos EUA. Em 2035, 25% da população da Europa terá 65 anos ou mais. Concomitantemente, a prevalência de obesidade em adultos tem aumentado constantemente. Em todo o mundo, o sobrepeso e a obesidade superaram a desnutrição em termos de risco geral para a saúde. A prevalência de obesidade está aumentando nas nações mais desenvolvidas e em desenvolvimento. Os benefícios e os riscos da obesidade em pacientes idosos são menos conhecidos em comparação com crianças e adultos. Além disso, as estratégias de manejo para pacientes idosos obesos diferem em relação a crianças e adultos, essa confluência do envelhecimento e da obesidade provavelmente trará encargos financeiros e sociais significativos.[1]

PREVALÊNCIA

Apesar da urgência com que a obesidade e o sobrepeso (OS) têm sido abordados desde a década de 1980, dados de todos os países indicam que a obesidade se tornou uma epidemia mundial. A prevalência de OS está aumentando em todo o mundo, independentemente de como ela é medida, nos países desenvolvidos e em desenvolvimento nos últimos 30 anos.[2] A OMS estimou que, em 2008, 1,5 bilhão de adultos com 20 anos ou mais tinham sobrepeso e mais de 200 milhões de homens e 300 milhões de mulheres – aproximadamente 10% dos adultos – eram obesos. A obesidade não é mais um problema apenas para os países desenvolvidos de alta renda. De fato, os maiores aumentos na obesidade desde 1980 ocorreram em países de baixa e média renda, particularmente em áreas urbanas na Oceania, América Latina e Norte da África. Além da influência genética, de fatores maternos e perinatais, o recente aumento global da obesidade deve-se a uma mudança na dieta para alimentos ricos em gordura e açúcares, mas pobre em vitaminas e outros micronutrientes. Houve um aumento drástico no consumo total de calorias nas últimas décadas. Dados epidemiológicos indicam que a ingestão crônica de dietas gordurosas e frutose e o consumo frequente de *fast-food* aumentam o risco de obesidade, e isso é evidente nos países em desenvolvimento, onde dietas indígenas ricas em vegetais, frutas e peixes foram substituídas por dietas ocidentais mais baratas e mais densas em energia.[3] No Brasil, a pesquisa Vigilância de Fatores de Risco e Proteção para Doenças Crônicas por Inquérito Telefônico (Vigitel), de 2017, do Ministério da Saúde, apontou que quase 1 em cada 5 pessoas (18,9%) é obesa e que mais da metade da população das capitais brasileiras (54%) está com excesso de peso.[4]

Paralelamente ao crescimento da obesidade, estamos assistindo ao envelhecimento da população mundial. É estimado que, em todo o mundo, o número de pessoas com 60 anos de idade ou mais seja superior a 962 milhões, constituindo 13% da população global. Em virtude do declínio da fertilidade e do aumento da longevidade, o número de pessoas com 60 anos ou mais cresce mais rapidamente do que todos os grupos etários mais jovens e, é esperado que esse número dobre até 2050.[5] E essa epidemia de obesidade também se estende aos idosos. Nos EUA é esperado que o número de pessoas acima de 65 anos mais que dobre até 2050, aumentando de 40,2 milhões para 88,5 milhões de pessoas.

Junto a esse aumento está a alta prevalência de idosos que também são obesos.[6] Os americanos estão vivendo mais: cerca de 27 milhões de pessoas nos EUA têm mais de 70 anos, e espera-se que esse número quase dobre até 2030. Enquanto isso, a prevalência de obesidade, definida como um índice de massa corporal (IMC) de 30 kg/m^2 ou mais, aumentou nos últimos 25 anos em todas as faixas etárias nos EUA, incluindo a de indivíduos com 65 anos ou mais.

Essas duas tendências, obesidade e envelhecimento populacional, formam um aumento no número de idosos obesos. Em 2000, 22,9% das pessoas entre 60 e 69 anos e 15,5% das pessoas com mais de 70 anos eram obesas. Isso significou um aumento de 56% no primeiro grupo e um aumento de 36% no último grupo comparado com números encontrados em 1991.[7]

No Brasil, dados da Pesquisa de Orçamentos Familiares, realizada em 2002-2003, evidenciaram que a prevalência de obesidade, avaliada por IMC igual ou superior a 30 kg/m^2, na população brasileira aumentou com a idade e atingiu 17,1% na faixa etária de 55 a 64 anos, 14% na categoria de 65 a 74 anos e 10,5% nos idosos com 75 anos ou mais.[8]

FISIOPATOLOGIA

O envelhecimento é acompanhado por alterações na composição corporal. A massa magra é composta principalmente de músculo esquelético, o qual declina em 40% entre 20 e 70 anos. Após os 70 anos, tanto a massa magra quanto a massa gorda diminuem. Com o envelhecimento, há também uma redistribuição da massa gorda, principalmente no componente visceral, mas também se observam depósitos de gordura no músculo esquelético e no fígado. O equilíbrio entre o consumo de energia e o gasto de energia determina a massa gorda corporal.

Nos idosos, a ingestão de energia não parece aumentar significativamente ou pode até diminuir com o tempo; portanto, é o gasto energético diminuído que desempenha um papel importante no aumento da massa gorda com o envelhecimento. Após os 20 anos, a taxa metabólica de repouso diminui em 2-3% por década, principalmente em decorrência da perda de massa magra. Além dessa diminuição na taxa metabólica de repouso, a atividade física tende a declinar e há um aumento no tempo de inatividade, o que representa aproximadamente metade da perda no gasto energético total com o envelhecimento.[6]

A redistribuição da gordura corporal para a região central gera a produção de citocinas pró-inflamatórias. Essas citocinas, como o fator de necrose tumoral alfa (TNF-alfa) e a interleucina 6 (IL-6), levam à perda muscular e à sarcopenia, por seus efeitos catabólicos, o que ocasiona resultados adversos, como diminuição da mobilidade e aumento da fragilidade. Alterações endocrinológicas que ocorrem com o envelhecimento também desempenham um papel na fisiopatologia da obesidade, incluindo a diminuição no hormônio do crescimento, testosterona e DHEA, além de resistência à leptina e insulina.[6]

DEFINIÇÃO DE OBESIDADE NO IDOSO

A obesidade é o acúmulo excessivo de gordura corporal, levando a maior risco de doença e morte prematura.[7] O American College of Cardiology e a American Heart Association definem adultos com sobrepeso se o IMC ≥ 25 kg/m^2 e obesos como IMC ≥ 30 kg/m^2, independentemente da faixa etária. Entretanto, avaliar com precisão os efeitos da obesidade em idosos pode ser um desafio, dadas as desvantagens de definir a obesidade pelo IMC.[6] O IMC pode classificar alguns idosos com sobrepeso sem que o sejam e também pode falhar em detectar obesidade nessa faixa etária. Por exemplo, se uma pessoa perde altura como resultado de fraturas por compressão vertebral, seu IMC se tornaria mais alto, mesmo sem alteração no peso ou na gordura corporal. Por outro lado, alterações na composição corporal com a idade, incluindo perda de massa muscular e aumento de gordura, podem não refletir no IMC, mesmo que a pessoa realmente tenha muita gordura corporal. Adicionalmente, em idosos, ter excesso de gordura visceral é mais prevalente do que o IMC poderia predizer.[7]

Outros métodos têm sido utilizados, incluindo pesagem hidrostática, absorciometria por raios X de dupla energia (DEXA) e circunferência da cintura.

Dado que o IMC pode subestimar ou superestimar a massa gordurosa em idosos e o fato de que a deposição de gordura no idoso tende a apresentar acúmulo intra-abdominal, a mensuração da circunferência da cintura pode ser a melhor forma antropométrica de avaliação.[6] É simples e de boa relação custo-benefício para a avaliação da adiposidade no consultório. A aferição deve ser feita entre a crista ilíaca e o rebordo costal, com o paciente em pé e no final da expiração. O padrão tradicional de circunferência da cintura é inferior a 88 cm para mulheres e a 102 cm para homens. No entanto, as opiniões diferem e existem diferentes escalas de referência, dependendo da etnia, e talvez os valores devam serem definidos conforme a idade.[7] Destarte tais considerações, a maioria dos estudos utiliza IMC para definir obesidade nos idosos.[6]

OBESIDADE PARADOXAL

Em geral, a obesidade em adultos está relacionada à menor expectativa de vida, e esse risco de morte é associado a problemas de saúde relacionados a essa condição clínica. Em idosos, o efeito da obesidade é muito mais complexo. O peso ideal em termos de sobrevida aumenta com a idade. Mais interessante é a constatação de que, embora o risco de doença cardiovascular (DCV) seja maior em adultos com sobrepeso ou obesos, estudos também sugerem que em idosos o sobrepeso ou obesidade parecem estar associados a menores taxas de mortalidade por DCV, o que é denominado obesidade paradoxal.[7]

Em uma análise de 13 estudos observacionais, entre 1966 e 1999, examinando a mortalidade cardiovascular em indivíduos não hospitalizados com 65 anos ou mais, foi observada uma curva em U com um aumento na curva direita apenas quando o IMC estava acima de 31 a 32 kg/m^2.

Em um grande estudo abrangendo várias etnias, tanto em homens quanto em mulheres, residentes na comunidade com 65 anos ou mais, as menores taxas de risco para mortalidade foram observadas em indivíduos com IMC entre 25 e 35 kg/m^2 e aumentaram com IMC abaixo de 25 kg/m^2 ou acima de 35 kg/m^2.

Uma revisão sistemática e uma metanálise avaliando a associação do IMC com todas as causas e mortalidade cardiovascular em indivíduos com diabetes melito tipo 2 (DM2), mostraram uma forte relação não linear entre o IMC e a mortalidade por todas as causas em homens e mulheres. O menor risco foi observado naqueles com IMC 31-35 e 28-31. Menores valores de IMC foram associados a maior mortalidade em ambos os sexos. Todavia, deve-se levar em conta que o IMC é uma medida imperfeita da obesidade. O paradoxo da obesidade pode ser um artefato do uso do IMC para medir a obesidade em idosos.

Adicionalmente, a sobrevivência de idosos obesos sugere que pessoas suscetíveis aos efeitos negativos da obesidade morrem mais cedo e que aqueles que sobrevivem até a velhice podem ser resistentes aos efeitos da obesidade. Se verdadeiro, o efeito de sobrevivência explicaria por que a taxa de mortalidade parece não ser afetada pelo IMC na população idosa. Por outro lado, tabagismo e doenças como o câncer, que podem causar morte precoce, também podem induzir a perda de peso, complicando ainda mais a relação entre IMC e morte. Assim, um número de variáveis pode confundir a associação entre obesidade e morte em adultos mais velhos.

Parece prudente não interpretar a obesidade como inofensiva ou benéfica em adultos nos idosos, mas que o risco relativo de morte associado a maior IMC diminuiu com a idade.[1,7] As metas ideais de IMC em idosos ainda precisam ser validadas em um grande estudo prospectivo, porém a combinação dos dados disponíveis sugere que IMC < 25 e > 35 kg/m^2 está associado a maior mortalidade em idosos.[6]

OBESIDADE SARCOPÊNICA

A sarcopenia é definida como a perda de massa e função do músculo esquelético e leva à fragilidade, incapacidade e perda de independência dos idosos. A perda progressiva do músculo esquelético com a idade, juntamente com um aumento e redistribuição da gordura corporal, é conhecida como obesidade sarcopênica e está associada às mais altas taxas de declínio da força funcional e morbidade e mortalidade mesmo em relação aos sarcopênicos sem obesidade.

É relevante que, embora o aumento da massa gordurosa promova algum aumento da massa magra, o aumento da massa muscular nessa condição é de baixa qualidade; assim, idosos com obesidade apresentam menor qualidade muscular em relação a seus pares não obesos.[6] Como observado, em uma pessoa idosa com obesidade sarcopênica, o IMC pode induzir a erro pela alta porcentagem de gordura e baixa massa magra.[7] É importante que indivíduos nesta condição sejam devidamente identificados e tratados pelo alto grau de fragilidade e vulnerabilidade que apresentam.[6]

TRATAMENTO

Antes de abordar o tratamento, é preciso tecer algumas considerações sobre a perda de peso em idosos. Um estudo de 7 anos incluindo 3.278 participantes com idade ≥ 65 anos demonstrou que o menor peso, perda de peso e episódios de perda de peso e reganho eram fatores de risco de mortalidade independentes. Além disso, um estudo longitudinal realizado em 4.331 homens americanos com idade entre 65-93 anos revelou que os participantes que perderam peso, massa magra mas também massa gorda tiveram um risco maior de mortalidade por todas as causas do que os homens que permaneceram estáveis após um período médio de 4,6 anos, independentemente de IMC, idade, fatores de estilo de vida e condição médica. Além disso, um estudo caso-controle mostrou que, em idosos, peso corporal estável foi associado com menor mortalidade, enquanto a perda de peso foi um preditor de mortalidade em curto prazo (< 1 ano) e ganho de peso como preditor de mortalidade em longo prazo (> 3 anos), especialmente em indivíduos com sobrepeso ou obesos.

É claro que a perda de peso não intencional é comum em muitas doenças graves, o que poderia confundir a interpretação dos efeitos da perda de peso sobre a mortalidade em idosos.[9] Todavia, numerosos estudos de base populacional revelaram que a perda de peso em pessoas idosas está associada ao aumento da mortalidade, inclusive em diabéticos. Obviamente, uma parte disso pode ser devida à própria doença causando perda de peso, mas vários estudos usaram abordagens diferentes para controlar esse viés. Os efeitos negativos da perda de peso são principalmente perda muscular, podendo levar à sarcopenia, perda do efeito protetor da gordura em quedas, como na fratura de quadril, deficiência de nutrientes, redução da massa óssea, lipólise levando a maior aterosclerose e, com a perda de gordura, maior liberação de toxinas lipossolúveis na circulação.

A perda de gordura e proteína também pode levar à toxicidade do fármaco por alteração da farmacocinética de medicamentos que são lipossolúveis ou ligados a proteínas.[6,9] Há poucos ensaios rigorosos de tratamento da obesidade em idosos, particularmente abordando farmacologia e também cirurgia. A perda de peso é acompanhada por diminuições na massa magra, aproximadamente 25% do peso perdido é de massa magra, densidade mineral óssea e massa muscular.

Pacientes idosos que alternam perda/reganho de peso perdem mais massa magra e muscular do que se o peso tivesse permanecido estável, fato que desestimula muitos profissionais a indicarem perda de peso para idosos. Além disso, não há consenso sobre o IMC ideal para os idosos. A recomendação de perda de peso para esses pacientes, portanto, deve ser individualizada, reconhecendo e respeitando as metas de cuidado, qualidade de vida e função física de cada paciente.[1]

A perda de peso intencional deve ser recomendada para idosos de alto risco, incluindo aqueles com doença cardiovascular, DM2 e síndrome metabólica, pois o risco absoluto de morte e morbidade é maior nesse grupo. A maioria dos benefícios para a saúde pode ser alcançada com perda moderada de peso, e os benefícios potenciais incluem melhora do risco cardiovascular, prevenção do comprometimento cognitivo e aumento da defesa antioxidante, entre outros.[7]

MUDANÇA NO ESTILO DE VIDA

Mudanças no padrão dietético e atividade física são a base do tratamento. A perda de peso pode ser alcançada por uma redução calórica moderada de 500 a

1.000 kcal/dia, o que leva à perda de 0,5 a 1 kg por semana e 8 a 10% do peso ao longo de 6 meses. Idosos com obesidade sarcopênica ou em risco dela devem ser orientados sobre um déficit calórico menos restritivo de 200-500 kcal/dia combinado com uma ingestão de proteína de alto valor biológico de 1 g/kg/dia e até 1,5 g/kg/dia se função renal normal.[6]

O cuidado com as proteínas deve ser levado em consideração não só para os obesos sarcopênicos, como também para qualquer idoso em programa de perda ponderal. Pessoas de todas as idades em programa de emagrecimento perdem massa muscular. Levando em consideração que os idosos já perderam massa magra, uma perda adicional pode ser muito prejudicial. O fornecimento de proteína de alto valor biológico de pelo menos 1 g/kg/dia pode minimizar essa perda, notadamente se associado à atividade física.[7,9] Assim, as recomendações dietéticas devem ser prescritas em conjunto com um programa de exercícios que consiste em treinamento aeróbico, de resistência e equilíbrio para promover a funcionalidade e melhorar a fragilidade.

Em um estudo, 107 idosos obesos frágeis foram randomizados para um grupo de dieta com déficit de 500 a 750 kcal e 1 g de proteína/kg/dia ou um grupo com a dieta e exercício com múltiplos componentes. O exercício combinado e a dieta foram mais eficazes. O grupo combinado exercício/dieta apresentou melhores índices de desempenho físico, estado funcional e capacidade aeróbica. Os indivíduos também perderam menos massa magra e densidade mineral óssea em comparação com o grupo apenas em dieta.

Além disso, intervenções no estilo de vida podem reduzir o ônus da doença. Assim, no *Diabetes Prevention Program*, homens e mulheres ≥ 65 anos com obesidade foram superiores em atingir a meta de perda de 7% do peso em 3 anos, em comparação com os mais jovens, com idade ≤ 45 anos, tendo sido de 63 e 27%, respectivamente. Para cada quilograma perdido por meio de dieta e atividade física, a incidência de DM2 foi reduzida em 16% em um período de 3 anos.[6]

FARMACOTERAPIA

Antes de abordar medicamentos antiobesidade no idoso, é preciso lembrar que, de maneira geral, idosos tomam mais medicamentos e alguns deles podem favorecer o ganho ponderal. Entre eles estão os antiepiléticos, antipsicóticos, antidepressivos tricíclicos, antidiabéticos como sulfonilureias e tiazolidinedionas, betabloqueadores e corticosteroides. É preciso ter em mente tais efeitos colaterais antes da prescrição e mesmo alertar o paciente quando da prescrição.[7]

Existem poucos dados sobre segurança e eficácia de medicamentos para perda de peso em idosos, pois essa faixa etária foi amplamente excluída dos ensaios clínicos. Nos EUA o órgão regulador (Food and Drug Administration – FDA) aprovou cinco medicamentos para uso crônico em controle do peso: orlistate, lorcaserina,* phentermina + topiramato, naltrexona + bupropiona, liraglutida e semaglutida. Além desses, a metformina tem sido estudada como medicação para perda de peso em indivíduos obesos, mesmo em não diabéticos. Todavia, faltam dados sobre interações medicamentosas, biodisponibilidade, eficiência e segurança em idosos, e mais ainda sobre a proteção da massa muscular.[1,6,7]

Sobre o agente farmacológico análogo do peptídeo-1 semelhante ao glucagon (GLP-1), mais recentemente estudado, idade, sexo, raça, etnia, doença renal, insuficiência hepática e o local de injeção usado parecem não afetar a farmacocinética de semaglutida subcutânea (SC) administrada em extensão clinicamente relevante. Nesse contexto, a semaglutida SC administrada uma vez por semana teve eficácia e segurança semelhantes em pacientes idosos (≥ 65 anos) e não idosos, conforme demonstrado em uma análise agrupada de semaglutida no estudo SUSTAIN (1 a 5 ensaios clínicos). Além disso, a farmacodinâmica, a farmacocinética e a segurança da semaglutida SC uma vez por semana foram semelhantes entre indivíduos saudáveis caucasianos e japoneses, conforme mostrado em um ensaio randomizado.

Farmacocinética, segurança e tolerabilidade da Semaglutida oral não foram alteradas em pacientes com vários graus de insuficiência renal ou hepática, sugerindo que não são necessários ajustes de dose para a semaglutida oral em relação à função renal ou hepática. Uma dose diária de 10 mg de semaglutida oral parece ser a dose oral mínima eficaz para atingir perda de peso significativa, enquanto a dose de 20 mg pode ser a mínima dose oral necessária para atingir a perda de peso comparável a uma vez por semana de semaglutida 1 mg.[12]

Orlistate parece ser igualmente eficaz e com tolerância semelhante entre a população jovem e idosa. Age como um inibidor da lipase pancreática e gástrica e leva a uma perda de aproximadamente 3 kg em 1 ano. Seus principais efeitos colaterais incluem esteatorreia, flatulência, incontinência fecal e má absorção de vitaminas lipossolúveis.

O princípio ativo liraglutida é um análogo GLP-1 e foi aprovado em doses de 3 mg por dia para uso crônico em perda ponderal pelo FDA em 2014. Essa terapia parece ter um efeito em curto prazo na diminuição do esvaziamento gástrico, mais um efeito anoréxico central duradouro levando à perda de peso média de 5,8 kg em estudos clínicos.

---

* Recentemente a lorcaserina está sendo reavaliada por favorecer um aumento de casos de neoplasia nos pacientes que fazem uso frequente por um período superior a 24 meses. Um artigo de revisão mostrou que entre 2014-2020 alguns medicamentos poderiam favorecer um aumento do risco de câncer, dentre eles a lorcaserina e a pioglitazona. Em 14 de janeiro de 2020, o FDA emitiu um alerta sobre o possível aumento do risco de câncer, demonstrado em estudos de segurança clínica. Não conseguiu, porém, concluir a causa da doença, portanto apenas fez um alerta aos profissionais de saúde e pacientes do risco a que estão expostos, comunicando que continuará a revisar os ensaios clínicos para determinar as conclusões.[14]

Como já mencionado, a preocupação em torno de qualquer perda de peso em idosos é a perda de massa muscular esquelética e a consequente sarcopenia. Em um pequeno estudo em idosos com sobrepeso ou obesidade e DM2 tratados com liraglutida 3 mg/dia, associada à metformina, foram observadas reduções na massa gordurosa e gordura androide com o tropismo muscular conservado. Outro estudo multicêntrico, randomizado, duplo-cego e paralelo, realizado em indivíduos com DM2 e idade entre 18 e 80 anos avaliou os efeitos da liraglutida em monoterapia ou em combinação com metformina, em várias doses aprovadas para o tratamento do diabetes melito (0,6, 1,2 e 1,8 mg/dia), em comparação com indivíduos tratados com glimepirida ou placebo. O efeito na composição corporal foi melhor em todos os braços da liraglutida, em comparação com a glimepirida.[6]

Um estudo recente de metanálise e abordagem do impacto real das drogas anorexigênicas na obesidade em humanos mostrou que nos últimos 5 anos de estudos randomizados não foram encontradas complicações gerais significativas, com apenas 5,7% dos casos. A perda de peso média global foi de 6,18 (± 2,8) kg no tempo médio de 12 meses. A taxa de sucesso geral entre essas drogas foi de 80,18%. Os valores de p não apresentaram diferença estatística significativa, com $p < 0,05$ dentro de cada grupo de medicamentos analisados, tanto para peso quanto para taxa de sucesso. Esses achados científicos de estudos randomizados sobre o uso de medicamentos anorexigênicos no tratamento da obesidade têm mostrado segurança e eficácia nos últimos 5 anos, com razoável perda de peso e sem complicações significativas.[11]

Não existem estudos suficientes em idosos com o uso das demais substâncias,[1,6,7] e nem todas estão disponíveis e/ou liberadas no Brasil.

CIRURGIA BARIÁTRICA

Existe um crescente número de pessoas idosas com obesidade mórbida. Tanto a indicação quanto os resultados da cirurgia bariátrica nesses pacientes permanecem controversos em razão de dados conflitantes sobre os resultados desse procedimento em pacientes de idade avançada. Todavia, a literatura recente parece apontar para segurança e eficiência do método em pacientes idosos com obesidade mórbida.[12]

Um estudo de coorte retrospectiva de cirurgia bariátrica de 12.062 pacientes demonstrou que pacientes com mais de 55 anos eram estatisticamente mais propensos a estadia hospitalar mais prolongada, maior taxa de complicações e internações com mais cuidados intensivos em relação aos pacientes mais jovens. Entretanto, a mortalidade em curto (30 dias) e longo prazo foi comparável à dos pacientes mais jovens, sugerindo que a cirurgia bariátrica pode ser favorável em pacientes idosos com obesidade mórbida que forem cuidadosamente selecionados.

Outra revisão sistemática de 8.149 pacientes com mais de 60 anos descreveu uma taxa de mortalidade de 0,01% no período pós-operatório imediato (30 dias) e uma taxa de complicações de 14,7%, concluindo que os resultados da cirurgia bariátrica em pacientes com mais de 60 anos são comparáveis aos dos pacientes mais jovens.

Mais interessante ainda é o resultado de uma revisão retrospectiva multicêntrica de cirurgia bariátrica com um total de 60.709 pacientes. Essa revisão demonstrou que 2,7% de todos os pacientes que foram submetidos a operações bariátricas entre 1999 e 2005 eram idosos e que entre 2009-2013 essa proporção subiu para 10,1%. A mortalidade hospitalar também foi significativamente menor nos idosos de 2009 a 2013 (0,11%) em comparação com a mortalidade em idosos no período anterior (0,7%), de 1999 a 2005.

Essa tendência de melhores resultados em pacientes idosos, conforme melhora a experiência com essa população, suporta a redução das limitações puramente baseadas na idade, possibilitando a realização de cirurgias bariátricas em septuagenários e possivelmente octogenários.[12] Em revisão recente, cerca de metade dos estudos relatou mortalidade precoce comparável e taxas gerais semelhantes referentes a complicações em pacientes mais jovens e mais velhos.[13]

Em relação à eficiência, em 28 estudos em que os resultados na redução de peso entre as pessoas mais velhas e mais jovens foram comparados, 16 não encontraram nenhuma diferença significativa na perda de peso entre os grupos. Estudos comparativos quanto ao tipo de cirurgia evidenciaram maior perda de peso com a derivação gástrica em Y de Roux, seguida da gastrectomia vertical, ambas superiores à banda gástrica ajustável, esta última também mais relacionada a complicações tardias, consistente com os achados em pessoas mais jovens.

Em geral, não foram encontradas diferenças significativas nas taxas de resolução do diabetes no grupo de idosos em comparação com o grupo mais jovem, embora tenha sido relatada maior taxa de remissão do diabetes abaixo dos 40 anos em comparação com o grupo com idade ≥ 60 anos em um estudo. Deve ser admitido que a maioria dos dados disponíveis é vulnerável a vieses, mas tudo indica que não há diferença significativa na perda de peso e na resolução do DM2 em idosos, comparativamente aos pacientes mais jovens. Nenhum estudo relatou resultados de função física ou cognitiva.[13]

É importante ressaltar que, mesmo quando os estudos incluíam pacientes idosos, a maioria desses participantes tinha menos de 70 anos, o que limita a generalização dos resultados para pessoas acima dessa idade. As evidências disponíveis sugerem que a cirurgia bariátrica pode ser realizada em pessoas idosas, pois estas apresentam perda ponderal e se beneficiam dos efeitos da perda sobre as complicações relacionadas à obesidade, de forma similar aos pacientes mais jovens. Também suas taxas de complicações cirúrgicas são aceitáveis, quando os pacientes são cuidadosamente selecionados. Entretanto, para uma afirmativa mais consistente, são necessários mais estudos que examinem a segurança e a eficácia da cirurgia bariátrica em idosos, bem como os resultados de particular relevância para o grupo etário mais velho.[12,13]

CONCLUSÃO

Os benefícios e os riscos da obesidade em pacientes idosos são menos conhecidos em comparação com crianças e adultos. Além disso, as estratégias de manejo para pacientes idosos obesos diferem em relação a crianças e adultos.

A perda ponderal implica perda da massa magra, notadamente massa muscular, o que pode ser bastante prejudicial em pacientes dessa faixa etária. Assim, a perda de peso intencional deve ser recomendada principalmente para idosos de alto risco, incluindo aqueles com doença cardiovascular, DM2 e síndrome metabólica, pois o risco absoluto de morte e morbidade é maior nesse grupo.

A maioria dos benefícios para a saúde pode ser alcançada com perda moderada de peso.

Mudanças do estilo de vida com atividade física e dieta são a base do tratamento, nesta última, atenção deve ser dada ao adequado fornecimento de proteína. Para alguns pacientes pode estar indicado o uso judicioso de farmacoterapia, e idosos obesos mórbidos bem selecionados podem se beneficiar da cirurgia bariátrica.

REFERÊNCIAS BIBLIOGRÁFICAS

1. Kalish VB. Obesity in older adults. Prim Care. 2016 Mar;43(1):137-44.
2. Williams EP, Mesidor M, Winters K, Dubbert PM, Wyatt SB. Overweight and obesity: prevalence, consequences, and causes of a growing public health problem. Curr Obes Rep. 2015 Sep;4(3):363-70.
3. Ahima RS. Digging deeper into obesity. J Clin Invest. 2011 Jun;121(6):2076-9.
4. Brasil. Ministério da Saúde. Disponível em: http://portalms.saude.gov.br/noticias/agencia-saude/43604. Publicado em 18 de junho de 2018.
5. Gu YH, Bai JB, Chen XL, Wu WW, Liu XX, Tan XD. Healthy aging: a bibliometric analysis of the literature. Exp Gerontol. 2018 Dec 24:S0531-5565(18)30463-7.
6. McKee A, Morley JE. Obesity in the elderly. In: De Groot LJ, Chrousos G, Dungan K, Feingold KR, Grossman A, Hershman JM, et al. (eds.). Endotext [Internet]. South Dartmouth (MA): MDText.com, Inc.; 2000-2018 Oct 12.
7. Cetin DC, Nasr G. Obesity in the elderly: more complicated than you think. Cleve Clin J Med. 2014 Jan;81(1):51-61.
8. Silveira EA, Kac G, Barbosa LS. Prevalência e fatores associados à obesidade em idosos residentes em Pelotas, Rio Grande do Sul, Brasil: classificação da obesidade segundo dois pontos de corte do índice de massa corporal. Cad Saúde Pública. 2009 Jul;25(7):1569-77.
9. Darmon P. Intentional weight loss in older adults: useful or wasting disease generating strategy? Curr Opin Clin Nutr Metab Care. 2013 May;16(3):284-9.
10. Christou GA, Katsiki N, Blundell J, Fruhbeck G, Kiortsis DN. Semaglutide as a promising antiobesity drug. Obes Rev. 2019;20:805-15. doi: 10.1111/obr.12839.

11. Garcia Ramirez AV, Filho DR, Zotarelli Filho IJ. Meta-analysis and approach of the real impact of anorexigenic drugs in the obesity in humans: the last five years of the randomized studies. Curr Diabetes Rev. 2020;16(7):750-8. doi: 10.2174/1573399815666191113125247. PMID: 31729302.
12. Vinan-Vega M, Diaz Vico T, Elli EF. Bariatric surgery in the elderly patient: safety and short-time outcome: a case match analysis. Obes Surg. 2019 Mar;29(3):1007-11.
13. Haywood C, Sumithran P. Treatment of obesity in older persons: a systematic review. Obes Rev. 2019;20(4):588-98.
14. Salas FR, Chacón SA, Herrera RA, Elizondo JAM, Campos MV. Monitoring of global alerts for thirteen medicines in the period 2014-2020. GSC Biol Pharm Sci. 2020;13(2):16-34.

Obesidade e fitoterapia 26

Ana Claudia Dias Moreno
Lilia Tomaz Godoi
Marcella Garcez Duarte

INTRODUÇÃO

O sobrepeso e a obesidade têm alcançado proporções epidêmicas mundiais. Com o crescimento acelerado da obesidade em diferentes populações, surge o questionamento sobre quais fatores estariam determinando essa epidemia. Acredita-se que as mudanças de comportamento alimentar e o uso abusivo de alimentos com alta densidade energética, somados aos hábitos de vida sedentários atuando sobre genes de susceptibilidade, ocasionam o crescimento da obesidade.[1-3]

As alterações dos padrões alimentares e o sedentarismo contribuem para o aumento do número de obesos, porém a obesidade não se resume somente ao erro alimentar. O sobrepeso e a obesidade são doenças multifatoriais, resultantes do balanço energético positivo crônico, isto é, quando a ingestão energética excede o gasto. O excesso de energia é convertido em triglicerídeos, que são armazenados no tecido adiposo que, por sua vez, aumenta de tamanho, causando ganho de peso.[4] Indivíduos com sobrepeso e obesidade exibem alterações no metabolismo energético e lipídico, caracterizados por elevados níveis de glicose sanguínea, triglicerídeos e lipoproteínas de baixa densidade. Essas condições estão associadas ao aumento do dano oxidativo aos constituintes celulares e aumento da inflamação (elevação de citocinas pró-inflamatórias). Por ser considerada uma doença inflamatória, pode gerar várias complicações decorrentes, como diabetes melito, hipertensão arterial, doenças cardiovasculares, dislipidemias, câncer, distúrbios osteomusculares e problemas de saúde mental (Tabela 1).[4-7]

O tratamento da obesidade é complexo e multidisciplinar, engloba modificação do estilo de vida com dieta, atividade física, mudança de comportamento e psicoterapia. Quando não há sucesso com as intervenções não medicamentosas, deve-se avaliar a indicação de intervenções medicamentosas e cirúrgica.[8]

Segundo as diretrizes da Associação Médica Brasileira e o Conselho Federal de Medicina (AMB/CFM), o uso de medicamentos no tratamento da obesidade e sobrepeso está indicado quando houver falha do tratamento não farmacológico, em pacientes:

- Com índice de massa corporal (IMC) igual ou superior a 30 kg/m^2.
- Com IMC igual ou superior a 25 kg/m^2 associado a outros fatores de risco, como hipertensão arterial, diabetes melito tipo 2 (DM2), hiperlipidemia, apneia do sono, osteoartrose, gota, entre outras.
- Com circunferência abdominal maior ou igual a 102 cm (homens) e 88 cm (mulheres).[9]

A fitoterapia é a prática do uso de plantas ou suas partes com finalidade terapêutica. É regulamentada pela RDC nº 17, de 24 de fevereiro de 2000, resolução que dispõe sobre o registro dos medicamentos fitoterápicos e visa a normatizar esses medicamentos junto ao Sistema de Vigilância Sanitária.[10] O nome de origem grega traz o significado *therapeia* (tratamento) e *phyton* (vegetal), podendo o tratamento das doenças ocorrer por meio de plantas secas e seus extratos naturais, em forma de chás ou até mesmo em cápsulas.

O medicamento fitoterápico é obtido por meio do emprego exclusivo de matérias-primas vegetais, conhecendo-se a eficácia e os riscos de seu uso, assim como a reprodutibilidade e a constância de sua qualidade. O profissional que prescreve fitoterápicos deve estar atento à legislação e à comprovação científica referentes a esse tema. Assim, poderá prescrever de acordo com as regras de farmacotécnica, respeitando as doses efetivas e os horários adequados e, sempre que possível, evitar formulações extensas.[11]

Tabela 1 Métodos para as fases de prevenção e práticas específicas na obesidade.

Fase de intervenção	Métodos de prevenção da obesidade
Prevenção primária	Prevenir o desenvolvimento de sobrepeso e obesidade
	Educar o público, promover alimentação saudável e atividade física regular
	Construir meio ambiente propício
Prevenção secundária	Prevenir ganho de preso futuro e desenvolvimento de complicações relacionadas ao peso em pacientes com sobrepeso e obesidade
	Rastrear e diagnosticar usando IMC
	Avaliar a presença de complicações
	Tratar com intervenção de estilo de vida sem/com medicamentos antiobesidade
Prevenção terciária	Tratar com terapia e medicamentos para perda de peso visando a aliviar complicações relacionadas à obesidade e prevenir a progressão da doença
	Tratar com estilo de vida/comportamental e medicamentos antiobesidade
	Considerar cirurgia bariátrica

Fonte: baseada em Abeso, 2009.[8]

Nos últimos anos, aumentou o interesse por tratamentos com fitoterápicos e plantas medicinais, principalmente para o tratamento da obesidade, muitas vezes sem acompanhamento médico, na crença de que esses medicamentos não provocam danos à saúde. Entretanto, é de suma importância destacar que seu uso indevido pode ocasionar reações adversas e, dependendo da quantidade, até mesmo o óbito.[12]

Os fitoterápicos podem ser uma ferramenta auxiliar no tratamento da obesidade. Apesar de poucas evidências científicas sobre os fitoterápicos, alguns têm apresentado efeitos positivos no tratamento e prevenção da obesidade.[13]

Os fitoterápicos podem ser usados como apoio no tratamento da obesidade quando:

- Não houver contraindicações para o uso.
- For desejo do paciente utilizá-los.
- Os fármacos sintéticos estiverem contraindicados.
- Houver necessidade de associações.

Por questões de segurança e estabilidade, as prescrições fitoterápicas em Nutrologia são preferencialmente de medicamentos industrializados ou sob a forma de extrato seco padronizado, se a escolha for manipulação magistral, o que traz a possibilidade das associações, tendo como principal vantagem a individualização das doses. Atualmente, existem inúmeros veículos para manipulação além de cápsulas, como gomas, pastilhas sublinguais, chocolates, caldas, *shakes*, sopas, entre outras, adequando-se às preferências conforme o caso.[11]

Os fitoterápicos podem ser classificados de acordo com seu tipo de ação, podendo ser diferenciados de acordo com o local de sua ação, que pode funcionar como diuréticos, laxativos e reguladores de apetite. O uso de medicamentos fitoterápicos deve ser recomendado por um profissional capacitado, a fim de individualizar o uso para cada paciente em específico, minimizando os possíveis efeitos adversos e trazendo maiores benefícios para a saúde do paciente, fazendo assim o uso racional e consciente do medicamento.[14,15]

Evidências indicam que os produtos naturais com efeitos antiobesidade podem ser organizados em cinco categorias, baseadas em seus mecanismos distintos:

1. Diminuição da absorção de lipídeos.
2. Diminuição da absorção de carboidratos.
3. Aumento do gasto energético.
4. Diminuição da diferenciação e proliferação de pré-adipócitos.
5. Diminuição da lipogênese e aumento da lipólise.[16,17]

Na prática clínica, os principais fitoterápicos indicados para o tratamento complementar da obesidade estão relacionados nos Quadros 1 e 2.

Quadro 1 Fitoterápicos na obesidade

Ação principal	Fitoterápico
Anorexígena	*Garcinia cambogia* *Gymnema sylvestre* *Crocus sativus* *Sceletium tortuosum*
Termogênica	*Citrus aurantium* *Ilex paraguariensis* *Camellia sinensis*
Reguladora enzimática	*Phaseolus vulgaris* *Cassia nomame* *Irvingia gabonensis* *Coffea* sp
Fibras	*Amorphophallus konjac* *Cyamopsis tetragonolobus* *Chlorella pyrenoidosa* *Plantago psyllium*

Quadro 2 Fitoterápicos coadjuvantes no tratamento da obesidade

Ansiolíticos e antidepressivos	*Passiflora incarnata* *Valeriana officinalis* *Hypericum perforatum* *Griffonia simplicifolia* *Rhodiola rosea*
Diuréticos	*Cordia* sp *Hibiscus sabdariffa*
Laxativo	*Rhamnus purshiana*

GARCINIA CAMBOGIA

A *Garcinia cambogia* (Gc), também conhecida como tamarindo malabar, pertencente à família Boraginacea, é uma planta nativa do sudeste da Ásia (Figura 1).[19]

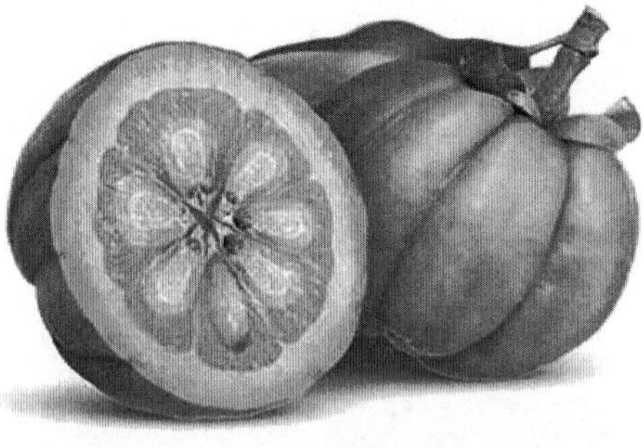

Figura 1 Fruto de *Garcinia cambogia*.[18]

Quanto à fitoquímica de Gc, há a presença de alcaloides, flavonoides, compostos fenólicos, saponinas, taninos, carboidratos, proteínas, algumas xantonas, benzofenonas e orgânicos e amino. Os ácidos foram isolados de várias partes da planta que, apesar de ser mais popular para controle de peso, está também relacionada a efeitos anti-inflamatório, antidiabético, antioxidante, antimicrobiano, antiúlcera e hepatoprotetor.[18]

O principal composto bioativo presente na Gc é o ácido hidroxicítrico (HCA), presente na casca do fruto. O HCA tem efeito sacietogênico, termogênico e atua sobre o metabolismo dos lipídeos. Age por mecanismos exclusivamente metabólicos, não interferindo no sistema nervoso central (SNC), interrompendo o fornecimento de acetilcoenzima A (acetil-CoA), com consequente inibição da síntese de ácidos graxos e colesterol. Somado a isso, a Gc é capaz de aumentar a termogênese, atuando na inibição da enzima citrato liase, que converte carboidratos em gordura. Dessa forma, reduz o risco de acúmulo de gordura no tecido adiposo e no sangue na forma de triglicérides. Esse desvio metabólico provocado pela Gc também faz com que haja uma redução no apetite por aumento da sensação de saciedade; sendo assim, além de atuar evitando o acúmulo de gorduras, esse ativo ainda tem um efeito anorexígeno. Além dos efeitos de inibição de ácidos graxos e do aumento da taxa de queima de gordura, a Gc possui um efeito regulador do apetite, que ocorre no fígado, via regulação do nível hepático de glicose.

O HCA inibe a ação da enzima ATP citrato liase, impedindo a clivagem do citrato em oxalato e acetil-CoA, essencial para a síntese de lipídeos por meio de carboidratos. Com isso o carboidrato é direcionado para a síntese de glicogênio, que atua como sinalizador de estoque de energia. Também, como resultado da inibição da formação de acetil-CoA, ocorre um aumento da oxidação de ácidos graxos, resultando em formação de cetonas, que atuam como supressores de apetite, ocasionando redução da deposição de gordura a partir da lipogênese. Além disso, o HCA parece exercer uma regulação sobre os genes que codificam receptores de serotonina, sendo este mais um mecanismo na redução da ingestão alimentar.[20-24]

Estudos demonstraram que o ácido hidroxicitrico promove maior saciedade do tipo hepática, produto da ativação da enzima piruvato carboxilase, estimulada pela acetil-CoA produzida durante o catabolismo lipídico. Esse ácido tem ação efetiva na termogênese, por provocar menor produção de malonil-coenzima-A, reduzindo a atividade da carnitina-acil-transferase, enzima encarregada de transportar ácidos graxos para o interior da mitocôndria e de uni-los à L-carnitina. Baixos níveis de malonil-coenzima-A resultam em um processo de maior queima de gordura, tanto no hepatócito como no adipócito.[11]

Kim et al.[25] sugerem que a Gc regula a inibição da diferenciação de pré-adipócitos em adipócitos, pois inibe a expressão do fator de transcrição de novos adipócitos. Em outro estudo, foram coletados pré-adipócitos do tecido subcutâneo de mulheres com sobrepeso/obesidade e foram diferenciados em adipócitos em duas semanas. Houve dispersão de gotículas de gordura por intermédio dos sais de cálcio e potássio do HCA, facilitando a ação da lipase nas células e contribuindo para o efeito lipolítico.[26]

A Gc é recomendada na forma farmacêutica de cápsulas na dosagem de 500 mg 2 vezes/dia, durante 30 dias, indicada popularmente como moderador de apetite e na redução de gordura. Ensaios clínicos demonstraram que a dose citada se mostra segura, podendo ser administrada até 1.500 mg/dia.[27]

Ações terapêuticas por via oral: modulação metabólica.

Posologia: extrato seco padronizado (ESP) 50% ácido hidroxicitrico; 500 mg; 2 a 3 vezes/dia.

Forma magistral: extrato seco (5:1) de 300 a 500 mg/cápsula, sendo indicadas 1 a 2 cápsulas 30 min antes das principais refeições.

Precauções: evitar o uso em gestantes, lactantes e crianças. Em virtude da falta de estudos que demonstrem inocuidade, a Gc não deve ser prescrita durante os períodos de gravidez e lactação. Interações: não há interações relatadas entre a Gc, medicamentos, outras plantas e alimentos.

GYMNEMA SYLVESTRE

A *Gymnema sylvestre* é uma planta pertencente à família Asclepiadaceae (Figura 2). A principal alegação das propriedades terapêuticas da *Gymnema sylvestre* está relacionada ao "glucomarim", um peptídeo isolado que parece bloquear o estímulo ao sabor doce da glicose e da sacarose, ligando-se temporariamente aos receptores linguais que sinalizam o sabor doce amargo, inibindo o desejo de ingerir doces.[29]

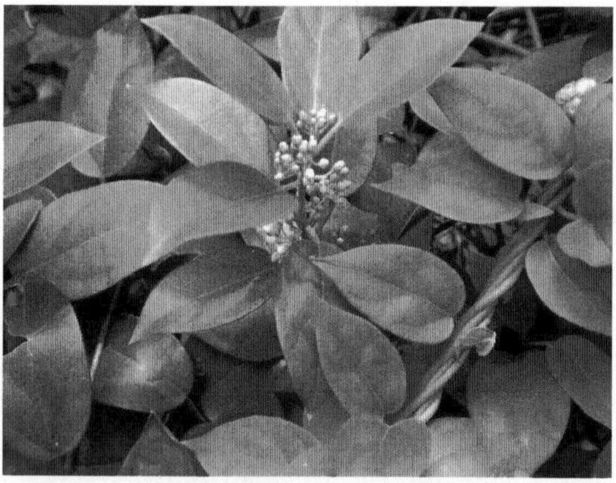

Figura 2 *Gymnema sylvestre.*[28]

Em virtude de suas propriedades hipoglicemiantes, antidiabéticas e adaptogênicas, a *Gymnema* é uma opção como coadjuvante no tratamento da obesidade e no controle da compulsão por doces.

Os compostos bioativos estão presentes nas folhas. Uma mescla de vários heterosídeos saponínicos do tipo triterpênicos conhecida como ácido gimnêmico é o princípio ativo da *Gymnema*. Ácidos orgânicos como o butírico, o fórmico e o tartárico, minerais como alumínio, enxofre, cálcio, fósforo, magnésio, ferro, potássio, manganês, sódio e silício, além de fitosteróis, flavonoides, substâncias nitrogenadas, derivados antraquinônicos e triacetatos gimnêmicos são encontrados na *Gymnema sylvestre*. A principal atividade atribuída a essa espécie é seu poder hipoglicemiante, que já foi testado tanto em animais quanto em ensaios clínicos. Um bloqueio gustativo do sabor doce também é um importante coadjuvante em terapias de emagrecimento. O mecanismo de ação hipoglicemiante da *Gymnema* ocorre porque o ácido gimnêmico, por semelhança estrutural, ocupa os receptores da glicose nas membranas celulares do intestino, modificando suas estruturas proteicas e impedindo a absorção da glicose. O ácido gimnêmico possui a capacidade de bloquear a sensação gustativa pelos açúcares, carboidratos simples e adoçantes. Peptídeos chamados gumarinas, presentes na *Gymnema*, atuam sobre a parte apical da papila gustativa ligando-se à proteína receptora, bloqueando, assim, a resposta elétrica que transmite a recepção. Esse efeito, aliado à capacidade hipoglicemiante da *Gymnema*, é responsável pela supressão do apetite por doces, relevante para o tratamento complementar da obesidade.[11]

Mecanismo de ação: atuando por estímulo direto da produção de insulina ou indireto, por meio dos hormônios entéricos responsáveis pelos sinais insulinogênicos, a *Gymnema sylvestre* induz à predominância do processo de glicólise sobre a gliconeogênese, com consequente diminuição da glicemia. Além disso, promove também homeostase da glicose sanguínea, pelo aumento dos níveis de insulina sérica pela atividade regenerativa das células beta do pâncreas. A *Gymnema sylvestre* pode reduzir a gordura corporal e aumentar a termogênese, facilitando a perda do excesso de peso e diminuindo o apetite, em especial o desejo por doces.[30]

Forma magistral: extrato padronizado de 400 mg/dia, na proporção 10:3 de ácido gimnêmico.

Dosagem usual: cápsulas: 250 a 1.200 mg/dia.

Efeitos colaterais: por diminuir a glicose sanguínea, pode ocasionar hipoglicemia.

Interações medicamentosas: o uso concomitante de *Gymnema* com insulina, medicamentos antidiabéticos orais e/ou injetáveis pode potencializar o efeito hipoglicemiante deles. O efeito dos medicamentos para diminuição do colesterol (sinvastatina, pravastatina, lovastatina, atorvastatina) pode aumentar se usados concomitantemente com a *Gymnema*.

Não existem estudos que formalizem contraindicações, porém, na ausência de trabalhos que comprovem o contrário, a prescrição de *Gymnema* deve ser evitada na gestação e na lactação. Do mesmo modo, recomenda-se especial atenção ao indicar extratos de *Gymnema* para crianças e idosos diabéticos.[11]

CROCUS SATIVUS

Conhecido popularmente como açafrão (Figura 3). A parte utilizada do *Crocus sativus* é o estigma das flores. Essa parte é utilizada na produção de um extrato composto por picrococina, crocetina, carotenoides e aldeídos, atuando com efeito espasmódico, emeagogo, digestivo e laxativo. Por apresentar também uma ação "antisnack", pode ser usado como auxiliar no tratamento da obesidade.

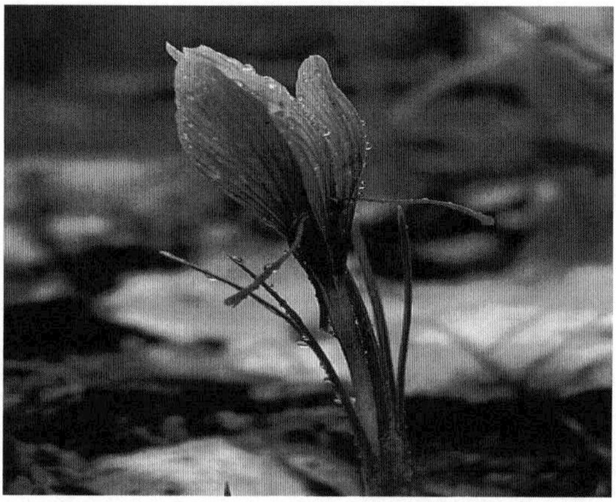

Figura 3 Flor de *Crocus sativus*.[31]

Em toxicidade, está descrita na literatura uma dose letal de *Crocus sativus* de 4 g/dia. É recomendado orientar o paciente a não consumir nenhuma dose acima da recomendada pelo risco de toxicidade.

A dose recomendada de ESP é de 80 mg, 1 a 2 vezes/dia.[32,33]

SCELETIUM TORTUOSUM (KANNA, CHANNA, KOUGOUED)

É extraído de uma planta de origem na África do Sul (Figura 4). Contém em sua composição mesembrenol, mesembrenona, mesembrina, mesembranol. Apresenta alcaloides não alucinógenos que atravessam a barreira hematoencefálica, sendo útil no tratamento da depressão leve e sintomas emocionais da tensão pré-menstrual. Por ter um efeito adaptógeno, também pode ser utilizado nos pacientes que apresentam ansiedade. O motivo de sua indicação como coadjuvante no tratamento da obesidade é por reduzir a ansiedade que, muitas vezes, causa compulsão alimentar.

Dose recomendada: 8 a 25 mg/dia, preferencialmente no período noturno.[34]

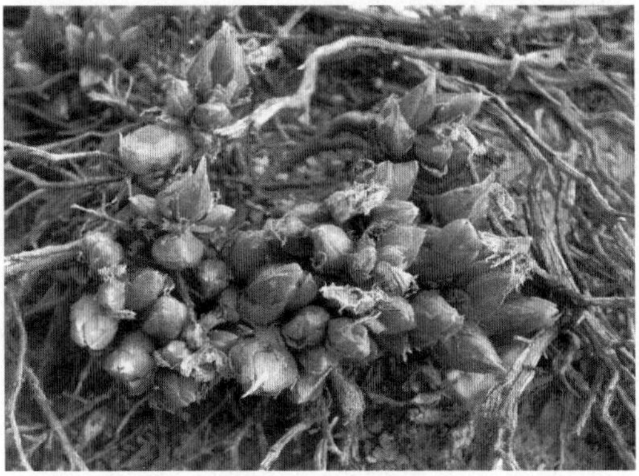

Figura 4 *Sceletium tortuosum*, Kanna.[35]

ILEX PARAGUARIENSIS (ERVA-MATE)

A erva-mate (*Ilex paraguariensis*), pertencente à família Acanthaceae, é uma árvore nativa da América do Sul (sul do Brasil, Argentina, Paraguai e Uruguai), amplamente consumida na forma de chá (mate) - chimarrão e tererê (Figura 5). Comercializada em pó ou folhas rasuradas, associada ou não a outras, como bebida de mesa. Estudos *in vitro* e *in vivo* atestam que o *Ilex* apresenta efeitos antioxidantes, prevenindo a oxidação do DNA e lipoperoxidação do LDL, efeito hipocolesterolêmico, hepatoprotetor e diurético. Essa planta tem sido utilizada em fitoterápicos no tratamento da obesidade. As substâncias encontradas na erva-mate que podem estar relacionadas com esses efeitos são ácido clorogênico, cafeína, teobromina e flavonoides como quercetina, kaempeferol e rutina.[37]

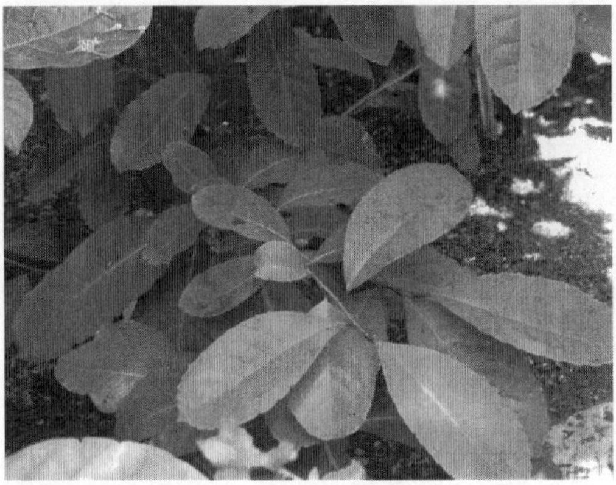

Figura 5 *Ilex paraguariensis*.[36]

A erva-mate é rica em compostos polifenólicos, os quais têm sido assinalados como potentes inibidores enzimáticos, inclusive da lipase, enzima responsável pela absorção de gordura. No entanto, os polifenóis também interagem sinergicamente com a cafeína, podendo aumentar e prolongar a estimulação da termogênese. Nesse sentido, foi demonstrado em experimentos *in vitro* e *in vivo*, ao longo dos anos, que os extratos de *Ilex paraguariensis* inibem a oxidação do LDL-colesterol, por meio de suas substâncias ativas antioxidantes que são absorvidas e alcançam concentrações plasmáticas suficientemente altas para inibir tal oxidação, ressaltando o critério de cada organismo para sua ingestão, tendo em vista a posologia adequada a cada espécie estudada.

Outro fator de destaque é que o *Ilex paraguariensis* está sendo comercializado como planta auxiliar no tratamento da obesidade, com inúmeras alegações de atividade biológica, recebendo o nome de *Pholia negra*. Nos fitoterápicos anunciados não há referência à erva-mate, apesar de a propaganda anunciar que se trata de uma planta nativa, utilizada por indígenas há séculos.[38]

O extrato seco vetorizado na forma de Pholia Negra® existe no Brasil para formulação magistral. A dose diária sugerida é de 50 a 200 mg 30 minutos antes das principais refeições. Entre suas ações terapêuticas, as principais são: aumento da expressão de proteínas desacolpadoras (UCP) e fosforilação de proteína quinase ativada por AMP (AMPK), otimizando a termogênese adaptativa, inibição da TNF-alfa hepática, antioxidante, retardo do esvaziamento gástrico, redução da gordura visceral, redução do colesterol e triglicerídeos e melhora a *performance* da insulina.

Compostos bioativos: flavonoides, polifenóis, terpenoides, metilxantinas, compostos aromáticos, saponinas e taninos.

Efeitos colaterais: aumento de pressão arterial e insônia.

Dose recomendada: ESP 50 a 200 mg/dia.[39]

CITRUS AURANTIUM

O *Citrus aurantium* é pertencente ao gênero *Citrus* (Rutaceae), de origem oriental. Compreende árvores frutíferas de pequeno porte, normalmente com cerca de 5 m, com perfumadas flores brancas, sendo estas utilizadas popularmente como um sedativo leve (Figura 6).[41] É popularmente conhecido como laranja-amarga, laranja-azeda ou laranja-de-sevilha. É comumente utilizado pela população no tratamento alternativo da ansiedade, insônia e epilepsia.[42] É um fitoterápico conhecido por ser substituto da efedrina e auxiliar na perda de peso dos praticantes de atividades físicas, sem os efeitos colaterais do medicamento.[43]

Entre os componentes do extrato de *Citrus aurantium* estão aminas adrenérgicas, como sinefrina, octopamina e tiramina, que possuem efeito simpatomimético e agem sobre receptores alfa e beta-adrenérgicos, estimulando a lipólise, aumentando a taxa metabólica basal e a oxidação de gordura por intermédio do incremento da termogênese.[44] O componente ativo mais estudado dessa planta é a sinefrina, também conhecida como oxedrina. Além dos efeitos sobre o metabolismo, ela parece ter influência na diminuição da motilidade gástrica, aumentando a saciedade, sendo quimicamente muito similar à efedrina.[45]

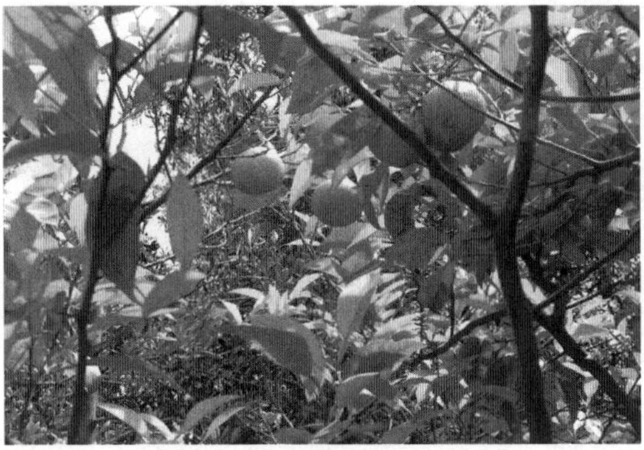

Figura 6 *Citrus aurantium.*[40]

Parte utilizada: casca, frutos e folhas da árvore de laranjeira-amarga.

Princípios ativos: aminas adrenérgicas: sinefrina, N-metiltiramina, hodermina, octopamina e tiramina.

Propriedades: essas aminas adrenérgicas conferem estímulo ao emagrecimento, pois ativam a lipólise (quebra de gordura) e aumento do desempenho físico. O *Citrus aurantium* tem uma ação específica em receptores beta-3-adrenérgicos que são sítios específicos reguladores da perda de gordura. Por ter ação seletiva, não causam efeitos colaterais nocivos ao sistema cardiovascular. O *Citrus aurantium* causa aumento da taxa metabólica que acelera a remoção de depósitos de gordura do corpo. Também aumenta a disponibilidade de gorduras para oxidação e consequentemente, aumenta a quantidade de energia no organismo, aumentando assim o desempenho físico.

A laranja-amarga é rica em sinefrina, um alcaloide de ação adrenérgica que estimula a transformação de gorduras em energia. O processo de termogênese é o responsável pela oxidação das gorduras acumuladas (lipólise) e sua transformação em energia, auxiliando assim no emagrecimento. Estudos clínicos mostram que componentes do *Citrus aurantium* aceleram o metabolismo, promovendo maior gasto de calorias e, consequentemente, a queima da gordura armazenada. Ligando-se a receptores encontrados no tecido gorduroso, ativa o metabolismo e a queima de gordura sem interferir no sistema cardiovascular. Com a atividade física, os benefícios são potencializados: além de a queima de gordura gerar mais energia, o *Citrus aurantium* estimula a liberação de adrenalina, fato que contribui para melhora da *performance* e aumento da massa magra no caso da prática de exercícios resistidos.

Indicações na obesidade: auxiliar no controle da obesidade por estimular a queima de gorduras. Também pode reduzir o peso e melhorar *performance* física.

Dosagem usual: 300 a 1.600 mg/dia.

Posologia:

- Extrato seco 6%: 200 a 600 mg, 2 vezes/dia.
- Extrato seco 30%: 200 mg, 2 vezes/dia.
- Pó: 500 mg até 3 vezes/dia.

Ingerir até 1.600 mg (1,6 g) ao dia, 30 minutos antes das principais refeições ou atividade física.

Precauções: contraindicado para portadores de arritmias cardíacas, gestantes, lactantes, diabéticos e hipertensos.[46]

CAMELLIA SINENSIS

A *Camellia sinensis*, pertencente à família Theaceae, é uma árvore que pode alcançar vários metros de altura, nativa da China,[48] cultivada em mais de 30 países (Figura 7). Da planta pode ser obtido, como resultado de diferentes processos de produção, o chá-verde, chá-preto, chá-branco, chá oolong, entre outros.[49]

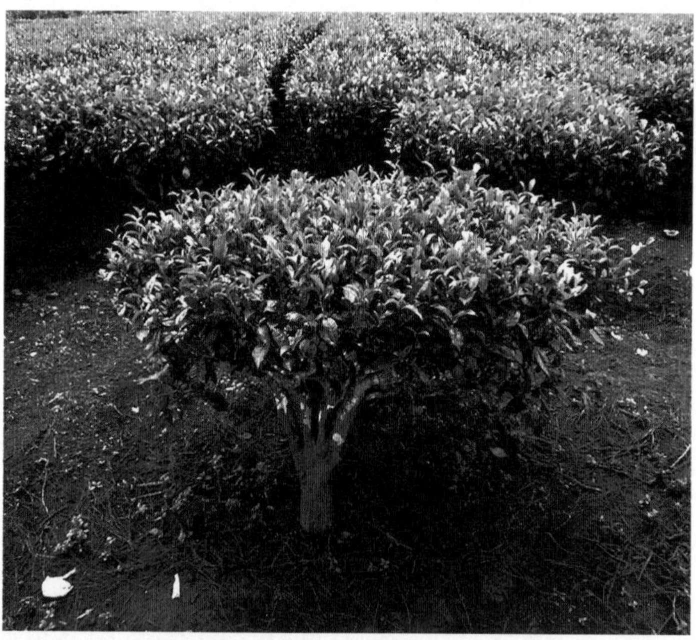

Figura 7 *Camellia sinensis.*[47]

Os principais flavonoides da *Camellia sinensis* são as catequinas: epicatequina, epicatequina galato, epigalocatequina e epigalocatequina galato, que juntas apresentam 30 a 50% dos sólidos do chá-verde e cerca de 10% do chá-preto.[50]

Outros compostos presentes nos chás da planta são cafeína, ácidos fenólicos, tanino e compostos aromáticos.[50]

Para a preparação do chá-verde, as folhas da planta são imediatamente aquecidas após a colheita para inativar a enzima polifenol oxidase, que é capaz de oxidar as catequinas do chá em derivados oligoméricos e poliméricos, por exemplo, teaflavinas e tearubginas. Já na preparação do chá-preto, é permitido que as enzimas atuem por mais tempo e o chá seja totalmente fermentado, resultando em maior oxidação e consequente conversão da maioria das catequinas em teaflavina e tearubginas, que dão o aroma e cor característicos do chá-preto. O chá oolong é um intermediário, sendo semifermentado.[50]

Os flavonoides da planta e seus polifenóis parecem inibir a COMT (catecol-O-metiltransferase), enzima responsável pela degradação de norepinefrina, um neurotransmissor envolvido no aumento da termogênese e na oxidação de gorduras. Em virtude da inibição dessa enzima, há um prolongamento da atuação na norepinefrina, com consequente aumento dos seus efeitos no gasto energético e na oxidação de lipídeos.[51]

Por meio de diferentes processos de coleta e elaboração, são produzidos diferentes tipos de chás com as folhas da *Camellia sinensis*, dos quais os principais são:

- Chá-branco: não fermentado e obtido de folhas novas, mais claras e tenras, cultivado na sombra para prevenir a formação de clorofila, é o que contém maior concentração de polifenóis e antioxidantes.
- Chá-amarelo: chá de alta qualidade e título imperial, é cultivado de forma similar ao chá-verde, mas com um processo de secagem mais lento, que faz as folhas amarelarem; não oxidado, com sabor refinado e distinto.
- Chá-verde: produzido a partir de folhas verdes e jovens que passam por um processo de secagem rápida e leve fermentação. Rico em polifenóis e metilxantinas.

Estudo relata que o extrato de chá-verde (*Green tea*) pode ter um papel no controle da composição corporal por ativação simpática da termogênese, oxidação lipídica, ou ambos.[52]

As propriedades antioxidantes dos polifenóis do chá-verde, em especial da epigalocatequina galato, são responsáveis por grande parte das atividades hipolipemiantes e termogênicas atribuídas a essa infusão. Os polifenóis do chá-verde demonstraram atividade inibitória sobre a oxidação de lipoproteínas de baixa densidade, reduzindo as taxas plasmáticas de lipídeos totais. A cafeína tem atividade inibitória sobre a fosfodiesterase, o que prolonga a vida média do monofosfato cíclico de adenosina (AMPc) celular. Estudos relatam que a epigalocatequina galato inibe a síntese de ácidos graxos no hepatócito. Além disso, demonstrou-se que a epigalocatequina galato pode aumentar a funcionalidade das interleucinas (IL-10), suprimindo NF-kappa-B via de sinalização, por meio de indução de mudanças epigenéticas, em indivíduos obesos. Está descrito na literatura que as saponinas do chá-verde podem exercer um efeito inibitório na atividade da lipase pancreática, o que resultaria em menor absorção intestinal de gordura.[11]

Principais constituintes químicos: cafeína, taninos, catequinas e polifenóis.

Os polifenóis e a cafeína aumentam o gasto energético e a oxidação de gorduras, pelo aumento da temperatura corporal, atuando como termogênico. A cafeína estimula o metabolismo por inibição da fosfodiesterase, aumentando o AMPc. Outro efeito da cafeína é reduzir a taxa plasmática de lipídeos totais por inibir a lipase lipoproteica.

Indicação na obesidade: auxiliar no controle da composição corporal.

Dose recomendada:

- *Green tea extract* (extrato padronizado 95% de polifenóis): 500 a 1.500 mg/dia.
- Cápsulas (extrato seco [ES]): 600 a 800 mg/dia.
- 300 a 400 mg/dia de polifenóis.[53]
- Infusão de chá: para o preparo, colocar no máximo 1 colher de sopa das folhas verdes para cada xícara de água.

Precauções: pessoas com hipersensibilidade/alergia e metabolizadores lentos da cafeína devem evitar a ingestão do chá-verde. A cafeína é um estimulante do SNC e pode causar insônia.

Interações com alimentos: alimentos diminuem a biodisponibilidade das catequinas presentes no chá-verde. A cafeína compete com alguns nutrientes, como ferro e vitamina C, diminuindo sua absorção pelo organismo.

CASSIA NOMAME

A cassiolamina contém em sua composição flavonoides que inibem a ação da lipase reduzindo a absorção da gordura ingerida, podendo reduzir o colesterol sérico (Figura 8).[55]

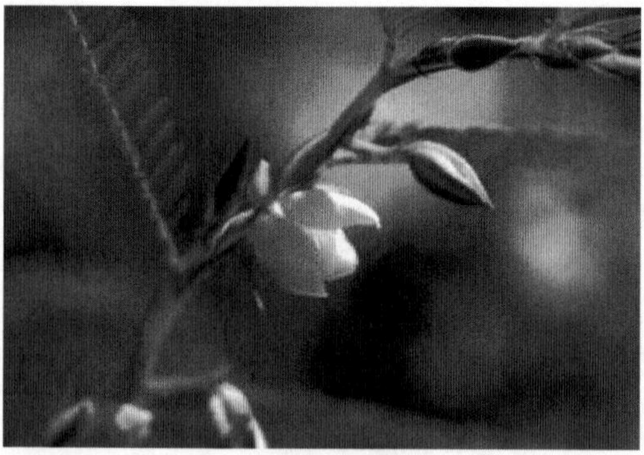

Figura 8 *Cassia nomame.*[54]

A *Cassia nomame* possui atividade potente no bloqueio da enzima lipase, por isso pode ser usada como apoio para prevenir e tratar a obesidade.

Componentes químicos: luteolina, polifenóis e taninos.

Ação: por inibição da enzima lipase, gordura ingerida não é absorvida e armazenada pelo organismo, ocorrendo assim a sua eliminação.

Dose sugerida: 200 a 600 mg, 2 a 3 vezes/dia, imediatamente antes das refeições.

A cassiolamina pode bloquear a absorção de outros compostos lipossolúveis na alimentação, como as vitaminas A, D, E, K e medicamentos em geral.

Efeitos colaterais: por seu mecanismo de ação, a cassiolamina pode causar eventual diarreia ou fezes oleosas. Recomenda-se intercalar seu uso com intervalos de suspensão para evitar o uso por períodos longos.

Até o momento, há ausência de estudos de segurança em humanos com a *Cassia nomame* (Cassiolamina®).

Os fitoterápicos com ação na inibição da digestão frequentemente relatados em literatura são:

- Feijão-branco (*Phaseolus vulgaris*).
- Manga africana (*Irvingia gabonenses*).
- Cissus (*Cissus quadrangularis*).

Os agentes inibidores de amilase e lipase pancreática podem ser indicados como auxiliares no tratamento da obesidade, dado o impacto na taxa de absorção de carboidratos, lipídeos e o consequente apoio no controle glicêmico e lipêmico.

PHASEOLUS VULGARIS

Phaseolus vulgaris pertence à família Fabaceae (Figura 9). O feijão é uma leguminosa que colabora como importante fonte de ferro, proteína e vitaminas para os indivíduos. Dentre os distintos tipos de feijão ressalta-se o feijão-branco, por apresentar melhor qualidade proteica que os demais feijões. Além disso, essa espécie de feijão tem amido resistente, que auxilia na perda de peso por meio do aumento da saciedade, contribui para a diminuição de triglicérides, glicemia e colesterol sérico.[57-59]

É amplamente consumido pela população brasileira como alimento, mas também vem sendo consumido como emagrecedor, em razão do componente ativo faseolamina, que age inibindo a atividade da enzima alfa-amilase (responsável pela hidrólise de carboidratos) salivar, duodenal e ileal e, consequentemente, reduzindo a biodisponibilidade intestinal de carboidratos. Outro mecanismo empregado seria a quantidade de ácido fítico do feijão, que pode ajudar na inibição da digestão do amido, indireta e diretamente. O ácido fítico se une ao amido por meio do fosfato reduzindo a digestibilidade do amido. O ácido fítico pode quelar proteínas, minerais bivalentes e amido e, consequentemente, pode interferir na biodisponibilidade desses nutrientes.[59,60]

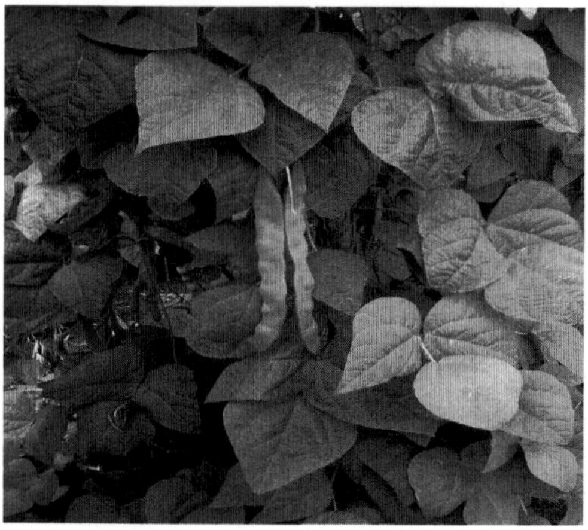

Figura 9 *Phaseolus vulgaris.*[56]

Os compostos bioativos são: inibidores de enzimas, lectinas, fitatos, oligossacarídeos e polifenóis, quercetina, campferol, ácido p-cumárico, ácido ferúlico, ácido p-hidroxibenzoico e ácido vanílico, rafinose, estaquiose, verbascose e ácido fítico.[60,61]

Os resultados indicam que a *Phaseolus vulgaris* é segura e eficaz tanto para perda de peso quanto para manutenção do peso perdido.[59]

Posologia: pó, 250 a 1.000 mg; 1 a 2 vezes/dia, 30 minutos antes das refeições ricas em amido.

Efeitos colaterais: distensão abdominal, gases e diarreia.

Um dos eventos adversos que o feijão-branco pode ter é uma diarreia que pode acontecer no primeiro dia de tratamento, e, mais especificamente, em pessoas que apresentem uma dieta mais dirigida para o consumo de massas e amido.[62]

Contraindicações: mulheres grávidas, diabéticos e indivíduos hipoglicêmicos.

IRVINGIA GABONENSIS (MANGA AFRICANA)

A manga africana é uma fruta nativa do Oeste africano, que pertence à família Irvingiaceae (Figura 10). A fibra solúvel de sua semente retarda o esvaziamento gástrico, levando a uma absorção mais gradual de açúcares da dieta, assim podendo reduzir a glicemia pós-prandial. A absorção de glicose em nível intestinal é reduzida, conduzindo a uma melhor sensibilidade à insulina nos tecidos.

Da mesma forma que outras fibras solúveis, a fibra da manga africana pode reduzir a absorção de colesterol.[64] Além disso, o extrato das sementes de *Irvingia gabonensis* pode inibir a adipogênese por meio da modulação de PPAR-gama e glicerol 3-fosfato desidrogenase. Ainda tem impacto benéfico sobre a leptina e adiponectina.[65]

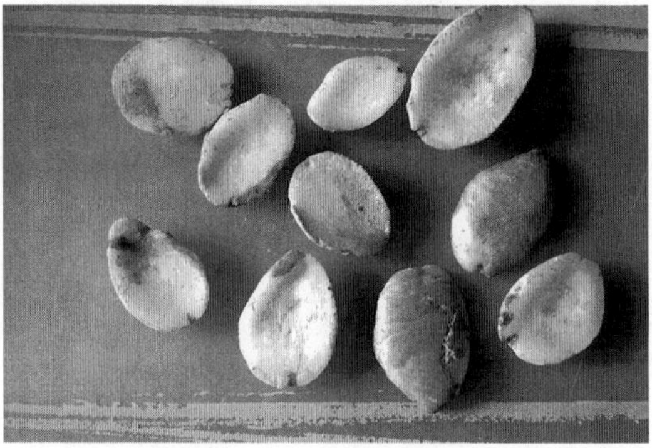

Figura 10 *Irvingia gabonensis*.[63]

A *Irvingia gabonensis* estimula a expressão de adiponectina e aumenta a sensibilidade à leptina. Também pode modificar a distribuição de fosfolipídeos, o que reduz as concentrações plasmáticas de colesterol e os triglicerídeos totais.

Por meio da modulação do fator PPAR-gama, *Irvingia gabonensis* atua no metabolismo de carboidratos e melhora a sensibilidade à insulina. Também melhora a sensibilidade à leptina, reduz proteína C-reativa e inibe amilase pancreática.

Ngondi et al.[65] realizaram um estudo duplo-cego com 40 indivíduos obesos usando a *Irvingia gabonensis* ou placebo na dose de 1,05 g, 3 vezes/dia por 1 mês. Houve redução de 5,25 kg de peso corporal total ($p < 0,001$), redução de colesterol total, LDL-c e triglicérides e aumento do HDL-c.

No Brasil há a venda do extrato seco patenteado com o nome Ayslim®.

Posologia: 150 a 500 mg, 2 vezes/dia.

Os extratos da *Irvingia* têm baixa biodisponibilidade, por isso é recomendado utilizá-lo com o *Cissus quadrangularis*, na proporção de 2 a 4 de extrato da *Irvingia* para um do *Cissus* (2 a 4:1). Está descrito na literatura que essa associação aumenta a biodisponibilidade da *Irvingia*.

CISSUS QUADRANGULARIS

O *Cissus quadrangularis* é uma planta suculenta pertencente à família Vitaceae, nativa do oeste da África e Sudeste Asiático, encontrada nas florestas tropicais e subtropicais (Figura 11).

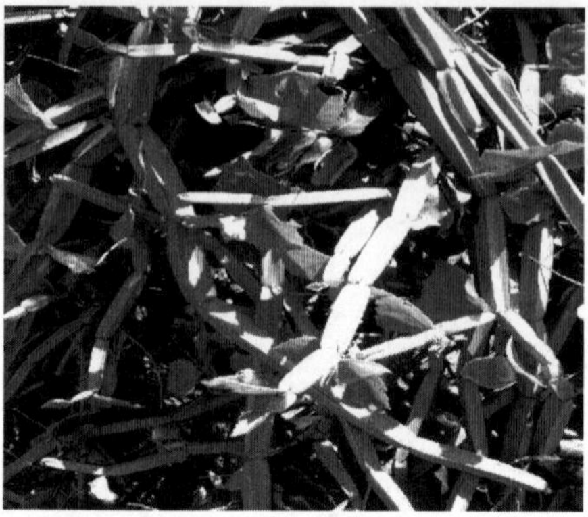

Figura 11 *Cissus quadrangularis.*

Tem sido utilizado pela população indiana para promover o processo de consolidação de fraturas. Além disso, é receitado na medicina ayurvédica como vermífugo, tônico, digestivo e analgésico, e no tratamento de menstruação irregular e asma, há milhares de anos. Atualmente vem sendo estudado como antioxidante e no tratamento da obesidade.[66-68]

Estudos sugerem que o *Cissus quadrangularis* atua positivamente no sobrepeso e obesidade por sua composição que inclui antioxidantes flavonoides.

Estudo clínico avaliou a eficácia do *Cissus quadrangularis* em 86 pacientes (25 a 60 anos) com sobrepeso (IMC entre 25 e 29 kg/m^2) após 8 semanas de suplementação. Os parâmetros avaliados foram gordura corporal, circunferência da cintura e quadril, pressão arterial, colesterol total, triglicerídeos, glicemia e níveis de leptina e adiponectina.

Resultados do estudo:

- *Cissus quadrangularis* promoveu redução de 12,8% da gordura corporal após 8 semanas de suplementação.
- Redução de 8,9% na circunferência da cintura e de 7,7% do quadril.
- Redução de 8,7% na pressão arterial sistólica e de 6% na diastólica.
- Redução de 9,58% no colesterol total, de 9,4% nos triglicerídeos e de 25,27% na glicemia de jejum.
- Redução de 28,9% nos níveis de leptina e aumento de 36,2% nos níveis de adiponectina.
- O grupo placebo não apresentou alterações nos parâmetros avaliados.

O resultado desse estudo demonstrou que o *Cissus quadrangularis* na dose de 300 mg/dia durante 8 semanas foi uma abordagem terapêutica eficaz na redução da gordura corporal e na melhora dos parâmetros bioquímicos associados ao sobrepeso (Figura 12).[69]

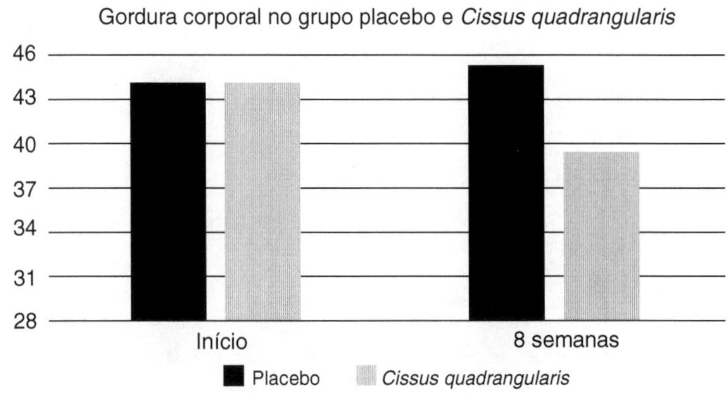

Figura 12 Gráfico da redução de gordura corporal.
Fonte: Nash et al., 2019.[69]

O mecanismo de ação do *Cissus quadrangularis* está relacionado à capacidade de inibir as principais enzimas do sistema digestivo, como lipase pancreática e alfa-amilase, bem como alfa-glicosidase, reduzindo assim a absorção de monossacarídeos.

Além disso, evidências científicas demonstram que o *Cissus quadrangularis* reduz a expressão de proteínas associadas à adipogênese e lipogênese como a proteína ligante do *enhancer* CCAAT (C/EBP-alfa; codifica proteína-chave na adipogênese, no acúmulo de lipídeos nas células, bem como no metabolismo da glicose e lipídeos no fígado), receptores ativados por proliferador de peroxissoma gama-2 (PPAR-gama-2; regulação da homeostase da glicose, metabolismo de lipídeos e inflamação), proteínas de ligação do elemento de regulação do esterol (SREBP-1c; expressão de genes para síntese de ácidos graxos, bem como sua incorporação em triglicerídeos e fosfolipídeos) e ácido graxo sintase (FAS) (Figura 13).[69]

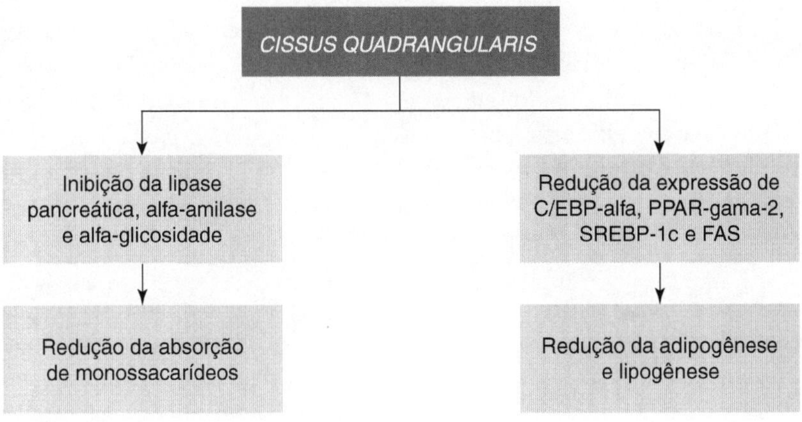

Figura 13 Mecanismo de ação da *Cissus quadrangularis.*

Outro estudo clínico avaliou a eficácia da combinação de *Hibiscus sabdariffa* + *Lippia citriodora*. Os resultados da pesquisa demonstraram que essa combinação atua nos níveis plasmáticos de peptídeo-1 semelhante a glucagon 1 e grelina, promovendo redução da sensação de fome e aumento da saciedade.[70]

Não foram relatadas reações adversas da administração de *Cissus quadrangularis* e de *Hibiscus sabdariffa* + *Lippia citriodora* na literatura consultada.[69,70]

COFFEA SP – *GREEN COFFEE*

A *Coffea canephora* (café Robusta) é uma espécie de café pertencente à família Rubiaceae (Figura 14). A parte utilizada é a semente. O grão do café verde possui como principais constituintes a cafeína, a teobromina e teofilina, os taninos, flavonoides (antioxidantes), polifenóis, ácido ferúlico (hidroxicinâmico), ácido cafeico e o ácido clorogênico, em que se destaca o ácido 5-cafeoilquínico.

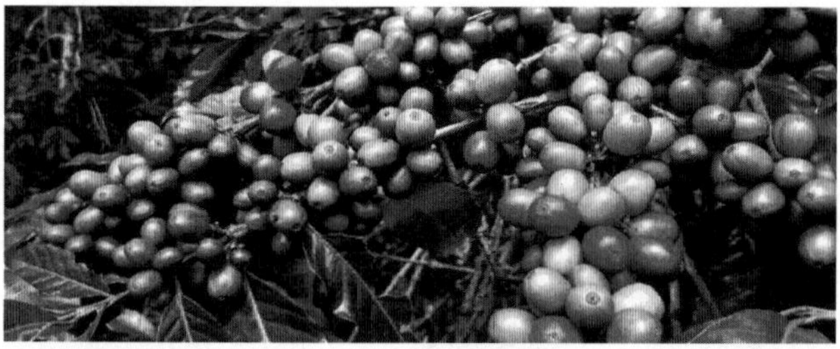

Figura 14 *Coffea canephora.*

As principais ações farmacológicas do café verde são:

- **Ácido clorogênico**: estudos *in vitro* demonstraram que o ácido clorogênico, em particular o ácido 5-cafeionilquínico, reduziu a absorção intestinal de glicose e inibiu a atividade da glicose-6-fosfatase. Consequentemente, apresentou efeito hipoglicemiante e lipolítico.
- **Ácido cafeico:** inibe a amilase.
- **Ácido ferúlico**: antioxidante.
- **Polifenóis:** inibem a lipase pancreática e reduzem a lipogênese.
- **Cafeína**: atua como termogênico e reduz a lipogênese.

Ao reduzir a absorção dos açúcares é necessário utilizar outras fontes de energia, como a gordura estocada. Esse é um dos motivos por que o café verde pode ser usado como auxiliar no emagrecimento. O *Coffea canephora* possui aproximadamente 2% de cafeína. Sua atividade está relacionada ao aumento da taxa metabólica; ao relaxamento da musculatura lisa dos brônquios, trato biliar, trato gastrointestinal e de partes vasculares; estímulo do SNC e diurese. Os estudos demonstraram que a cafeína e o ácido clorogênico presentes no café verde podem diminuir o depósito de gordura nos adipócitos e, quando comparados com o café torrado, têm um efeito superior na prevenção do aumento de peso. Além disso, alguns compostos do extrato de café verde (ácido feruloilquínico e o ácido neoclorogênico) aumentam a atividade de uma enzima responsável pela oxidação de gordura no fígado.

Posologia: ES 100 a 1.000 mg/dia.[71]

Não utilizar em pacientes hipertensos ou que utilizam inibidores da monoaminoxidase (MAO), uma vez que foram relatadas interações entre o café e alguns fármacos antidepressivos inibidores da MAO, o que pode levar a crises de hipertensão; também existem relatos de interações entre a teofilina e o café verde.

AMORPHOPHALLUS KONJAC

É uma planta que cresce a partir de um grande rizoma (Figura 15). Nativa das regiões tropical e subtropical da Ásia, é cultivada principalmente no Japão. O rizoma seco do konjac contém 40% de glucomanan, um polissacarídeo considerado fibra alimentar, hipocalórico, vastamente utilizado como espessante e emulsificante pela indústria de alimentos e particularmente na culinária oriental.[11]

O glucomanan é usado no tratamento adjuvante da obesidade por sua propriedade formadora de massa que proporciona a sensação de plenitude gástrica. Forma também um revestimento em torno das partículas alimentares que retarda o processo da digestão. O gel formado com glucomanan auxilia também na redução de colesterol e triglicerídeos, exercendo importante papel na regulação intestinal.

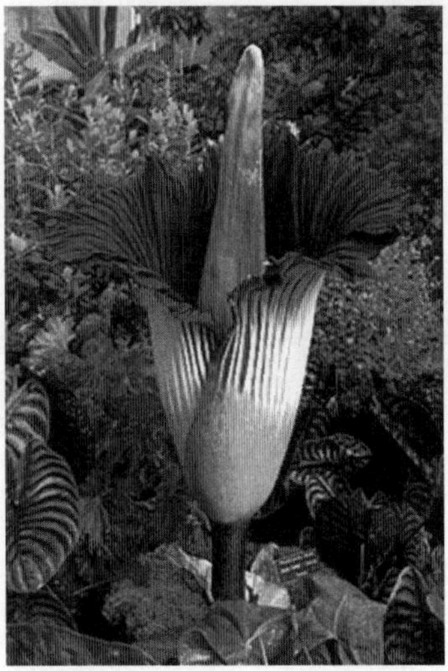

Figura 15 *Amorphophallus konjac.*

Estudos clínicos demonstraram que a suplementação da dieta com glucomanan reduz significativamente o colesterol plasmático e melhora o metabolismo de carboidratos. Também existem evidências de que o glucomanan suplementar promove saciedade gástrica em indivíduos com sobrepeso.[11]

É importante salientar que existem riscos de asfixia e obstrução de garganta, esôfago e intestino se cápsulas de glucomanan forem tomadas sem a adequada quantidade de água. O glucomanan é uma fibra que sequestra líquido e pode interferir na absorção de medicamentos e nutrientes. Em virtude desse fato, não é indicado seu consumo próximo à tomada de medicamentos nem antes de se deitar. Também não é recomendado prescrevê-lo para gestantes, nutrizes e crianças. Não há riscos de toxicidade descritos na literatura consultada.[11]

Posologia recomendada: 1.500 a 3.000 mg, 1 hora antes das principais refeições, com 2 copos de água.[72]

CYAMOPSIS TETRAGONOLOBUS

Goma-guar é uma goma obtida das sementes de *Cyamopsis psoraloides* e *Cyamopsis tetragonolobus* (Leguminosae), originárias da Índia e do Paquistão (Figura 16).

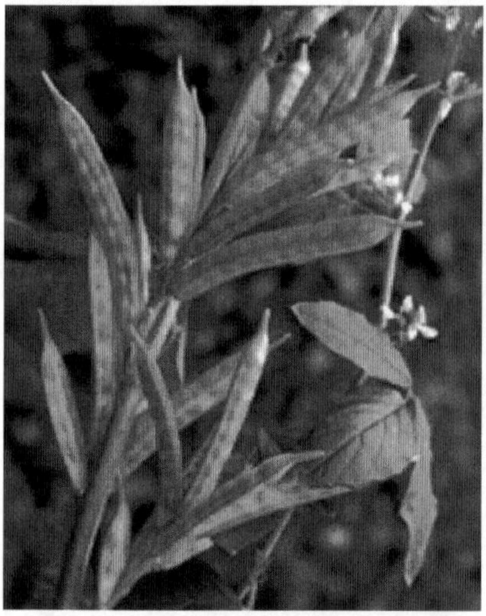

Figura 16 *Cyamopsis tetragonolobus.*

A goma-guar é uma mucilagem muito estudada. A viscosidade em água fria é o parâmetro mais importante para a classificação da goma, pois o uso na indústria de alimentos depende de sua capacidade de absorção de água e viscosidade. Entretanto, essas propriedades estão pouco relacionadas com a pureza e sim com as técnicas de obtenção. A propriedade das mucilagens de reter água explica sua ação laxativa ao formar o bolo fecal volumoso, evitando a absorção de água pelas paredes dos intestinos e o endurecimento das fezes, ao mesmo tempo que excitam, por via reflexa, as contrações intestinais. No entanto, em certos casos, atuam como antidiarreicos, por sua natureza coloidal, impedindo a ação de substâncias irritantes e até de bactérias sobre a mucosa. Na obesidade, é usada como auxiliar no emagrecimento, por ser um moderador natural do apetite, ao promover sensação de saciedade, e por sua propriedade formadora de massa, que proporciona sensação de plenitude gástrica quando ingerida com água, inibindo naturalmente a fome. Também pode promover redução do colesterol.

A goma-guar pode causar distúrbios gastrointestinais, como flatulência, diarreia ou náusea, particularmente no início do tratamento. Em virtude do risco de obstrução e ruptura, não deve ser utilizada em pacientes com distúrbios esofágicos e/ou obstrução intestinal. Não deve ser ingerida na forma de grânulos secos. A glicemia deve ser monitorada com cuidado durante a terapia inicial, para minimizar o risco de hipoglicemia. Existe o risco reduzir a absorção de outros medicamentos.

Posologia recomendada: 2.000 a 5.000 mg, devendo ser ingerida 1 hora antes das refeições, com água (2 copos).[73]

CHLORELLA PYRENOIDOSA

A *Chlorella pyrenoidosa* é uma alga unicelular microscópica de água doce, que possui uma grande habilidade de realizar fotossíntese (Figura 17). Seu nome refere-se ao alto conteúdo de clorofila que possui. Foi descoberta pelos japoneses, que a utilizam como alimento. É indicada na reposição de nutrientes, na regeneração celular, no gerenciamento do peso e no estímulo das funções digestivas.

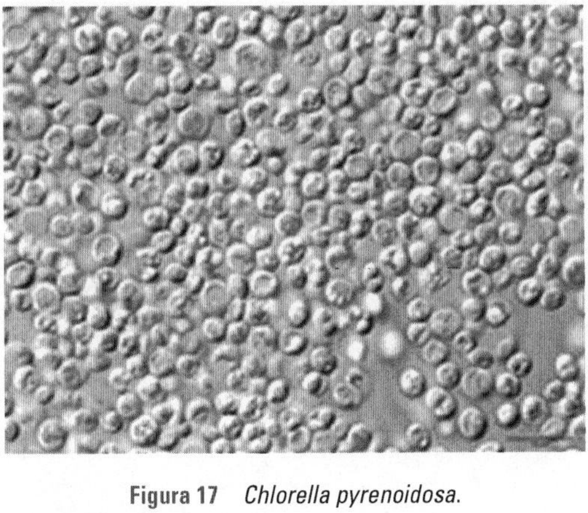

Figura 17 *Chlorella pyrenoidosa.*

A *Chlorella pyrenoidosa*, durante seu crescimento, consegue acumular uma grande quantidade de clorofila e de nutrientes essenciais.

Em sua composição, essa alga apresenta aproximadamente 60% de proteínas e fibras solúveis. Além disso, 8 aminoácidos essenciais (isoleucina, lisina, fenilalanina, metionina, treonina, triptofano, valina, histidina) e uma variedade de vitaminas e minerais. Contém também uma substância denominada CGF (*Chlorella growth factor*), que possui na sua composição os ácidos nucleicos DNA e RNA.

Por ter muita fibra, a *Chlorella* reduz a absorção de gordura e açúcar, promove saciedade por meio da plenitude gástrica e melhora o trânsito intestinal, podendo ser indicada como apoio para dietas de redução de peso. Além disso, tem ação detoxificante.

Estudos demonstraram que uma dieta rica em *Chlorella* pode reduzir com eficácia a adipogênese em adipócitos 3T3-L1 e induzir a apoptose em pré-adipócitos. Demais pesquisas sugerem que um suplemento dietético de *Chlorella* pode ser útil para controlar o peso corporal e melhorar o metabolismo lipídico de mulheres na menopausa.[11]

Em um estudo que avaliou a terapia associada de dieta, exercício físico e *Chlorella*, concluiu-se que, quando seguida corretamente, surte efeito para perda ponderal, podendo ser utilizada para o tratamento de obesidade e sobrepeso. Porém, não se pode afirmar que o uso exclusivo da *Chlorella* acarreta uma perda ponderal.[74]

O consumo de *Chlorella* dentro das doses recomendadas não costuma apresentar efeitos adversos.[11]

Posologia recomendada:

- A *Chlorella* na forma de comprimido de 300 mg pode ser prescrita de 3 a 5 unidades ao dia.
- Na forma de extrato seco (ES), a dose recomendada é de 1.000 a 2.000 mg/dia.[75]

PLANTAGO OVATA (PSYLLIUM)

O psyllium é uma fibra solúvel derivada da casca da semente da planta *Plantago ovata*, de origem asiática, que pertence ao grupo das gomas e mucilagens (Figura 18). Possui características higroscópicas, ou seja, capacidade de absorver água, que, por sua vez, permite que se expanda. É uma fonte de fibras que aumenta o volume das fezes e estimula o movimento intestinal, apresentando propriedade laxativa. Além disso, estudos indicam que o uso dessa fibra aumenta a saciedade, reduzindo a ingestão calórica.

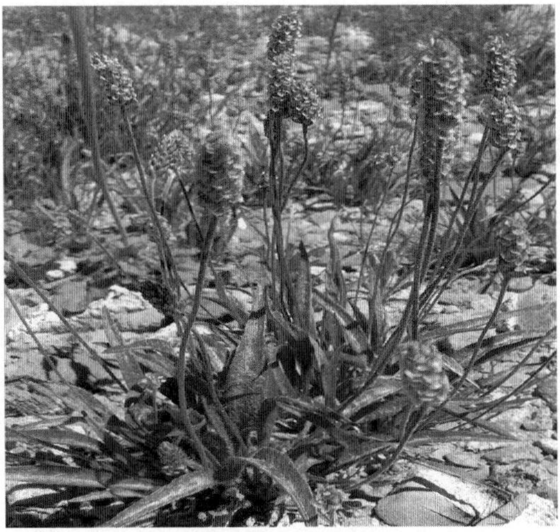

Figura 18 *Plantago ovata.*

O principal efeito farmacológico do psyllium é como laxativo de volume, que ocorre quando as sementes são ingeridas com quantidade adequada de água.[11] Também exerce efeito antidiarreico, ou seja, é um regulador intestinal. As fibras formadoras de volume são laxantes por suas propriedades de retenção de água. Quando misturado com a água, o revestimento mucilaginoso das sementes do psyllium incha, conferindo maior volume e lubrificação às fezes, auxiliando, assim, no aumento dos movimentos intestinais. Com a movimentação estimulada, o tempo que as fezes ficam no organismo é diminuído.

O psyllium também é capaz de baixar os níveis séricos de colesterol, reduzir a glicose sanguínea pós-prandial e diminuir a formação de cálculo biliar. Entre os mecanismos propostos para a atividade hipolipemiante do psyllium, o mais aceito está relacionado a uma interferência na reabsorção dos ácidos biliares, assim como uma interferência do mucilágeno na absorção intestinal de colesterol que promove sua eliminação.[11]

O psyllium ainda é usado como suplemento nas dietas de controle de peso por reduzir a absorção de gorduras e aumentar subjetivamente a sensação de plenitude gástrica.

Entre o conjunto de mecanismos de ação do psyllium, a modulação de influências sensório-gástricas, promovendo sensação de plenitude, é crucial para o efeito da fibra alimentar como suplemento dietético sacietogênico.[11]

Os suplementos de fibras podem ser indicados quando há ingestão insuficiente, por serem uma maneira prática de aumentar a ingestão de fibras recomendada por dia. Também podem ser indicados em casos de colesterol e glicose em níveis elevados, constipação crônica, constipação temporária da gestação, síndrome do intestino irritável (SII), hemorroidas e pós-cirurgia retal.

A ingestão da fibra relaciona-se a distúrbios gastrointestinais, como flatulência, diarreia e náuseas.

Entre os efeitos colaterais mais comuns do psyllium estão a possibilidade de formação de flatulências e a sensação de obstrução esofágica e intestinal, especialmente quando o aporte de líquido é insuficiente. É importante salientar que o psyllium não deve ser administrado na presença ou suspeita de obstruções do aparelho digestivo. Também não deve ser administrado junto a outro tratamento, uma vez que as fibras podem interferir na absorção dos fármacos.[11]

O psyllium não deve ser usado em casos de obstrução intestinal, ou em condições que possam levar à obstrução intestinal, como espasmos intestinais e estreitamento do esôfago, do trato gastrointestinal, do estômago ou do intestino. Também não é indicado para pessoas com hipersensibilidade conhecida ao psyllium.

Posologia e dose recomendada:

- 1.000 a 1.500 mg/dia diluídos em 1 copo cheio de água.[76]
- Forma suplementar: pó das sementes de 5 a 10 g diários, divididos em 2 ou 3 tomadas com 100 a 200 mL de água. Recomenda-se beber, imediatamente após a ingestão, outros 200 a 300 mL de água.

O psyllium interfere na absorção de minerais como cálcio, magnésio, cobre e zinco, vitamina B12 e de alguns medicamentos. Ingerir no mínimo 1 hora antes de outros medicamentos, a fim de prevenir o retardamento da absorção deles. Foi relatado que a administração concomitante das sementes de psyllium com sais de lítio reduz a concentração plasmática desse sal e sua absorção em nível gastrointestinal. A semente de psyllium diminui tanto a velocidade como a quantidade de absorção da carbamazepina, induzindo a níveis subclínicos da droga. Também retarda a absorção dos carboidratos, levando a uma diminuição da necessidade de insulina em pacientes diabéticos; dessa forma, é conveniente o monitoramento da glicemia.

OUTROS FITOTERÁPICOS USADOS COMO AUXILIARES NO TRATAMENTO DA OBESIDADE

Capsicum annum (pimenta)

A *Capsicum annum* é uma planta pertencente à família Solanaceae (Figura 19). A capsaicina é o principal componente ativo da pimenta, sendo encontrada também em outros alimentos. É um potente estimulante de nervo aferente. Dados epidemiológicos têm demonstrado que o consumo de alimentos contendo capsaicina está associado com uma menor prevalência de obesidade e alteração da distribuição de gorduras,[77] além de melhorar a tolerância à glicose, resistência à insulina[78] e apresentar atividade antioxidante.[79,80]

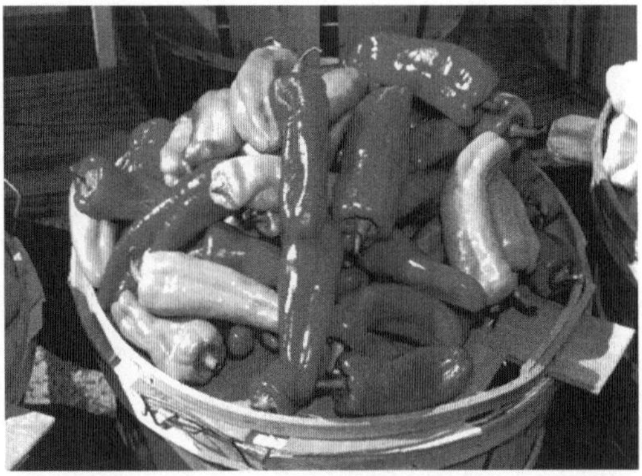

Figura 19 *Capsicum annum.*

O *Capsici* é um extrato seco de um fitoterápico que foi desenvolvido para auxiliar nos tratamentos da obesidade e redução da gordura abdominal. Ele é extraído do *Capsicum annum*, espécie de pimenta doce. É composto por três capsinoides (*capsiate*, *dihidrocapsiate* e *nordihidrocapsiate*), que são capsaicinas não pungentes (não picantes), encontradas em todas as variantes do gênero da planta *Capsicum*.[81-83]

Estudos realizados em animais e humanos comprovaram que as substâncias presentes no *Capsicum* promovem redução de acúmulo de gordura corporal. Além da ação termogênica, os capsinoides presentes no Capsici Extrato Seco possuem uma notável atividade antioxidante. Há estudos que sugerem que os capsinoides do Capsici Extrato Seco estimulam o metabolismo e reduzem o acúmulo de gordura corporal da mesma maneira que a capsaicina.[84]

Em um estudo com 80 indivíduos que receberam durante 4 semanas apenas uma dieta hipocalórica, os que perderam mais de 4% do peso corporal foram distribuídos aleatoriamente em dois grupos, placebo e experimental, que além da dieta hipocalórica receberam uma combinação entre cafeína (150 mg), capsaicina (1,2 mg), tirosina (1.200 mg), extrato de chá-verde (1.500 mg) e carbonato de cálcio (3.890 mg), ou placebo, que foi administrada durante 8 semanas. Ao final do estudo, o grupo experimental obteve maior redução da massa gorda e aumento da termogênese, sem alterar a excreção fecal de lipídeos, a pressão arterial e a função cardíaca.[85]

Foram conduzidos estudos para comprovar a segurança e eficácia dos capsinoides presentes no Capsici Extrato Seco, para a perda de peso e gordura corporal em 80 voluntários, de ambos os sexos, entre 30 e 60 anos de idade, com sobrepeso ou obesos, os quais receberam recomendações de mudança de estilo de vida. Os estudos foram randomizados, duplo-cego, e os indivíduos receberam 6 mg diários, via oral, do extrato ou do placebo por 12 semanas. Para obter uma visão do mecanismo, os pesquisadores acompanharam as mudanças no metabolismo em repouso e observaram a resposta gênica dos candidatos. O estudo comprovou uma redução no peso corporal e na medida abdominal.[86]

Estudos clínicos demonstraram que a maioria dos efeitos adversos causados pelo tratamento ocorreu no grupo placebo. Efeitos adversos gastrointestinais leves foram observados, mas nenhum efeito adverso foi considerado sério. Com base nos dados de segurança disponíveis, a administração de 6 mg diários de capsinoides do Capsici Extrato Seco em humanos é segura.[87-89]

Posologia recomendada:

- Capsici Extrato Seco 6 mg, 1 vez/dia pela manhã.

Hibiscus sabdariffa L (hibisco)

O *Hibiscus sabdariffa* L. pertence à família Malvaceae, é conhecido no Brasil popularmente como *Hibiscus*, hibisco, groselha, rosela, quiabo-azedo, azedinha (Figura 20). Muitas atividades benéficas são atribuídas ao hibisco: além do efeito antioxidante, é usado no tratamento de hipertensão arterial, colesterol, diminuição dos níveis de lipídeos totais, desordem gastrointestinal, obesidade e infecções hepáticas.[90]

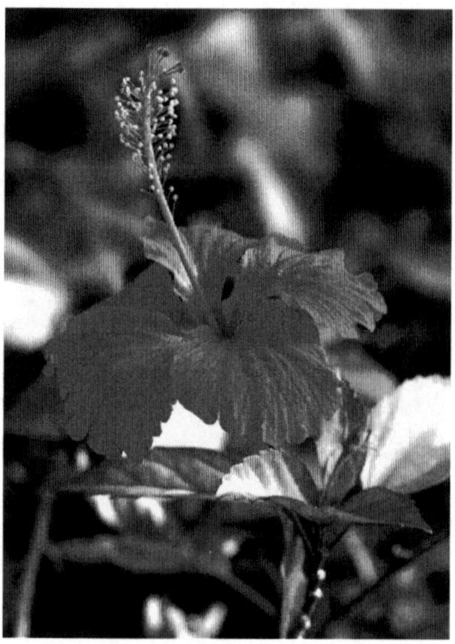

Figura 20 *Hibiscus sabdariffa* L.

As flores de *Hibiscus sabdariffa* contêm antocianinas, flavonoides e polifenóis, além de vitamina C, mucilagens e pigmentos. Estudos têm destacado o papel dos polifenóis ácidos, flavonoides e antocianinas que possam atuar como antioxidantes ou outros mecanismos, e têm contribuído para as ações de proteção cardiovascular. Ainda possui algumas propriedades nutricionais, por sua composição, na qual são encontrados cálcio, niacina, riboflavina e ferro.

Existem dados que dão suporte à ideia de que beber chá de hibisco em quantidades prontamente incorporadas à dieta pode auxiliar no emagrecimento em virtude do grande poder antioxidante dessa planta. Nos últimos anos, um grande interesse no estudo de compostos bioativos e de antioxidantes tem ocorrido, principalmente em razão das descobertas sobre o efeito indesejável dos radicais livres e outros agentes oxidantes no organismo. Esses nutrientes proporcionam diversos efeitos benéficos, entre eles, a ação diurética, impedindo a retenção de líquidos, e a capacidade de evitar o acúmulo de gorduras, principalmente na região abdominal e no quadril.

Pesquisas concluíram que o consumo do chá de hibisco contribui para a diminuição do colesterol "ruim" (LDL), e aumento do colesterol "bom" (HDL). Outras pesquisas concluem que o chá age na aldosterona, hormônio secretado pelas suprarrenais que regulam o balanço eletrolítico do organismo, favorecendo a ação diurética.

Estudos averiguam que o chá de hibisco consegue reduzir a adipogênese. Esse processo baseia-se na maturação celular em que as células pré-adipócitos se modificam em adipócitos maduros aptos a acumular gordura no corpo. Ao reduzir esse processo, o chá de hibisco colabora para que menos gordura fique depositada na região dos quadris e abdome. Ainda não está definido qual é a substância existente na bebida que é encarregada pelo benefício. Todavia, acredita-se que o efeito antioxidante dos flavonoides quercetina e antocianina contribua para diminuir o acúmulo de gordura.[91,92]

Para o preparo do chá, deve-se colocar 200 mL de água para ferver. Logo após iniciar a fervura, deve-se desligar o fogo e adicionar 1 colher de sopa (7 g) de flor de hibisco e tampar, deixando em infusão por volta de 5 a 10 minutos.[91,92] Um ensaio clínico executado com humanos revelou a eficácia do emprego do extrato de *Hibiscus sabdariffa* como elemento inibitório de obesidade pela boa concentração de polifenóis no extrato. As informações coletadas demonstraram que a administração do chá diminuiu o peso corporal, a gordura corporal, o IMC e a relação cintura-quadril.

Portadores de doenças cardíacas graves devem limitar o consumo, em decorrência da eliminação de eletrólitos que pode ocorrer com seu uso. Não é recomendado seu uso sem orientação médica durante a gravidez e lactação, pois foi identificada certa ação mutagênica em estudos preliminares. Não houve reações adversas graves relatadas nos estudos, mas entre os relatos estão leves sintomas gastrointestinais, como distensão abdominal, flatulência e dor epigástrica durante a primeira semana de suplementação.[93-102]

Dosagem e posologia recomendada:

- Infusão: 1 colher de sobremesa por xícara; 3 a 4 xícaras/dia.
- Extrato seco: 100 a 400 mg, 1 a 3 vezes/dia, antes das principais refeições.
- Extrato seco solúvel: dissolver 6 g (1 colher de sobremesa) em 200 mL de água. – Pó: 100 a 600 mg, 1 a 3 vezes/dia, antes das principais refeições.

Cynara scolymus (alcachofra)

A alcachofra (*Cynara scolymus*) é uma planta cultivada nas regiões do Atlântico (Figura 21). Apresenta efeito colerético, colagogo, hepatoestimulante, hipocolesterolêmico e diurético. A parte usada são as folhas, e seu princípio ativo é extraído dos álcoois ácidos: málico, glicérico, glicólico, cítrico, lático e succínico, metil acrílico; lactonas sesquiterpênicas a-iargas: cinaratriol, geosheimina, cinaropicrina, di-hidrocinaropicrina, cinarolidina, rossheimina, grosulfeimina e outros.[103]

Cynara scolymus é uma planta herbácea, perene, proveniente da região do Mediterrâneo e pertence à família Asteraceae, que vem sendo estudada por vários pesquisadores como auxiliar na redução da obesidade. A planta possui fruto-oligossacarídeos e inulina, que são considerados fibras alimentares solúveis não digeridos pelas enzimas do intestino humano. Dessa forma, alcançam o cólon onde são utilizados pela flora microbiana, o que altera o trânsito intestinal e ocasiona uma rápida eliminação do bolo fecal, o que reduz o tempo de contato com o tecido intestinal e, consequentemente, reduz a absorção dos lipídeos que, em excesso, contribuem para a obesidade.[104,105]

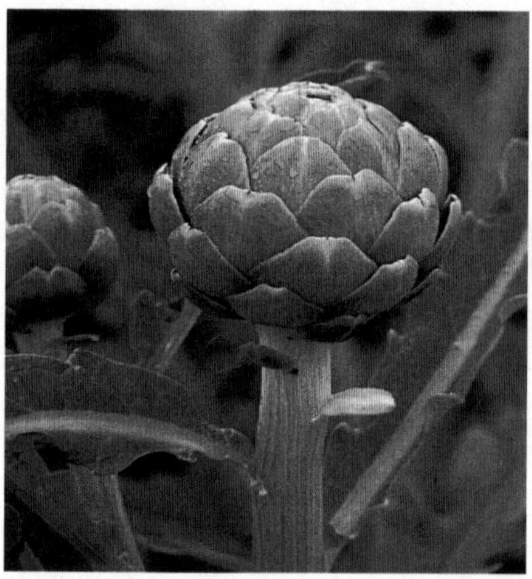

Figura 21 *Cynara scolymus.*

A inibição da lipase pancreática tem sido relatada como um dos mecanismos mais amplamente pesquisados para indicar o potencial de produtos naturais como as substâncias antiobesidade. A alcachofra, por sua vez, possui potencial como adjuvante na terapêutica da obesidade e de dislipidemias, visto que inibe o efeito da enzima lipase pancreática.[106]

Nomes comerciais: Alcachofra - Aspen Pharma, Alcachofra - Herbarium, Alcachofra - Natulab, Alcachofra - Bionatus, Chophytol, Alcachofra Pura - Vitamed, Alcachofrax, Alcaflor Uno, Alcagest, Alcanatan, Alcachofra - Multilab.

A posologia deve ser seguida de acordo com as recomendações de cada fabricante. A dose usual do ES 2:1 é de 100 a 300 mg/dia.

Não é recomendada a prescrição para pacientes com histórico de hipersensibilidade e alergia a qualquer um dos componentes do fitoterápico ou a outras plantas da família Asteraceae. As preparações da droga estão contraindicadas em caso de obstrução do ducto biliar. Em situações de cálculos biliares, é recomendado consultar um especialista antes de usar. É também contraindicado o emprego na gestação e lactação (os princípios amargos podem ser eliminados no leite).[107]

O uso concomitante com diuréticos em casos de hipertensão arterial ou cardiopatia deve ser realizado sob estrita supervisão médica, dada a possibilidade de haver descompensação da pressão arterial, ou, se a eliminação de potássio for considerável, pode ocorrer potencialização de fármacos cardiotônicos.[4] A ocorrência de hipersesibilidade para *Cynara scolymus* foi relatada devido pela presença de lactonas sesquiterpênicas como a cinaropicrina. Não existem estudos disponíveis para recomendar o uso em menores de 12 anos ou durante a gravidez.

As interações medicamentosas encontradas na literatura consultada são:

- Redução da eficácia de medicamentos que interferem na coagulação sanguínea, como ácido acetilsalicílico e anticoagulantes cumarínicos (p. ex., varfarina).
- Potenciais interações: pode diminuir as concentrações sanguíneas de fármacos de medicamentos metabolizados pelas CYP3A4, CYP2B6 e CYP2D6, uma vez que a *Cynara scolymus* é indutora dessas enzimas.[108]

Cordia salicifolia (porangaba)

Planta nativa do Brasil, a *Cordia salicifolia* pode ser encontrada nos estados de Minas Gerais, Bahia, Acre e Goiás (Figura 22). Também é encontrada em áreas de florestas tropicais da Argentina e do Paraguai. Apresenta em sua composição cafeína, potássio, alantoína e ácido alantoico. Pode ser indicada como auxiliar nas dietas para perda de peso, redução do excesso de gordura localizada, tratamento de retenção de líquidos e hiperlipidemia. Mesmo sendo uma espécie muito empregada popularmente, existem poucos estudos científicos que descrevam suas ações farmacológicas. Existem estudos científicos comprovando seu efeito inibitório (antiviral) no vírus herpes simplex tipo 1 (HSV-1). A medicina popular propõe à porangaba efeito antiobesidade, porém a atividade diurética parece ser o principal efeito observado. A presença de cafeína, potássio e alantoína certamente contribui para essa ação.[11]

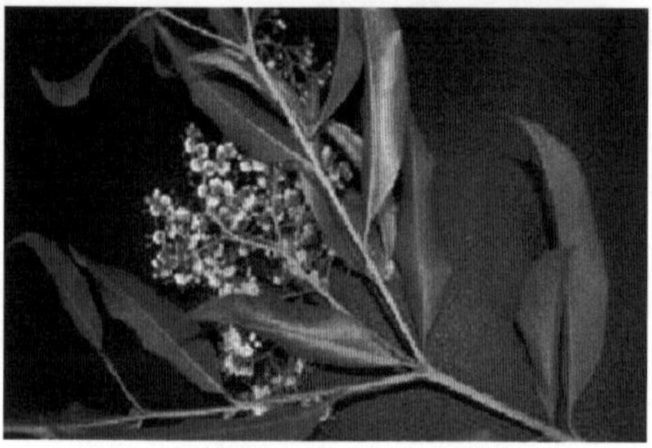

Figura 22 *Cordia salicifolia.*

A alta concentração de cafeína promove ação termogênica (por aumento do AMPc intracelular), estimulante no SNC e leve ação diurética, auxiliando na eliminação do excesso de líquido e redução na concentração da gordura. A presença da alantoína e do ácido alantoico pode agir na redução da celulite e da gordura localizada.[11]

Dose recomendada:

- Forma alimentar: infusão de 5 a 10 g de folhas em 500 mL/dia.
- Forma magistral: extrato seco padronizado de *Cordia salicifolia* de 500 a 2.000 mg/dia.

Não existem relatos suficientes acerca de efeitos adversos e toxicidade dessa planta. Diante da falta de estudos que atestem sua inocuidade na gravidez e na lactação, não é recomendável prescrever extratos de porangaba nessas situações.[11]

Cordia ecalyculata (*Pholia magra*)

A *Cordia ecalyculata* Vell, assim como a *Cordia salicifolia*, é da família das Boraginaceae e conhecida como chá-de-bugre (Figura 23). O extrato seco dessa planta também é popularmente indicado como emagrecedor.[11]

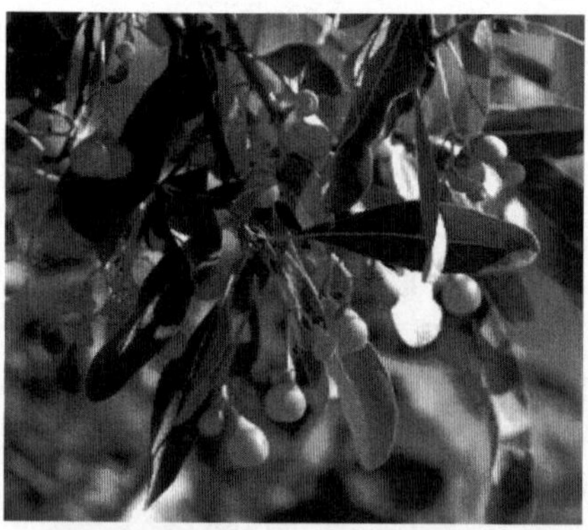

Figura 23 *Cordia ecalyculata.*

A planta medicinal conhecida como *Pholia magra*, cujo nome científico é *Cordia ecalyculata*, pode ser encontrada em diversos estados brasileiros com diferentes nomes, como café-de-bugre, louro-salgueiro, entre outros. É uma planta conhecida por ter altas concentrações de cafeína, potássio, ácido alantoico e alantoína[11,109,110]

A *Cordia ecalyculata* tem sido utilizada na medicina popular como tônico, diurético, anti-inflamatório e adjuvante natural para auxiliar no tratamento da obesidade. Ela é rica em taninos e antocianinas, que possuem propriedades antioxidantes, podem modular a expressão de adipocinas e prevenir o acúmulo de gordura e resistência à insulina tipo II, um problema frequentemente observado na obesidade.[110,111]

A *Pholia magra* pode ser indicada como adjuvante em dietas para perda de peso, redutora do excesso de gorduras localizadas e tratamento de retenção de líquidos, além de ser energizante, cardiotônica e antiviral. Estudos sugerem que ela atua no SNC, causando uma atividade supressora do apetite, e contribui para maior queima de gorduras localizadas principalmente do abdome, além de atuar como estimulante do sistema imunológico. Também causa efeitos benéficos no sistema cardiovascular, pois pode evitar o depósito de gorduras na parede das artérias coronárias.

Posologia recomendada:

- A dose usual do extrato seco padronizado de *Cordia ecalyculata* Vell (20:1) é de 250 a 500 mg 2 vezes/dia.
- O extrato de *Cordia ecalyculata* não deve ser prescrito para pessoas hipertensas ou sensíveis à cafeína, pois possui ação cardiotônica e estimulante. Também não é recomendada a prescrição para gestantes e lactantes, em decorrência da falta de estudos nesses grupos de indivíduos.[11]

Coleus forskohlii (colleforin)

É uma planta que cresce nas regiões áridas e semiáridas da Índia (Figura 24). Muito conhecida pela sua atividade lipolítica e vasodilatadora. É comercializada sob forma de extrato padronizado com 10% de ativo (forskolin). O forskolin ativa a enzima adenilato ciclase, a qual aumenta o nível de AMPc na célula. O AMPc ativa muitas outras enzimas envolvidas em diversas funções celulares. Com o aumento dos níveis de AMPc nas células, há efeitos biológicos e fisiológicos como:

- Aumento da força de contração do músculo cardíaco.
- Relaxamento das artérias e músculo liso.
- Aumento da secreção de insulina.
- Aumento da função da tireoide.
- Aumento da resposta termogênica.

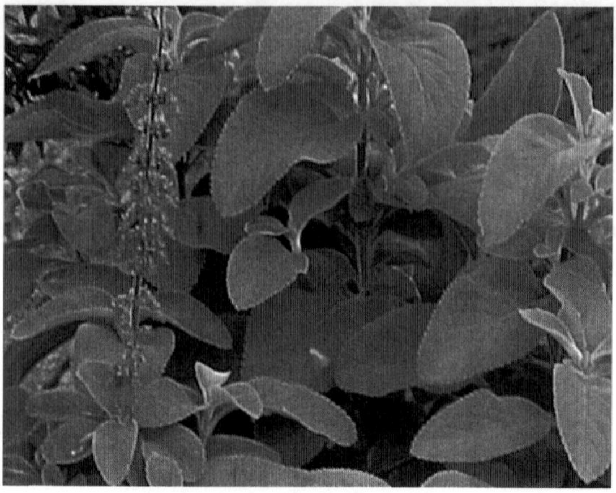

Figura 24 *Coleus forskohlii.*

O extrato de *Coleus forskohlii* pode ser indicado como auxiliar no tratamento da obesidade, contribuindo para o emagrecimento com diminuição da massa gorda. Como aumenta o metabolismo, leva à lipólise, à quebra da gordura armazenada e à inibição da síntese de gordura pelos adipócitos.

A dose usual é de 100 a 300 mg, 2 a 3 vezes/dia.

O *Coleus* pode agir potencializando o efeito de drogas antiasmáticas e anti-hipertensivas.

Seu uso não é recomendado em casos de hipotensão e úlcera péptica.

Cinnamomum zeylanicum (canela)

Estudos mostraram que a suplementação de *Cinnamomum zeylanicum* durante 40 dias reduziu as taxas de glicose livre, teor de gorduras e a circunferência abdominal (Figura 25). Possui propriedades específicas na regulação da insulina, diminuindo a concentração de glicose livre, redução do esvaziamento gástrico, ativando o metabolismo lipídico, reduzindo depósito de gorduras e, assim, o peso corporal. A dose sugerida do extrato seco padronizado é de 150 a 500 mg/dia, 2 a 3 vezes/dia, imediatamente antes das refeições. Seu uso é contraindicado na gravidez e na amamentação, também em pacientes com úlceras gástricas e duodenais. Os efeitos colaterais da canela incluem alergias e irritação na pele.

Dosagem e modo de usar:

- Infusão (rasura): 2,5%, tomar no máximo 200 mL por xícara, 3 vezes/dia.
- Pó: 400 mg, 1 a 3 vezes/dia, máximo de 6 g diários.
- Extrato seco solúvel: 6 g/dia.
- Extrato seco (50%): 500 mg, divididos em duas tomadas.

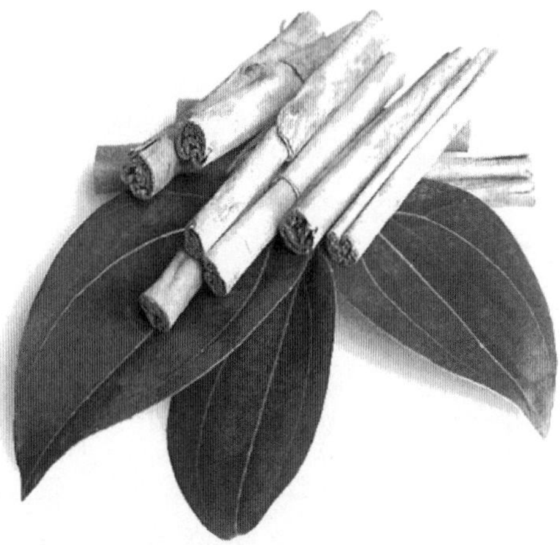

Figura 25 *Cinnamomum zeylanicum.*

Fucus vesiculosus

O *Fucus vesiculosus* é frequentemente utilizado como coadjuvante no tratamento de emagrecimento (Figura 26). A abundância de sais minerais faz do *Fucus* uma planta remineralizante. O iodo confere uma ação estimulante da tireoide. Os sais potássicos são diuréticos.

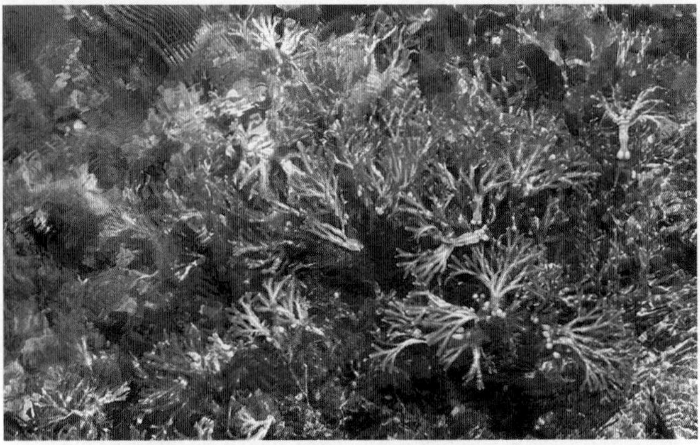

Figura 26 *Fucus vesiculosus.*

Estudos mostraram que no uso de diversas terapias para o tratamento da obesidade, foi identificado que espirulina, *Fucus* e gelatina tiveram comportamentos diferentes nas suas ações farmacológicas. Verificaram que a primeira teve uma ação supressora do apetite pela presença relativamente alta da fenilalanina, que atua sobre o centro do apetite e, quando ingerida com o estômago vazio, produz sensação de plenitude gástrica e saciedade. Já o *Fucus* teve a capacidade de absorver água, aumentando o volume do bolo alimentar, o que estimula o peristaltismo intestinal e diminui a quantidade de nutrientes absorvidos. A gelatina, pelo teor de aminoácidos, agiu sobre o centro do apetite, estimulando a saciedade.

O *Fucus*, pelo seu teor de iodo, estimula a tireoide regularizando a produção do hormônio tirotrofina e acelerando o metabolismo de glicose e ácidos graxos, sendo utilizado como auxiliar no tratamento da obesidade.

O *Fucus* pode ser indicado para pacientes com obesidade, adiposidades localizadas e hipotireoidismo. Não deve ser prescrito para pacientes com hipersensibilidade, hipertireoidismo, gravidez, lactação, ansiedade, insônia, taquicardia paroxística, hipertensão arterial, cardiopatias, em tratamento com hormônios tireoidianos e com agentes antitireoidianos.

Também não é indicado prescrever doses acima das recomendadas, uma vez que pode produzir um quadro de intoxicação (iodismo), em decorrência de uma hiperatividade da tireoide, caracterizada por um quadro de ansiedade, insônia, taquicardia e palpitação.

O extrato seco pode ser prescrito na dose de 10 a 330 mg/dia.[112]

Rhamnus purshiana (cáscara sagrada)

O extrato de *Rhamnus purshiana* tem ação laxativa (Figura 27). É considerado o laxante de escolha no tratamento de obesidade. A dose sugerida do ESP 5:1 é de 50 a 200 mg/dia.

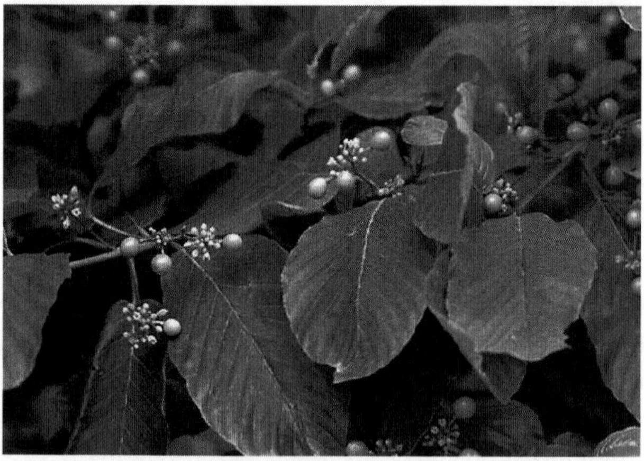

Figura 27 *Rhamnus purshiana.*

USO DOS FITOTERÁPICOS NO CONTROLE DA ANSIEDADE E COMPULSÃO ALIMENTAR

Mudanças alimentares e exercícios físicos não são suficientes para tratar os casos mais graves de obesidade. Estudos mostram que indivíduos com obesidade apresentam mais risco de ter ansiedade e compulsão alimentar. Os fitoterápicos com ação antidepressiva e ansiolítica podem ser usados como coadjuvantes no tratamento da obesidade, visto que são úteis no controle da ansiedade e compulsão alimentar. Dentre eles, podem-se citar *Griffonia simplicifolia*, *Rhodiola rosea*, *Passiflora incarnata*, *Valeriana officinalis*, *Hypericum perforatum*, *Melissa officinalis* e *Matricaria recutita* (Tabela 2).

Tabela 2 Ação e posologia dos fitoterápicos

Fitoterápico	Ação	Posologia
Passiflora incarnata	Afinidade por receptores GABA-A sem ação miorrelaxante	Ansiedade: 100 mg, 2-3 vezes/dia
	Inibe aromatase	Insônia: 200-500 mg ao se deitar
	Efeito antiespasmódico	
Valeriana officinalis	Calmante	Ansiedade: 100-500 mg/dia
	Espasmolítico	Insônia: 400-900 mg ao se deitar
	Reduz tempo de indução do sono	
	Diminui a degradação do GABA	
Hypericum perforatum	Inibe a MAO Inibe a recaptação da serotonina	ESP 300-900 mg/dia
Griffonia simplicifolia	Metabólito do triptofano e precursor da serotonina	ESP 95% 50-300 mg/dia
	Supressor do apetite	5-OHTP: 50-200 mg/dia
Rhodiola rosea	Adaptogênico (FDA)	ESP 100-300 mg, 2-3 vezes/dia
	Estimula serotonina, dopamina e endorfinas	
	Inibe a MAO	
	Preserva a memória	

GABA: ácido gama-aminobutírico; MAO: monoaminoxidase.

Griffonia simplicifolia

A *Griffonia simplicifolia* é uma planta que cresce no Oeste da África (Figura 28). O 5-hidroxitriptofano (5-HTP) é o principal componente ativo da semente da *Griffonia simplicifolia*. O 5-HTP é precursor da serotonina, melatonina e outros mediadores químicos no SNC, por isso, apresenta-se como um tratamento alternativo para ansiedade, depressão, distúrbios do sono e humor, supressão do apetite, além de contribuir para o emagrecimento.

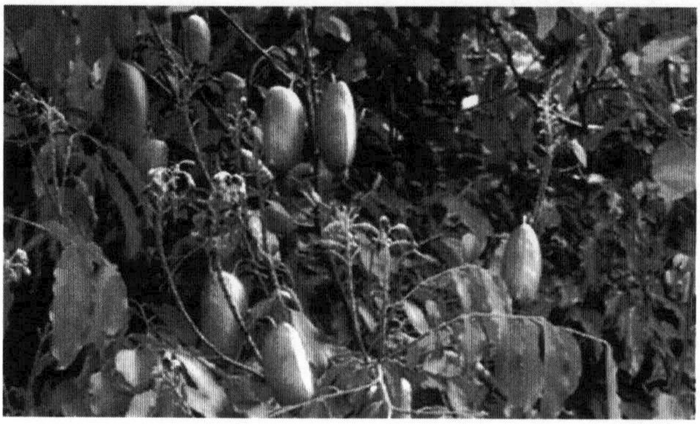

Figura 28 *Griffonia simplicifolia.*

A suplementação diária com 5-HTP possui uma ampla aplicação no equilíbrio das desordens do SNC, como o sono, a memória, o aprendizado e a regulação da temperatura e do humor. Também auxilia no comportamento sexual, nas funções cardiovasculares, contrações musculares, na regulação endócrina e na depressão. Em um estudo duplo-cego, pacientes obesos tratados com 5-HTP obtiveram saciedade precoce, redução da ingestão de carboidratos e perda de peso significativa. Os autores afirmam que o 5-HTP pode ser usado com segurança como adjuvante da obesidade.[113-116]

O extrato é padronizado em 95% de 5-HTP.

Posologia sugerida:

- Extrato seco (95%): tomar 1 ou 2 cápsulas de 50 mg, 3 vezes/dia, 20 a 30 minutos antes das refeições.
- 5-HTP: de 50 a 100 mg/dia, em dose única ou fracionada.

Rhodiola rosea L.

A *Rhodiola rosea* é uma planta adaptógena que traz um maior equilíbrio ao corpo e ajuda a controlar o estresse, além de aumentar o transporte dos precursores de serotonina no cérebro (Figura 29). É indicada para situações em que exista uma demanda física e/ou mental excessiva, resultando em sintomas de fadiga, cansaço, diminuição no rendimento do trabalho, redução da agilidade mental e de reflexos e diminuição no rendimento e da capacidade de desempenhar exercícios físicos. A utilização desse fitoterápico auxilia na atenuação desses sintomas.

A *Rhodiola rosea* é tradicionalmente utilizada em vários países europeus com o objetivo de reduzir a fadiga e contribuir para aumentar a capacidade de trabalho físico e mental, proporcionando um melhor equilíbrio do organismo para se adequar às situações que acarretam maior desgaste, como exercícios físicos intensos, sobrecarga de trabalho, atividade mental excessiva e trabalho em períodos noturnos, adequando o nível de resposta do organismo a esses fatores. Não deve ser prescrita para menores de 12 anos de idade e pacientes com história conhecida de alergia aos seus componentes. Em geral, o uso de medicamentos preparados com o extrato da planta é considerado seguro. Vale ressaltar que ainda há investigações a respeito de interações da planta com outros adaptogênicos, como o ginseng. Por conseguinte, é válido ter cautela antes de prescrever qualquer medicamento em associação.

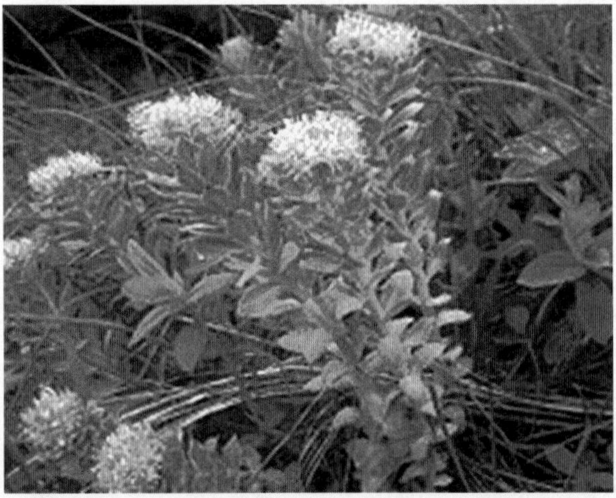

Figura 29 *Rhodiola rosea.*

Também é necessário avaliar com cautela a prescrição do extrato de *Rhodiola rosea* durante a gravidez ou lactação.[117]

Dose e posologia recomendada:

- Extrato seco de *Rhodiola rosea* L. 400 mg, nome comercial: Fisioton®.
- A dose habitual do Fisioton® para adultos e maiores de 12 anos é de 1 comprimido ao dia, tomado preferencialmente durante a manhã.[117]
- Forma magistral: ESP 100 a 300 mg, 2 a 3 vezes/dia.[118]

Matricaria recutita (*Matricaria chamomilla* L.)

A camomila (*Matricaria recutita* L.) é uma planta muito utilizada tanto de forma empírica na medicina tradicional como na forma de medicamento fitoterápico, por intermédio da extração de flavonoides e óleo volátil presentes nos capítulos florais, responsáveis por suas propriedades terapêuticas, com destaque para a ação ansiolítica (Figura 30).[119]

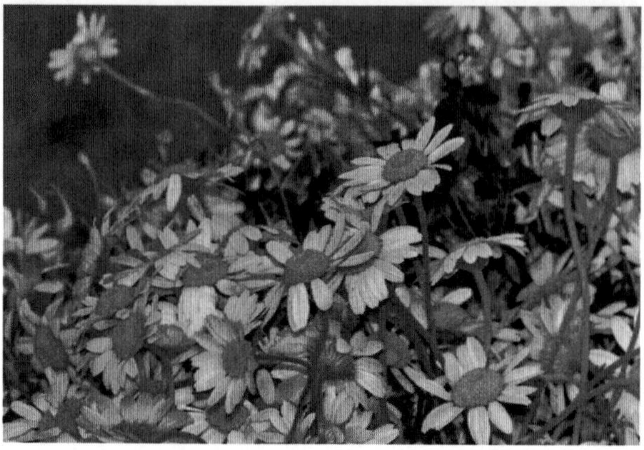

Figura 30 *Matricaria recutita* L.

Dentre as vias de administração encontradas na literatura para *Matricaria chamomilla* L., tem-se a via oral com a utilização de infusões, bochechos e/ou gargarejos, extrato fluido e cápsula ou comprimido como fórmula farmacêutica contendo extrato seco (padronizado em 1,2% de apigenina); a utilização externa pode ser realizada com compressas.

Em relação à toxicidade proveniente do uso desse fitoterápico, não foram encontrados dados descritos na literatura diante da utilização de doses terapêuticas comumente utilizadas.

A utilização de cápsulas de *Matricaria chamomilla* L. (500 mg) 3 vezes/dia em longo prazo (38 semanas) apresentou atividade ansiolítica, além da redução de peso corporal e pressão arterial em indivíduos diagnosticados com transtorno de ansiedade generalizada (TAG).[120]

Estudos afirmam que a *Matricaria recutita* apresenta resultados satisfatórios no controle da ansiedade, bem como na redução dos sintomas depressivos.[121]

Melissa officinalis

Um estudo que buscou avaliar os efeitos da planta *Melissa officinalis* (Figura 31) diante de sintomas de ansiedade, depressão e insônia obteve como resultado uma diminuição significativa de níveis de ansiedade e insônia e melhora do sono em indivíduos que ingeriram infusão de *Melissa* (2,5 g de planta).[122]

A administração de extrato de *Melissa officinalis* (3 g) durante 8 semanas também se mostrou eficaz no controle da ansiedade, depressão, estresse e distúrbios do sono em um grupo experimental, quando comparado ao grupo placebo ($p < 0{,}05$) em uma pesquisa realizada com 80 pacientes.[123]

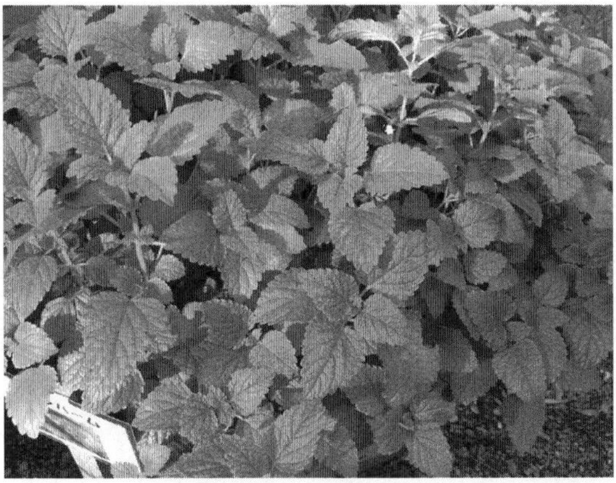

Figura 31 *Melissa officinalis.*

Cannabis sativa

O extrato de *Cannabis sativa* é um fitoterápico com predominância de canabidiol (CBD), que atua como um "anorexígeno", já o tetraidrocanabinol (THC) tem ação "orexígena". O CBD tem o potencial promissor como agente terapêutico e pode ser eficaz no alívio dos sintomas de resistência à insulina, diabetes tipo 2 e síndrome metabólica. No Brasil, atualmente a prescrição do extrato de *Cannabis sativa* como coadjuvante no tratamento da obesidade ainda é *off label*. São necessários mais estudos para estabelecer as doses seguras da prescrição desse fitoterápico para o tratamento da obesidade.[124]

INTERAÇÃO ENTRE FÁRMACOS SINTÉTICOS E FITOTERÁPICOS

Fatores genéticos, idade, condições gerais de saúde, funções renal e hepática, consumo de álcool, tabagismo e dieta, assim como fatores ambientais, influenciam a suscetibilidade para interações medicamentosas. As interações entre fármacos e medicamentos fitoterápicos podem causar alterações nas concentrações plasmáticas desses fármacos, acarretando mudanças em sua eficácia e/ou segurança. A administração simultânea de fármacos e medicamentos fitoterápicos pode alterar os níveis de resposta aos receptores específicos aos quais o fármaco deve se ligar para produzir seus efeitos, o que pode provocar aumento ou redução do efeito farmacológico esperado, tanto por sinergismo como por antagonismo.[11]

CONCLUSÃO

Com o objetivo de perder peso, a procura de medicamentos fitoterápicos por pacientes obesos é cada vez mais frequente. O uso de fitoterápicos atualmente é frequente entre pessoas mais jovens e entre os mais idosos, embora esses medicamentos auxiliem no processo de emagrecimento, requerem uma alimentação adequada e a prática de exercícios diariamente.[125]

É importante ressaltar que os fitoterápicos para o tratamento da obesidade são usados como tratamento complementar ao tratamento não medicamentoso e podem ser associados ao tratamento farmacológico convencional, quando não existir nenhuma contraindicação para seu uso (Quadro 3).

Portanto, é recomendado ter cuidado ao começar um tratamento com fitoterápicos, pois muitos deles têm princípios ativos que podem interferir nas funções orgânicas do indivíduo.[126,127]

O uso de medicamentos fitoterápicos deve ser indicado por um profissional capacitado, a fim de individualizar o uso, minimizando os possíveis efeitos adversos e trazendo maiores benefícios para a saúde do paciente.[128]

Quadro 3 Fitoterapia e obesidade

Plantas medicinais moderadoras de apetite	*Garcinia cambogia* *Fucus vesiculosus* *Amorphophallus konjac* *Cyamopsis tetragonolobus* (goma-guar) *Chlorella elipsoides* (clorela)
Plantas medicinais que estimulam a tireoide	*Fucus vesiculosus* *Laminaria cloustonii* *Spirulina* maxima *Chlorella elipsoides*
Plantas com ação lipolítica	*Camellia sinensis* *Citrus aurantium* *Coleus forskahlii* Capsaicina da pimenta *Citrus sinensis* L.
Modificadores do metabolismo dos carboidratos	*Gymnema sylvestre* *Phaseolus vulgaris* *Hibiscus sabdariffa* L.
Plantas com ação ansiolítica	*Passiflora incarnata* *Melissa officinalis* Erva-cidreira Tília (*Tilia platyphyllos*)
Plantas medicinais com ação diurética	*Equisetum arvense* (cavalinha) *Ilex paraguariensis* (chá-mate) *Camellia sinensis* (chá-verde)

REFERÊNCIAS BIBLIOGRÁFICAS

1. Sacramento HT. Fitoterapia nos serviços públicos do Brasil. In: Jornada Paulista de Plantas Medicinais, 5.; 2001, Botucatu. Anais... Botucatu: UNESP; 2000. p.28.
2. Fetrow CW, Avila JR. Manual de medicina alternativa. Rio de Janeiro: Guanabara Koogan; 2000. 743p.
3. Marques FC. Fito 2000 – Lima, Peru. Boletim da Associação Catarinense de Plantas Medicinais. 2001;2.
4. Haslam DW, James WP. Obesity. Lancet. 2005;366(9492):1197-209.
5. Chooi YC, Ding C, Magkos F. The epidemiology of obesity. Metabolism. 2019;92:6-10.
6. Leite LD, Rocha EDM, Neto B. Obesidade: uma doença inflamatória. Revista Ciência & Saúde. 2009;2(2):85-95.
7. Tischler AB. Caracterização do perfil corporal de pacientes obesos e portadores de hipertensão arterial sistêmica admitidos em uma clínica – escola de nutrição no município de Lauro de Freitas - BA. Revista Brasileira de Obesidade, Nutrição e Emagrecimento. 2013;7(38):27-34. Disponível em: http://www.rbone.com.br/index.php/rbone/article/view/296/287; acessado em: 19 de agosto de 2021.
8. Associação Brasileira para o Estudo da Obesidade e da Síndrome Metabólica. Diretrizes Brasileiras de Obesidade. 3.ed. São Paulo; 2009. Disponível em: http://www.abeso.org.br/pdf/diretrizes_brasileiras_obesidade_2009_2010_1.pdf; acessado em: 19 de fevereiro de 2016.
9. Fitoterápicos e Obesidade. Disponível em: http://www.projetodiretrizes.org.br/ans/diretrizes/48.pdf.
10. Bettega PVC, Czlusniak GR, Piva R, Namba EL, Ribas CR, Grégio AMT, Rosa EAR. Fitoterapia: dos canteiros ao balcão da farmácia. Arch Oral Res. 2011;7(1):89-97.
11. Ribas Filho D, Suen VMM. Tratado de Nutrologia. 2.ed. Barueri: Manole; 2018
12. Vieira ARR, Medeiros PRMS. A utilização de fitoterápicos no tratamento da obesidade. Revista Científica Escola Estadual Saúde Pública Goiás "Cândido Santiago". 2019;5(1):44-57. Disponível em: https://www.revista.esap.go.gov.br/index.php/resap/article/view/111/128; acessado em: 19 de agosto de 2021.
13. Fetrow CW, Avila JR. Manual de medicina alternativa. Rio de Janeiro: Guanabara Koogan; 2000. 743p.
14. Brazilian Journal of Surgery and Clinical Research – BJSCR; 2013.
15. Pinto DCM. A Fitoterapia no tratamento da obesidade [tese]. Universidade Fernando Pessoa; 2013.
16. WON JW. Possíveis terapêuticas anti-obesidade da natureza: uma revisão. Elsevier; 2010.
17. Reolon-Costa A, Grando MF, Cravero VP. Alcachofra (*Cynara cardunculus* L. var. *scolymus* (L.) Fiori: alimento funcional e fonte de compostos promotores da saúde. Revista Fitos Eletrônica. 2017;10(4):526-38.
18. Semwal RB, Semwal DK, Vermaak I, Viljoen A. A comprehensive scientific overview of *Garcinia Cambogia*. Fitoterapia. 2015;102:134-48.
19. Saito M, Ueno M, Ogino S, Kubo K, Nagata J, Takeuchi M. High dose of *Garcinia cambogia* is effective in suppressing fat accumulation in developing male zucker obese rats, but highly toxic to the testis. Food Chem Toxicol. 2005;43(3):411-9.
20. Roy S, Rink C, Khanna S, Phillips C, Bagchi D, Bagchi M, et al. Body weight and abdominal fat gene expression profile in response to a novel hydroxycitric acid-based dietary supplement. Gene Expr. 2004;11(5-6):251-62.
21. Kovacs EMR, Westerp-Plantenga MS. Effects of (–)-hydroxycitrate on net fat synthesis as de novo lipogenesis. Physiol Behav. 2006;88:371-81.
22. Gatta B, Zuberbuehler C, Arnold M, Aubert R, Langhans W, Chapelot D. Acute effects of pharmacological modifications of fatty acid metabolism on human satiety. Br J Nutr. 2009;101(12):1867-77.
23. Rosa FMM, Machado JT. O efeito anti-obesidade da *Garcinia cambogia* em humanos. Revista Fitos Eletrônica. 2016;10(2):177-84.
24. Balbino EE, Murilo FD. Farmacovigilância: um passo em direção ao uso racional de plantas medicinais e fitoterápicos. Rev Bras Farmacogn. 2010;20(6):992-1000.
25. Kim MS, Kim JK, Kwon DY, Park R. Anti-adipogenic effects of *Garcinia* extract on the lipid droplet accumulation and the expression of transcription factor. Biofactors. 2004;22(1-4):193-6.
26. Roy S, Shah H, Rink C, Khanna S, Bagchi D, Bagchi M, et al. Transcriptome of primary adipocytes from obese women in response to a novel hydroxycitric acid-based dietary supplement. DNA Cell Biol. 2007;26(9):627-39.
27. Verbinen A, Oliveira VB. A utilização da *Garcinia cambogia* como coadjuvante no tratamento da obesidade. Visão Acadêmica. 2018;19(3):61-73.

28. Lalithamba. *Gymnema sylvestre*. Disponível em: https://commons.wikimedia.org/w/index.php?curid=26154027; acessado em: 19 de agosto de 2021.
29. Preuss HG, Bagchi D, Bagchi M, Rao CV, Dey DK, Satyanarayana S. Effects of a natural extract of (-)-hydroxycitric acid (HCA-SX) and a combination of HCA-SX plus niacin-bound chromium and Gymnema sylvestre extract on weight loss. Diabetes Obes Metab. 2004;6(3):171-80.
30. J Sci Food Agric. 2014 Mar 30;94(5):834-40.
31. Crocus sativus. Disponível em: https://commons.wikimedia.org/w/index.php?curid=473506; acessado em: 19 de agosto de 2021.
32. Mashmoul M, Azlan A, Khaza'ai H, Yusof BN, Noor SM. Saffron: a natural potent antioxidant as a promising anti-obesity drug. Antioxidants (Basel). 2013;2(4):293-308.
33. Hausenblas HA, Heekin K, Mutchie HL, Anton S. A systematic review of randomized controlled trials examining the effectiveness of saffron (*Crocus sativus* L.) on psychological and behavioral outcomes. J Integr Med. 2015;13(4):231-40.
34. Bennett AC, Van Camp A, López V, Smith C. Sceletium tortuosum may delay chronic disease progression via alkaloid-dependent antioxidant or anti-inflammatory action. J Physiol Biochem. 2018;74(4):539-47.
35. *Sceletium tortuosum*. Disponível em: https://commons.wikimedia.org/w/index.php?curid=3772389; acessado em: 19 de agosto de 2021.
36. *Ilex paraguariensis*. Disponível em: https://commons.wikimedia.org/w/index.php?curid=157220; acessado em: 19 de agosto de 2021.
37. Heck CI, de Mejia EG. Yerba Mate Tea (*Ilex paraguariensis*): a comprehensive review on chemistry, health implications, and technological considerations. J Food Sci. 2007;72(9):R138-51.
38. Brito, JVB, et al. Principais fitoterápicos utilizados no tratamento da obesidade, comercializados em uma farmácia de manipulação. Braz J Surg Clin Res. 2019;27(1):22-7.
39. Obesity 17 (12) pp. 2127–2133; 2009.
40. *Citrus aurantium*. Disponível em: https://commons.wikimedia.org/w/index.php?curid=865867; acessado em: 19 de agosto de 2021.
41. Arbo MD. Avaliação toxicológica de p-sinefrina e extrato de *Citrus aurantium* L. (Rutaceae) [dissertação]. Porto Alegre: UFRGS; 2008. p.107.
42. Mayer MA, Höcht C, Puyó A, Taira CA. Recent advances in obesity pharmacotherapy. Curr Clin Pharmacol. 2009;4(1):53-61.
43. Gougeon R, Harrigan K, Tremblay JF, Hedrei P, Lamarche M, Morais JA. Increase in the thermic effect of food in women by adrenergic amines extracted from citrus aurantium. Obes Res. 2005;13(7):1187-94.
44. Haaz S, Fontaine KR, Cutter G, Limdi N, Perumean-Chaney S, Allison DB. *Citrus aurantium* and synephrine alkaloids in the treatment of overweight and obesity: an update. Obes Rev. 2006;7(1):79-88.
45. Colker CM, Kalman DS, Torina GC, Theresa P, Chris R. Effects of Citrus aurantium extract, caffeine, and St. John's Wort on body fat loss, lipid levels, and mood states in overweight healthy adults. Cur Ther Res. 1999;60:145-53
46. Obes Res. 2005 Jul;13(7):1187-94.
47. Sharangi AB. Medicinal and therapeutic potentialities of tea (*Camellia sinensis* L.) – A review. Food Res Inter. 2009;42:529-35.
48. Khan N, Mukhtar H. Tea polyphenols for health promotion. Life Sci. 2007;81(7):519-33.
49. Dreosti IE. Antioxidant polyphenols in tea, cocoa, and wine. Nutrition. 2000;16(7-8):692-4.
50. Koo MW, Cho CH. Pharmacological effects of green tea on the gastrointestinal system. Eur J Pharmacol. 2004;500(1-3):177-85.
51. Shixian Q, VanCrey B, Shi J, Kakuda Y, Jiang Y. Green tea extract thermogenesis-induced weight loss by epigallocatechin gallate inhibition of catechol-O-methyltransferase. J Med Food. 2006;9(4):451-8.
52. Dulloo AG, Duret C, Rohrer D, Girardier L, Mensi N, Fathi M, et al. Efficacy of a green tea extract rich in catechin polyphenols and caffeine in increasing 24-h energy expenditure and fat oxidation in humans. Am J Clin Nutr. 1999;70(6):1040-5.
53. Huang J, Wang Y, Xie Z, Zhou Y, Zhang Y, Wan X. The anti-obesity effects of green tea in human intervention and basic molecular studies. Eur J Clin Nutr. 2014;68(10):1075-87.
54. Disponível em: http://pt.victarbio.com/

55. McCarty MF. Nutraceutical resources for diabetes prevention--an update. Med Hypotheses. 2005;64(1):151-8.
56. *Phaseolus vulgaris.* Disponível em: https://commons.wikimedia.org/w/index.php?curid=265128; acessado em: 19 de agosto de 2021.
57. Andreazza GL, Anzolin C, Marques FA, Souza SO, Melo SS, Bebber VW, et al. Efeitos da faseolamina, farinhas de feijão cru e cozido no perfil nutricional e bioquímico de ratos jovens saudáveis. Nutrire. 2015;40(2). Disponível em: http://sban.cloudpainel.com.br/files/revistas_ publicacoes/459.pdf; acessado em: 19 de agosto de 2021.
58. Lovato F, Kowaleski J, Silva SZ, Heldt LFS. Composição centesimal e conteúdo mineral de diferentes cultivares de feijão biorfortificado (*Phaseolus vulgaris* L.). Braz J Food Technol. 2018;21. Disponível em: http://www.scielo.br/pdf/bjft/v21/1981-6723-bjft-21-e2017068; acessado em: 19 de agosto de 2021.
59. Crit Rev Food Sci Nutr. 2014;54(5):580-92.
60. Celleno L, Tolaini MV, D'Amore A, Perricone NV, Preuss HG. A dietary supplement containing standardized *Phaseolus vulgaris* extract influences body composition of overweight men and women. Int J Med Sci. 2007;4(1):45-52.
61. Grube B, Chong WF, Chong PW, Riede L. Weight reduction and maintenance with IQP-PV-101: a 12-week randomized controlled study with a 24-week open label period. Obesity (Silver Spring). 2014 Mar;22(3):645-51.
62. Colaço PC, Degáspari CH. Benefícios da faseolamina (*Phaseolus vulgaris* L.) – uma revisão. Visão Acadêmica. 2014;15(1).
63. *Irvingia gabonensis.* Disponível em: https://commons.wikimedia.org/w/index.php?curid=47845496; acessado em: 19 de agosto de 2021.
64. Ngondi JL, Oben JE, Minka SR. The effect of *Irvingia gabonensis* seeds on body weight and blood lipids of obese subjects in Cameroon. Lipids Health Dis. 2005;4:12.
65. Ngondi JL, Etoundi BC, Nyangono CB, Mbofung CM, Oben JE. IGOB131, a novel seed extract of the West African plant *Irvingia gabonensis*, significantly reduces body weight and improves metabolic parameters in overweight humans in a randomized double-blind placebo controlled investigation. Lipids Health Dis. 2009;8:7.
66. Oben JE, Enyegue DM, Fomekong GI, Soukontoua YB, Agbor GA. The effect of *Cissus quadrangularis* (CQR-300) and a Cissus formulation (CORE) on obesity and obesity-induced oxidative stress. Lipids Health Dis. 2007;6:4.
67. Oben JE, Ngondi JL, Momo CN, Agbor GA, Sobgui CS. The use of a *Cissus quadrangularis/Irvingia gabonensis* combination in the management of weight loss: a double-blind placebo-controlled study. Lipids Health Dis. 2008;7:12.
68. Oben J, Kuate D, Agbor G, Momo C, Talla X. The use of a *Cissus quadrangularis* formulation in the management of weight loss and metabolic syndrome. Lipids Health Dis. 2006;5:24.
69. Nash R, Azntsa B, Kuate D. Singh H, Oben J. The use of a stem and leaf aqueous extract of *Cissus quadrangularis* to reduce body fat and other components of metabolic syndrome in overweight participants. J. Altern Complement Med. 2019,25(1):98-106.
70. Boix-Castejón M, Herranz-López M, Pérez Gago A, Olivares-Vicente M, Caturla N, Roche E, Micol V. Hibiscus and lemon verbena polyphenols modulate apetite-related biomarkers in overweight subjects: a randomized controlled trial. Food Funct. 2018;9(6):3173-84.
71. Phytomedicine. 2018 Jan 1;38:74-83.
72. Zalewski BM, Chmielewska A, Szajewska H, Keithley JK, Li P, Goldsby TU, et al. Correction of data errors and reanalysis of "The effect of glucomannan on body weight in overweight or obese children and adults: a systematic review of randomized controlled trials". Nutrition. 2015;31(7-8):1056-7.
73. Rao TP. Role of guar fiber in appetite control. Physiol Behav. 2016;164(Pt A):277-83.
74. Teixeira C, Silva E, Cruz M, Navarro AC. A eficácia da chlorella como inibidor de apetite associada ao exercício físico e dieta balanceada alterando a composição corporal. RBONE. 2008;2(11).
75. Hidaka S, Okamoto Y, Arita M. A hot water extract of *Chlorella pyrenoidosa* reduces body weight and serum lipids in ovariectomized rats. Phytother Res. 2004;18(2):164-8.
76. Br J Nutr. 2008 May;99(5):1068-75.
77. Leung FW. Capsaicin-sensitive intestinal mucosal afferent mechanism and body fat distribution. Life Sci. 2008;83(1-2):1-5.

78. Gram DX, Hansen AJ, Wilken M, Elm T, Svendsen O, Carr RD, et al. Plasma calcitonin gene-related peptide is increased prior to obesity, and sensory nerve desensitization by capsaicin improves oral glucose tolerance in obese Zucker rats. Eur J Endocrinol. 2005;153(6):963-9.
79. Luo H, Kashiwagi A, Shibahara T, Yamada K. Decreased bodyweight without rebound and regulated lipoprotein metabolism by gymnemate in genetic multifactor syndrome animal. Mol Cell Biochem. 2007;299(1-2):93-8.
80. Luo XJ, Peng J, Li YJ. Recent advances in the study on capsaicinoids and capsinoids. Eur J Pharmacol. 2011;650(1):1-7.
81. Yazawa S, Suetome N, Okamoto K, Namiki T. Content of capsaicinoids and capsaicinoid-like substances in fruit of pepper (*Capsicum annuum* L.) hybrids made with "CH-19 Sweet" as a parent. J Jpn Soc Hort Sci. 1989;58:601-7.
82. Yazawa S, Yoneda H, Hosokawa M, Fushiki T, Watanabe T. Novel capsaicinoid like substances in the fruits of the non-pungent cultivar "CH-19 Sweet" of pepper (*Capsicum annuum*). Capsicum and Eggplant Newsletter. 2004;23:17-20.
83. Snitker S, Fujishima Y, Shen H, Ott S, Pi-Sunyer X, Furuhata Y, et al. Effects of novel capsinoid treatment on fatness and energy metabolism in humans: possible pharmacogenetic implications. Am J Clin Nutr. 2009;89(1):45-50.
84. Ohnuki K, Haramizu S, Oki K, Watanabe T, Yazawa S, Fushiki T. Administration of capsiate, a non--pungent capsaicin analog, promotes energy metabolism and suppresses body fat accumulation in mice. Biosci Biotechnol Biochem. 2001;65(12):2735-40.
85. Belza A, Frandsen E, Kondrup J. Body fat loss achieved by stimulation of thermogenesis by a combination of bioactive food ingredients: a placebo-controlled, double-blind 8-week intervention in obese subjects. Int J Obes (Lond). 2007;31(1):121-30.
86. Snitker S, Fujishima Y, Shen H, Ott S, Pi-Sunyer X, Furuhata Y, et al. Effects of novel capsinoid treatment on fatness and energy metabolism in humans: possible pharmacogenetic implications. Am J Clin Nutr. 2009;89(1):45-50.
87. Watanabe E, Kodama T, Masuyama T, Tsubuku S, Otabe A, Mochizuki M, et al. Studies of the toxicological potential of capsinoids: I. Single-dose toxicity study and genotoxicity studies of CH-19 Sweet extract. Int J Toxicol. 2008;27(Suppl 3):1-9.
88. Bernard BK, Watanabe E, Kodama T, Tsubuku S, Otabe A, Katsumata Y, et al. Studies of the toxicological potential of capsinoids: IV. Teratology studies of CH-19 Sweet extract in rats and rabbits. Int J Toxicol. 2008;27(Suppl 3):41-57.
89. Bernard BK, Tsubuku S, Kayahara T, Maeda K, Hamada M, Nakamura T, et al. Studies of the toxicological potential of capsinoids: X. Safety assessment and pharmacokinetics of capsinoids in healthy male volunteers after a single oral ingestion of CH-19 Sweet extract. Int J Toxicol. 2008;27(Suppl 3):137-47.
90. Cunha JM, Viana ESM, Souza JT, Silva SS. Os efeitos do hibisco (*Hibiscus sabdariffa*) no emagrecimento. Revista Científica Univiçosa. 2016;8(1).
91. Uyeda M. Hibisco e o processo de emagrecimento: uma revisão da literatura. Saúde em Foco. 2015;7.
92. Uyeda M, Ferreira BC, Correa B, Tonelotti CS, Gonçalez CR, Giacomin D, Gaborim D, Buono HCD, Leonardi JG, et al. A interferência do chá de hibisco no processo de emagrecimento em mulheres adultas da cidade de Amparo – São Paulo [monografia]. Amparo: Unifia; 2016.
93. Disponível em: http://www.pan-uk.org/files/Bissap%20health%20claims.pdf.
94. Disponível em: http://www.biomedcentral.com/content/pdf/1472-6882-10-27.pdf.
95. Disponível em: http://www.aseanbiodiversity.info/Abstract/51007368.pdf.
96. Disponível em: http://truestarhealth.com/Notes/4373005.html.
97. Disponível em: http://nopr.niscair.res.in/bitstream/123456789/3769/1/NPR%208(1)%2077- 83.pdf.
98. Alonso J. Tratado de Fitofármacos y Nutracéuticos. Rosario [Argentina]: Corpus; 2004.
99. Ávila LC. Índice terapêutico fitoterápico – ITF. 2.ed. Petrópolis; 2013.
100. Cruz MGF. O uso de óleos essenciais na terapêutica. [trabalho de conclusão de curso]. Centro Universitário de Várzea Grande; 2011.
101. Lorenzi H, Matos FJA. Plantas medicinais no Brasil. Nova Odessa: Instituto Plantarum de Estudos da Flora Ltda; 2002.
102. Teske M, Trentini AMM. Compêndio de fitoterapia. 3.ed. Curitiba: Herbarium; 1997.

103. Marques DP, Santos Filho SJA, Enjiu LM, Baptista AS, Santos EA, Morais MP, et al. Nutrição e fitoterapia como auxílio no tratamento da obesidade. Revela. 2018;22.
104. Weisheimer N, Filho PFC, Neves RPC, Sousa RM, Pinto DS, Lemos VM. Fitoterapia como alternativa terapêutica no combate à obesidade. Rev Ciênc Saúde Nova Esperança. 2015;13(1):103-11.
105. Bravim FR, Santos MA, Pereira FM. Avaliação da administração de chá de raízes e folhas de alcachofra (*Cynara scolymus* L.) no metabolismo de ratos Wistar fêmeas. Thêma et Scientia. 2013;3(2):118-24.
106. Weisheimer N, Costa Filho PF, Neves RPC, Sousa RM, Pinto DS, Lemos VM. Fitoterapia como alternativa terapêutica no combate à obesidade. Rev Ciênc Saúde Nova Esperança. 2015;13(1).
107. Queiroz TM, Gomes CF, Alves MASG. Alcachofra (*Cynara scolymus* L., Asteraceae): uma fonte promissora de atividades biológicas. Revista Campo do Saber. 2015;1(2).
108. Brasil. Agência Nacional de Vigilância Sanitária. Bulas Padrão de Medicamentos Fitoterápicos.
109. Menghini L, Epifano F, Leporini L, Pagiotti R, Tirillini B. Investigação fitoquímica no extrato de folhas de *Cordia salicifolia*. Jornal de Comida Medicinal. 2008;11(1):193-4.
110. Brito JVB, Sousa PFN, Oliveira AMC, Cavalcante GL, Lima JVO, Carvalho FS. Principais fitoterápicos utilizados no tratamento da obesidade, comercializados em uma farmácia de manipulação. Brazilian Journal of Surgery and Clinical Research - BJSCR. 2019;.27(1):22-7.
111. Volp AC, Renhe IR, Barra K, Stringueta PC. Flavonoides antocianinas: características e propriedades na nutrição e saúde. Rev Bras Nutr Clin. 2008;23(2):141-9.
112. Boorhem RL, Lage EB. Drogas e extratos vegetais utilizados em fitoterapia. Revista Fitos Eletrônica. 2013;4(01):37-55.
113. Alonso J. Tratado de fitofármacos y nutracêuticos. Corpus; 2004.
114. Rothman RB. Treatment of obesity with "combination" pharmacotherapy. Am J Ther. 2010;17(6):596-603.
115. Shaw K, Turner J, Del Mar C. Tryptophan and 5-hydroxytryptophan for depression. Cochrane Database Syst Rev. 2002;(1):CD003198.
116. Shell W, Bullias D, Charuvastra E, May LA, Silver DS. A randomized, placebo-controlled trial of an amino acid preparation on timing and quality of sleep. Am J Ther. 2010;17(2):133-9.
117. Bula do produto Fisioton: comprimidos revestidos. Farmacêutica Responsável: Gabriela Mallmann CRF-SP nº 30.138. São Paulo: Aché Laboratórios Farmacêuticos S.A.
118. Cifani C, Micioni Di Bonaventura MV, Vitale G, Ruggieri V, Ciccocioppo R, Massi M. Effect of salidroside, active principle of *Rhodiola rosea* extract, on binge eating. Physiol Behav. 2010;101(5): 555-62.
119. Brasil. Monografia da espécie *Matricaria chamomilla* L. (= *Chamomilla recutita* (L.) Rauschert, camomila). Brasília; Ministério da Saúde/Anvisa: 2015.
120. Mao JJ, Xie SX, Keefe JR, Soeller I, Li QS, Amsterdam JD. Long-term chamomile (*Matricaria chamomilla* L.) treatment for generalized anxiety disorder: A randomized clinical trial. Phytomedicine. 2016;23(14):1735-42.
121. Lima SS, Lima Filho RO, Oliveira GL. Aspectos farmacológicos da *Matricaria recutita* (camomila) no tratamento do transtorno de ansiedade generalizada e sintomas depressivos. Visão Acadêmica. 2019;20(2).
122. Cherniack EP. Potential applications for alternative medicine to treat obesity in an aging population. Altern Med Rev. 2008 Mar;13(1):34-42.
123. Haybar H, Javid AZ, Haghighizadeh MH, Valizadeh E, Mohaghegh SM, Mohammadzadeh A. The effects of *Melissa officinalis* supplementation on depression, anxiety, stress, and sleep disorder in patients with chronic stable angina. Clin Nutr ESPEN. 2018;26:47-52.
124. Bielawiec P, Harasim-Symbor E, Chabowski A. Phytocannabinoids: useful drugs for the treatment of obesity? Special focus on cannabidiol. Front Endocrinol (Lausanne). 2020;11:114.
125. Gomes JS. O uso irracional de medicamentos fitoterápicos no emagrecimento: uma revisão de literatura. Repositório Faema; 2016.
126. Verdi S, Younes S, Bertol CD. Avaliação da qualidade microbiológica de cápsulas e chás de plantas utilizadas na assistência ao tratamento da obesidade. Rev Bras Pl Med. 2013;15(4):494-502.

27 Procedimentos estéticos em obesidade

Ana Claudia Dias Moreno
André Silveira Pinho
José Delfim Mohana Pinheiro
Durval Ribas-Neto

INTRODUÇÃO

A conscientização da população em relação a hábitos mais saudáveis, concomitante a tendências sociais de imposição de um determinado padrão de beleza, motivou uma progressiva demanda por tratamentos estéticos. Tais recursos terapêuticos podem ser de grande auxílio para a melhora das alterações físicas advindas da obesidade.

A definição de obesidade pelo Consenso Latino-Americano de Obesidade consiste em uma doença crônica associada a uma grande variedade de complicações resultantes da deposição e acúmulo excessivo de gordura.[4,79] O aumento do tecido adiposo está diretamente associado à alta prevalência de alterações circulatórias, metabólicas e cutâneas.[8,31]

A obesidade causa mudanças importantes na estrutura e integridade da pele, ocasionando alterações nas funções de barreira, aspectos fisiológicos relacionados a secreção sebácea, regularização de glândulas sudoríparas, propriedades funcionais e estruturais do colágeno, prejuízo no processo de cicatrização de feridas e no suprimento microcirculatório, além de alterar a distribuição do tecido adiposo subcutâneo.[78]

ANATOMIA E FISIOLOGIA DA PELE

A pele é o manto de revestimento do organismo que isola os componentes orgânicos do meio exterior.[67] Representa 12% do peso seco corporal, com aproximadamente 4,5 kg. É formada por tecidos de origem ectodérmica e mesodérmica que se arranjam em três camadas distintas: epiderme, derme e hipoderme.[24]

Epiderme

A epiderme é formada por tecido epitelial estratificado queratinizado, com estruturas e funções variadas, sendo constituída por um sistema queratinócito, responsável pelo corpo da epiderme e de seus anexos (pelos, unhas e glândulas); sistema melânico, com função imunológica; células de Merkel integradas ao sistema nervoso e células dendríticas indeterminadas, com função mal definida.[29] A função da epiderme é produzir queratina (proteína fibrosa maleável responsável pela impermeabilidade cutânea). A porção mais profunda da epiderme é constituída de células que se proliferam continuamente para sua manutenção. Não há vasos sanguíneos nessa camada.[33]

Derme

A derme está localizada abaixo da epiderme, na forma de um tecido forte, maleável e com propriedade viscoelástica, constituída por um tecido conjuntivo frouxo composto de proteínas fibrosas (colágeno e elastina) embebidas em substância basal amorfa.[21] Nela situam-se algumas fibras elásticas e reticulares, bem como muitas fibras colágenas, sendo suprida por vasos sanguíneos, linfáticos e nervos.[24] Como todo tecido conjuntivo, a derme contém muitos tipos diferentes de células incluindo fibroblastos e fibrócitos, macrófagos teciduais, melanócitos, mastócitos e leucócitos sanguíneos, particularmente neutrófilos, eosinófilos, linfócitos, monócitos e plasmócitos.[13]

Hipoderme

É a terceira e última camada da pele, formada por células de gordura. Sua espessura é variável conforme a constituição física de cada pessoa. Tem função de manter a temperatura do corpo e acúmulo de energia para desempenho das funções biológicas.

DISTRIBUIÇÃO DA GORDURA CORPORAL

De acordo com a distribuição da gordura corporal, pode-se classificá-la em três grupos:

- Difusa ou generalizada.
- Androide – maior concentração de gordura na região abdominal, visceral (relacionada ao aumento do risco de doenças metabólicas e cardiovasculares).
- Ginecoide – predominantemente na região de quadril e associada a riscos maiores de artrose e varizes de membros inferiores.[17,53]

ALTERAÇÕES DERMATOLÓGICAS

Existem sinais característicos relacionados à obesidade, particularmente associados a hiperandrogenismo, aumento da resistência à insulina e hiperinsulinemia compensatória, como alopecia, acne, *acanthosis nigricans*, acrocórdons, hirsutismo, estrias *distensae*, redistribuição de gordura, linfedema, insuficiência venosa crônica, hiperqueratose plantar, celulite, infecções cutâneas e hidradenite supurativa.[30]

Tais alterações devem ser tratadas primariamente "de dentro para fora", ou seja, por meio de tratamento nutrológico especializado, incluindo avaliação hormonal e nutricional, além da regularização dos desequilíbrios a fim de retorno às funções metabólicas naturais e melhora das manifestações clínicas.

Uma abordagem "de fora para dentro" deve ser considerada em conjunto com a terapêutica nutrológica com o objetivo de melhorar o aspecto físico e, consequentemente, valorizar a beleza individual, restabelecendo a autoestima e a qualidade de vida do paciente que frequentemente retorna às atividades sociais antes interrompidas por tais alterações.

Para cada sinal existem diferentes tratamentos estéticos que podem ser associados com o objetivo de minimizar o quadro. Cada abordagem deve levar em consideração a causa de base e a consequência que a terapêutica trará ao paciente.

Quando se pensa em obesidade sem perda de peso maciça, observam-se geralmente sinais relacionados a hiperandrogenismo, aumento da resistência à insulina e hiperinsulinemia, como apontado anteriormente. No caso de perda ponderal importante, outros sinais relacionados à redução do coxim gorduroso localizado, flacidez cutânea, redução de vitaminas, minerais e macronutrientes são encontrados. Relatos de "rosto caído", "pescoço flácido", queda de cabelo, unhas quebradiças são exemplos de queixas frequentes de pacientes com perda importante de peso, principalmente em intervalos curtos de tempo.

A avaliação global do indivíduo, objetivando uma linha de tratamento sequencial e lógica, deve ser realizada apesar de o paciente apresentar queixas pontuais, já que a melhora de diferentes áreas influencia diretamente em outras regiões da face e do corpo. Paciente queixando-se, por exemplo, de pronunciamento do sulco nasogeniano, o famoso "bigode chinês", deve ser analisado e abordado não apenas em relação ao preenchimento do sulco em si, mas por outros comemorativos que afetam diretamente a causa da insatisfação, como posicionamento da gordura malar, flacidez cutânea facial e hiperdinamismo muscular, a fim de trazer um real benefício estético para o paciente.

Segue-se abordando os principais sinais encontrados em pessoas obesas e com perdas ponderais importantes que as motivam a procurar clínicas médicas.

Alopecia

A alopecia é um sinal bastante observado tanto no obeso quanto no ex-obeso, já que frequentemente está relacionado a alterações hormonais e deficiência nutricional (Figura 1). O obeso, apesar de apresentar-se visualmente nutrido, pode muitas vezes ter carência nutricional pela forma equivocada de escolha alimentar, produzindo em longo prazo deficiências importantes de vitaminas e minerais que se refletem em queda de cabelo. Benyacoub explica que nutrientes ricos em antioxidantes, principalmente ácidos graxos poli-insaturados, zinco, taurina e polifenóis vegetais, atuam na restauração e equilíbrio do ciclo capilar, ocasionando diminuição da perda de cabelo e melhoria da densidade e qualidade capilar.[5] Além da abordagem nutrológica, outros procedimentos podem ser indicados, como a aplicação de fatores de crescimento e nutrientes específicos para o cabelo na forma de mesoterapia capilar realizada com frequência controlada a fim de nutrir e fortalecer as unidades foliculares. Diversos tratamentos têm atuação em diferentes sinais e queixas do paciente e serão comentados no item "Tratamentos estéticos".

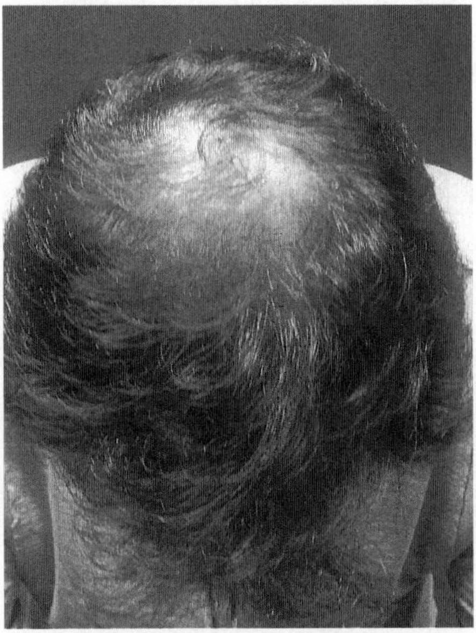

Figura 1 Paciente com alopecia.
Fonte: imagem do próprio autor.

Acanthosis nigricans

Alteração dermatológica caracterizada por espessamento, hiperpigmentação e exacerbação das linhas da pele, gerando um aspecto grosseiro e aveludado. Pode ocorrer em qualquer local do corpo, mas as áreas mais comumente acometidas são a região cervical posterior, seguidas pelas axilas (Figura 2), face lateral do pescoço, superfícies flexoras dos membros, região periumbilical, inframamária, mucosa oral e, em casos raros, planta dos pés e palma das mãos.[2,50,69]

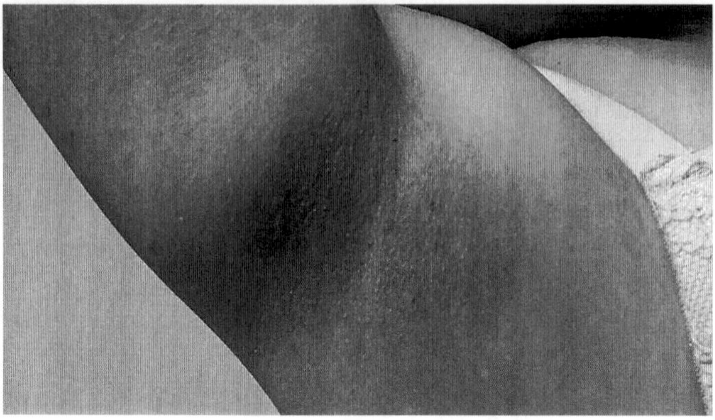

Figura 2 Axilas com alteração dermatológica.
Fonte: imagem do próprio autor.

Acrocórdons

Acrocórdons, também conhecidos como pólipos fibroepiteliais, são caracterizados por pequenas lesões da pele, sendo comuns em região cervical, virilha e axilas (Figura 3). Muitas vezes estão relacionados com resistência à insulina, obesidade e fatores genéticos.[72] O tratamento nutrológico é essencial e a remoção das lesões em consultório médico por meio de diversas técnicas, como excisão simples, eletrodissecção, crioterapia ou *laser*, deve ser considerada.

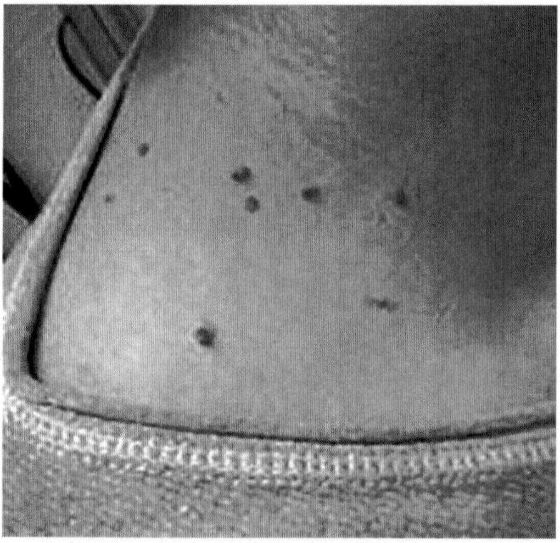

Figura 3 Exemplo de lesões na pele.
Fonte: https://www.sbd.org.br.

Acne

Chen fundamenta que acne é tradicionalmente uma doença de pele fortemente associada a padrões e hábitos de comportamento nutricional (Figura 4). A obesidade com hiperandrogenismo estimulando a atividade mitótica, a síntese de lipídeos e o aumento de espessura epidérmica resgata essa associação entre o padrão alimentar e o acometimento ou piora de um quadro acneico. A terapêutica tópica auxilia bastante na maioria dos casos, mas abordagens sistêmicas com antibióticos, corticosteroides e antiandrogênicos por vezes precisam ser realizadas a depender da gravidade.[12]

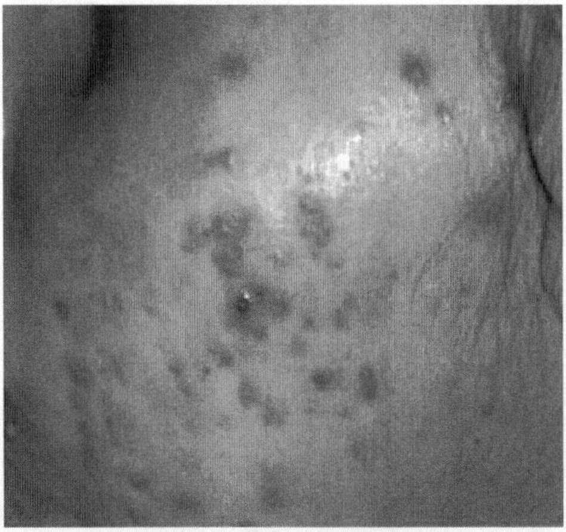

Figura 4 Paciente com acnes.
Fonte: Avram MR et al. Atlas colorido de dermatologia estética. Editora AMGH2011; 63

Um eficiente tratamento tópico para acne geralmente associa diferentes substâncias com ações sinérgicas, como o uso de substâncias adstringentes (calêndula, cavalinha, sulfato de zinco, hamamélis), queratolíticos (anidrido silícco, microesferas de polietileno), secativos (sílicas, matipure), sebonormalizantes (Asebiol®, Acnebiol®, Enxofre bio-Solúvel®, Sebonormine®) e cicatrizantes (camomila, alantoína, própolis) com ácidos, retinoides e antibióticos tópicos.

Alguns tipos de ácidos, como o glicólico, a fim reduzir a espessura da camada córnea, a adesividade e a coesão entre as células, o salicílico de ação queratolítica e comedolítica e o ácido azelaico que, por intermédio da 5-alfa redutase, inibe a conversão de testosterona em di-hidrotestosterona, reduzindo a produção sebácea, são bastante utilizados na prática clínica. Retinoides como a tretinoína ou adapaleno, que ativam a queratinização do epitélio folicular, eliminando comedões, são utilizados em associação quando indicados.

Em caso de cicatrizes provenientes de acne, abordagens diferentes podem ser indicadas a depender da gravidade, das características e localização da cicatriz, fototipo e história clínica do paciente e disponibilidade para o tratamento, uma vez que são terapêuticas seriadas. O tratamento varia de produtos tópicos domiciliares a *peelings*, *lasers* em consultório e procedimentos cirúrgicos minimamente invasivos, como microagulhamentos e subincisões cicatriciais, que serão abordados no item "Tratamentos estéticos".

Flacidez

A flacidez relaciona-se com a diminuição do tônus muscular, ou seja, o músculo pode estar frouxo, mole ou pouco consistente. Pode se apresentar de duas formas distintas: flacidez muscular e tecidual ou em associação, ambas com piora do aspecto estético do corpo (Figura 5). As principais causas de flacidez muscular são o sedentarismo com consequente atrofia muscular e o aumento do depósito gorduroso.[43]

A pele apresenta comportamento viscoelástico, ou seja, quando o limite da elasticidade da pele é ultrapassado (p. ex., no ganho ponderal acelerado em curto espaço de tempo) e depois com a redução abrupta de peso, a pele não retorna à conformação original, acarretando "excesso de pele", ou seja, flacidez estética.[23]

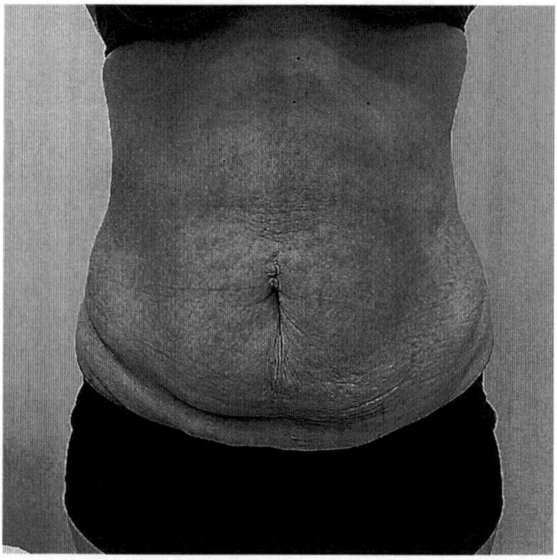

Figura 5 Pele apresentando flacidez.

Fonte: imagem do próprio autor.

O tratamento da flacidez corporal advinda da perda de peso importante constitui um desafio multidisciplinar que deve ser proposto e esclarecido ao paciente na primeira consulta. O tratamento nutrológico deve seguir regularmente mesmo após alcançados os parâmetros antropométricos e laboratoriais propostos, pois esses pacientes podem retornar a valores iniciais caso voltem ao estilo de vida anterior.

A flacidez corporal como consequência do emagrecimento acentuado pode ser observada em diversas partes do corpo, como membros, tronco e face. Quando a flacidez é bastante pronunciada, a expectativa cirúrgica torna-se inevitável,[23] sendo indicadas cirurgias de contorno corporal, como braquioplastia, torsoplastia, abdominoplastia e mamoplastia. Em casos de flacidez sem excessos expressivos de pele, pode-se optar por tratamentos menos invasivos que possam auxiliar na melhora do quadro.

Diferentes terapêuticas podem ser escolhidas isoladamente ou em associação nos casos não cirúrgicos de flacidez corporal e facial. Tratamentos fisioterápicos como eletroterapia e microcorrente são utilizados a fim de ativar a circulação sanguínea, elevar o intercâmbio de nutrientes e melhorar a introdução de ativos hidrossolúveis. Os efeitos terapêuticos tendem a melhorar o metabolismo celular, estimular o processo de reparo e regeneração tecidual com aumento da síntese de proteínas (colágeno e elastina).[43]

Substâncias como ácido hialurônico, hidroxiapatita de cálcio e ácido L-polilático atuam em diferentes níveis do processo de envelhecimento, sustentação cutânea, produção de colágeno e melhoria da flacidez facial e corporal.

A identificação das alterações relacionadas ao envelhecimento anatômico, sejam elas cronológicas, sejam por processos metabólicos relacionados à perda de peso, é importante para decidir qual tipo de preenchedor utilizar. O reconhecimento de sinais de reabsorção óssea, deslocamento de partes moles, perda de volume tecidual, alterações de coloração, textura e firmeza cutânea é essencial para uma abordagem correta.

Hiperidrose

Hiperidrose constitui a produção de suor em quantidades maiores que as necessárias para a termorregulação, podendo ser leve, moderada ou intensa (Figura 6). Quando a sudorese excessiva acomete partes específicas do corpo, como mãos, axilas, pés e face, é denominada hiperidrose localizada.[75]

A hiperidrose primária, alteração idiopática, crônica, geralmente focal, bilateral e simétrica, é a forma mais comum. Observa-se história familiar em 30 a 50% dos casos e está comumente associada à hiperatividade do sistema nervoso autônomo simpático. Essa hiperatividade promove hipertrofia e hipersecreção das glândulas sudoríparas écrinas de áreas anatômicas específicas, comprometendo o desempenho profissional e as relações de ordem social do paciente.[25] Geralmente,

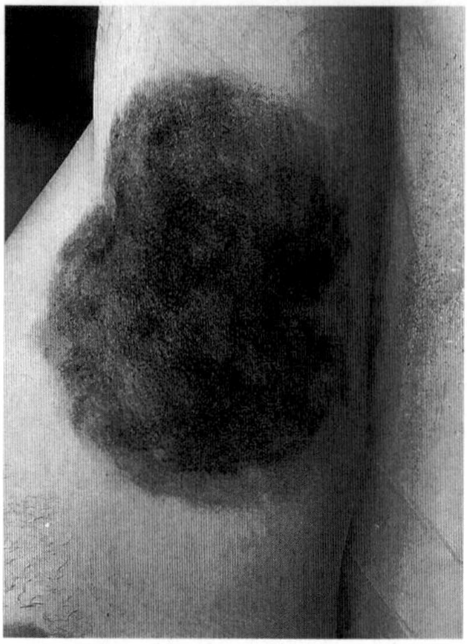

Figura 6 Paciente com hiperidrose.
Fonte: imagem do próprio autor.

o aumento do índice de massa corpórea está associado a maior transpiração e possível agravamento do quadro de hiperidrose.[14]

O tratamento conservador com agentes tópicos antitranspirantes à base de cloridrato de alumínio deve ser o de primeira escolha. Tem a vantagem de ser bastante acessível, de baixo custo, fácil aplicação e pode ser utilizado em associação com outros tratamentos. A toxina botulínica também pode ser uma alternativa não cirúrgica bastante eficaz, segura, pouco invasiva e com alto grau de satisfação, permitindo ao paciente o retorno às atividades profissionais no mesmo dia.[62]

Linfedema

O retardo no fluxo dos vasos linfáticos pode levar a um extravasamento para o tecido subcutâneo, gerando linfedema. Nos obesos, o linfedema apresenta-se inicialmente como um edema leve que pode aumentar e se estender na direção proximal. Com o tempo, o acúmulo de líquido, a diminuição do aporte de oxigênio e a ação de macrófagos levam à fibrose e a um estado inflamatório crônico, podendo precipitar infecções secundárias.[10]

Celulite

A celulite ou lipodistrofia ginoide é uma afecção que atinge preferencialmente mulheres, gerando um grande desconforto estético.[18] Surge a partir de alterações do tecido gorduroso, dos tecidos conectivos e dos vasos (Figura 7).

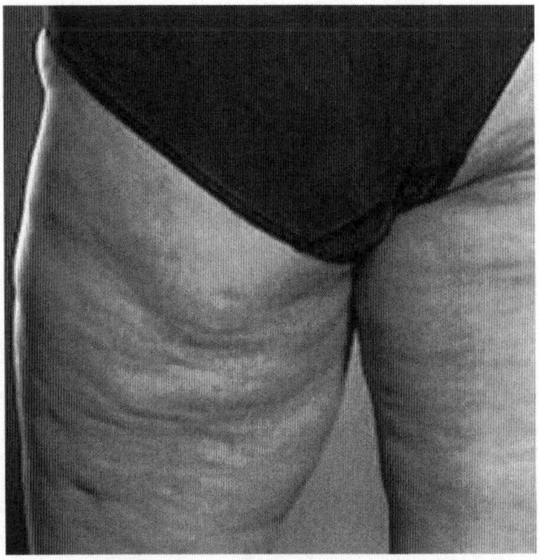

Figura 7 Paciente com cellulite.

Fonte: https://www.sbd.org.br/dermatologia/pele/doencas-e-problemas/celulite/53/.

A partir do estímulo à lipogênese pode ocorrer a hipertrofia dos adipócitos e, associada a alterações da microcirculação e aumento da viscosidade da substância fundamental, evidencia-se dificuldade nas trocas metabólicas e na oxigenação. Inicia-se então uma reação mesenquimatosa-intersticial com hipertrofia e hiperplasia das fibras reticulares pericapilares e periadipocitárias e, consequentemente, evolução para fibroesclerose, encapsulamento de adipócitos, formação de micro e macronódulos.

Conhecer e entender os fatores desencadeantes, predisponentes e agravantes é importante para o planejamento terapêutico. Fatores desencadeantes podem ser de natureza hormonal, geralmente observados na adolescência, sendo o estrógeno o principal hormônio envolvido, agindo nos vasos, aumentando ou diminuindo a irrigação da área, o que compromete os tecidos que evoluem para fibrose.[58] Insulina, hormônios tireoidianos e prolactina são outros hormônios implicados na etiologia da lipodistrofia ginoide.

Fatores predisponentes estão relacionados a fatores hereditários, como sexo feminino, raça branca e biotipo constitucional com incidência em torno de 95% na faixa etária entre 15 e 45 anos, ou seja, na fase reprodutiva da mulher.[57] Fatores agravantes estão relacionados com diferentes aspectos da vida do paciente e podem ser atenuados com adequado planejamento nutrológico. Hábitos alimentares e de vida, sedentarismo, fatores emocionais, gravidez e determinadas doenças estão entre esses fatores.

A hiperinsulinemia, geralmente proveniente de uma dieta desequilibrada rica em carboidratos refinados e consumo de bebidas alcóolicas, pode ocasionar aumento da lipogênese e retenção hídrica. Esse quadro, associado ao sedentarismo, com perda de massa muscular, aumento da flacidez músculo-tendinosa e dificuldade de retorno venoso pelo mecanismo de bombeamento muscular em membros inferiores, é importante agravante para o quadro de lipodistrofia ginoide.

Ocorre então hipertrofia dos adipócitos pelo aumento da resistência lipolítica resultante da hipóxia e do aumento da lipogênese. Esses adipócitos alargados, juntamente com a hipertrofia e hiperplasia das fibras reticulares periadipocitárias, formariam micronódulos cercados por fragmentos de proteínas que, posteriormente, causariam esclerose dos septos fibrosos, levando ao aparecimento da lipodistrofia ginoide. O efeito geral desse processo seria a redução do fluxo sanguíneo e da drenagem linfática.[57]

Alguns hábitos de vida facilmente identificados durante a consulta nutrológica podem agravar a celulite. O tabagismo, por exemplo, altera a microcirculação e a oxigenação tecidual. O uso de roupas apertadas, saltos muito altos e longos períodos em posição ortostática podem dificultar a circulação, agravando a celulite.

Alterações hormonais e dificuldade de retorno venoso provenientes da gravidez, doenças que cursam com distúrbios hormonais, circulatórios, metabólicos, ginecológicos e renais devem ser informadas ao paciente e tratadas, se possível. Medicamentos à base de estrogênios, anti-histamínicos, antitireóideos e betabloqueadores precisam ser investigados durante a etiologia da lipodistrofia ginoide.

O exame físico da lipodistrofia ginoide se inicia na inspeção em posição ortostática. As áreas de localização devem ser determinadas e o exame, realizado com a musculatura subjacente relaxada e depois contraída.[65] Observar no local o aparecimento de alterações na coloração tecidual, equimoses, telangiectasias, estrias associadas, hiperqueratose folicular e presença de superfície irregular da pele com depressões alternadas com protuberâncias.

O aspecto usualmente conhecido como "casca de laranja" é facilmente reconhecido durante a palpação local. O exame consiste em pressionar o tecido adiposo entre os dedos polegar e indicador ou entre as palmas das mãos para que a pele assuma a aparência rugosa característica. Outro exame importante, chamado de *pinch test*, consiste na preensão da pele e subcutâneo entre os dedos e tração do tecido a fim de avaliar o grau de flacidez e sensação dolorosa para fins de classificação e tratamento da lipodistrofia.

Godoy[20] propôs uma nova classificação da celulite que enfatiza os aspectos clínicos e o exame físico, conforme a Tabela 1.

Tabela 1 Classificação da celulite

Aspecto	Características	Sintomas
Edematoso	Alterações de permeabilidade capilar	Dor (sobrecarga hídrica do sistema venoso)
Endurecido	Conhecida como celulite pura	Indolor
Lipoedematoso	Predomínio da presença de obesidade	Associada ou não com edema Flacidez é exacerbada

O tratamento da celulite é desafiador. O objetivo é melhorar o quadro e manter o resultado alcançado, sendo possível a partir da determinação dos principais fatores etiológicos, logo, o sucesso terapêutico está intimamente ligado ao entendimento da fisiopatologia da condição.[60,15]

Medidas higiênico-dietéticas e estímulo à atividade física são essenciais para o tratamento e a manutenção de resultado. Dieta hipoglicêmica com restrição de carboidratos refinados e prescrição equilibrada de carboidratos complexos, provenientes de grãos integrais, tubérculos e vegetais, são a base alimentar para o tratamento da hiperinsulinemia, da melhora na flora intestinal e, consequentemente, da celulite. Recomendações de restrição de frituras e alimentos ultraprocessados associadas ao estímulo da ingestão de alimentos ricos em ácidos graxos essenciais, como óleo de oliva extravirgem, linhaça e castanhas, são importantes no tratamento, podendo favorecer a melhora da celulite pela influência sobre a prostaglandina, fator importante para a circulação da lipase.[57]

Uma prescrição hiperproteica rica em carnes vermelhas magras, carnes brancas, peixes e ovos e/ou em grãos integrais como fontes importantes de proteínas de origem vegetal é fundamental na manutenção e desenvolvimento da massa muscular e redução da resistência insulínica. Alimentos termogênicos, como a pimenta vermelha, gengibre e chá-verde, podem fornecer benefícios adicionais em caso de consumo consistente e equilibrado. Restrição de sal e estímulo à ingestão hídrica são outros pontos a serem considerados a fim de reduzir a retenção hídrica e o edema.

A prescrição suplementar de vitaminas e minerais deve ser individualizada e ponderada a partir da necessidade dietética do paciente. Dietas restritivas para fins de redução de peso podem piorar o quadro de flacidez local e, consequentemente, da celulite. Vitaminas e minerais que reduzem o processo inflamatório a partir da redução do estresse oxidativo, como vitamina C e E, zinco, magnésio e selênio, podem ser utilizados.

A prática de atividade física, seja resistida ou aeróbica, é fundamental para o tratamento da lipodistrofia ginoide, uma vez que atua na melhora dos processos metabólicos, hormonais e circulatórios. Importante salientar a correta orientação do programa de exercícios a fim de evitar sobrecarga osteomuscular e piora do retorno venoso e linfático.[57]

Mudanças nos hábitos de vida, como cessar o tabagismo e o uso de roupas com excessiva compressão local, além do estímulo ao uso de calçados confortáveis, auxiliam no tratamento.

A terapêutica tópica é bastante questionável por falta de estudos randomizados que confirmem sua eficácia. Essas substâncias são utilizadas como coadjuvantes no tratamento a fim de contribuir para a resposta terapêutica principal e auxiliar na manutenção dos resultados. Os principais produtos são teofilina, cafeína, ioimbina e di-hidroergotamina (ação lipolítica), silício orgânico (atuação na estrutura cutânea), retinoides (ação antiadipogênica) e extratos vegetais (hidratação e vasodilatação local).

O tratamento sistêmico visa à melhora do quadro circulatório periférico e linfático. Diosmina, extrato seco de castanha-da-índia e de *Ginkgo biloba*, rutina ou rutosídeo são exemplos de medicações para esse fim. A associação com vitamina C via oral pode melhorar a absorção dos antivaricosos e diminuir a fragilidade capilar, além da ação sobre a síntese de colágeno e elastina, melhorando o quadro pelo estímulo à neocolagênese.[57]

Tratamentos fisioterápicos são bastante utilizados como coadjuvantes na celulite, incluindo drenagens linfáticas, eletroterapia e dispositivos baseados em energia ultrassônica. Mesoterapia, radiofrequência e subincisão serão abordadas no item "Tratamentos estéticos".

Estrias

A estria atrófica cutânea ou *striae distensae* é uma afecção comum, resultado do estiramento excessivo da pele, sendo duas vezes mais comuns em mulheres e relatada na faixa etária de 5 a 50 anos.[47] Pode ter associação com o período da puberdade, gestação,[45] obesidade,[78] síndrome de Cushing,[8] ao uso tópico[63] e sistêmico[16,38] de corticosteroides, entre outros. Trata-se de uma queixa estética que pode trazer importantes consequências psicossociais,[6] principalmente em mulheres e em certas profissões, além de poder revelar condições patológicas locais e sistêmicas relacionadas ao tecido conjuntivo.[52]

As estrias são cicatrizes lineares atróficas e visíveis consequentes à lesão do conectivo dérmico por tensão cutânea, ocasionando uma dilaceração das malhas, perda da elasticidade e da compactação tecidual (Figura 8).[51] Há ruptura das fibras colágenas e elásticas da pele e, em muitas vezes, perda da coloração local.[68] Surgem como lesões eritemato-purpúricas que evoluem para alterações brancas e atróficas.[11,61]

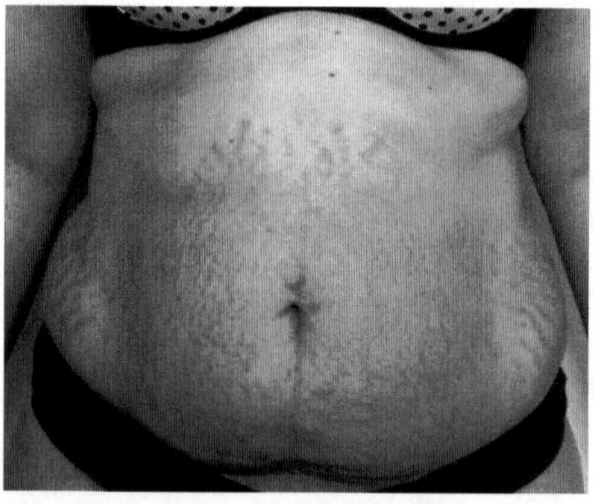

Figura 8 Paciente com estrias.

Fonte: imagem do próprio autor.

As medidas higiênico-dietéticas e estímulo à atividade física são semelhantes ao tratamento da celulite e importantes principalmente nos estágios iniciais das estrias.[46] É fundamental a manutenção da hidratação cutânea local e a terapêutica precoce a fim de melhores resultados.

O tratamento estético é variado e pode ser realizado com *peeling* de ácido retinoico tópico, ácido glicólico, microdermoabrasão, radiofrequência, *lasers* fracionados ablativos e não ablativos e diferentes luzes.[7,44] No entanto, apesar de vários avanços, ainda não surgiu nenhum tratamento totalmente eficaz.[46]

TRATAMENTOS ESTÉTICOS

Carboxiterapia

A carboxiterapia é uma técnica muito antiga, descrita para tratamento de arteriopatias periféricas desde 1932 na França, mas somente em 1953 foi utilizada no tratamento estético subcutâneo. No Brasil, tem ampla utilização para tratamento de gordura localizada, celulite, flacidez e estrias (Figura 9).[70]

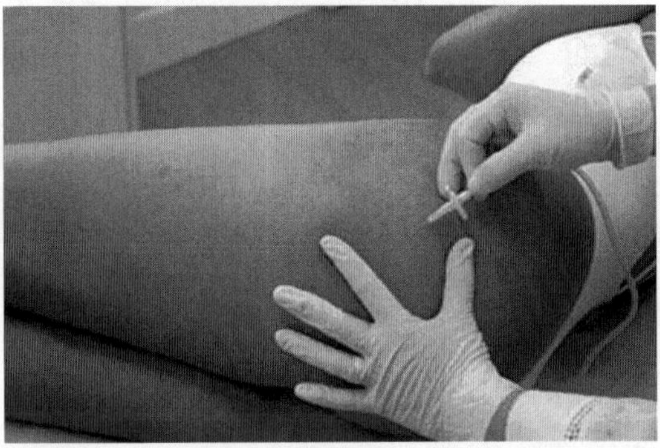

Figura 9 Exemplo de tratamento estético subcutâneo.
Fonte: www.beautybyle.com.br.

Segundo Legrand, a injeção de anidro de carbono aumenta a concentração de dióxido de carbono e diminui a afinidade da hemoglobina pelo oxigênio. Ocorre então uma melhora na concentração e um aumento na pressão parcial de oxigênio nas células, favorecendo o metabolismo do tecido, a nutrição celular e a produção de colágeno. Tais alterações refletem-se na redução da quantidade de tecido adiposo e melhora do tônus da pele.[24,40]

A carboxiterapia pode ser utilizada também no tratamento de estrias. O gás provoca um deslocamento rápido da pele eritematosa, quando aplicado na região mesodérmica, promovendo melhora do trofismo celular.

Drenagem linfática

Desde a criação da técnica de drenagem linfática manual pelo biólogo dinamarquês Emil Vodder e sua esposa Estrid Vodder, em 1936, vários adeptos passaram a difundi-la, tornando-a um dos principais pilares no tratamento do linfedema.[37] O objetivo é facilitar a circulação linfática, com a reabsorção do fluido intersticial por meio de diferentes pressões teciduais e hidrostáticas. Na obesidade ocorre uma lentificação circulatória, levando ao extravasamento linfático para o tecido subcutâneo, gerando linfedema, que pode ser aliviado, nos casos iniciais, com a drenagem linfática.[9]

Eletroterapia, outra modalidade fisioterápica associada às drenagens, tem como objetivo a tonificação seletiva dos músculos, redução dos depósitos de gordura, aumento da circulação local e melhora do metabolismo. Ela atua a partir de microcorrentes específicas de baixa frequência (ao redor 25 Hz) que agem destruindo os adipócitos.[7,71]

Laser de CO_2

Avanços importantes foram obtidos no uso do *laser* para medicina e cirurgia dermatológica desde a década de 1990, sendo reconhecido como tratamento eficaz de doenças comuns da pele, como *verruca vulgar*, *verruca plantaris*, *verruca senilis*, fibromas moles, condiloma acuminado, siringomas, vitiligo, leucoplasia, úlceras cutâneas, unhas encravadas e psoríase vulgar. O *laser* também é usado no campo da dermatologia estética para tratar alopecia, acne, celulite, estrias, rugas, flacidez e cicatrizes hipertróficas e atróficas, por exemplo. Entre os diferentes *lasers* utilizados no campo da medicina estética, o *laser* de dióxido de carbono (CO_2) é um dos mais utilizados na atualidade (Figura 10).[55]

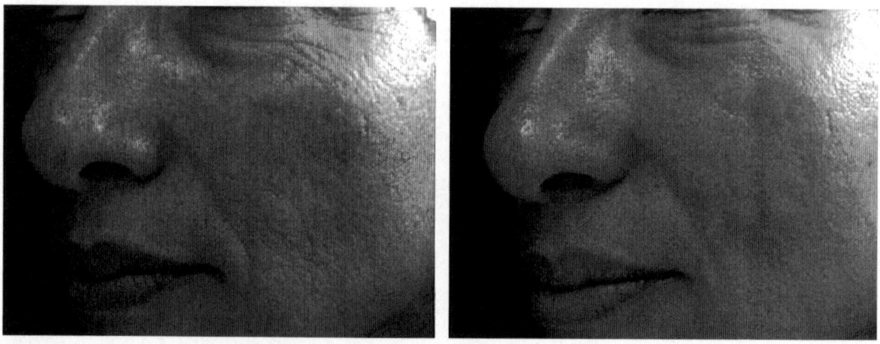

Figura 10 Tratamento com laser.

Fonte: Campos VB, Gontijo G. Fractional CO2 *laser*: a personal experience. Surgical and Cosmetic Dermatology. 2010;2(4):326-32.[80]

O *laser* de CO_2 estimula a atividade do fibroblasto e induz a remodelação do tecido dérmico com aumento na espessura da epiderme e derme, bem como maior imunorreatividade do procolágeno tipo 1.[39,48] O uso desse *laser* está associado a eritema, dor pós-tratamento, formação de crosta e discromia pigmentar que pode ser uma causa de preocupação nas peles mais escuras dos tipos IV e VI,[54,77] logo, deve ser realizado por profissional devidamente treinado.

Ultrassom

Dispositivos não invasivos baseados em energia ultrassônica são atualmente bastante utilizados para casos de celulite e flacidez. O aparelho produz micromassagens a partir de microvibrações moleculares e tem ação térmica resultante das fricções locais, estimulando a microcirculação. Com esses efeitos ocorre aumento da permeabilidade da membrana celular e ação fibrinolítica.[66] Ele pode ser dividido em ultrassom focado ou não focado, dependendo da energia entregue aos tecidos.

O ultrassom focado foi muito estudado por Kennedy et al.[34] e Jewell et al.,[32] que observaram os efeitos térmicos locais, resultando em necrose de célula de gordura, bem como redução da circunferência da área tratada. O ultrassom não focado não trouxe resultados estéticos expressivos, sendo mais utilizado pela fisioterapia por melhorar a permeabilidade celular.[74]

Na pesquisa realizada por Garcia et al.,[19] identificou-se elevação em cinco vezes a quantidade de triglicerídeos no fluido linfático e aumento de lipídeos livres no espaço extracelular após os tratamentos com ultrassom, concluindo que a técnica promove redução no tecido adiposo por alteração de permeabilidade. Na microscopia eletrônica apresentada na Figura 11, é possível observar na Figura 11A vacúolos lipídicos livres presentes na matriz do linfonodo após o tratamento e na Figura 11B (controle), os vacúolos pré-tratamento.

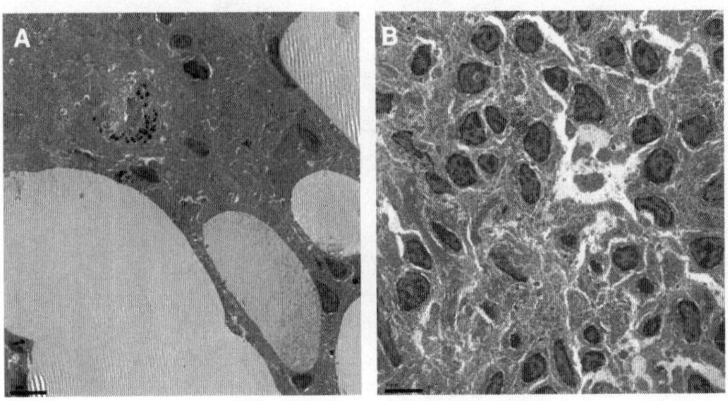

Figura 11 Microscopia eletrônica.

Mesoterapia

A mesoterapia é uma modalidade terapêutica em que a administração de medicamentos selecionados é realizada diretamente no local de tratamento, minimizando efeitos colaterais importantes. A terapia atua nas estruturas derivadas do mesoderma, como os tecidos conjuntivo e adiposo.[49] Quando a técnica se restringe à aplicação na derme, é conhecida como intradermoterapia.[57]

A intradermoterapia é um procedimento médico introduzido por Pistor, na França, em 1958, que consiste na aplicação de injeções intradérmicas, diretamente na área a ser tratada, de substâncias farmacológicas.[73] Esse método produz estímulo tanto a partir da punctura quanto pela ação dos fármacos. Os produtos são aplicados na derme, a partir da qual os produtos ativam receptores dérmicos e se difundem lentamente.[59]

A técnica da mesoterapia consiste em injeções intradérmicas ou subcutâneas de um fármaco ou de uma mistura de vários, chamada *mélange* (Figura 12).[76] Várias são as substâncias que podem ser utilizadas, dependendo do objetivo do tratamento. Pode ser utilizada em gordura localizada, celulite, flacidez, tratamento capilar e rugas. Os fármacos agem aumentando a permeabilidade celular e promovendo a vasodilatação que favorece a chegada da substância.

A escolha dos medicamentos é variável em cada aplicação, dependendo da resposta individual de cada paciente ao tratamento, sendo uma terapia individualizada que deverá ser executada por médicos habilitados e familiarizados com a fisiopatologia da celulite e o mecanismo de ação das substâncias utilizadas.[49] Esses medicamentos devem ser hidrossolúveis, isotônicos e com pH adequado ao tecido, com boa difusão local, não podem ser irritantes ou sensibilizantes, e devem ser fisiologicamente sinérgicos, com compatibilidade física e química com os demais

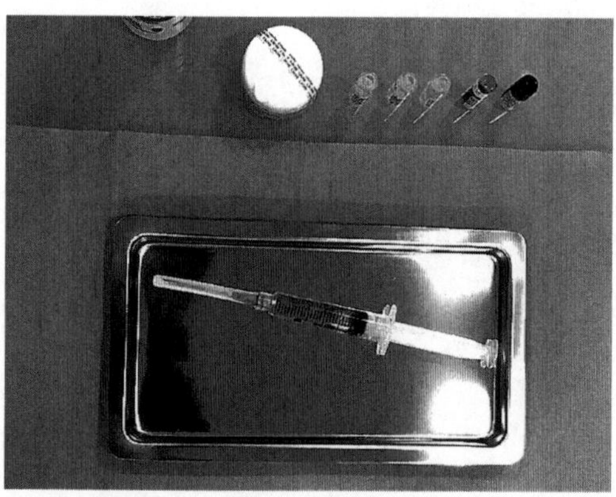

Figura 12 Técnica de intradermoterapia.

Fonte: imagem do próprio autor.

produtos escolhidos. Os fármacos escolhidos têm ação semelhante aos de uso tópico, podendo ser lipolítica, de melhora da flacidez e da microcirculação e redução do edema local. Os principais são os derivados das xantinas, trissilinol, *Centella asiatica*, ioimbina, extrato de *Melilotus*, buflomedil, benzopirona, *Ginkgo biloba*, chá-verde, cafeína e rutina.[57]

Microagulhamento

Microagulhamento ou microdermoabrasão, modalidade terapêutica que atua não apenas na melhora das cicatrizes de acne, mas no rejuvenescimento facial e tratamento de celulite e estrias, tem como princípio a produção de microtraumas na epiderme com extensão para a derme, promovendo a liberação de fatores de crescimento que desencadearão uma maior produção de colágeno local. Além desses efeitos, as micropunturas podem contribuir para a permeação de ativos, já que utilizam como instrumento um rolo de agulhas de 0,5 a 3 mm de diâmetro.[42] Procedimento com vantagens importantes com uma curta fase de cicatrização, opção de aplicação de produtos terapêuticos específicos diretamente na área afetada (*drug delivery*), possibilidade de ser realizado em pacientes com fototipo mais alto com menor risco de hiperpigmentação em relação ao *peeling* e de tratamento cutâneo de qualquer parte do corpo (Figura 13).

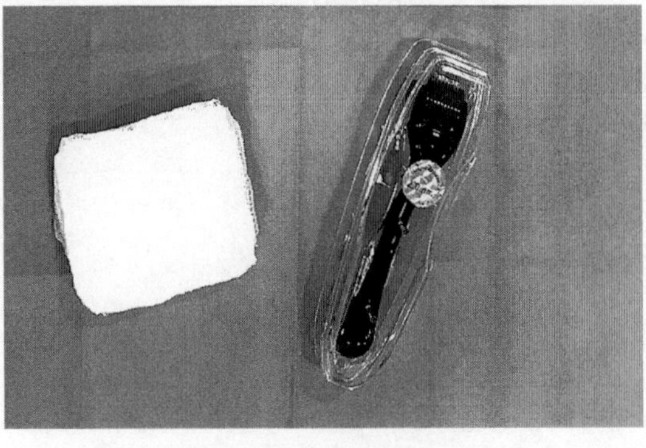

Figura 13 Microagulhamento.
Fonte: imagem do próprio autor.

Segundo Lima e Takano,[42] o mecanismo de ação é dividido em três fases: indução percutânea de colágeno, cicatrização e maturação. A primeira fase tem início com a perda da integridade da barreira cutânea, ocorrendo degradação de queratinócitos com liberação de citocinas como interleucina-1 (promove vasodilatação e migração de queratinócitos). Na segunda fase, a de cicatrização, ocorre a proliferação celular (favorece angiogênese, epitelização, proliferação de fibroblastos com produção de colágeno, elastina, glicosaminoglicanos e proteoglicanos). Na terceira etapa, a maturação, ocorre lenta substituição do colágeno tipo III pelo colágeno tipo I, levando à melhora da aparência da pele.[42]

Peeling

Peelings, frequentemente utilizados em cicatrizes de acne, constituem-se em qualquer tratamento dermatológico que ocasione descamação produzindo efeitos terapêuticos benéficos de longo prazo. Ocorre uma esfoliação acelerada seguida de liberação de citocinas e mediadores inflamatórios que resultam em reorganização estrutural com maior depósito de colágeno, aumento do volume dérmico e renovação epidérmica. Ácidos como retinoico, salicílico, glicólico, mandélico, tricloroacético e fenol são opções de *peelings* químicos utilizados na prática clínica.

Preenchedores

Os preenchedores faciais são substâncias que promovem o aumento de volume em áreas específicas, atuando como agentes remodeladores da convexidade e harmonia facial. Eles podem ser sintéticos, como ácido hialurônico, ácido L-polilático, hidroxiapatita de cálcio, polimetilmetacrilato ou autólogos como a própria gordura do paciente. A escolha do preenchedor adequado ao tratamento deve ser individualizada e atender às necessidades e expectativas do paciente (Figura 14).

Os preenchedores podem ser utilizados para tratamento das depressões causadas pela lipodistrofia ginoide no tecido celular subcutâneo, logo abaixo das depressões, acompanhada ou não do descolamento dérmico (subcisão), podendo melhorar o aspecto local por estiramento da pele na região afetada e/ou preenchimento das depressões.

O ácido hialurônico constitui um polissacarídeo encontrado naturalmente nos tecidos conjuntivos de mamíferos e pode ser extraído do fluido sinovial, pele, tendões, corpo vítreo dos olhos e cordão umbilical.[35] O ácido hialurônico sintético produzido por indústrias de cosméticos tem sido utilizado há anos no preenchimento de rugas e sulcos. Ele pode ser utilizado para volumização, sustentação, estimulação de colágeno e hidratação. Existem diferentes tipos de ácido hialurônico no mercado com modificações químicas a fim de aprimorar biocompatibilidade, durabilidade, firmeza e funções. A escolha deve se basear na necessidade do caso.

O ácido L-polilático constitui-se em um polímero sintético injetável biocompatível que induz resposta inflamatória local subclínica estimulando maior produção de colágeno local e aumento da espessura dérmica, reduzindo a flacidez. Esta modalidade terapêutica tem efeitos graduais e progressivos e depende da

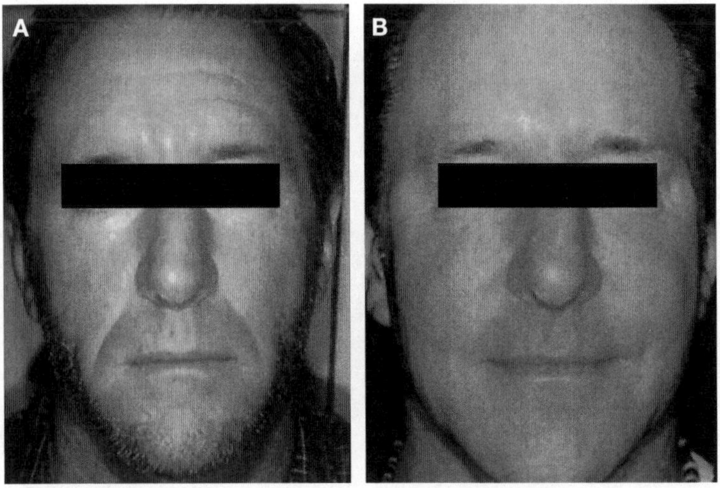

Figura 14 Paciente antes e depois de técnicas de preenchimento.

reação tecidual do paciente ao agente. Caso a pessoa não esteja fisiologicamente equilibrada, a resposta ao tratamento pode ser prejudicada.

Radiofrequência

A radiofrequência, tratamento que atua gerando calor pela resistência da pele ao fluxo de partículas dentro de um campo elétrico produzido pelo aparelho, tem sido muito utilizada para melhorar a aparência da celulite. O aquecimento tecidual profundo aumenta a taxa metabólica dos adipócitos na camada superficial do tecido gorduroso subcutâneo e reduz o volume das células gordurosas.[22] É considerada por muitos profissionais como uma terapia eficaz, porém não comprovada dentro dos rigores científicos.[57]

Subcisão

A incisão subcutânea ou subcisão é uma técnica eficaz para a correção de cicatrizes deprimidas. Técnica originalmente descrita por Orentreich em 1995, é baseada na ruptura de tecido fibrótico que ligam a derme ao tecido subcutâneo profundo e a fáscia muscular, ocasionando a formação de depressões. Ocorre também o desencadeamento de uma reação inflamatória, com sangramento, que culmina na produção de colágeno.[56]

Após anestesia local, uma agulha que varia de 18 a 21 G é inserida no tecido subcutâneo, 1 a 2 mm abaixo da depressão e movida paralelamente à pele para o rompimento do tecido fibrótico.[1,3,26] Efeitos adversos como edemas, hematomas, dor, hiperpigmentação pós-inflamatória e nódulos fibróticos podem ser observados.[26] Este tratamento necessita qualificação profissional a fim de evitar complicações associadas à intervenção ou sua condução adequada.[27]

Toxina botulínica

A toxina botulínica pode ser utilizada para o tratamento da hiperidrose, condição associada à hidradenite supurativa, com melhora significativa da sudorese e redução da colonização local (Figura 15). A toxina bloqueia a transmissão sináptica a partir da interrupção da liberação do neurotransmissor acetilcolina, produzindo desnervação química eficaz da glândula e cessação temporária da sudorese excessiva. É um tratamento de rápida realização, usualmente com anestesia tópica local ou aplicação anestésica locorregional e/ou sedação. O efeito terapêutico é temporário, geralmente de 4 a 12 meses (média de 7 meses), além da desvantagem do custo elevado e do desconforto associado às injeções múltiplas.[28,36,64]

Outras aplicações comuns da toxina botulínica estão relacionadas à paralisação seletiva muscular, ocasionando interrupção do estímulo muscular para contração. Essa descontinuidade da ação do músculo possibilita redução da tensão em torno da ruga e regulação entre a proliferação e apoptose de fibroblastos com neoformação de colágeno nas depressões e preenchimento parcial ou total, amenizando as rítides locais, além de reduzir a oleosidade local, contribuindo também para a involução da atividade acneica.[41]

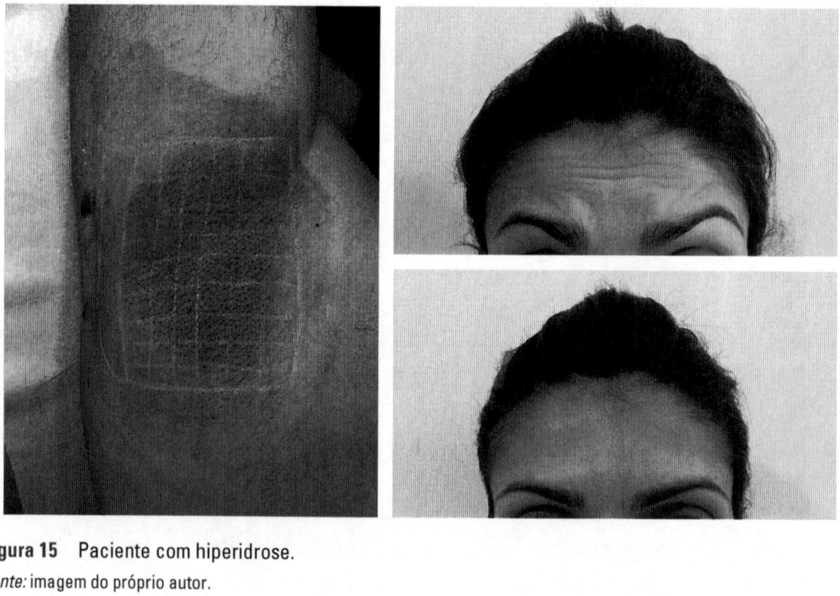

Figura 15 Paciente com hiperidrose.

Fonte: imagem do próprio autor.

REFERÊNCIAS BIBLIOGRÁFICAS

1. AlGhamdi KM. A better way to hold a Nokor needle during subcision. Dermatol Surg. 2008;34:378-9.
2. Araujo LMB, Viveiros AMC, Lopes RC, Viana AC, Fukui RT, Ursich MJM. Acanthosis nigricans em mulheres obesas de uma população miscigenada: um marcador de distúrbios metabólicos. An Bras Dermatol. 2002;77(5):537-43.
3. Balighi K, Robati RM, Moslehi H, Robati AM. Subcision in acne scar with and without subdermal implant: a clinical trial. J Eur Acad Dermatol Venereol. 2008;22:707-11.
4. Batista Filho M, Rissin A. A transição nutricional no Brasil: tendências regionais e temporais. Cad Saúde Pública. 2003;19(1):181-91.
5. Benyacoub J, Gueniche A, Bureau-Franz I, Castiel I. Probiotiques et peau. In: Roberfroid M, Coxam V, Delzenne N (Eds.). Aliments fonctionnels. 2.ed. Paris: Lavoisier; 2008.
6. Bergfeld WF. A lifetime of healthy skin: implications for women. Int J Fertil Women Med. 1999;44:83-95.
7. Borges FS. Dermato funcional: modalidades terapêuticas nas disfunções estéticas. São Paulo: Phorte; 2006.
8. Boza JC, Rech L, Sachett L, Menegon DB, Cestari TF. Manifestações dermatológicas da obesidade. Rev HCPA. 2010;30(1):55-62.
9. Boza JC. Prevalência e caracterização de dermatoses em pacientes obesos: estudo comparativo da obesidade. Dissertação de mestrado, 2011. Rev HCPA. 2010;30(1):55-62.
10. Boza JC, Rech L, Sachett L, Menegon DB, Cestari TF. Skin manifestations of obesity. Rev HCPA. 2010;30(1):55-62.
11. Cavalcante FH, Talhari S, Ferreira LCL, Andrade RV. Elastose focal linear. An Bras Dermatol. 2007.
12. Chen W, Obermayer-Pietsch B, Hong JB, Melnik BC, Yamasaki O, Dessinioti C, et al. Acne-associated syndromes: models for better understanding of acne pathogenesis. J Eur Acad Dermatol Venereol. 2011;25(6):637-46.
13. Cucé LC, Neto CF. Manual de dermatologia. 2.ed. São Paulo: Atheneu; 2001.
14. De Campos JR, Wolosker N, Takeda FR, Kauffman P, Kuzniec S, Jatene FB, et al. The body mass index and level of resection: predictive factors for compensatory sweating after sympathectomy. Clin Auton Res. 2005;15(2):116-20.
15. De la Casa Almeida M, Suarez Serrano C, Rebollo Roldán J, Jiménez Rejano JJ. Cellulite's aetiology: a review. J Eur Acad Dermatol Venereol. 2013;27(3):273-8.
16. Euvrad S, Kanitakis J, Cochat P, Cambazard F, Claudy A. Skin diseases in children with organ transplants. J Am Acad Dermatol. 2001;44(6):932-9.
17. Fisberg M. Atualização em obesidade na infância e adolescência. São Paulo: Atheneu; 2005.
18. Francischelli Neto M. A celulite. 2007. Disponível em: http://www.naturale.med.br/celulite.thm. Acessado em: 14 de abril de 2010.
19. Garcia O, Schafer M. The effects of nonfocused external ultrasound on tissue temperature and adipocyte morphology. Aesthet Surg. 2013;33(1):117-27.
20. Godoy JMP, Godoy MFG. Celulite, do diagnóstico ao tratamento. São Paulo: Riocor; 2003.
21. Goldman L, Bennett JC. Cecil: tratado de medicina interna. 21.ed. Rio de Janeiro: Guanabara Koogan; 2001.
22. Gonzalez-Suarez A, Gutierrez-Herrera E, Berjano E, Jimenez Lozano JN, Franco W. Thermal and elastic response of subcutaneous tissue with different fibrous septa architectures to RF heating: numerical study. Lasers Surg Med. 2015;47:183-95.
23. Guirro E, Guirro R. Fisioterapia dermato-funcional: fundamentos, recursos e patologias. 3.ed. Barueri: Manole; 2002.
24. Guirro E, Guirro R. Fisioterapia dermato-funcional: fundamentos, recursos e patologias. 3.ed. rev. e ampl. Barueri: Manole; 2004.
25. Haider A, Solish N. Focal hyperhidrosis: diagnosis and management. CMAJ. 2005;172(1):69-75.
26. Hexsel DM, Mazzuco R. Subcision: uma alternativa cirúrgica para a lipodistrofia ginóide (celulite) e outras alterações no relevo corporal. An Bras Dermatol. 1997;77:27-32.
27. Hexsel DM, Mazzuco R. Subcision: a treatment for celulite. Int J Dermatol. 2000;39:539-44.

28. Huang W, Foster JA, Rogachefsky AS. Pharmacology of botulinum toxin. J Am Acad Dermatol. 2000;43(2 Pt 1):249-59.
29. Isomaa B, Henricsson M, Almgren P, Tuomi T, Taskinen MR, Groop L. The metabolic syndrome influences the risk of chronic complications in patients with type II diabetes. Diabetologia. 2001;44(9):1148-54.
30. Jabbour SA. Cutaneous manifestations of endocrine disorders: a guide for dermatologists. Am J Clin Dermatol. 2003;4:315-31.
31. James PT, Leach R, Kalamara E, Shayeghi M. The worldwide obesity epidemic. Obes Res. 2001;9(Suppl 4):228S-233S.
32. Jewell ML, Baxter RA, Cox SE, Donofrio LM, Dover JS, Glogau RG, et al. Randomized sham-controlled trial to evaluate the safety and effectiveness of a high-intensity focused ultrasound device for noninvasive body contouring. Plast Reconstruct Surg. 2011;128:253-62.
33. Kede MPV, Sabatovich O. Dermatologia estética. São Paulo: Atheneu; 2004.
34. Kennedy JE, ter Haar GR, Cranston D. High intensity focused ultrasound: surgery of the future? Br J Radiol. 2003;76:590-9.
35. Kim JH, Yoo SJ, Oh DK, Kweon YG, Park DW, Lee CH, et al. Selection of a *Streptococcus equi* mutant and optimization of culture conditions for the production of high molecular weight hyaluronic acid. Enzyme Microb Technol. 1996;19(6):440-5.
36. Kinkelin I, Hund M, Naumann M, Hamm H. Effective treatment of frontal hyperhidrosis with botulinum toxin A. Br J Dermatol. 2000;143(4):824-7.
37. Kurz I. Textbook of Dr. Vodder's Manual Lymph Drainage. Heidelberg: Haug Verlag; 1997.
38. Lee JH, Lee EK, Kim CW, Kim TY. A case of edematous striae distensae in lupus nephritis. J Dermatol. 1999;26(2):122-4.
39. Lee SE, Kim JH, Lee SJ, Lee JE, Kang JM, Kim YK, et al. Treatment of striae distensae using an ablative 10,600-nm carbon dioxide fractional laser: a retrospective review of 27 participants. Dermatol Surg. 2010;36:1683-90.
40. Legrand J, Bartoletti C, Pinto R. Manual Prático de Medicina Estética. Buenos Aires: Camaronês; 1999.
41. Li ZJ, Park SB, Sohn KC, Lee Y, Seo YJ, Kim CD, et al. Regulation of lipid production by acetylcholine signalling in human sebaceous glands. J Dermatol Sci. 2013;72(2):116-22.
42. Lima EVA, Lima MA, Takano D. Microagulhamento: estudo experimental e classificação da injúria provocada. Surg Cosmet Dermatol. 2013;5(2):110-4.
43. Lima EPF. Rodrigues GB. Russian stimulation in strengthening abdominal muscle. ABCD Arq Bras Cir Dig. 2012;25(2):125-8.
44. Lima KS, Press L. O uso da microgalvanopuntura no tratamento de estrias atróficas. Passo Fundo: UPS; 2005.
45. Liu DTY. Striae gravidarum. Lancet 1974;1(7858):625.
46. Lokhande AJ, Mysore V. Striae distensae treatment review and update. Indian Dermatol Online J. 2019;10(4):380-95.
47. Lovell CR. Acquired disorders of dermal connective tissue – Striae. In: Griffiths C, Barker J, Bleiker T, Chalmers R, Creamer D (Eds.). Rook's Textbook of Dermatology. 9.ed. Chichester: Wiley; 2016. p.96.9-10.
48. Macedo OR, Bussade M, Salgado A, Ribeiro MM. Fractional photothermolysis for the treatment of striae distensae. J Am Acad Dermatol. 2007;56:AB204.
49. Mammucari M. Mesotherapy, definition, rational and clinical role: a consensus report from the Italian Society of Mesotherapy. Eur Rev Med Pharmacol Sci. 2011;15(6):682-94.
50. Mendonça RSC, Rodrigues GBO. Major dermatological changes in obese patients. ABCD Arq Bras Cir Dig. 2011;24(1):68-73.
51. Mondo PKS, Rosas RF. Efeitos da corrente galvânica no tratamento das estrias atróficas [trabalho de conclusão de curso] Santa Catarina: Universidade do Sul de Santa Catarina; 2004.
52. Moraes AM, Sampaio SAP, Sotto MN, Golcman B. Previsão das cicatrizes atróficas por meio da distensibilidade cutânea. An Bras Dermatol. 2000;75:447-56.
53. Negrato CA. Obesidade, um problema de saúde pública. Racine. 2003;18-33.

54. Nouri K, Romagosa R, Chartier T, Bowes L, Spencer JM. Comparison of the 585 nm pulse dye laser and the short pulsed CO2 laser in the treatment of striae distensae in skin types IV and VI. Dermatol Surg. 1999;25:368-70
55. Omi T, Numano K. The role of the CO_2 laser and fractional CO2 laser in Dermatology. Laser Ther. 2014 23(1):49-60.
56. Orentreich DS, Orentreich N. Subcutaneuos incisionless (subcision) surgery for correction of depressed scars and wrinkles . Dermatol Surg. 1995;21:543-9.
57. Paschoal LHC, Cunha MG, Ciporkin H. Fisiopatologia e atualização terapêutica da lipodistrofia ginóide - Celulite. 2.ed. rev. e ampl. Rio de Janeiro: DiLivros: 2012.
58. Pinheiro DB. Império do bisturi. Veja on line. 2001.
59. Pistor M. What is mesotherapy? Chir Dent Fr. 1976;46(288):59-60.
60. Proebstle TM. Cellulite. Hautarzt. 2010;61(10):864-72.
61. Rabello FE. Nomenclatura dermatológica. An Bras Dermatol Sif. 1952;30:65-194.
62. Reis GMD, Guerra ACS, Ferreira JPA. Estudo de pacientes com hiperidrose, tratados com toxina botulínica: análise retrospectiva de 10 anos. Rev Bras Cir Plást. 2011;26(4):582-90.
63. Rogalski C, Hautein UF, Glander HJ, Paasch U. Extensive striae distensae as a result of topical corticosteroid therapy in psoriasis vulgaris. Acta Derm Venereol. 2003;83:54-5.
64. Rohrich RJ, Janis JE, Fagien S, Stuzin JM. The cosmetic use of botulinum toxin. Plast Reconstr Surg. 2003;112(5 Suppl):177S-88S.
65. Rossi AB, Vergnanini AL. Cellulite: a review. J Eur Acad Dermatol Venereol. 2000;14:251-62.
66. Rossi MH. Celulite. J Eur Acad Dermatol Venereol. 2001;14(4):251-5.
67. Sampaio SAP, Riviti EA. Dermatologia. São Paulo: Artes Médicas; 2008.
68. Santos CM, Simões NP. Tratamento estético da estria através da microgalvanopuntura. FisioBrasil Atualização Científica. 2003;62:15-7.
69. Schwartz RA. Acanthosis nigricans. J Am Acad Dermatol. 1994;31:1-19.
70. Scorza F, Borges F. Carboxiterapia: uma revisão. Revista Fisioterapia Ser. 2008;3(4).
71. Sigulem DM. Crescimento pôndero-estatural do pré-escolar. Compacta Nutrição. 2005;6(1):1-27.
72. Tamega AA, Aranha AMP, Guiotoku MM, Miot LDB, Miot HA. Associação entre acrocórdons e resistência à insulina. An Bras Dermatol. 2010;85(1).
73. Tennstedt D, Lachapelle J. Effets cutanés indésirables de la mésotherapie. Ann Dermatol Venereol. 1997;124(2):192-6.
74. Ter Haar GR. Therapeutic ultrasound. Eur J Ultrasound. 1999;9:3-9.
75. Tu YR, Li X, Lin M, Lai FC, Li YP, Chen JF, et al. Epidemiological survey of primary palmar hyperhidrosis in adolescent in Fuzhou of People's Republic of China. Eur J Cardiothorac Surg. 2007;31(4):737-9.
76. Vedamurthy M. Mesotherapy. Indiam J Dermatol Venereol Leprol. 2007;73:60-2.
77. Yang YJ, Lee GY. Treatment of Striae distensae with nonablative fractional laser versus ablative CO_2 fractional laser: a randomized controlled trial. Ann Dermatol. 2011;23:481-9.
78. Yosipovitch G, DeVore A, Dawn A. Obesity and the skin: skin physiology and skin manifestations of obesity. J Am Acad Dermatol. 2007;56:901-16.
79. Ribas Filho D, Suen VMM. Tratado de Nutrologia. 2.ed. Barueri: Manole; 2018.
80. Campos VB, Gontijo G. Fractional CO2 laser: a personal experience. Surgical and Cosmetic Dermatology. 2010;2(4):326-32.

28 Obesidade e vegetarianismo

Fernanda de Luca Almeida
Durval Ribas-Filho

INTRODUÇÃO

O excesso de peso corporal é um problema de saúde mundial. No Brasil, estima-se que 55,7% da população esteja com sobrepeso e 19,8% com obesidade.[1] Na população infantil, esses números são ainda mais assustadores: 51,4% dos meninos e 43,8% das meninas entre 5 e 9 anos apresentam sobrepeso ou obesidade[2] e 14% das crianças brasileiras entre 2 e 19 anos encontram-se obesas.[3]

A cada segundo uma pessoa morre no mundo em decorrência de alguma doença crônica não transmissível (DCNT); a obesidade e o sobrepeso, juntamente com aumento da pressão arterial, hiperglicemia e hiperlipidemia, são os principais fatores de riscos metabólicos para o desenvolvimento das DCNT.[4] Além disso, sobrepeso e obesidade por si só estão relacionados a uma maior mortalidade por todas as causas.[5,6]

Obesidade, hipertensão arterial, diabetes tipo 2, aterosclerose e dislipidemia estão fortemente associados a hábitos alimentares ruins. O alto consumo de alimentos processados e ultraprocessados e de alimentos ricos em gorduras saturadas e açúcares refinados e pobres em fibras, fitoquímicos e antioxidantes contribui para o aumento do peso corporal e o excesso de tecido adiposo favorece o surgimento das doenças cardiovasculares (DCV), aumenta a resistência à insulina e altera a microbiota intestinal comprometendo também a resposta imunológica e a metabolização dos nutrientes.

De acordo com a última Pesquisa de Orçamento Familiar referente a 2017-18, 46,6% das calorias consumidas pelos brasileiros são provenientes de alimentos processados e ultraprocessados. Os alimentos mais consumidos fora de casa, nas áreas urbanas, são salgados fritos e assados (40,6%), sorvetes/picolés (37,8%), bolos recheados (31,7%) e salgadinhos *chips* (31,5%).[7] Nos Estados Unidos, 45,4% das mortes por doenças cardiometabólicas estão associadas ao alto consumo de sódio, carnes e produtos processados e baixo consumo de frutas, legumes e verduras.[8]

Vários estudos mostram que pessoas que seguem dietas vegetarianas têm menor IMC quando comparadas às pessoas que seguem outras dietas e uma menor prevalência de obesidade nos vegetarianos.[9-14] As dietas vegetarianas também se mostraram mais eficazes na perda de peso do que as demais dietas com carne e seus benefícios se estendem muito além da redução da gordura corporal.[15-18]

A dieta vegetariana estrita pode ser uma excelente aliada não somente na perda de peso, mas também no controle de comorbidades associadas ao excesso de peso como as DCV e o diabetes tipo 2 (DM2). Além disso, a dieta vegetariana tem sido considerada uma alternativa para prevenção do sobrepeso e obesidade infantis.

DEFINIÇÃO

Uma dieta é considerada vegetariana quando não inclui nenhum tipo de carne (vaca, porco, peixe, frutos do mar, coelho, rã, javali, jacaré, cachorro etc.). Pode incluir ovos, leite e laticínios (ovo-lacto-vegetariana), somente ovos (ovo-vegetariana) e somente leite e derivados (lacto-vegetariana).

A alimentação vegetariana que exclui todos os alimentos de origem animal (ovos, leite e laticínios e mel) é dita vegetariana estrita, popularmente chamada "vegana", embora o termo veganismo seja um pouco mais abrangente. O vegano, além de consumir uma dieta vegetariana estrita, tem uma postura ética de respeito aos animais e é contra todo e qualquer tipo de exploração animal: não usa roupas de couro, lã e seda, não frequenta circos com animais e zoológicos e não usa produtos testados em animais, por exemplo.

O termo *whole food plant-based diet* (WFPD) refere-se a uma alimentação vegetariana estrita baseada em alimentos naturais e integrais e minimamente processados. Com a popularidade das dietas vegetarianas, surgiram no mercado inúmeros produtos processados (hambúrgueres, salsichas, queijos, salgadinhos) sem nenhum ingrediente de origem animal, mas esses alimentos não são saudáveis e não devem fazer parte de nenhum tipo de dieta.

Há ainda o termo "flexitarianismo", que se refere a uma alimentação predominantemente baseada em alimentos de origem vegetal, mas que não exclui totalmente as proteínas animais, que podem ser consumidas eventualmente.

A alimentação vegetariana estrita é composta por mais de 300 tipos diferentes de alimentos naturais que possuem um alto teor de fibras, vitaminas, minerais, fitoquímicos e antioxidantes e não deveria ser vista como uma alimentação "restrita" por excluir determinados grupos alimentares (carnes, ovos e lácteos), mas sim como uma dieta capaz de promover qualidade de vida e saúde.

QUALIDADE NUTRICIONAL, ADERÊNCIA E ACEITABILIDADE

A Academia Americana de Nutrição e Dietética desde 1987 atesta que a dieta vegetariana estrita bem planejada é saudável, nutricionalmente adequada e pode ser adotada em todas as fases da vida, incluindo lactação, infância, gestação e velhice.[19]

A dieta vegetariana promove diversos benefícios à saúde, é efetiva na perda de peso e no controle glicêmico, promove melhora no perfil lipídico e, embora possa conter alguns nutrientes em menor quantidade, quando bem planejada fornece todos os macro e micronutrientes, com exceção da vitamina B12. Mas o que seria uma dieta vegetariana bem planejada?

Uma dieta vegetariana estrita bem planejada contempla diversos grupos alimentares (hortaliças, leguminosas, gorduras, frutas, cereais e tubérculos), priorizando-se alimentos integrais e/ou minimamente processados; inclui alimentos ricos em cálcio e alimentos fontes de ômega-3 (óleo de linhaça, sementes de linhaça e chia) diariamente; garante níveis sanguíneos suficientes de vitamina D através da exposição solar adequada ou de suplementação e não negligencia a vitamina B12.

A vitamina B12 só é encontrada em alimentos de origem animal e em alimentos fortificados como cereais e leites vegetais industrializados. Pacientes seguindo dietas vegetarianas, ainda que consumam leite e ovos, deverão ter seus níveis séricos de B12 monitorados. A suplementação de vitamina B12 é recomendada para pacientes que consumam dietas veganas e para todos aqueles que não consigam manter níveis sanguíneos desse micronutriente acima de 488 pg/mL, independentemente do tipo de dieta adotada,[20] pois é comum a deficiência mesmo entre pessoas que consomem carnes e laticínios.[21-23]

BENEFÍCIOS À SAÚDE

A dieta vegetariana é uma excelente estratégia para melhorar a qualidade nutricional da alimentação por contemplar um maior consumo de frutas, verduras legumes, leguminosas e oleaginosas e tem se mostrado bastante efetiva no controle de peso e de doenças relacionadas à obesidade, como as DCV e o DM2.[16,17,19,24,28]

Controle de peso

Estudos epidemiológicos mostram uma relação inversa entre as dietas vegetarianas e o índice de massa corporal (IMC), revelando um aumento progressivo do IMC à medida que se aumenta o consumo de carne e outros produtos de origem animal.

O Estudo Adventista de Saúde-2 (AHS-2), realizado com 97 mil participantes divididos em cinco grupos de dietas (veganas, ovo-lacto-vegetarianas, pesco-vegetarianas, semivegetarianas e não vegetarianas) revelou um IMC médio entre veganos de 23,6 kg/m^2 e um IMC médio entre não vegetarianos de 28,8 kg/m^2, uma diferença de 5,2 pontos.[10]

Uma alta ingestão proteica e um baixo consumo de fibras estão fortemente associados com aumento do IMC, e uma menor prevalência de obesidade é observada em pessoas que seguem dietas veganas com uma diferença de cerca de 6 kg a menos para homens que seguem uma dieta vegana quando comparados a homens que comem carne. Entre mulheres essa diferença é de aproximadamente 5 kg.[9]

Um maior consumo de alimentos de origem vegetal e uma menor ingestão de produtos de origem animal podem contribuir para perda de peso, e a prevalência de sobrepeso e obesidade é 15% maior nas mulheres que comem carne quando comparadas às mulheres lacto vegetarianas.[29]

A Academia Americana de Nutrição e Dietética sugere que a dieta vegetariana estrita seja considerada como uma alternativa para perda de peso em pacientes com excesso de peso por se mostrar mais eficaz que as dietas com carne para esse mesmo fim.[19] Para cada ano de dieta vegana, observa-se um decréscimo de 7% no risco de obesidade.[30]

Duas metanálises recentes mostraram uma perda de peso significativa ao se adotar uma alimentação vegetariana estrita.[15,18] Barnard et al. revisaram 15 ensaios clínicos para estimar o efeito das dietas vegetarianas na perda de peso e observaram uma redução média de 3,4 kg nos participantes que seguiam essa alimentação por pelo menos 4 semanas, mesmo sem haver restrição calórica.[15]

Huang et al. revisaram 12 estudos para comparar a perda de peso em participantes seguindo dietas vegetarianas e observaram uma perda de peso cerca de 2,0 kg maior do que nos participantes seguindo dietas convencionais com carne.[18]

Mais recentemente, o estudo BROAD avaliou a eficácia da dieta vegetariana estrita em participantes com IMC maior ou igual a 25 e diagnóstico de diabetes tipo 2, doença isquêmica do coração ou com fatores de risco para DCV (hipertensão ou dislipidemia). Durante o estudo os participantes seguiram uma dieta baseada em grãos integrais, leguminosas, verduras, legumes e frutas, com baixo teor de gorduras (7 a 15% do total de calorias), mas sem restrição calórica. Os participantes foram orientados a comer até se sentirem saciados, a evitar alimentos ultraprocessados, oleaginosas e abacate e a diminuir o consumo de açúcar, sal e bebidas cafeinadas. No grupo que seguiu a dieta vegetariana, aos 6 meses a diferença de IMC foi de 3,9 kg/m^2 e 10,6 kg a menos em comparação com os demais participantes.[31]

Uma perda de peso de 2,4 kg a mais foi observada nos participantes que seguiram a dieta vegetariana em uma revisão sistemática que comparou as dietas vegetarianas com as dietas preconizadas pelas Sociedades de Endocrinologia.[17]

O consumo de carne vermelha e carne vermelha processada está associado a aumento de peso,[33-34] uma vez que o alto teor de gorduras saturadas e a ausência de fibras nas carnes fazem com que tenham maior densidade calórica quando comparadas com a grande maioria dos alimentos de origem vegetal. A redução do consumo de alimentos de origem animal diminui o total de calorias ingeridas sem que isso provoque aumento na fome.

Diante de todas essas evidências científicas e considerando-se a boa aderência e aceitabilidade,[17,18,25,35] a dieta vegetariana deve ser considerada como uma alternativa viável, segura e eficaz para pacientes que precisam perder peso.

Diabetes melito tipo 2

Entre as condições de saúde associadas ao DM2, a obesidade é a mais prevalente e, assim, hábitos alimentares saudáveis desempenham um papel importante tanto no controle dos níveis glicêmicos e manejo do DM2 quanto na prevenção da obesidade e adequação do peso corporal.

De acordo com dados da Federação Internacional de Diabetes (IDF), até 80% dos casos de DM2 podem ser evitados com uma alimentação saudável e atividade física regular; considerando-se alimentação saudável uma dieta com restrição calórica para pessoas com excesso de peso, substituição das gorduras saturadas (queijos, manteiga etc.) por gorduras insaturadas (abacate, oleaginosas, azeite e óleos vegetais), consumo de fibras alimentares (frutas, verduras e legumes) e restrição do consumo de álcool e açúcar refinado.[36]

As dietas vegetarianas têm demonstrado melhora no controle glicêmico pela redução da glicemia de jejum[16-17,34] e dos níveis de HbA1c[16,17,34,35,37] em pessoas com DM2 e se relacionam também a uma maior perda de peso, o que contribui para maior sensibilidade à insulina e melhor controle do DM2.[15-19,31,38]

Veganos e ovo lacto vegetarianos apresentam menos riscos de desenvolver DM2 (68 e 32%, respectivamente) quando comparados a não vegetarianos.[39] Dietas ricas em grãos integrais, frutas, verduras, leguminosas, sementes e oleaginosas e pobres em açúcares, carboidratos refinados e carnes vermelhas e processadas têm demonstrado melhora no controle glicêmico e no perfil lipídico de pessoas com DM2.[17,19]

O consumo de carne vermelha e carne vermelha processada está fortemente associado a um pior controle glicêmico e maior risco de se desenvolver DM2.[32-36,37,39-43]

Carnes são ricas em gorduras saturadas e colesterol que contribuem para uma menor sensibilidade à insulina e resistência insulínica. Existe uma relação direta entre o consumo de gorduras saturadas e o risco de se desenvolver DM2, mesmo em indivíduos com IMC adequado.[32,41] As carnes processadas também são ricas em nitritos e sódio, que também têm sido associados ao pessoas com DM2.[31,34]

A simples substituição de uma porção de carne vermelha por oleaginosas, grãos integrais e laticínios com baixo teor de gorduras diminui significativamente o risco de se desenvolver DM2. Em contrapartida, o consumo de 100 g/dia de carne vermelha processada aumenta em 19% o risco de se desenvolver DM2.[32]

Dietas vegetarianas são ricas em fibras, antioxidantes e gorduras poli-insaturadas, que têm demonstrado efeito protetor contra o desenvolvimento de DM2.[17]

A Associação Americana de Endocrinologistas e o Colégio Americano de Endocrinologia preconizam a adoção da dieta vegetariana para diabéticos tipo 2 para controle do peso e melhor manejo do diabetes.[17] Com base nos diversos estudos aqui apresentados, essa recomendação deveria ser considerada para prevenção e tratamento do DM2.

Doenças cardiovasculares

A obesidade é um dos principais fatores de riscos associados às DCV. As DCV são a principal causa de mortes relacionadas a hábitos alimentares e foram responsáveis por 10 milhões de mortes ao redor do mundo em 2017.[44]

Um estudo anatomopatológico realizado em 100 brasileiros entre 12 e 33 anos vítimas de mortes violentas revelou a presença de aterosclerose em 97,34% das amostras avaliadas (carótidas, coronárias e aorta).[45]

A dieta vegetariana tem se mostrado eficaz na reversão, evolução e prevenção da placa ateromatosa e vegetarianos tendem a apresentar menor IMC e menor prevalência de obesidade, como mencionado anteriormente neste capítulo.[19,26]

Vegetarianos apresentam risco de desenvolver doença isquêmica coronariana e mortalidade por DCV 32% e 29%, menor, respectivamente, quando comparados a não vegetarianos.[46,47]

Entre os fatores de riscos associados às DCV, uma redução significativa nos níveis de LDL-c tem sido observada com a adoção de uma dieta vegetariana estrita, com alguns estudos mostrando uma redução semelhante à observada com o uso de medicamentos prescritos para esse fim.[17,24,26,35,48,49]

A Academia Americana de Cardiologia recomenda a diminuição do consumo de gorduras saturadas e sua substituição por gorduras poli-insaturadas como forma de reduzir o LDL-c, um dos principais fatores de risco relacionados às DCV. Essa simples substituição mostrou reduzir em 29% o risco de se desenvolver DCV, efeito semelhante ao observado com o uso das estatinas.[49]

Vegetarianos também apresentam menor prevalência de hipertensão e menores valores de pressão sistólica e diastólica quando comparados a não vegetarianos.[19,26,50]

O consumo de proteína animal acima de 3,08 g/kg/dia em pacientes diabéticos tipo 2 mais do que dobra a chance de aumentar a pressão arterial. Em termos práticos, isso representa o consumo diário de mais 215 g de carne para um indivíduo com 70 kg.[51] Por outro lado, dietas vegetarianas estão associadas a uma diminuição nos níveis pressóricos.[19,26,50,52] O alto teor de potássio nas dietas vegetarianas e o maior consumo de frutas e verduras em relação às dietas com carne explicaria esse efeito.

Considerando-se os principais fatores de risco para o desenvolvimento das DCV (colesterol total, LDL-c, IMC, pressão arterial, circunferência abdominal e glicemia) e os diversos estudos aqui citados, as dietas vegetarianas deveriam ser consideradas como alternativa terapêutica na prevenção e controle das DCV e como uma opção não farmacológica para o tratamento de pacientes com hipertensão arterial e hipercolesteronemia não familiar.

Microbiota Intestinal

A microbiota intestinal é modulada pela alimentação e exerce papel primordial na saúde e fisiologia humanas. Um desequilíbrio nessa microbiota tem sido associado com diversas doenças, incluindo obesidade, DM2 e aterosclerose.[53-56]

Dietas vegetarianas promovem alterações significativas na microbiota intestinal contribuindo para perda de peso, diminuindo a gordura corporal e aumentando a sensibilidade à insulina.[55]

A microbiota intestinal parece também aumentar o risco cardiovascular através da formação do óxido-trimetil-amino (TMAO) a partir da carnitina e colina da dieta. Bactérias da flora intestinal, ao metabolizarem a carnitina e a colina, liberam a trimetilamina (TMA), que pela circulação portal atinge o fígado, onde sofre ação da enzima flavina monooxigenase (FMO) formando o TMAO, um composto pró-aterogênico e associado a maior risco cardiovascular.[53,54,56-58]

Carnitina e colina estão presentes em grandes quantidades nas carnes e ovos e não são nutrientes essenciais, sendo sintetizados a partir da lisina e metionina obtidas na dieta.

Vegetarianos e onívoros apresentam diferenças na composição da sua flora intestinal e a produção de TMA parece ser menor em vegetarianos. Um estudo com onívoros e veganos mostrou que após a ingestão de 250 mg de carnitina e 250 g de carne vermelha a produção de TMAO foi insignificante nos veganos. A microbiota intestinal de veganos parece ser incapaz de converter carnitina e colina em TMA/TMAO.[58] O consumo de ovos está associado a um aumento nas concentrações séricas e urinárias de TMAO e aproximadamente 11 a 15% da colina da dieta são convertidos em TMAO após a ingestão de uma refeição contendo ovos.[59]

A concentração de TMAO em veganos e vegetarianos parece ser semelhante e o maior consumo de alimentos de origem vegetal seria responsável pela modulação da flora intestinal e redução da formação das enzimas que atuam na conversão do TMA em TMAO.[59]

Aqui, mais uma vez, dietas vegetarianas exercem papel primordial na prevenção de doenças e promoção de saúde.

POR QUE A DIETA VEGETARIANA PROMOVE TANTOS BENEFÍCIOS

Vários são os mecanismos que explicam os efeitos cardiometabólicos das dietas vegetarianas: menor ingestão calórica, maior ingestão de fibras, baixa ingestão de gorduras saturadas e colesterol, maior ingestão de gorduras poli-insaturadas e monoinsaturadas, alta ingestão de antioxidantes e fitoquímicos e maior ingestão de proteínas vegetais e esteróis vegetais.

Nas dietas vegetarianas, reduções calóricas ocorrem naturalmente e são provocadas pela menor densidade calórica dos alimentos de origem vegetal, promovendo diversos benefícios mesmo antes de ocorrer perda de peso.

As dietas vegetarianas são ricas em fibras que contribuem para um maior volume da dieta sem adicionar calorias, promovendo assim uma maior saciedade e menor ingestão calórica e auxiliando na perda de peso.

Nos EUA, apenas 5% da população consome a quantidade de fibras recomendada de 25 g/dia para mulheres e 38 g/dia para homens. Essa recomendação foi estipulada para proteção cardiovascular, mas também reduz o risco de se desenvolver DM2.[60] Para cada 8 g de fibras alimentares ingeridas diariamente, observa-se 7% de redução da mortalidade por todas as causas, 19% de redução na incidência de doença coronariana, 15% de redução na incidência de diabetes e 8% de redução na incidência de câncer colorretal.[61]

A baixa ingestão de gorduras saturadas e colesterol, aliada a um maior consumo de gorduras poli-insaturadas, contribui para melhora do perfil lipídico, reduzindo os riscos de se desenvolver DCV, conforme já mencionado neste capítulo.

O alto teor de fitoquímicos presentes na dieta vegetariana é responsável por alguns dos efeitos benéficos na saúde cardiovascular. Os fitoesteróis diminuem a absorção do colesterol por competirem com o colesterol presente nas micelas; os compostos fenólicos diminuem a oxidação do LDL-c, carotenoides inibem a atividade da enzima HMG-CoA redutase, suprimindo assim a produção de colesterol e o betacaroteno e o licopeno aumentam a atividade do receptor de LDL, diminuindo os níveis sanguíneos de LDL-c.[62]

O consumo de 30 a 60 g de proteína de soja por dia diminui os níveis de colesterol total e LDL-c em cerca de 10 a 20% em pessoas com dislipidemias.[62] Os fitoesteróis e saponinas presentes na soja atuariam bloqueando a absorção do colesterol e sais biliares e aumentando sua excreção, o que diminuiria os níveis de colesterol. Além disso, as isoflavonas presentes na soja previnem a oxidação do LDL-c atenuando a formação de placas ateromatosas e promovem também uma vasodilatação em artérias comprometidas diminuindo os episódios de angina.[62] Um estudo mostrou que uma dieta contendo 1 g de fitoesteróis, 9,8 g de fibras insolúveis, 21,4 g de proteína de soja e 14 g de amêndoas por 1.000 kcal foi capaz de reduzir o LDL-c em 12,5 %, mesmo efeito observado com o uso de 20 mg/dia de lovastatina.[24]

Os efeitos benéficos da adoção de uma dieta vegetariana no controle do DM2 podem ser explicados pela maior quantidade de fibras consumidas, menor ingestão de gorduras saturadas, menor consumo de ferro heme e maior consumo de proteínas vegetais.

A simples redução do IMC observada com as dietas vegetarianas por si só já contribui para um menor risco de se desenvolver DM2 e melhor controle dos níveis glicêmicos. Para cada unidade de IMC aumentada, o risco de se desenvolver DM2 aumenta em 20% aproximadamente.[34]

As fibras presentes somente nos alimentos de origem vegetal sofrem fermentação bacteriana nos intestinos com formação dos ácidos graxos de cadeia curta, contribuindo para melhor regulação da gliconeogênese intestinal.[37] Além disso, lentificam a absorção intestinal de glicose e dietas ricas em fibras diminuem os níveis de diversos marcadores inflamatórios.[43]

O consumo de carnes está associado a uma alta ingestão de gorduras saturadas e ferro heme. O ferro é um mineral pró-oxidante e aumenta o estresse oxidativo das células beta pancreáticas, que podem assim ser danificadas levando a uma menor produção de insulina. Níveis elevados de ferritina, um marcador dos estoques corporais de ferro, têm sido associados a um elevado risco de se desenvolver DM2.[32,41,63] O ferro não heme, encontrado nos alimentos vegetais, é autorregulado pelo organismo; quando seus níveis aumentam, há uma menor absorção, um efeito protetivo que não é observado com o ferro heme.

A simples substituição de 5% das calorias provenientes de proteínas animais por proteínas vegetais mostrou reduzir em 18% o risco de se desenvolver DM2.[63]

As proteínas vegetais apresentam maiores teores de L-arginina quando comparadas às proteínas animais e estudos randomizados mostraram uma melhora na sensibilidade à insulina em pacientes com DM2 após administração oral de L-arginina.[63] Um maior consumo de aminoácidos de cadeia ramificada (BCAA) e um alto consumo de metionina tem sido associados à resistência insulínica e DM2; dietas vegetarianas contêm baixos teores de BCAA e metionina.[34]

Como se pode observar, os inúmeros benefícios cardiometabólicos das dietas vegetarianas se devem a diversos mecanismos independentes, mas que exercem efeitos sinérgicos quando combinados em uma refeição.

OBESIDADE INFANTIL

Excesso de peso na infância tem impacto na saúde da criança, do adolescente e do adulto. Uma criança obesa aos 6 anos tem 50% de probabilidade de se tornar um adulto obeso e 70 a 80% dos adolescentes obesos se tornarão adultos obesos.[10]

Crianças e adolescentes que seguem dietas vegetarianas apresentam menores IMC em comparação aqueles que consomem carne, de modo semelhante ao que foi mencionado anteriormente em relação aos adultos vegetarianos.[10]

O aumento da obesidade infantil é um dos maiores determinantes do aumento da prevalência de DM2 na infância e excesso de peso entre 7 e 13 anos aumenta o risco de DM2 e doença cardiovascular na idade adulta.[10,64] Além disso, mais da metade das crianças obesas tem pelo menos um fator de risco cardiometabólico e um quarto dessas crianças tem pelo menos dois fatores.[64]

Mínimos esforços para atingir um peso adequado durante a infância já são suficientes para reduzir o risco das doenças cardiometabólicas associadas à obesidade na idade adulta. Meninos obesos durante a infância que conseguem adequar seu peso antes de atingir a puberdade reduzem seu risco de desenvolver DM2 a níveis semelhantes aos meninos que têm peso adequado e uma redução de peso a níveis adequados entre a infância e idade adulta está associada a uma redução significativa nos fatores relacionados a síndrome metabólica, DM2, hipertensão arterial e dislipidemia.[64]

As dietas vegetarianas devem ser consideradas como uma alternativa para a prevenção da obesidade infantil. Diversas instituições internacionais renomadas, como a Academia Americana Pediatria, Sociedade Canadense de Pediatria e Associação Americana de Nutrição e Dietética, atestam que crianças podem ser vegetarianas e que dietas vegetarianas, quando bem planejadas, não comprometem o crescimento e desenvolvimento infantis nem oferecem riscos nutricionais às crianças.[19,65,66]

Carências nutricionais podem acometer qualquer tipo de dieta. A fome oculta e a anemia ferropriva são problemas de saúde que ocorrem em todo o mundo, mostrando que toda alimentação, com ou sem carne, precisa ser monitorada por um médico e/ou nutricionista qualificados, especialmente durante a infância, quando há uma alta demanda metabólica de nutrientes e calorias.

A obesidade infantil precisa ser encarada com seriedade. Crianças "fofinhas" devem ser vistas como potenciais adultos obesos e doentes e a normalização do peso antes da adolescência deve ser uma meta para prevenção da obesidade e de doenças relacionadas ao excesso de peso na vida adulta. O consumo de frutas, legumes e verduras deve ser estimulado desde a introdução alimentar, evitando-se a oferta de doces e guloseimas como forma de recompensa por um bom comportamento. O consumo de alimentos processados também deve ser desestimulado, priorizando-se alimentos *in natura* e preparações caseiras.

CONCLUSÃO

Ao longo dos tempos, várias dietas hipocalóricas têm sido utilizadas para perda de peso, mas quase todas falham ao ser interrompidas e o paciente volta a ganhar peso, muitas vezes chegando a pesar mais do que antes do início da dieta. A grande questão aqui não é comer muito, mas a qualidade nutricional daquilo que se come. Pessoas obesas ou com sobrepeso em sua grande maioria obtêm a maior parte de suas calorias ingerindo alimentos ricos em gorduras saturadas e carboidratos refinados. O conceito antigo de que comer muito leva ao ganho de peso é um mito que precisa ser reavaliado. Na verdade, comer grandes quantidades de alimentos saudáveis é o segredo para uma perda de peso sustentada por toda a vida. Independentemente do metabolismo e da genética, a perda de peso acontecerá a partir do momento em que a dieta for baseada em alimentos com alto valor nutritivo. O consumo de alimentos pobres nutricionalmente deve ser evitado ao máximo. Toda dieta deveria ser baseada no consumo de alimentos ricos em nutrientes e fibras, evitando-se assim que as necessidades calóricas sejam atingidas pelo consumo de alimentos altamente calóricos, mas com poucos nutrientes. A questão principal a ser abordada não é o quanto se come, mas o que se come. A busca pela qualidade nutricional é essencial não apenas para um peso adequado, mas para promoção de saúde e prevenção da maior parte das DCNT.

Uma dieta saudável e adequada para perda de peso, para ser efetiva, deverá promover saciedade e ser composta por alimentos de alto valor nutricional, mas com baixa densidade calórica. O aumento do consumo de fibras, aliado a uma menor ingestão de gorduras saturadas e açúcares refinados, deve nortear qualquer abordagem alimentar e é facilmente contemplado em uma dieta vegetariana.

As dietas vegetarianas, além de muito nutritivas, são ricas em fibras, fitoquímicos e antioxidantes e pobres em gorduras saturadas e colesterol, constituindo-se em uma excelente alternativa terapêutica para pacientes que precisam adequar seu peso e controlar os diversos fatores de risco relacionados ao excesso de gordura corporal.

A adoção de uma dieta vegetariana na infância pode ser uma estratégia para prevenção da obesidade infantil, diminuindo assim os riscos provocados pelo excesso de peso na adolescência e vida adulta, e promovendo mais qualidade de vida e menores morbidade e mortalidade entre adultos e idosos.

As dietas vegetarianas precisam deixar de ser vistas como uma alimentação restritiva por não contemplarem alimentos de origem animal e seus inúmeros benefícios não podem ser deixados de lado. O consumo de carnes e laticínios vem se mostrando altamente prejudicial à saúde e o estímulo a um maior consumo de frutas, legumes e verduras está presente em todos os guias alimentares existentes ao redor do mundo.

Muitas são as evidências científicas que comprovam os benefícios da adoção de uma alimentação vegetariana na saúde e o médico e nutricionista devem estar preparados para oferecer esse tipo de dieta para todo paciente que possa se beneficiar dos seus efeitos. Riscos nutricionais existem em qualquer alimentação que não seja bem planejada e acompanhada por um profissional qualificado e a maior prova disso é a alta prevalência de obesidade e fome oculta em todo o mundo. A dieta vegetariana é uma opção para as pessoas que preferem ter uma ingestão alimentar baseada em vegetais e não em alimentos de origem animal.

REFERÊNCIAS BIBLIOGRÁFICAS

1. Ministério da Saúde. Vigitel Brasil 2017: vigilância de fatores de risco e proteção para doenças crônicas por inquérito telefônico: estimativas sobre frequência e distribuição sociodemográfica de fatores de risco e proteção para doenças crônicas nas capitais dos 26 estados. Brasília: Ministério da Saúde; 2018.
2. Almeida CAN, Mello ED. Obesidade. In: Nutrologia pediátrica. Prática baseada em evidências. Barueri: Manole: 2016. p.135-56.
3. Aiello AM, Marques de Mello L, Souza Nunes M, Soares da Silva A, Nunes A. Prevalence of obesity in children and adolescents in Brazil: a meta-analysis of cross-sectional studies. Curr Pediatr Rev. 2015;11(1):36-42.
4. GBD 2015 Risk Factors Collaborators. Global, regional, and national comparative risk assessment of 79 behavioural, environmental and occupational, and metabolic risks or clusters of risks, 1990–2015: a systematic analysis for the Global Burden of Disease Study 2015. Lancet. 2016;388(10053): 1659-724.
5. The Global BMI Mortality Collaboration. Body-mass index and all-cause mortality: Individual-participant-data meta-analysis of 239 prospective studies in four continents. Lancet (Lond. Engl.). 2016;388:776-86.
6. Ribas Filho D, Suen VMM. Tratado de Nutrologia. 2.ed. Barueri: Manole; 2018.
7. Instituto Brasileiro de Geografia e Estatística. Pesquisa de orçamentos familiares 2017-2018: análise do consumo alimentar pessoal no Brasil/IBGE, Coordenação de Trabalho e Rendimento. Rio de Janeiro: IBGE; 2020.
8. Micha R, Peñalvo JL, Cudhea F, Imamura F, Rehm CD, Mozaffarian D. Association Association between dietary factors and mortality from heart disease, stroke, and type 2 diabetes in the United States. JAMA. 2017;317(9):912-24.
9. Spencer EA, Appleby PN, Davey GK, Key Tj. Diet and body mass index in 38000 EPIC- Oxford meat-eaters, fish-eaters, vegetarians and vegans. Int J Obes Relat Metab Disord. 2003;27(6):728-34.
10. Sabaté J,Wien M. Vegetarian diets and childhood obesity prevention. Am J Clin Nutr. 2010;91 (suppl):1525S-9S.
11. Key TJ, Fraser GE, Thorogood M, Appleby PN, Beral V, Reeves G, et al. Mortality in vegetarians and non-vegetarians: a collaborative analysis of 8300 deaths among 76,000 men and women in five prospective studies. Public Health Nutr. 1998;1:33-41.
12. Berkow S, Barnard ND. Vegetarian diets and weight status. Nutr Rev. 2006;64(4):175-88.
13. Rosell M, Appleby P, Spencer E, et al. Weight gain over 5 years in 21,966 meat-eating, fish-eating, vegetarian, and vegan men and women in EPIC-Oxford. Int J Obes (Lond). 2006;30(9):1389-96.
14. Newby PK, Tucker KL, Wolk A. Risk of overweight and obesity among semivegetarian, lactovegetarian, and vegan women. Am J Clin Nutr. 2005;81:1267-74.
15. Barnard ND, Levin SM, Yokoyama Y. A systematic review and meta-analysis of changes in body weight in clinical trials of vegetarian diets. J Acad Nutr Diet. 2015;115(6):954-69.
16. Nicholson AS, Sklar M, Barnard ND, Gore S, Sullivan R, Browning S. Toward improved management of NIDDM: a randomized, controlled, pilot intervention using a lowfat, vegetarian diet. Prev Med. 1999;29(2):87-91.
17. Toumpanakis A, Turnbull T, Alba-Barba I. Effectiveness of plant-based diets in promoting well-being in the management of type 2 diabetes: a systematic review. BMJ Open Diabetes Research and Care. 2018;6:e00053.
18. Huang RY, Huang CC, Hu FB, Chavarro JE. Vegetarian diets and weight reduction: A meta-analysis of randomized controlled trials. J Gen Intern Med. 2015;31(1):109-16.
19. Melina V, Craig W, Levin S. Position of the Academy of Nutrition and Dietetics: vegetarian diets. J Acad Nutr Diet. 2016;116(12):1970-80.
20. Herrmann W, Geisel J. Vegetarian lifestyle and monitoring of vitamin B-12 status. Clin Chim Acta. 2002;326(1-2):47-59.
21. Allen LH. Folate and vitamin B12 status in the Americas. Nutr Rev. 2004;62(6 Pt 2):S29-33; discussion S34.

22. Barnabé A, Aléssio AC, Bittar LF, de Moraes Mazetto B, Bicudo AM, de Paula EV, et al. Folate, vitamin B12 and Homocysteine status in the post-folic acid fortification era in different subgroups of the Brazilian population attended to at a public health care center. Nutr J. 2015;14:19.
23. Silva LL, Fawzi WW, Cardoso MA; ENFAC Working Group. Serum folate and vitamin B12 status in young Brazilian children. Public Health Nutr. 2019;22(7):1223-31.
24. Jenkins DJA, Kendall CWC, Marchie A, Faulkner DA, Wong JM, de Souza R, et al. Effects of a dietary portfolio of cholesterol-lowering foods vs lovastatin on serum lipids and C-reactive protein. JAMA. 2003;290(4):502-10.
25. Turner-McGrievy G, Mandes T, Crimarco A. A plant-based diet for overweight and obesity prevention and treatment. J Geriatr Cardiol. 2017;14(5):369-74.
26. Kahleova H, Levin S, Barnard N. Cardio-metabolic benefits of plant-based diets. Nutrients. 2017;9(8):848.
27. Tonstad S, Butler T, Yan R, Fraser GE. Type of vegetarian diet, body weight, and prevalence of type 2 diabetes. Diabetes Care. 2009;32(5):791-6.
28. Moore WJ, McGrievy ME, Turner-McGrievy GM. Dietary adherence and acceptability of five different diets, including vegan and vegetarian diets, for weight loss: The New DIETs study. Eat Behav. 2015;19:33-8.
29. Newby PK, Tucker K L, Wolk A. Risk of overweight and obesity among semivegetarian, lactovegetarian, and vegan women. Am J Clin Nutr. 2005;81(6):1267-74.
30. Chiu YF, Hsu CC, Chiu TH, Lee CY, Liu TT, Tsao CK, et al. Cross-sectional and longitudinal comparisons of metabolic profiles between vegetarian and non-vegetarian subjects: a matched cohort study. Br J Nutr. 2015;114(8):1313-20.
31. Wright N, Wilson L, Smith M, Duncan B, McHugh P. The BROAD study: A randomised controlled trial using a whole food plant-based diet in the community for obesity, ischaemic heart disease or diabetes. Nutr Diabetes. 2017;7(3):e256.
32. Pan A, Sun Q, Bernstein AM, Schulze MB, Manson JE, Willett WC, et al. Red meat consumption and risk of type 2 diabetes: 3 cohorts of US adults and an updated meta-analysis. Am J Clin Nutr. 2011;94:1088-96.
33. Barnard N, Levin S, Trapp C. Meat consumption as a risk factor for type 2 diabetes. Nutrients. 2014;6:897-910.
34. Tian S, Xu Q, Jiang R, Han T, Sun C, Na L. Dietary protein consumption and the risk of type 2 diabetes: a systematic review and meta-analysis of cohort studies. Nutrients. 2017;9(9).
35. Viguiliouk E, Kendall CW, Kahleová H, Rahelić D, Salas-Salvadó J, Choo VL, et al. Effect of vegetarian dietary patterns on cardiometabolic risk factors in diabetes: a systematic review and meta-analysis of randomized controlled trials. Clin Nutr. 2019;38(3):1133-45.
36. Disponível em: https://idf.org/aboutdiabetes/type-2-diabetes.htm; acesso em 10 out. 2020.
37. Yokoyama Y, Barnard ND, Levin SM, Watanabe M. Vegetarian diets and glycemic control in diabetes: a systematic review and meta-analysis. Cardiovasc Diagn Ther. 2014;4(5):373-82.
38. Kahleova H, Matoulek M, Malinska H, Oliyarnik O, Kazdova L, Neskudla T, et al. Vegetarian diet improves insulin resistance and oxidative stress markers more than conventional diet in subjects with type 2 diabetes. Diabet Med. 2011;28(5):549-5.
39. Tonstad S, Stewart K, Oda K, Batech M, Herring RP, Fraser GE. Vegetarian diets and incidence of diabetes in the Adventist Health Study-2. Nutr Metab Cardiovasc Dis. 2013;23(4):292-9.
40. Storz MA. Reduced diabetes medication needs with a plant-based diet. J Am Coll Nutr. 2020;39(6):574-7.
41. Kim Y, Keogh J, Clifton P. A review of potential metabolic etiologies of the observed association between red meat consumption and development of type 2 diabetes. Metabolism. 2015;64(7):768-79.
42. Bendinelli B, Palli D, Masala G, Sharp SJ, Schulze MB, Guevara M, et al. Association between diet and type 2 diabetes: EPIC-InterAct study. Diabetologia. 2013;56:47-59.
43. Satija A, Bhupathiraju SN, Rimm EB, Spiegelman D, Chiuve SE, Borgi L, et al. Plant-based dietary patterns and incidence of type 2 diabetes in US men and women: results from three prospective cohort studies. PLoS Med. 2016;13(6):e1002039.
44. GBD 2017 Diet Collaborators. Health effects of dietary risks in 195 countries, 1990-2017: a systematic analysis for the Global Burden of Disease Study 2017. Lancet. 2019;393(10184):1958-72.
45. Modelli ME, Cherulli AS, Gandolfi L, Pratesi R. Atherosclerosis in young Brazilians suffering violent deaths: a pathological study. BMC Res Notes. 2011;4:531.

46. Crowe FL, Appleby PN, Travis RC, Key TJ. Risk of hospitalization or death from ischemic heart disease among British vegetarians and nonvegetarians: results from the EPIC-Oxford cohort study. Am J Clin Nutr. 2013;97(3):597-603.
47. Huang T, Yang B, Zheng J, Li G, Wahlqvist ML, Li D. Cardiovascular disease mortality and cancer incidence in vegetarians: a meta-analysis and systematic review. Ann Nutr Metab. 2012;60(4):233-40.
48. Morin É, Michaud-Létourneau I, Couturier Y, Roy M. A whole-food, plant-based nutrition program: Evaluation of cardiovascular outcomes and exploration of food choices determinants. Nutrition. 2019;66:54-61.
49. Sacks FM, Lichtenstein AH, Wu JHY, Appel LJ, Creager MA, Kris-Etherton PM, et al.; American Heart Association. Dietary fats and cardiovascular disease: a presidential advisory from the American Heart Association. Circulation. 2017;136(3):e1-e23.
50. Yokoyama Y, Nishimura K, Barnard ND, Takegami M, Watanabe M, Sekikawa A, et al. Vegetarian diets and blood pressure: a meta-analysis. JAMA Intern Med. 2014;174(4):577-87.
51. Mattos CB, Viana LV, Paula TP, Sarmento RA, Almeida JC, Gross JL, Azevedo MJ. Increased protein intake is associated with uncontrolled blood pressure by 24-hour ambulatory blood pressure monitoring in patients with type 2 diabetes. J Am Coll Nutr. 2015;34(3):232-9.
52. McDougall J, Thomas LE, McDougall C, Moloney G, Saul B, Finnell JS, et al. Effects of 7 days on an ad libitum low-fat vegan diet: the McDougall Program cohort. Nutr J. 2014;13:99.
53. Tang WHW, Li DY, Hazen SL. Dietary metabolism, the gut microbiome, and heart failure. Nat Rev Cardiol. 2019; 16(3):137-54.
54. Koeth RA, Wang Z, Levison BS, Buffa JA, Org E, Sheehy BT, et al. Intestinal microbiota metabolism of L-carnitine, a nutrient in red meat, promotes atherosclerosis. Nat Med. 2013;19(5):576-85.
55. Kahleova H, Rembert E, Alwarith J, Yonas WN, Tura A, Holubkov R, et al. Effects of a low-fat vegan diet on gut microbiota in overweight individuals and relationships with body weight, body composition, and insulin sensitivity. a randomized clinical trial. Nutrients. 2020;12(10):E2917.
56. Tomova A, Bukovsky I, Rembert E, Yonas W, Alwarith J, Barnard ND, et al. The effects of vegetarian and vegan diets on gut microbiota. Front Nutr. 2019;6:47.
57. Aoun A, Darwish F, Hamod N. The influence of the gut microbiome on obesity in adults and the role of probiotics, prebiotics, and synbiotics for weight loss. Prev Nutr Food Sci. 2020;25(2):113-23.
58. Koeth RA, Wang Z, Levison BS, Buffa JA, Org E, Sheehy BT, et al. Intestinal microbiota metabolism of L-carnitine, a nutrient in red meat, promotes atherosclerosis. Nat Med. 2013;19(5):576-85.
59. Miller CA, Corbin KD, da Costa KA, Zhang S, Zhao X, Galanko JA, et al. Effect of egg ingestion on trimethylamine-N-oxide production in humans: a randomized, controlled, dose-response study. Am J Clin Nutr. 2014;100(3):778-86.
60. Dahl WJ, Stewart ML. Position of the Academy of Nutrition and Dietetics: health implications of dietary fiber. J Acad Nutr Diet. 2015;115(11):1861-70.
61. Reynolds A, Mann J, Cummings J, Winter N, Mete E, Te Morenga L. Carbohydrate quality and human health: a series of systematic reviews and meta-analyses. Lancet. 2019;393(10170):434-45.
62. Craig WJ. Health-promoting phytochemicals: beyond the traditional nutrientes. In: Sabaté J (Ed.). Vegetarian Nutrition. Boca Raton: CRC Series in Modern Nutrition. Boca Raton: 2001. p.333-70.
63. Viguiliouk E, Stewart SE, Jayalath VH, Ng AP, Mirrahimi A, de Souza RJ, et al. Effect of replacing animal protein with plant protein on glycemic control in diabetes: a systematic review and meta-analysis of randomized controlled trials. Nutrients. 2015;7(12):9804-24.
64. Weihrauch-Blüher S, Wiegand S. Risk factors and implications of childhood obesity. Curr Obes Rep. 2018;7(4):254-9.
65. Amit M. Vegetarian diets in children and adolescents. Paediatr Child Health. 2010;15(5):303-14.
66. Nutritional aspects of vegetarian diets American Academy of Pediatrics. In: Kleinman RE, Greer FR (Eds.). Pediatric Nutrition. 7.ed. Elk Groove Village: American Academy of Pediatrics; 2014. p.241-64.

29 Obesidade e infecções

Nikhil V. Dhurandhar
Md Akheruzzaman
Vijay Hegde

OBESIDADE

A obesidade atingiu proporções epidêmicas em todo o mundo,[1] mas seu tratamento ou prevenção continua sendo um desafio. Sua etiologia é multifatorial. No entanto, é atribuída a um aumento na ingestão de alimentos ou à diminuição na atividade física. Consequentemente, as estratégias de tratamento se concentram em um tratamento abrangente de diminuição da ingestão alimentar e/ou no aumento da atividade física, independentemente da causa ou do fator contribuinte para a obesidade do indivíduo. Possivelmente, a palavra "obesidade" realce melhor as várias formas de obesidade existentes. Esse conceito é semelhante ao uso do termo "câncer". O câncer não é apenas uma condição, pois afeta vários órgãos e possui uma variedade de causas, curso da doença, tratamento e prognóstico. Os cânceres não têm um tratamento. É igualmente importante compreender as causas subjacentes da obesidade, para que o tratamento possa abordar a causa específica. O foco na prevenção ou no tratamento da obesidade por causa específica pode produzir resultados melhores. Um exemplo dessa abordagem seria considerar o papel do sono na obesidade. Em alguns indivíduos, a qualidade inadequada ou ruim do sono está associada à obesidade.[2,3] No tratamento da obesidade desses indivíduos, seria importante abordar os problemas relacionados ao sono para um melhor resultado.

Este capítulo, especificamente, tratará da relação da obesidade com várias infecções microbianas. O relacionamento é bidirecional, ou seja, a presença de obesidade parece influenciar a suscetibilidade às infecções e o prognóstico. Por outro lado, há indícios de que vários agentes microbianos podem causar obesidade. Essa obesidade de origem infecciosa é denominada infectobesidade.[4,5,6] A seguir encontra-se uma descrição desse relacionamento.

EFEITO DA OBESIDADE NAS INFECÇÕES

Estudos mostram que em modelos de seres humanos e camundongos o excesso de adiposidade pode aumentar a suscetibilidade às infecções. Camundongos obesos são mais suscetíveis às infecções bacterianas e pneumonia.[7] A leptina é um hormônio produzido pelo tecido adiposo e contribui para a regulação dos estoques de energia e imunidade. Em camundongos obesos, sem leptina (*ob/ob*), os animais apresentam desobstrução pulmonar prejudicada pela infecção por *Klebsiella*.[8] Esses camundongos também têm desobstrução retardada (tardia) da pneumonia por *Streptococcus* dos pulmões, o que aumenta a letalidade da infecção.[9] As injeções intraperitoneais de leptina, antes do início da infecção, podem reduzir a letalidade da pneumonia por *Streptococcus* em camundongos *ob/ob*. Uma maior carga pulmonar produzida pelo *Mycobacterium tuberculosis*[10] e uma depuração tardia do *Mycobacterium abcessus* foram observadas em camundongos *ob/ob* após o desafio.[11] Os camundongos *db/db* são propensos a obesidade e diabetes. Embora secretem leptina, o hormônio é ineficaz pela falta de um receptor específico. Os camundongos *db/db* são mais suscetíveis à infecção estafilocócica, exibindo resposta inflamatória maior em comparação a camundongos do tipo selvagem que têm a função da leptina intacta.[12] Além disso, os camundongos *ob/ob* e *db/db* apresentam resistência deficiente à infecção por *Listeria monocytogenes*.[13] Esses estudos ressaltam a função da leptina na proteção contra infecções.

Em comparação com camundongos magros, aqueles com obesidade induzida por dieta rica em gordura (DIO) apresentam maiores morbidade e mortalidade durante a infecção por influenza primária ou secundária.[14,15] Os camundongos com DIO também têm resposta imunológica menor, conforme indicado pela redução da atividade das células assassinas naturais, processamento deficiente das células dendríticas e função das células T CD8 + deficientes.[15,16] No entanto, não está claro se a resposta à infecção é decorrente da exposição à dieta rica em gordura ou ao aumento da massa de tecido adiposo. Para examinar com minúcias as diferenças, seria útil utilizar modelos genéticos de obesidade com sinalização de leptina intacta em conjunto com modelos de camundongos com DIO.[16,18]

Nos seres humanos, a disfunção das células imunes é um fator de risco para infecções pós-operatórias nosocomiais,[19] periodontais[20] e respiratórias.[21] Vários estudos também relataram a obesidade como um fator de risco independente para infecções pós-operatórias.[22-25] Durante a pandemia de influenza A (H1N1) de 2009, a obesidade foi relatada como um preditor de aumento da morbidade e mortalidade.[26] Da mesma forma, uma pesquisa de saúde de corte transversal, de base populacional no Canadá, mostrou que indivíduos com obesidade tinham maior risco de hospitalizações respiratórias durante os períodos de gripe sazonal.[27] A obesidade também parece ser um fator nas crianças para o aumento das infecções respiratórias.[28] A pandemia mais recente de Sars-CoV-2 (Covid-19) é mais grave, com pior prognóstico e casos de letalidade desproporcionalmente maiores em pessoas com obesidade preexistente.[29] Essas observações indicam fortemente que o excesso de tecido adiposo pode predispor os indivíduos a várias infecções.

EFEITO DAS INFECÇÕES NA OBESIDADE

Diversos estudos demonstraram que vírus, bactérias, parasitas e agentes do tremor epizoótico de animais e seres humanos causam obesidade em vários modelos experimentais, como insetos, frangos, roedores e primatas não humanos.[30] Mesmo a endotoxina bacteriana, o lipopolissacarídeo (LPS), induz a expansão do tecido adiposo nos roedores.[31] Nos seres humanos, as infecções em geral, bem como certos patógenos específicos, estão associadas à obesidade. Li et al. relataram que as infecções durante a primeira infância (lactância) estão associadas ao risco de obesidade durante a infância.[32] Esses autores acrescentaram que o risco de obesidade não pode ser atribuído ao uso de antibióticos para essas infecções. Muitos micróbios específicos também estão associados à obesidade, incluindo *Chlamydia pneumoniae*,[33] *Selenomonas noxia*,[34] *Helicobacter pylori*,[35] a microflora intestinal[36] e uma carga de infecção combinada de infecção por vírus do herpes simplex 1 ou 2, enterovírus e *C. pneumoniae*.[37] Esses micróbios variam em seu mecanismo adipogênico, indo desde o direcionamento à parte central do sistema nervoso (vírus da cinomose canina, vírus da doença de Borna), ao metabolismo (microbiota intestinal) e ao tecido adiposo (adenovírus).[30] Entre esses patógenos humanos, os adenovírus são amplamente estudados e demonstraram estar causativa e correlativamente associados à obesidade animal e dos seres humanos, respectivamente. Os adenovírus são uma família de vírus de DNA de fita dupla icosaédrica, sem envoltório, com mais de 50 subtipos de adenovírus humanos. Estão principalmente ligados às infecções da parte superior ou inferior do trato respiratório, do trato gastrointestinal ou da túnica conjuntiva, mas, em alguns casos raros, são conhecidos por manifestar cistite hemorrágica, hepatite, colite hemorrágica, pancreatite, nefrite e encefalite.[38] Embora as infecções adenovirais sejam comuns em crianças pequenas, as infecções subjacentes podem persistir ao longo da vida. As infecções por adenovírus são generalizadas globalmente.[39,40] A função adipogênica de todos os adenovírus não é conhecida.

O adenovírus aviário SMAM-1 foi o primeiro adenovírus adipogênico identificado. A infecção experimental por SMAM-1 aumentou a adiposidade em frangos na comparação com controles não infectados, mas reduziu os níveis de colesterol sérico e triglicerídeos.[41,42] Nesse estudo, a infecção por SMAM-1 e a obesidade poderiam ser transmitidas para as gaiolas de frangos infectadas experimentalmente. Em um pequeno estudo, observou-se a prevalência de 20% de anticorpos SMAM-1 em seres humanos,[43] indicando uma infecção natural passada com o vírus. Isso foi surpreendente, porque o SMAM-1 é um adenovírus aviário e não se espera que os adenovírus aviários infectem seres humanos. Curiosamente, similar aos estudos com animais, os sujeitos humanos soropositivos para SMAM-1 tinham um índice de massa corporal (IMC) significativamente maior, mas níveis mais baixos de colesterol e triglicerídeos séricos em comparação com os sujeitos sem anticorpos contra o SMAM-1. Embora não conclusivas, essas observações indicaram coletivamente uma função causal do SMAM-1 no aumento da adiposidade nos seres humanos.

O adenovírus 36 (Ad36) foi o primeiro vírus humano relatado como adipogênico. O Ad36 foi isolado pela primeira vez em 1978, na Alemanha, na amostra fecal de uma jovem que sofria de enterite.[44] Isso indica que provavelmente causa sintomas gastrointestinais em humanos. O Ad36 é antigenicamente distinto de outros adenovírus humanos, o que dá especificidade à identificação de anticorpos neutralizantes para o Ad36 em seres humanos. Numerosas experiências mostraram que a infecção experimental com o Ad36 aumenta a adiposidade em vários modelos animais, incluindo frangos, ratos, ratos e micos[45-50] e a infecção natural com o Ad36 está associada a um risco 2 a 3 vezes maior de obesidade nos seres humanos. Mais detalhes para o Ad36 são discutidos a seguir.

ADENOVÍRUS 36 E OBESIDADE

O Ad36 é o patógeno mais estudado ligado à obesidade e recebe uma atenção significativa por parte de cientistas de todo o mundo. Diversos estudos investigaram a função do Ad36, desde a primeira vez em que foi relatado como a causa de obesidade em vários modelos animais.[51] O Ad36 pertence ao subgrupo D, sendo um dos mais de 50 adenovírus humanos conservados pela *American Type Culture Collection*. A investigação inicial sobre o Ad36 contou com a participação apenas de animais, mas a área e a abrangência expandiram-se para diversos estudos mecanicistas de cultura celular e epidemiológicos humanos, desde 1992. Embora o Ad36 aumente a adiposidade, sua característica paradoxal distintiva é diminuir o triglicerídeo e lipídeos séricos e melhorar a eliminação sistêmica da glicose independente da insulina. Aqui, optou-se por discutir o Ad36 e a obesidade, em três grandes categorias de investigação, ou seja, animais, cultura celular e estudos em seres humanos. Depois disso, discute-se a proteína E4orf1 específica da Ad36, que pode ser explorada como opção de tratamento para múltiplas doenças relacionadas com distúrbios metabólicos, como diabetes, doença hepática gordurosa não alcoólica (NAFLD) e doença de Alzheimer. O Quadro 1 apresenta uma linha temporal das principais descobertas relacionadas com o Ad36 e a E4orf1.

Estudos com animais

Nas últimas três décadas, diversos modelos animais foram utilizados para examinar se os adenovírus podem causar obesidade. Esses modelos animais incluem frango, rato, rato, *hamster*, mico e macaco. Em 1992, Dhurandhar et al. descreveram que a infecção experimental pelo adenovírus aviário SMAM-1 aumenta a gordura em frangos na Índia.[42] Além disso, relataram uma redução paradoxal do colesterol e triglicerídeos séricos no frango infectado. Contudo, o mecanismo era inexplicável. Em seguida, os investigadores investigaram o efeito adipogênico do adenovírus humano Ad36. Semelhante à infecção pelo SMAM-1, a infecção pelo Ad36 aumenta o acúmulo de gordura visceral e de gordura total do corpo no frango e nos ratos, e reduz os níveis de colesterol e triglicerídeos séricos.[47] Diversos relatórios confirmaram que o potencial adipogênico não é partilhado por todos os adenovírus. Por exemplo, os adenovírus aviários CELO (Órfão Letal do Embrião de Pintos)[47] e outros adenovírus humanos, como Ad2, Ad31 e Ad37, não são adipogênicos,[52] enquanto o adenovírus humano Ad5 aumenta a adiposidade em ratos.[53] Esses estudos demonstraram que nem todos os adenovírus são adipogênicos, ou que a resposta adipogênica de um animal não é meramente decorrente de qualquer infecção viral. A infecção experimental pelo Ad36, em animais, resulta no desenvolvimento da obesidade em 60 a 100% dos animais infectados. A infecção experimental pelo Ad36, por vias intranasal e intraperitoneal, aumentou o peso da gordura do corpo adiposo epididimal em ratos.[54] Após a infecção, o Ad36 se propaga para vários órgãos, incluindo coração, fígado, rim, baço, cérebro e tecido adiposo, como detectado pela presença do DNA do Ad36.[49,54] O DNA do vírus Ad36 poderia ser detectado nas fezes de micos, durante até 2 meses após a infecção intranasal.[49] O Ad36 parece ter um elevado potencial infeccioso, demonstrado por sua capacidade de transmitir a infecção a partir de frangos infectados para os frangos não infectados que estão nas mesmas gaiolas.[46] Quando os frangos infectados, por via intranasal, foram alojados com os frangos não infectados, ambos os grupos apresentaram o Ad36 no exame de sangue, em apenas 12 horas.[46] Além disso, os postulados de Koch foram testados para estabelecer uma ligação causal entre o Ad36 e a obesidade, como se segue. Quando o sangue coletado dos frangos infectados pelo Ad36 foi injetado, por via intravenosa, em um conjunto de frangos, a infecção viral e a obesidade poderiam ser transmitidas a partir dos doadores de sangue para os frangos receptores, e o DNA do vírus poderia ser recuperado dos frangos que receberam sangue infectado.[46] Além de frangos e roedores, o Ad36 é também adipogênico em primatas não humanos. Nos macacos Rhesus, a exposição natural ao Ad36 estava ligada ao aumento de 15% do peso e à redução paradoxal do colesterol.[49] Na infecção experimental de micos pelo Ad36, o peso corporal triplicou em 6 meses em comparação com os controles não infectados.[49]

Com base nos estudos que utilizaram modelos animais, parece que tanto as vias periféricas quanto as vias centrais participam no desenvolvimento da obesidade. A quantidade de DNA do Ad36 positivamente correlacionada com o peso do tecido adiposo em animais infectados demonstra um efeito direto e local do Ad36 no crescimento do tecido adiposo.[49] Nos ratos Wistar, a infecção pelo Ad36 aumentou a expressão dos genes participantes na diferenciação dos adipócitos, como C/EBP-beta, C/EBP-alfa, e PPAR-gama, indicando a participação das vias periféricas no aumento do tecido adiposo.[48] Na mesma experiência, o Ad36 também reduziu as concentrações de norepinefrina, dopamina, ácido acético ácido 5 hidroxi indol acético, e ácido acético di-hidroxifenil em várias áreas hipotalâmicas do cérebro, com uma redução da corticosterona sérica.[48] Isso realça a possível participação de um mecanismo periférico para a adiposidade induzida pelo Ad36, uma vez que a redução da norepinefrina hipotalâmica contribui para a adiposidade ao reduzir a corticosterona.

Em resumo, o adenovírus humano Ad36 aumenta a replicabilidade da adiposidade em vários modelos animais. A infecção pelo Ad36 é extremamente transmissível e pode seguir uma via feco-oral. O Ad36 pode visar ao tecido adiposo ou à parte central do sistema nervoso para aumentar a adiposidade. O efeito adipogênico do Ad36 nos primatas não humanos indica uma forte possibilidade de um efeito semelhante nos primatas humanos.

Quadro 1 Linha temporal dos principais achados sobre Ad36 e E4orf1

Ano	Achados
1992-1997	O adenovírus SMAM-1 provoca adiposidade em frangos[42] e está associado com a adiposidade em seres humanos[43]
2000-2002	O vírus Ad36 provoca aumento de peso em camundongos[47] e micos.[49] A infecção é transmitida a partir de frangos infectados experimentalmente para outros frangos não infectados, na mesma gaiola[46]
2004	A infecção pelo Ad36 aumenta o acúmulo de lipídeos na linhagem de células pré-adipócitos nos seres humanos[55]
2005	A infecção pelo Ad36 está associada à obesidade humana e, paradoxalmente, ao colesterol sérico mais baixo[56]
2007	A infecção das células pelo Ad36 aumenta a absorção de glicose celular[57]
2008	O gene da proteína E4orf1 do Ad36 foi identificado como necessário e suficiente para induzir adipogênese[58]
2008	A infecção pelo Ad36 está associada a um melhor controle glicêmico nos seres humanos[59]
2010	A caracterização genômica do Ad36 foi relatada[59]
2011	O gene da proteína E4orf1 do Ad36 aumenta a absorção de glicose na cultura celular[61]
2012	O Ad36 melhora o metabolismo de glicose nas células hepáticas[62]
2012	Perfil de expressão genética após infecção pelo Ad36 em células musculares[63]
2013	Desenvolvida a linhagem celular da expressão da proteína E4orf1[64]
2014	Foi desenvolvida uma vacina, na Coreia do Sul, que protege os camundongos da infecção pelo Ad36[65]
2015	A proteína E4orf1 promove a sinalização independente da insulina nos adipócitos para aumentar a absorção de glicose[66]

(continua)

Quadro 1 Linha temporal dos principais achados sobre Ad36 e E4orf1 *(continuação)*

Ano	Achados
2016	Ensaio de seroneutralização modificado para detecção rápida de anticorpos contra o Ad36[67]
2016	A expressão hepática da proteína E4orf1 melhora o controle glicêmico em camundongos[68]
2019	O Ad36 melhora os marcadores da patogênese da doença de Alzheimer[69]
2020	O fornecimento da proteína E4orf1, mediado por nanopartículas, aumenta a absorção de glicose nos pré-adipócitos[70]
2020	A proteína E4orf1 diminui a necessidade de insulina endógena e protege contra a esteatose hepática[70]
2020	A proteína E4orf1 reduz o acúmulo de gordura no rim de camundongos alimentados com muita gordura[72]

Fonte: modificado de Akheruzzaman et al., 2019.[51]

Estudos de cultura de células

Muitos estudos de cultura de células examinaram o mecanismo molecular subjacente da adiposidade induzida pelo Ad36. O tropismo do tecido adiposo do Ad36 induziu os pesquisadores a usar células com potenciais adipogênicos, como pré-adipócitos de murinos (3T3-L1) ou células vasculares estromais derivadas de tecido adiposo humano (hASC), para estudos de sinalização celular. Em geral, o Ad36 acelera a replicação e a diferenciação entre pré-adipócitos de murinos ou de seres humanos e células-tronco em adipócitos e aumenta o armazenamento de gordura.[55,57,58,73,74] Mesmo na ausência de meio adipogênico, o Ad36 induz a diferenciação adipogênica e o acúmulo significativo de gordura.[58] Na verdade, a capacidade do Ad36 de induzir a diferenciação adipogênica de hASC é tão notável que, mesmo na presença de meio osteogênico (que deve promover o comprometimento de hASC com a linhagem osteogênica), o Ad36 os diferencia em adipócitos.[75] O Ad36 parece agir de maneira autócrina/parácrina para promover a diferenciação adipogênica e o crescimento do tecido adiposo, suprimindo a expressão e a liberação de leptina nas células 3T3-L1.[57] Nas células progenitoras de adipócitos, o Ad36 regula negativamente a expressão de genes associados ao *status* pré-adipócito, como Pref1 e Wnt10b. Ele causa uma suprarregulação das vias cAMP e PI3K, levando à suprarregulação da expressão de genes envolvidos na adipogênese, como C/EBP-beta, C/EBP-alfa, PPAR-gama, aP2, ácido graxo sintase, glicerol fosfato desidrogenase, lipoproteína lipase (LPL) e adiponectina.[48,55,57-59,75-80] O efeito adipogênico do Ad36 não se limita apenas às células adiposas progenitoras. Explantes de tecido adiposo humano expostos ao Ad36 *ex-vivo* exibem uma regulação positiva muito semelhante dos genes da cascata adipogênica.[59] O efeito adipogênico do Ad36 foi examinado em tipos de células adicionais. Cidea (fator de fragmentação de DNA de origem alfa A) e FSP27/cidec (proteína 27 específica de gordura) promovem o acúmulo de triglicerídeos nos adipócitos *in vivo* e *in vitro*,[81,82] e a perilipina protege a integridade das gotículas lipídicas. Nas células musculares esqueléticas humanas (HSKM), o Ad36 provoca a suprarregulação do Cidec/FSP27 e da perilipina, e a diminuição das atividades da proteína quinase ativada por monofosfato de adenosina (AMPK), mas não afetou a sinalização PPAR-gama.[83] Isso indica a possibilidade de que o Ad36 reduz a oxidação de ácidos graxos no músculo esquelético e induz a adipogênese em células progenitoras de adipócitos. A infecção pelo Ad36 de células estaminais mesenquimais humanas (hMSC) exibiu suprarregulação de 35 genes associados à adiposidade, incluindo LPL, ATF3, FABP4, C/EBP-alfa, C/EBP-beta, PPAR-gama e vias de inflamação.[77] As células progenitoras de adipócitos obtidas de seres humanos infectados pelo Ad36 mostraram um potencial significativamente mais elevado de diferenciação adipogênica. Essa descoberta ficou aparente em uma experiência que estudou o potencial de diferenciação das células progenitoras de adipócitos, obtidas a partir de biópsia de tecido adiposo de indivíduos indígenas Pima.[75] Os indivíduos que tinham DNA do Ad36 no tecido adiposo (um indício de infecção anterior pelo Ad36) apresentavam um potencial diferencial adipogênico oito vezes maior em comparação com aqueles sem o DNA viral no tecido adiposo.

O Ad36 induz a adipogênese por meio de um dos seus genes, chamado E4 *open reading frame** (orf)-1 ou E4orf1.[58] A proteína E4orf1 é necessária e suficiente para induzir a adipogênese nas células hASC e 3T3-L1.[58] Curiosamente, a proteína E4orf1 induz a adipogênese nas células hASC ou 3T3-L1, mesmo na ausência de meios adipogênicos. A proteína E4orf1 do Ad36 ativa as vias cAMP e PI3K, levando ao aumento dos níveis de cAMP, à atividade de PKB, resultando na proliferação celular, acúmulo de lipídeos e maior absorção de glucose nas células.[58] Pesquisas subsequentes mostraram que a propriedade do Ad36 ou a proteína E4orf1 derivada do Ad36, que melhora a eliminação da glicose, poderia ser aproveitada para desenvolver um potencial medicamento antidiabético; isso será discutido mais adiante no item "O revestimento prateado da proteína E4orf1 do Ad36".

Estudos em seres humanos

Enquanto as experiências com animais e culturas celulares oferecem uma relação causal entre a infecção experimental pelo Ad36 e a obesidade ou adipogênese, tais estudos não são possíveis com seres humanos, pois razões éticas impedem a infecção experimental de seres humanos por um vírus. A compreensão atual do papel do Ad36 e da obesidade humana baseia-se principalmente em estudos observacionais e, por conseguinte, só se pode inferir uma associação em seres humanos. A maioria dos estudos em seres humanos confirmou a infecção por Ad36 no passado, examinando a presença de anticorpos neutralizantes

---

* Fase de leitura aberta

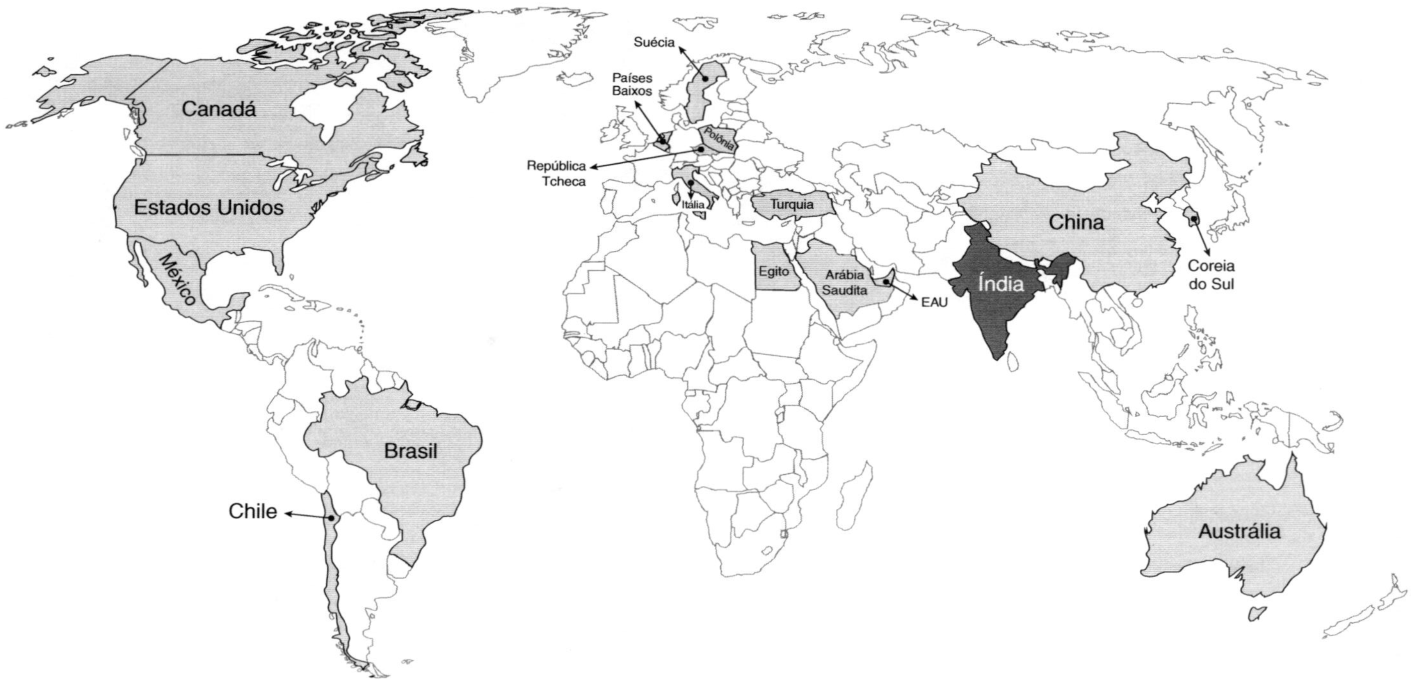

Figura 1 Países que relataram associações entre a infecção pelo Ad36 ou SMAM-1 (Índia) e obesidade em seres humanos.

contra o vírus. A associação do adenovírus aviário SMAM-1 com a obesidade humana foi relatada pela primeira vez na Índia.[43] Nos últimos 20 anos, relatou-se ligação entre o Ad36 e a obesidade humana em estudos observacionais do Brasil,[84] Chile,[85] China,[78,86] República Checa,[87,88] Índia,[43] Itália,[89,90] México,[91] Coreia do Sul,[92-95] Polônia-Suécia,[96,97] Turquia,[98-101] Emirados Árabes Unidos[102] e Estados Unidos.[56,80,103-108] A prevalência da infecção pelo Ad36 entre as pessoas com obesidade varia entre 7,1 e 64,7%.[80-89] Vários desses estudos observacionais em seres humanos também relataram paradoxalmente níveis séricos mais baixos de triglicerídeos, colesterol e melhor controle glicêmico no grupo positivo para Ad36, em comparação com aqueles sem infecção anterior pelo Ad36. Um estudo norte-americano relatou que 27, 58 e 20% dos indivíduos com obesidade da Flórida, Nova York e Wisconsin, respectivamente, tinham tido uma infecção anterior pelo Ad36 e, paradoxalmente, um nível médio de colesterol sérico inferior ao dos pacientes sem infecção pelo Ad36, nos respectivos locais.[56] O mesmo estudo examinou se a infecção pelo Ad36 poderia estar ligada à adiposidade em 26 pares de gêmeos humanos adultos. Em geral, em virtude da herança genética partilhada, os gêmeos humanos adultos têm peso corporal e altura semelhantes. Os cogêmeos que eram discordantes para a infecção pelo Ad36 (um era positivo para os anticorpos contra o Ad36 e o outro era negativo) foram comparados. Surpreendentemente, aqueles que tiveram infecção anterior pelo Ad36 eram mais pesados e tinham um percentual de gordura corporal maior do que seus cogêmeos que eram negativos para o anticorpo contra o Ad36. Embora seja uma associação, ela demonstra fortemente que a exposição de gêmeos à infecção pelo Ad36 pode ter influenciado no aumento do peso corporal e de gordura do que nos cogêmeos que permaneceram não infectados. O Ad36 também pode influenciar o ganho de peso em crianças. Vários estudos relataram um IMC maior em crianças positivas para anticorpos contra o Ad36 do que em crianças negativas para anticorpos contra o Ad36.[92,93,103] Na verdade, em comparação com adultos, a associação da infecção pelo Ad36 com a obesidade é mais consistente nas crianças. Um estudo sueco relatou o aumento da prevalência de soropositividade pelo Ad36 em crianças magras de aproximadamente 7% em 1992-1998 para 15 a 20% em 2002-2009, o que está de acordo com um aumento paralelo da obesidade em todo o país.[96] A associação entre a infecção anterior pelo Ad36 e a obesidade humana não foi estatisticamente significativa em alguns estudos, incluindo um estudo com militares dos EUA,[109] um estudo com jovens da Finlândia,[110] em indivíduos da Holanda e da Bélgica,[111] na população Han chinesa,[112] em adultos sul-coreanos e em crianças norte-americanas dos estados da Geórgia e Indiana.[113] No entanto, várias metanálises confirmam a associação de infecção anterior pelo Ad36 com a obesidade humana.[114-116] Quando todos os estudos são considerados, a chance de ter obesidade é duas a três vezes maior para aqueles que tiveram infecção pelo Ad36.

O revestimento prateado da infecção pelo Ad36 e seu gene E4orf1

A discussão anterior enfatizou o potencial adipogênico do Ad36 em estudos com animais, cultura celular e seres humanos. Enquanto a melhoria paradoxal induzida pelo Ad36 no perfil lipídico do soro é intrigante, outras características surpreendentes da infecção pelo Ad36 são a melhoria no controle glicêmico e a proteção contra a NAFLD observada em modelos animais e em seres humanos.

A infecção experimental pelo Ad36 em ratos alimentados com ração e com alto teor de gordura, ou camundongos alimentados com ração, melhora o controle glicêmico sistêmico, conforme determinado por níveis mais baixos de insulina e glicose séricas em jejum.[48,80] O Ad36 modula a via de sinalização da insulina. No tecido adiposo, músculo esquelético e fígado, o Ad36 inibe a sinalização da insulina proximal, mas ativa a sinalização da insulina distal por meio da suprarregulação da via Ras-PI3K. Isso, por sua vez, aumenta a abundância e a translocação de membrana dos transportadores de glicose (GLUT4 e GLUT1) no músculo esquelético e no tecido adiposo e reduz a GLUT2 e a glicose-6-fosfatase no fígado. A maior translocação do GLUT4 para a membrana celular é responsável pelo aumento da captação celular de glicose. A redução do GLUT2 hepático mostrou uma redução da liberação de glicose hepática na presença do Ad36. Portanto, o Ad36 melhora o controle glicêmico sistêmico, aumentando a captação de glicose no músculo esquelético e no tecido adiposo, reduzindo a liberação de glicose no fígado. O mecanismo de sinalização foi o mesmo quando as células do músculo esquelético humano e explantes de tecido adiposo foram experimentalmente infectados *ex-vivo*.[59,117] A inibição da sinalização proximal da insulina é provavelmente impulsionada pelo aumento induzido pelo Ad36 nas citocinas inflamatórias, como TNF-alfa, MCP1 e CD68.[118,119] Essas descobertas têm um significado prático. A sinalização proximal da insulina é frequentemente prejudicada no diabetes. Ainda assim, muitos dos agentes antidiabéticos atualmente disponíveis requerem a sinalização proximal da insulina para sua ação. É provável que o gene E4orf1 seja mais eficaz como agente antidiabético, porque não depende da sinalização proximal da insulina.

Nos camundongos infectados com o Ad36, o aumento da sensibilidade à insulina pode resultar do aumento da adiponectina.[120-122] A adiponectina ativa a proteína quinase ativada por AMP e aumenta a eliminação de glicose no músculo esquelético.[123] Vários estudos em seres humanos também confirmaram que a soropositividade do Ad36 está associada com melhor controle glicêmico e níveis significativamente mais baixos de HbA1c em homens, mulheres e crianças caucasianos, afro-americanos e hispânicos, mesmo na presença de maior adiposidade.[59,79,80,124] Seres humanos soropositivos para o Ad36 também apresentaram maiores níveis de adiponectina.[79] Curiosamente, um estudo longitudinal mostrou que 1.400 indivíduos hispânicos, com média de idade de 40 anos e expostos ao Ad36 no início do estudo, ganharam peso significativo nos 10 anos seguintes, em comparação com aqueles que estavam livres de infecção pelo Ad36 no início do estudo. Os indivíduos positivos para Ad36 também mostraram uma redução da deterioração relacionada à idade no controle glicêmico.[106]

Animais e seres humanos infectados pelo Ad36 mostraram proteção do fígado contra o acúmulo de gordura. Em geral, o aumento da adiposidade está associado à esteatose hepática. A infecção experimental pelo Ad36 em ratos alimentados com alto teor de gordura reduz significativamente o conteúdo de lipídeos no fígado em comparação com o grupo controle.[80] Além disso, em camundongos o Ad36 reduz os marcadores hepáticos para lipogênese *de novo*, inflamação, resistência à insulina, fibrose e suprarregula positivamente a oxidação de lipídeos e a exportação a partir do fígado.[80] Vários estudos em seres humanos, na Itália confirmaram uma associação da soropositividade do Ad36 com menor ocorrência da NAFLD e uma redução significativa no desaparecimento da cor viva do fígado.[125,126] Um estudo norte-americano também relatou lipídeos intra-hepáticos mais baixos no indivíduo infectado pelo Ad36.[80]

As propriedades do Ad36, como melhorar o controle glicêmico e o perfil lipídico e fornecer proteção contra o acúmulo de gordura no fígado, parecem muito atraentes por sua aplicação prática na melhoria dessas condições. No entanto, a infecção por um vírus dificilmente se justifica para fins terapêuticos. Em vez disso, os pesquisadores procuraram e identificaram que a proteína E4orf1 do vírus Ad36 fornece essas propriedades benéficas.[58] Isso permitiu que os pesquisadores se concentrassem em uma proteína (E4orf1) em vez de em um agente infeccioso (Ad36) como um potencial agente terapêutico.

A proteína E4orf1 foi testada extensivamente para compreender o mecanismo molecular. Em uma linha de células pré-adipócitos (3T3-L1), que expressa a proteína E4orf1 em resposta ao tratamento com doxiciclina, a sinalização distal da insulina e as vias Ras/PI3K/GLUT4 foram suprarreguladas.[61,64,127] A proteína E4orf1 interage com o motivo de ligação ao domínio PDZ (PBM) da proteína Drosophila discs large (Dlg1) nas células, e o complexo ativa a proteína Ras, que por sua vez suprarregula a via PI3K/GLUT4, levando a uma maior captação de glicose nas células.[128]

A proteína E4orf1 do Ad36 é necessária e suficiente para promover a adipogênese nas células. No entanto, em vários estudos com animais a proteína E4orf1 não induziu a adipogênese e, em vez disso, melhorou o perfil metabólico.[58] A proteína E4orf1 foi testada de forma abrangente em estudos com animais, sendo expressa no fígado, tecido adiposo e músculo de camundongos usando vetor de retrovírus,[127,128] vetor de sorotipo Rec 2 viral recombinante adenoassociado (rAAV)[68] e sequência de direcionamento de adipócito (ATS).[129] Um novo modelo de camundongo, E4orf1-Tg, foi projetado para expressar transgenicamente a proteína E4orf1 no tecido adiposo, após indução de doxiciclina.[66] Independentemente das diferenças substanciais nas estratégias para expressar a proteína E4orf1, todos os modelos produziram resultados muito semelhantes, como melhora do controle glicêmico, redução da insulina sérica em jejum e nível de glicose nos camundongos alimentados com dieta rica em gordura ou diabéticos tipo 1. Notavelmente, os camundongos E4orf1-Tg exibem menor necessidade de insulina durante o desafio de glicose em testes de tolerância à glicose.[66] A capacidade de reduzir a necessidade de insulina, ao mesmo tempo que melhora o controle glicêmico, é conhecida como *insulin-sparing action of E4orf1* (ação poupadora de insulina da proteína E4orf1).[130]

Semelhante ao Ad36, a proteína E4orf1 protege contra o acúmulo de lipídeos no fígado de camundongos alimentados com dieta rica em gordura.[66] Nos camundongos alimentados com alto teor de gordura, a E4orf1 reduz a necessidade de insulina endógena, modula o metabolismo dos lipídeos do fígado, como redução da lipogênese *de novo*, transporte intracelular de lipídeos e aumento da oxidação de gordura e exportação de triglicerídeos.[71] Recentemente, camundongos expressando a E4orf1 também mostraram menor acúmulo de gordura no rim.[72] A introdução da proteína E4orf1 nos camundongos do tipo selvagem com ATS levou a menos e menores gotículas de gordura no fígado e reduziu a inflamação.[129] Além disso, um relatório recente revelou que a infecção pelo Ad36 melhora os indicadores da patogênese da doença de Alzheimer, prevenindo o declínio cognitivo e reduzindo a beta-amiloide solúvel (Aβ).[69] Estudos estão em andamento para entender como a proteína E4orf1 pode influenciar a doença de Alzheimer.

Em resumo, os esforços de investigação conduziram a vacinas para prevenir a obesidade induzida pelo Ad36 no modelo animal.[65] As propriedades benéficas da proteína E4orf1 são muito atraentes para o desenvolvimento de um medicamento que possa tratar o diabetes tipo 1 ou tipo 2, resistência à insulina, NAFLD e talvez a doença de Alzheimer. Sendo uma proteína estrangeira, a disponibilização da E4orf1 a seres humanos é um desafio. No entanto, estão em curso várias abordagens para disponibilizar a E4orf1 a seres humanos, de uma forma e dose eficazes. As abordagens incluem o uso de análogos químicos da proteína E4orf1 ou a disponibilização da própria proteína mediada por nanopartículas (Quadro 2).[70]

Quadro 2 Efeitos terapêuticos potencialmente benéficos da proteína E4orf1 do Ad36

Reduz a necessidade de insulina endógena
Melhora a hiperglicemia
Melhora o controle glicêmico no diabetes tipo 2
Melhora o controle glicêmico no diabetes tipo 1
Reduz o acúmulo de gordura no fígado
Reduz o acúmulo de gordura nos rins
Melhora a cognição

CONCLUSÃO

O mundo experimentou uma prevalência de obesidade triplicada desde 1975. No entanto, o progresso para tratar ou prevenir a obesidade continua sendo um grande desafio. As intervenções para modificar o estilo de vida podem produzir uma perda de peso de até 7 a 10% em 1 ano,[131] mas prevenir a recuperação é uma preocupação comum. Portanto, a manutenção da perda de peso em longo prazo é muito difícil.[132] Vários fatores contribuem para a obesidade, incluindo infecção, alterações epigenéticas, aumento da idade materna, desregulações endócrinas e efeitos intrauterinos.[133] Pode-se argumentar que diferentes abordagens de causas específicas podem ser necessárias para tratar essas "obesidades". No entanto, o tratamento tradicional da obesidade oferece um tratamento geral especializado na forma de um balanço energético negativo. A identificação precisa dos contribuintes da obesidade pode levar a tratamentos específicos para a causa ou abordagens de prevenção e um melhor manejo da obesidade.

Este capítulo discutiu o papel da infecção na obesidade, um potencial contribuinte da obesidade. Infectobesidade, ou obesidade de origem infecciosa, é um conceito de pelo menos 25 anos que continua a se expandir em constatações.[51] Embora muitos micróbios estejam associados à obesidade, os adenovírus, em particular o Ad36, são mais estudados por sua função na obesidade em animais e seres humanos. Os modelos animais fornecem provas inequívocas para uma função etiológica do Ad36 na obesidade. Modelos de cultura de células forneceram mecanismos subjacentes para explicar essa função adipogênica. Razões éticas impedem a infecção experimental de seres humanos com o Ad36 para determinar a função etiológica do Ad36 na obesidade humana. No entanto, provas coletivamente substanciais apontam para o Ad36 desempenhando uma função em um subconjunto da obesidade humana.

O conceito de que um vírus pode causar obesidade em seres humanos é importante sob quatro aspectos principais: fornece um forte apoio à afirmação de que a obesidade não é uma falha moral, mas uma doença grave; permite o desenvolvimento de vacinas específicas contra patógenos para prevenir eficazmente um subconjunto de obesidade de origem viral; observações fortuitas de estudos do Ad36 levaram à descoberta de sua proteína E4orf1 e de seu potencial terapêutico altamente atraente; finalmente, se as propriedades adipogênicas de uma dúzia ou mais de micróbios forem descobertas, é bem provável que haja mais micróbios adipogênicos aguardando descoberta. A identificação de micróbios adipogênicos adicionais levaria ao desenvolvimento de vacinas contra esses micróbios e a uma redução em subconjuntos de obesidade decorrente desses micróbios. Compreender a natureza da infectobesidade é o primeiro passo.

REFERÊNCIAS BIBLIOGRÁFICAS

1. Jaacks LM, Vandevijvere S, Pan A, McGowan CJ, Wallace C, Imamura F, et al. The obesity transition: stages of the global epidemic. Lancet Diabetes Endocrinol. 2019;7(3):231-40.
2. Neal JE. Childhood obesity and sleep disturbances. NASN Sch Nurse. 2015;30(6):322-4.
3. Schneider H, Smith PL. Obesity and obstructive sleep apnea: pathogenic mechanisms and therapeutic approaches. Proc Am Thorac Soc. 2008;5(2):185-92.
4. Dhurandhar NV. A framework for identification of infections that contribute to human obesity. Lancet Infect Dis. 2011;11(12):963-9.
5. Dhurandhar NV. Is obesity caused by an adenovirus? Expert Rev Anti Infect Ther. 2012;10(5):521-4.
6. Ribas Filho D, Suen VMM. Tratado de Nutrologia. 2.ed. Barueri: Manole; 2018.
7. Mancuso P. Obesity and lung inflammation. J Appl Physiol (1985). 2010;108(3):722-8.
8. Mancuso P, Gottschalk A, Phare SM, Peters-Golden M, Lukacs NW, Huffnagle GB. Leptin-deficient mice exhibit impaired host defense in Gram-negative pneumonia. J Immunol. 2002;168(8):4018-24.
9. Hsu A, Aronoff DM, Phipps J, Goel D, Mancuso P. Leptin improves pulmonary bacterial clearance and survival in ob/ob mice during pneumococcal pneumonia. Clin Exp Immunol. 2007;150(2):332-9.
10. Wieland CW, Florquin S, Chan ED, Leemans JC, Weijer S, Verbon A, et al. Pulmonary Mycobacterium tuberculosis infection in leptin-deficient ob/ob mice. Int Immunol. 2005;17(11):1399-408.
11. Ordway D, Henao-Tamayo M, Smith E, Shanley C, Harton M, Troudt J, et al. Animal model of Mycobacterium abscessus lung infection. J Leukoc Biol. 2008;83(6):1502-11.
12. Park S, Rich J, Hanses F, Lee JC. Defects in innate immunity predispose C57BL/6J-Leprdb/Leprdb mice to infection by Staphylococcus aureus. Infect Immun. 2009;77(3):1008-14.
13. Ikejima S, Sasaki S, Sashinami H, Mori F, Ogawa Y, Nakamura T, et al. Impairment of host resistance to Listeria monocytogenes infection in liver of db/db and ob/ob mice. Diabetes. 2005;54(1):182-9.
14. Smith AG, Sheridan PA, Harp JB, Beck MA. Diet-induced obese mice have increased mortality and altered immune responses when infected with influenza virus. J Nutr. 2007;137(5):1236-43.
15. Smith AG, Sheridan PA, Tseng RJ, Sheridan JF, Beck MA. Selective impairment in dendritic cell function and altered antigen-specific CD8+ T-cell responses in diet-induced obese mice infected with influenza virus. Immunology. 2009;126(2):268-79.
16. Karlsson EA, Sheridan PA, Beck MA. Diet-induced obesity impairs the T cell memory response to influenza virus infection. J Immunol. 2010;184(6):3127-33.
17. Huszar D, Lynch CA, Fairchild-Huntress V, Dunmore JH, Fang Q, Berkemeier LR, et al. Targeted disruption of the melanocortin-4 receptor results in obesity in mice. Cell. 1997;88(1):131-41.
18. Kennedy AJ, Ellacott KL, King VL, Hasty AH. Mouse models of the metabolic syndrome. Dis Model Mech. 2010;3(3-4):156-66.
19. Dossett LA, Dageforde LA, Swenson BR, Metzger R, Bonatti H, Sawyer RG, et al. Obesity and site-specific nosocomial infection risk in the intensive care unit. Surg Infect (Larchmt). 2009;10(2):137-42.
20. Ylöstalo P, Suominen-Taipale L, Reunanen A, Knuuttila M. Association between body weight and periodontal infection. J Clin Periodontol. 2008;35(4):297-304.
21. Jedrychowski W, Maugeri U, Flak E, Mroz E, Bianchi I. Predisposition to acute respiratory infections among overweight preadolescent children: an epidemiologic study in Poland. Public Health. 1998;112(3):189-95.
22. Davenport DL, Xenos ES, Hosokawa P, Radford J, Henderson WG, Endean ED. The influence of body mass index obesity status on vascular surgery 30-day morbidity and mortality. J Vasc Surg. 2009;49(1):140-7, 147.e1; discussion 147.
23. Olsen MA, Nepple JJ, Riew KD, Lenke LG, Bridwell KH, Mayfield J, et al. Risk factors for surgical site infection following orthopaedic spinal operations. J Bone Joint Surg Am. 2008;90(1):62-9.
24. Potapov EV, Loebe M, Anker S, Stein J, Bondy S, Nasseri BA, et al. Impact of body mass index on outcome in patients after coronary artery bypass grafting with and without valve surgery. Eur Heart J. 2003;24(21):1933-41.
25. Swenne CL, Lindholm C, Borowiec J, Carlsson M. Surgical-site infections within 60 days of coronary artery by-pass graft surgery. J Hosp Infect. 2004;57(1):14-24.

26. Jain S, Chaves SS. Obesity and influenza. Clin Infect Dis. 2011;53(5):422-4.
27. Kwong JC, Campitelli MA, Rosella LC. Obesity and respiratory hospitalizations during influenza seasons in Ontario, Canada: a cohort study. Clin Infect Dis. 2011;53(5):413-21.
28. Akiyama N, Segawa T, Ida H, Mezawa H, Noya M, Tamez S, et al. Bimodal effects of obesity ratio on disease duration of respiratory syncytial virus infection in children. Allergol Int. 2011;60(3):305-8.
29. Bode B, Garrett V, Messler J, McFarland R, Crowe J, Booth R, et al. Glycemic characteristics and clinical outcomes of COVID-19 patients hospitalized in the United States. J Diabetes Sci Technol. 2020;14(4):813-21.
30. Pasarica M, Dhurandhar NV. Infectobesity: obesity of infectious origin. Adv Food Nutr Res. 2007;52:61-102.
31. Cani PD, Amar J, Iglesias MA, Poggi M, Knauf C, Bastelica D, et al. Metabolic endotoxemia initiates obesity and insulin resistance. Diabetes. 2007;56(7):1761-72.
32. Li DK, Chen H, Ferber J, Odouli R. Infection and antibiotic use in infancy and risk of childhood obesity: a longitudinal birth cohort study. Lancet Diabetes Endocrinol. 2017;5(1):18-25.
33. Dart AM, Martin JL, Kay S. Association between past infection with Chlamydia pneumoniae and body mass index, low-density lipoprotein particle size and fasting insulin. Int J Obes Relat Metab Disord. 2002;26(4):464-8.
34. Goodson JM, Groppo D, Halem S, Carpino E. Is obesity an oral bacterial disease? J Dent Res. 2009;88(6):519-23.
35. Arslan E, Atilgan H, Yavaşoğlu I. The prevalence of Helicobacter pylori in obese subjects. Eur J Intern Med. 2009;20(7):695-7.
36. Ley RE, Turnbaugh PJ, Klein S, Gordon JI. Microbial ecology: human gut microbes associated with obesity. Nature. 2006;444(7122):1022-3.
37. Fernández-Real JM, Ferri MJ, Vendrell J, Ricart W. Burden of infection and fat mass in healthy middle-aged men. Obesity (Silver Spring). 2007;15(1):245-52.
38. Lynch JP 3rd, Fishbein M, Echavarria M. Adenovirus. Semin Respir Crit Care Med. 2011;32(4):494-511.
39. Mast TC, Kierstead L, Gupta SB, Nikas AA, Kallas EG, Novitsky V, et al. International epidemiology of human pre-existing adenovirus (Ad) type-5, type-6, type-26 and type-36 neutralizing antibodies: correlates of high Ad5 titers and implications for potential HIV vaccine trials. Vaccine. 2010;28(4):950-7.
40. Barouch DH, Kik SV, Weverling GJ, Dilan R, King SL, Maxfield LF, et al. International seroepidemiology of adenovirus serotypes 5, 26, 35, and 48 in pediatric and adult populations. Vaccine. 2011;29(32):5203-9.
41. Dhurandhar N, Kulkarni P, Ajinkya SM, Sherikar A. Avian adenovirus leading to pathognomonic obesity in chicken. J. Bom Vet College. 1990;2:131-2.
42. Dhurandhar NV, Kulkarni P, Ajinkya SM, Sherikar A. Effect of adenovirus infection on adiposity in chicken. Vet Microbiol. 1992;31(2-3):101-7.
43. Dhurandhar NV, Kulkarni PR, Ajinkya SM, Sherikar AA, Atkinson RL. Association of adenovirus infection with human obesity. Obes Res. 1997;5(5):464-9.
44. Wigand R. Age and susceptibility of Swiss mice for mouse adenovirus, strain FL. Arch Virol. 1980;64(4):349-57.
45. Dhurandhar NV. Infections and body weight: an emerging relationship? Int J Obes Relat Metab Disord. 2002;26(6):745-6.
46. Dhurandhar NV, Israel BA, Kolesar JM, Mayhew G, Cook ME, Atkinson RL. Transmissibility of adenovirus-induced adiposity in a chicken model. Int J Obes Relat Metab Disord. 2001;25(7):990-6.
47. Dhurandhar NV, Israel BA, Kolesar JM, Mayhew GF, Cook ME, Atkinson RL. Increased adiposity in animals due to a human virus. Int J Obes Relat Metab Disord. 2000;24(8):989-96.
48. Pasarica M, Shin AC, Yu M, Ou Yang HM, Rathod M, Jen KL, et al. Human adenovirus 36 induces adiposity, increases insulin sensitivity, and alters hypothalamic monoamines in rats. Obesity (Silver Spring). 2006;14(11):1905-13.
49. Dhurandhar NV, Whigham LD, Abbott DH, Schultz-Darken NJ, Israel BA, Bradley SM, et al. Human adenovirus Ad-36 promotes weight gain in male rhesus and marmoset monkeys. J Nutr. 2002;132(10):3155-60.

50. Na HN, Nam JH. Adenovirus 36 as an obesity agent maintains the obesity state by increasing MCP-1 and inducing inflammation. J Infect Dis. 2012;205(6):914-22.
51. Akheruzzaman M, Hegde V, Dhurandhar NV. Twenty-five years of research about adipogenic adenoviruses: A systematic review. Obes Rev. 2019;20(4):499-509.
52. Whigham LD, Israel BA, Atkinson RL. Adipogenic potential of multiple human adenoviruses in vivo and in vitro in animals. Am J Physiol Regul Integr Comp Physiol. 2006;290(1):R190-4.
53. So PW, Herlihy AH, Bell JD. Adiposity induced by adenovirus 5 inoculation. Int J Obes (Lond). 2005;29(6):603-6.
54. Pasarica M, Loiler S, Dhurandhar NV. Acute effect of infection by adipogenic human adenovirus Ad36. Arch Virol. 2008;153(11):2097-102.
55. Vangipuram SD, Sheele J, Atkinson RL, Holland TC, Dhurandhar NV. A human adenovirus enhances preadipocyte differentiation. Obes Res. 2004;12(5):770-7.
56. Atkinson RL, Dhurandhar NV, Allison DB, Bowen RL, Israel BA, Albu JB, et al. Human adenovirus-36 is associated with increased body weight and paradoxical reduction of serum lipids. Int J Obes (Lond). 2005;29(3):281-6.
57. Vangipuram SD, Yu M, Tian J, Stanhope KL, Pasarica M, Havel PJ, et al. Adipogenic human adenovirus-36 reduces leptin expression and secretion and increases glucose uptake by fat cells. Int J Obes (Lond). 2007;31(1):87-96.
58. Rogers PM, Fusinski KA, Rathod MA, Loiler SA, Pasarica M, Shaw MK, et al. Human adenovirus Ad-36 induces adipogenesis via its E4 orf-1 gene. Int J Obes (Lond). 2008;32(3):397-406.
59. Rogers PM, Mashtalir N, Rathod MA, Dubuisson O, Wang Z, Dasuri K, et al. Metabolically favorable remodeling of human adipose tissue by human adenovirus type 36. Diabetes. 2008;57(9):2321-31.
60. Arnold J, Jánoska M, Kajon AE, Metzgar D, Hudson NR, Torres S, et al. Genomic characterization of human adenovirus 36, a putative obesity agent. Virus Res. 2010 May;149(2):152-61.
61. Dhurandhar EJ, Dubuisson O, Mashtalir N, Krishnapuram R, Hegde V, Dhurandhar NV. E4orf1: a novel ligand that improves glucose disposal in cell culture. PLoS One. 2011;6(8):e23394.
62. Dhurandhar EJ, Krishnapuram R, Hegde V, Dubuisson O, Tao R, Dong XC, et al. E4orf1 improves lipid and glucose metabolism in hepatocytes: a template to improve steatosis & hyperglycemia. PLoS One. 2012;7(10):e47813.
63. Wang ZQ, Yu Y, Zhang XH, Qin J, Floyd E. Gene expression profile in human skeletal muscle cells infected with human adenovirus type 36. J Med Virol. 2012;84(8):1254-66.
64. Krishnapuram R, Dhurandhar EJ, Dubuisson O, Hegde V, Dhurandhar NV. Doxycycline-regulated 3T3-L1 preadipocyte cell line with inducible, stable expression of adenoviral E4orf1 gene: a cell model to study insulin-independent glucose disposal. PLoS One. 2013;8(3):e60651.
65. Na HN, Nam JH. Proof-of-concept for a virus-induced obesity vaccine; vaccination against the obesity agent adenovirus 36. Int J Obes (Lond). 2014;38(11):1470-4.
66. Kusminski CM, Gallardo-Montejano VI, Wang ZV, Hegde V, Bickel PE, Dhurandhar NV, et al. E4orf1 induction in adipose tissue promotes insulin-independent signaling in the adipocyte. Mol Metab. 2015;4(10):653-64.
67. Chappell CL, Dickerson M, Day RS, Dubuisson O, Dhurandhar NV. Adenovirus 36 antibody detection: Improving the standard serum neutralization assay. J Virol Methods. 2017;239:69-74.
68. McMurphy TB, Huang W, Xiao R, Liu X, Dhurandhar NV, Cao L. Hepatic expression of adenovirus 36 E4ORF1 improves glycemic control and promotes glucose metabolism through AKT activation. Diabetes. 2017;66(2):358-71.
69. Hegde V, Vijayan M, Kumar S, Akheruzzaman M, Sawant N, Dhurandhar NV, et al. Adenovirus 36 improves glycemic control and markers of Alzheimer's disease pathogenesis. Biochim Biophys Acta Mol Basis Dis. 2019;1865(11):165531.
70. Feizy Z, Peddibhotla S, Khan S, Hegde V, Wang S, Dhurandhar NV. Nanoparticle-mediated in vitro delivery of E4orf1 to preadipocytes is a clinically relevant delivery system to improve glucose uptake. Int J Obes (Lond). 2020;44(7):1607-16.
71. Akheruzzaman M, Hegde V, Shin AC, Dhurandhar NV. Reducing endogenous insulin is linked with protection against hepatic steatosis in mice. Nutr Diabetes. 2020;10(1):11.

72. Afruza R, Akheruzzaman M, Dhurandhar NV, Hegde V. E4orf1, an adeno-viral protein, attenuates renal lipid accumulation in high fat fed mice: a novel approach to reduce a key risk factor for chronic kidney disease. Heliyon. 2020;6(10):e05261.
73. Rathod M, Vangipuram SD, Krishnan B, Heydari AR, Holland TC, Dhurandhar NV. Viral mRNA expression but not DNA replication is required for lipogenic effect of human adenovirus Ad-36 in preadipocytes. Int J Obes (Lond). 2007;31(1):78-86.
74. Jiao Y, Aisa Y, Liang X, Nuermaimaiti N, Gong X, Zhang Z, et al. Regulation of PPARγ and CIDEC expression by adenovirus 36 in adipocyte differentiation. Mol Cell Biochem. 2017;428(1-2):1-8.
75. Pasarica M, Mashtalir N, McAllister EJ, Kilroy GE, Koska J, Permana P, et al. Adipogenic human adenovirus Ad-36 induces commitment, differentiation, and lipid accumulation in human adipose-derived stem cells. Stem Cells. 2008;26(4):969-78.
76. Rathod MA, Rogers PM, Vangipuram SD, McAllister EJ, Dhurandhar NV. Adipogenic cascade can be induced without adipogenic media by a human adenovirus. Obesity (Silver Spring). 2009;17(4):657-64.
77. Na HN, Kim H, Nam JH. Novel genes and cellular pathways related to infection with adenovirus-36 as an obesity agent in human mesenchymal stem cells. Int J Obes (Lond). 2012;36(2):195-200.
78. Jiao Y, Mao X, Chang X, Abudureyimu K, Zhang C, Lu J, et al. Adenovirus36 infection expresses cellular APMI and Visfatin genes in overweight Uygur individuals. Diagn Pathol. 2014;9:83.
79. Dubuisson O, Dhurandhar EJ, Krishnapuram R, Kirk-Ballard H, Gupta AK, Hegde V, et al. PPARgamma-independent increase in glucose uptake and adiponectin abundance in fat cells. Endocrinology. 2011;152(10):3648-60.
80. Krishnapuram R, Dhurandhar EJ, Dubuisson O, Kirk-Ballard H, Bajpeyi S, Butte N, et al. Template to improve glycemic control without reducing adiposity or dietary fat. Am J Physiol Endocrinol Metab. 2011;300(5):E779-89.
81. Keller P, Petrie JT, De Rose P, Gerin I, Wright WS, Chiang SH, et al. Fat-specific protein 27 regulates storage of triacylglycerol. J Biol Chem. 2008;283(21):14355-65.
82. Liang L, Zhao M, Xu Z, Yokoyama KK, Li T. Molecular cloning and characterization of CIDE-3, a novel member of the cell-death-inducing DNA-fragmentation-factor (DFF45)-like effector family. Biochem J. 2003;370(Pt 1):195-203.
83. Wang ZQ, Yu Y, Zhang XH, Floyd EZ, Cefalu WT. Human adenovirus 36 decreases fatty acid oxidation and increases de novo lipogenesis in primary cultured human skeletal muscle cells by promoting Cidec/FSP27 expression. Int J Obes (Lond). 2010;34(9):1355-64.
84. Cancelier ACL, V Dhurandhar N, Peddibhotla S, Atkinson RL, Silva HCG, Trevisol DJ, et al. Adenovirus 36 infection and daycare starting age are associated with adiposity in children and adolescents. J Pediatr (Rio J). 2021;97(4):420-5.
85. Sapunar J, Fonseca L, Molina V, Ortiz E, Barra MI, Reimer C, et al. Adenovirus 36 seropositivity is related to obesity risk, glycemic control, and leptin levels in Chilean subjects. Int J Obes (Lond). 2020;44(1):159-66.
86. Waye MM, Chan JC, Tong PC, Ma R, Chan PK. Association of human adenovirus-36 with diabetes, adiposity, and dyslipidaemia in Hong Kong Chinese. Hong Kong Med J. 2015;21(Suppl 4):45-7.
87. Aldhoon-Hainerová I, Zamrazilová H, Atkinson RL, Dušátková L, Sedláčková B, Hlavatý P, et al. Clinical and laboratory characteristics of 1179 Czech adolescents evaluated for antibodies to human adenovirus 36. Int J Obes (Lond). 2014;38(2):285-91.
88. Dušátková L, Zamrazilová H, Aldhoon Hainerová I, Atkinson RL, Sedláčková B, Lee ZP, et al. Association of adenovirus 36 infection with obesity-related gene variants in adolescents. Physiol Res. 2015;64(Suppl 2):S197-202.
89. Trovato GM, Castro A, Tonzuso A, Garozzo A, Martines GF, Pirri C, et al. Human obesity relationship with Ad36 adenovirus and insulin resistance. Int J Obes (Lond). 2009;33(12):1402-9.
90. Trovato GM, Martines GF, Garozzo A, Tonzuso A, Timpanaro R, Pirri C, et al. Ad36 adipogenic adenovirus in human non-alcoholic fatty liver disease. Liver Int. 2010;30(2):184-90.
91. Parra-Rojas I, Del Moral-Hernández O, Salgado-Bernabé AB, Guzmán-Guzmán IP, Salgado-Goytia L, Muñoz-Valle JF. Adenovirus-36 seropositivity and its relation with obesity and metabolic profile in children. Int J Endocrinol. 2013;2013:463194.

92. Atkinson RL, Lee I, Shin HJ, He J. Human adenovirus-36 antibody status is associated with obesity in children. Int J Pediatr Obes. 2010;5(2):157-60.
93. Na HN, Hong YM, Kim J, Kim HK, Jo I, Nam JH. Association between human adenovirus-36 and lipid disorders in Korean schoolchildren. Int J Obes (Lond). 2010;34(1):89-93.
94. Na HN, Kim J, Lee HS, Shim KW, Kimm H, Jee SH, Jo I, et al. Association of human adenovirus-36 in overweight Korean adults. Int J Obes (Lond). 2012;36(2):281-5.
95. Park S, Kim J, Shin HJ, Hong YM, Sheen YH, Park HL, et al. Tracking study about adenovirus 36 infection: increase of adiposity. J Microbiol Biotechnol. 2015;25(12):2169-72.
96. Almgren M, Atkinson R, He J, Hilding A, Hagman E, Wolk A, et al. Adenovirus-36 is associated with obesity in children and adults in Sweden as determined by rapid ELISA. PLoS One. 2012;7(7): e41652.
97. Almgren M, Atkinson RL, Hilding A, He J, Brismar K, Schalling M, et al. Human adenovirus-36 is uncommon in type 2 diabetes and is associated with increased insulin sensitivity in adults in Sweden. Ann Med. 2014;46(7):539-46.
98. Cakmakliogullari EK, Sanlidag T, Ersoy B, Akcali S, Var A, Cicek C. Are human adenovirus-5 and 36 associated with obesity in children? J Investig Med. 2014;62(5):821-4.
99. Ergin S, Altan E, Pilanci O, Sirekbasan S, Cortuk O, Cizmecigil U, et al. The role of adenovirus 36 as a risk factor in obesity: the first clinical study made in the fatty tissues of adults in Turkey. Microb Pathog. 2015;80:57-62.
100. Karamese M, Altoparlak U, Turgut A, Aydogdu S, Karamese SA. The relationship between adenovirus-36 seropositivity, obesity and metabolic profile in Turkish children and adults. Epidemiol Infect. 2015;143(16):3550-6.
101. Kocazeybek B, Dinc HO, Ergin S, Saribas S, Ozcabi BT, Cizmecigil U, et al. Evaluation of Adenovirus-36 (Ad-36) antibody seropositivity and adipokine levels in obese children. Microb Pathog. 2017;108:27-31.
102. Lessan N, Saradalekshmi KR, Alkaf B, Majeed M, Barakat MT, Lee ZPL, et al. Obesity and diabetes in an Arab population: role of adenovirus 36 infection. Sci Rep. 2020;10(1):8107.
103. Gabbert C, Donohue M, Arnold J, Schwimmer JB. Adenovirus 36 and obesity in children and adolescents. Pediatrics. 2010;126(4):721-6.
104. Tosh AK, Broy-Aschenbrenner A, El Khatib J, Ge B. Adenovirus-36 antibody status & BMI comparison among obese Missouri adolescents. Mo Med. 2012;109(5):402-3.
105. Laing EM, Tripp RA, Pollock NK, Baile CA, Della-Fera MA, Rayalam S, et al. Adenovirus 36, adiposity, and bone strength in late-adolescent females. J Bone Miner Res. 2013;28(3):489-96.
106. Lin WY, Dubuisson O, Rubicz R, Liu N, Allison DB, Curran JE, et al. Long-term changes in adiposity and glycemic control are associated with past adenovirus infection. Diabetes Care. 2013;36(3):701-7.
107. Vander Wal JS, Huelsing J, Dubuisson O, Dhurandhar NV. An observational study of the association between adenovirus 36 antibody status and weight loss among youth. Obes Facts. 2013;6(3):269-78.
108. Tosh AK, Wasserman MG, McLeay Ii MT, Tepe SK. Human adenovirus-36 seropositivity and obesity among Midwestern US adolescents. Int J Adolesc Med Health. 2017;32(3).
109. Broderick MP, Hansen CJ, Irvine M, Metzgar D, Campbell K, Baker C, et al. Adenovirus 36 seropositivity is strongly associated with race and gender, but not obesity, among US military personnel. Int J Obes (Lond). 2010;34(2):302-8.
110. Sabin MA, Burgner D, Atkinson RL, Pei-Lun Lee Z, Magnussen CG, Cheung M, et al. Longitudinal investigation of adenovirus 36 seropositivity and human obesity: the Cardiovascular Risk in Young Finns Study. Int J Obes (Lond). 2015;39(11):1644-50.
111. Goossens VJ, deJager SA, Grauls GE, Gielen M, Vlietinck RF, Derom CA, et al. Lack of evidence for the role of human adenovirus-36 in obesity in a European cohort. Obesity (Silver Spring). 2011;19(1):220-1.
112. Zhou Y, Pan Q, Wang X, Zhang L, Xiao F, Guo L. The relationship between human adenovirus 36 and obesity in Chinese Han population. Biosci Rep. 2018;38(4):BSR20180553.
113. Berger PK, Pollock NK, Laing EM, Warden SJ, Hill Gallant KM, Hausman DB, et al. Association of adenovirus 36 infection with adiposity and inflammatory-related markers in children. J Clin Endocrinol Metab. 2014;99(9):3240-6.

114. Yamada T, Hara K, Kadowaki T. Association of adenovirus 36 infection with obesity and metabolic markers in humans: a meta-analysis of observational studies. PLoS One. 2012;7(7):e42031.
115. Shang Q, Wang H, Song Y, Wei L, Lavebratt C, Zhang F, et al. Serological data analyses show that adenovirus 36 infection is associated with obesity: a meta-analysis involving 5739 subjects. Obesity (Silver Spring). 2014;22(3):895-900.
116. Xu MY, Cao B, Wang DF, Guo JH, Chen KL, Shi M, et al. Human Adenovirus 36 Infection Increased the Risk of Obesity: A Meta-Analysis Update. Medicine (Baltimore). 2015 Dec;94(51):e2357.
117. Wang ZQ, Cefalu WT, Zhang XH, Yu Y, Qin J, Son L, et al. Human adenovirus type 36 enhances glucose uptake in diabetic and nondiabetic human skeletal muscle cells independent of insulin signaling. Diabetes. 2008;57(7):1805-13.
118. Gao Z, Hwang D, Bataille F, Lefevre M, York D, Quon MJ, et al. Serine phosphorylation of insulin receptor substrate 1 by inhibitor kappa B kinase complex. J Biol Chem. 2002;277(50):48115-21.
119. Qatanani M, Lazar MA. Mechanisms of obesity-associated insulin resistance: many choices on the menu. Genes Dev. 2007;21(12):1443-55.
120. Schraw T, Wang ZV, Halberg N, Hawkins M, Scherer PE. Plasma adiponectin complexes have distinct biochemical characteristics. Endocrinology. 2008;149(5):2270-82.
121. Blümer RM, van Roomen CP, Meijer AJ, Houben-Weerts JH, Sauerwein HP, Dubbelhuis PF. Regulation of adiponectin secretion by insulin and amino acids in 3T3-L1 adipocytes. Metabolism. 2008;57(12):1655-62.
122. Pereira RI, Leitner JW, Erickson C, Draznin B. Pioglitazone acutely stimulates adiponectin secretion from mouse and human adipocytes via activation of the phosphatidylinositol 3'-kinase. Life Sci. 2008;83(19-20):638-43.
123. Yamauchi T, Kamon J, Minokoshi Y, Ito Y, Waki H, Uchida S, et al. Adiponectin stimulates glucose utilization and fatty-acid oxidation by activating AMP-activated protein kinase. Nat Med. 2002;8(11):1288-95.
124. Gupta AK, Smith SR, Greenway FL, Bray GA. Pioglitazone treatment in type 2 diabetes mellitus when combined with portion control diet modifies the metabolic syndrome. Diabetes Obes Metab. 2009;11(4):330-7.
125. Trovato FM, Catalano D, Garozzo A, Martines GF, Pirri C, Trovato GM. ADV36 adipogenic adenovirus in human liver disease. World J Gastroenterol. 2014;20(40):14706-16.
126. Trovato GM, Martines GF, Trovato FM, Pirri C, Pace P, Garozzo A, et al. Adenovirus-36 seropositivity enhances effects of nutritional intervention on obesity, bright liver, and insulin resistance. Dig Dis Sci. 2012;57(2):535-44.
127. Na HN, Hegde V, Dubuisson O, Dhurandhar NV. E4orf1 enhances glucose uptake independent of proximal insulin signaling. PLoS One. 2016;11(8):e0161275.
128. Hegde V, Na HN, Dubuisson O, Burke SJ, Collier JJ, Burk D, et al. An adenovirus-derived protein: A novel candidate for anti-diabetic drug development. Biochimie. 2016;121:140-50.
129. Yoon IS, Park S, Kim RH, Ko HL, Nam JH. Insulin-sparing and fungible effects of E4orf1 combined with an adipocyte-targeting sequence in mouse models of type 1 and type 2 diabetes. Int J Obes (Lond). 2017;41(10):1601-5.
130. Dhurandhar NV. Insulin sparing action of adenovirus 36 and its E4orf1 protein. J Diabetes Complications. 2013;27(2):191-9.
131. Carvajal R, Wadden TA, Tsai AG, Peck K, Moran CH. Managing obesity in primary care practice: a narrative review. Ann N Y Acad Sci. 2013;1281(1):191-206.
132. Montesi L, El Ghoch M, Brodosi L, Calugi S, Marchesini G, Dalle Grave R. Long-term weight loss maintenance for obesity: a multidisciplinary approach. Diabetes Metab Syndr Obes. 2016;9:37-46.
133. McAllister EJ, Dhurandhar NV, Keith SW, Aronne LJ, Barger J, Baskin M, et al. Ten putative contributors to the obesity epidemic. Crit Rev Food Sci Nutr. 2009;49(10):868-913.

30 Obesidade e COVID-19: principais relações metabólicas e imunológicas

Idiberto José Zotarelli Filho
Ana Valéria Silveira Garcia Ramirez
Durval Ribas-Filho

INTRODUÇÃO

No cenário das doenças crônicas não transmissíveis, a obesidade se destaca como uma doença multifatorial que pode causar diversos problemas de saúde pública.[1] Atualmente, cerca de 30% da população do mundo está acima do peso ou obesa. Até 2020, estima-se que mais de 60% da população mundial população estará com sobrepeso ou obesidade. As estimativas sugerem que a prevalência de obesidade grave em 2030 será de 11%, aproximadamente duas vezes a prevalência atual.[1] Nesse contexto, existem 2,0 bilhões de pessoas com sobrepeso e obesidade no mundo[1]. Nos Estados Unidos, a prevalência de obesidade é maior do que 30,0% para ambos os sexos, e a obesidade é a causa de morte de 2,8 milhões de pessoas por ano, afetando 26% dos adultos.[1] Na Europa, estima-se que 10 a 20% dos homens e 15 até 25% das mulheres são obesos.[1]

Até 2025, o Brasil estará em quinto lugar no *ranking* mundial, com estimativa de 18,0 milhões de pessoas, tendendo a alcançar mais de 70,0 milhões.[2] Além disso, em nosso país, a incidência dessa doença crônica aumentou 67,8% nos últimos 13 anos, saindo de 11,8% em 2006 para 19,8% em 2018. A maior taxa de crescimento foi entre adultos de 25 a 34 anos (84,2%) e de 35 a 44 anos (81,1%). Hoje, no país, 20,7% das mulheres e 18,7% dos homens têm obesidade.[2]

Junto à pandemia da obesidade, o surgimento do novo coronavírus (SARS-CoV-2), que causa a doença COVID-19, implicou o agravamento das comorbidades da obesidade.[3] É preciso compreender os mecanismos pelos quais os pacientes obesos apresentam maior risco de evoluir para formas graves da doença, até mesmo a óbito. Nesse sentido, a imunidade possui papel decisivo na infecção pelo SARS-CoV-2. A falta de regulação e a resposta imune excessiva ao estímulo viral produzem de maneira exacerbada citocinas pró-inflamatórias (tempestade de citocinas), atingindo o estado de hiperinflamação, com consequentes danos a diversos tecidos do obeso.[3]

Assim sendo, a ocorrência de disfunção imune, maior predisposição à infecção e à mortalidade por sepse é uma realidade. A obesidade foi correlacionada com elevada contagem de leucócitos e linfócitos (exceto de células NK, T supressoras e T citotóxicas), com supressão da proliferação linfocitária dos linfócitos T e B e com maiores taxas de atividade oxidativa e de fagocitose por monócitos e granulócitos, demonstrando as consequências dessa doença no sistema imune.[4] Além dessas alterações, sabe-se que a obesidade favorece, inicialmente, o desenvolvimento da inflamação no tecido adiposo, pelo aumento da produção de adipocinas pró-inflamatórias, a exemplo da interleucina-6 (IL-6) e do fator de necrose tumoral-alfa (TNF-alfa). Dessa forma, a proporção entre citocinas pró-inflamatórias e anti-inflamatórias torna-se desbalanceada.[5] Por consequência, ocorrem prejuízos ao sistema vascular, promovendo disfunção endotelial, caracterizada por diminuição na produção de óxido nítrico e aumento na síntese de espécies reativas de oxigênio, o que estabelece um estado inflamatório e de estresse oxidativo. Em relação à imunidade inata, em pacientes obesos, ocorre uma modificação do ambiente imune no tecido adiposo.[6]

Nesse contexto, a obesidade induz uma modificação no perfil de macrófagos, com aumento do fenótipo M1 (pró-inflamatório). Esse efeito corresponde a *upregulation* em genes inflamatórios e *downregulation* em genes anti-inflamatórios.[7] Entretanto, não é apenas no tecido adiposo que ocorre essa alteração em células do sistema imune inato. Assim, autores demonstraram que as células mononucleares circulantes de obesos encontram-se, também, em um estado pró-inflamatório, com o aumento do fator intranuclear kappa B (NF-kB) e, por consequência, com o aumento da transcrição de genes pró-inflamatórios regulados por ele.[8] Como corolário, a resposta imune inata em pacientes com obesidade encontra-se alterada, resultando em um desbalanço na linha de defesa contra infecções, no aumento da resposta inflamatória e em uma ativação anormal dos linfócitos T. Ainda, o aumento primário da resposta inflamatória em pacientes obesos funciona como um preditor para o estado hiperinflamatório observado na COVID-19. Assim sendo, esse aumento primário pode ser amplificado pela infecção do SARS-CoV-2, elevando a produção de citocinas como TNF-alfa, IL-1 e IL-6.[3]

OBESIDADE – PRINCIPAIS ASPECTOS INFLAMATÓRIOS

O nível circulante de citocinas e proteínas de fase aguda associadas à inflamação apresenta-se elevado em pacientes com obesidade. Assim, os adipócitos secretam várias citocinas e proteínas de fase aguda que elevam a produção e circulação de fatores relacionados à inflamação. O processo inflamatório pode ser decorrente da resistência à ação da insulina e outras desordens associadas à obesidade, como hiperlipidemia e síndrome metabólica.[4]

Assim, ressalta-se a associação entre obesidade e doença inflamatória. Existem três possibilidades: a primeira reflete a produção e liberação a partir de órgãos que não o adiposo, principalmente o fígado (e células imunes). A segunda explicação é que o tecido adiposo branco secreta fatores que estimulam a produção de marcadores inflamatórios pelo fígado e outros órgãos. A terceira possibilidade é que os próprios adipócitos são uma fonte imediata de alguns, ou vários, desses marcadores inflamatórios.[4,5]

Somado a isso, efeitos como sensores do balanço energético têm sido atribuídos às citocinas. Dentre todas as adipocinas relacionadas com processos inflamatórios destacam-se IL-6, TNF-alfa, leptina e adiponectina.[5] Nesse contexto, alguns estudos mostraram baixas concentrações da adipocina anti-inflamatória (adiponectina) associadas à ocorrência de diversos tipos de câncer e altas concentrações, à inibição do crescimento de tumores.[3-5] Adiponectina e leptina são as adipocinas mais abundantes sintetizadas pelo tecido adiposo, embora existam outras como TNF-alfa, IL-6, IL-1, CC-*chemokine ligand* 2 (CCL2), *visceral adipose tissue-derived serine protease inhibitor* (vaspin) e proteína ligante de retinol 4 (RBP4).[3]

Nesse sentido, o excesso de tecido adiposo aumenta a produção de várias adipocinas que promovem grande impacto em diversas funções corporais. Destacam-se, nesse caso, controle da ingestão alimentar e balanço energético, sistema imune, sensibilidade à insulina, angiogênese, pressão arterial, metabolismo lipídico e homeostase corporal, situações fortemente correlacionadas com doença cardiovascular.[7]

Ressaltam-se como adipocinas com ação anti-inflamatória o antagonista do receptor de IL1 (IL-1RA), fator de crescimento de transformação-beta (TGF-beta), aquelas produzidas por células Th2 (IL-4, IL-5 e IL-10) e adiponectina.[3] O desequilíbrio entre as citocinas pró e anti-inflamatórias pode induzir respostas inflamatórias ou de hipersensibilidade. Ainda, altas concentrações plasmáticas de adiponectina estão associadas à redução do risco de infarto do miocárdio em homens. A adiponectina é inversamente proporcional à concentração de proteína C-reativa (PCR). Possui a habilidade de regular negativamente a expressão gênica de PCR no adipócito.[3]

Além disso, destaca-se que o tecido adiposo de indivíduos obesos apresenta *upregulation* da expressão da enzima conversora de angiotensina 2 (ECA2), a qual funciona como receptor de entrada do SARS-CoV-2 na célula. Assim, o tecido adiposo funciona como um alvo e um reservatório viral em potencial. Dessa maneira, a obesidade é uma doença que provoca prejuízo ao sistema imune e amplifica as respostas inflamatórias e isso contribui para o entedimento da interação entre COVID-19 e obesidade (Figura 1).[3]

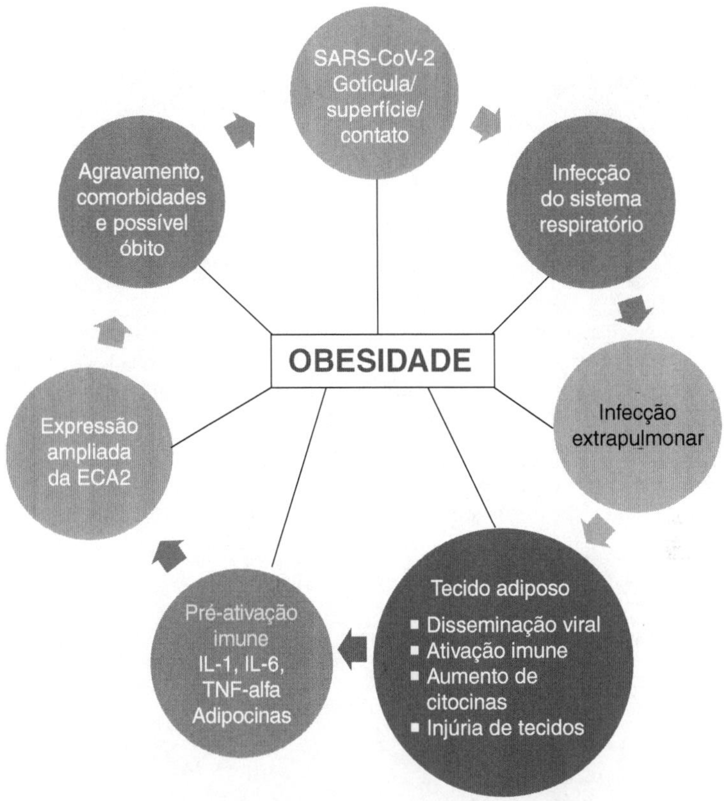
SARS-CoV-2
Gotícula/
superfície/
contato
Infecção
do sistema
respiratório
Infecção
extrapulmonar
Tecido adiposo
▪ Disseminação viral
▪ Ativação imune
▪ Aumento de
citocinas
▪ Injúria de tecidos
Pré-ativação
imune
IL-1, IL-6,
TNF-alfa
Adipocinas
Expressão
ampliada
da ECA2
Agravamento,
comorbidades
e possível
óbito
OBESIDADE

Figura 1 Conexões metabólicas e imunológicas mostrando o agravamento das comorbidades de pacientes obesos na presença da COVID-19.

OBESIDADE E COVID-19 – PROCESSOS METAINFLAMATÓRIOS

A metainflamação descreve a junção da inflamação com as alterações metabólicas que ocorrem no organismo de pacientes obesos.[4] Diversos mediadores tóxicos que contribuem para o estado inflamatório e para a lesão tecidual estão presentes na obesidade, como os ácidos graxos livres (AGL), os derivados lipídicos tóxicos, como o diacilglicerol, os metabólitos tóxicos de óxido nítrico e os mediadores inflamatórios, como a PCR, citocinas, quimiocinas, macrófagos e TNF-alfa. O desequilíbrio nos mediadores inflamatórios induzido pelo excesso de nutrientes é a base da metainflamação na obesidade, considerada um estado inflamatório crônico de baixo grau. De maneira similar à observada em doenças inflamatórias agudas, a obesidade pode provocar disfunção de múltiplos órgãos. A metainflamação leva à disfunção miocárdica por lesão direta de mediadores inflamatórios, assim como pela disfunção de outros órgãos[5] (Quadro 1).

Quadro 1 Sumário das principais considerações metabólicas, imunológicas e inflamatórias da relação entre obesidade e COVID-19.[9]

A obesidade aumenta o risco do desenvolvimento de COVID-19 grave
A obesidade eleva o risco de jovens apresentarem a forma grave da COVID-19
A obesidade causa disfunção no sistema imune, aumentando a suscetibilidade às infecções e à morte por sepse
A obesidade leva a um estado inflamatório crônico e de estresse oxidativo no organismo
O SARS-CoV-2 amplifica a resposta inflamatória já originalmente aumentada em obesos
Os adipócitos são alvos e reservatórios potenciais do SARS-CoV-2
Características macrocirculatórias venosas relacionadas à obesidade, como a imobilização e a estase venosa nos membros inferiores, estão relacionadas ao risco aumentado de embolia pulmonar. Portanto, essas condições próprias dos obesos os tornam mais vulneráveis às manifestações respiratórias da COVID-19, com maior propensão à microangiopatia trombótica alveolar (trombose pulmonar primária) e tromboembolismo pulmonar
Metainflamação e resistência à insulina com hiperinsulinemia são as alterações basais principais da obesidade que desencadeiam uma série de eventos nocivos, resultando em lesão ao sistema cardiovascular
Pacientes obesos apresentam comorbidades e endotélio mais reativo, o que favorece a evolução para a forma mais grave da COVID-19
Em autópsias realizadas em pacientes com COVID-19, foram achados mais evidentes endotelite, microtrombos, neoangiogênese e membrana hialina
As principais alterações observadas na coagulação são aumento na geração de trombina, dímero-D, fibrinogênio (inicialmente), no tempo de protrombina, redução na fibrinólise e contagem de plaquetas

Os pacientes obesos destacam-se entre a população jovem que evolui para a forma grave da COVID-19. A evolução desfavorável ocorre possivelmente pelo fato de esses pacientes possuírem um endotélio mais inflamado e hiper-reativo, o qual, sob o estímulo do SARS-CoV-2, apresenta uma resposta excessiva, responsável pelo quadro de hiperinflamação com tempestade de citocinas. Como corolário ao processo inflamatório exacerbado, a cascata da coagulação é desregulada, ocasionando a hipercoagulabilidade. Portanto, a disfunção endotelial causada pelo SARS-CoV-2 justifica o porquê de os pacientes com comorbidades relacionadas aos vasos sanguíneos, como doença cardiovascular, hipertensão, diabetes e obesidade, serem mais propensos a desenvolver quadros graves de COVID-19, até mesmo óbito.[3]

Estudos histológicos *post-mortem* revelaram um quadro de endotelite linfocítica nos pulmões, coração, rins e fígado, bem como necrose celular e presença de microtrombos, que, nos pulmões, piora a insuficiência respiratória. Assim, autores encontraram em autópsias evidências de infecção viral direta do SARS-CoV-2 na célula endotelial e inflamação difusa. O receptor ECA2 também é amplamente expresso nas células endoteliais de múltiplos órgãos.[8]

Nesse sentido, outros autores realizaram um estudo de autópsias que comparou pulmões de pacientes falecidos pela COVID-19 *versus* pulmões de falecidos pela influenza A (H1N1). O padrão histológico na periferia do pulmão era de lesão alveolar difusa com infiltrado perivascular de células T. Os pulmões de pacientes com COVID-19 também mostraram características vasculares distintas, consistindo em lesão endotelial grave associada à presença de vírus intracelular e membranas celulares rompidas. A análise histológica dos vasos pulmonares em pacientes com COVID-19 mostrou ampla disseminação de trombose com microangiopatia. Os microtrombos capilares alveolares foram nove vezes mais prevalentes em pacientes com COVID-19 do que em pacientes com influenza ($p < 0,001$).[10]

Além disso, a insuficiência respiratória pela COVID-19 está relacionada a alterações inflamatórias e de processos de coagulação na microcirculação alveolar. Dessa forma, a microangiopatia trombótica alveolar é uma trombose primária desencadeada na COVID-19 e difere da trombose arterial pulmonar, pois existe uma ação direta do vírus no endotélio, que provoca uma endotelite difusa. Assim, sugere-se que a ação do SARS-CoV-2 proporciona um desnudamento endotelial decorrente da inflamação, levando a uma exposição significativa de fator tecidual, ativando a cascata de coagulação e subsequente microangiopatia trombótica pulmonar.[11]

Nesse sentido, esse processo de ativação local de citocinas pode complicar a evolução da pneumonia causada pela COVID-19, principalmente em pacientes obesos, pois o estado de microtrombose causa uma disfunção endotelial pós-trombótica, ativa o sistema de complemento e a liberação de citocinas. E, quando esses sistemas são ativados, ocorre um estado contínuo de hipercoagulabilidade. Como evidências científicas, autores demostraram a relação entre obesidade e um maior risco de intubação e ventilação mecânica, além de maior mortalidade hospitalar. Nessa série, 46% dos 1.150 pacientes internados com COVID-19 grave eram obesos e a ventilação mecânica invasiva foi necessária em 79% dos 257 pacientes que evoluíram para forma crítica da doença.[12]

Isso também foi relatado em um estudo multicêntrico envolvendo 5.700 pacientes hospitalizados na região metropolitana de Nova York. Obesidade foi descrita como a segunda comorbidade mais frequente, estando presente em cerca de 40% dos pacientes com COVID-19. Durante a hospitalização dos 2.634 pacientes, 14,2% foram tratados na UTI e 12,2% receberam ventilação mecânica invasiva. A mortalidade para aqueles que necessitaram de ventilação mecânica foi de 88,1%.[13]

Além disso, outros autores observaram a relação entre obesidade e o desenvolvimento de manifestações respiratórias graves ao analisarem 103 pacientes hospitalizados com COVID-19. Eles relataram que 47% desses pacientes eram obesos. Nesse estudo, os pacientes que apresentaram IMC a partir de 30 kg/m^2 estavam entre os que mais necessitaram de internação em UTI e de ventilação mecânica.[14]

Além disso, a obesidade produz alterações hemodinâmicas que contribuem para o desenvolvimento de anormalidades estruturais e funcionais cardíacas. Essas alterações podem causar insuficiência cardíaca (IC), mesmo na ausência de outras comorbidades, como hipertensão e doença arterial coronariana (DAC). Assim sendo, a IC relacionada à obesidade grave é denominada miocardiopatia da obesidade. Nesse contexto, os mediadores inflamatórios produzidos pelo tecido adiposo são mecanismos diretos de disfunção cardíaca, e hipertensão, diabetes e DAC são mecanismos indiretos.[15]

CONCLUSÃO

No cenário da COVID-19, a obesidade representa um importante preditor do agravamento da doença do SARS-CoV-2. Existe uma interação complexa entre múltiplos fatores metabólicos, imunológicos e inflamatórios que resultam na metainflamação. A população global está cada vez mais acima do peso, obesa e sofrendo de doenças relacionadas à obesidade, incluindo muitas doenças metabólicas, doenças cardiovasculares e sistêmicas. Nesse sentido, a COVID-19 externou a vulnerabilidade da obesidade diante da infecção viral. É preciso conscientização global para a adoção de medidas mitigatórias da obesidade, como a saúde nutrológica, na tentativa de reduzir a pandemia da obesidade e, assim, preparar a humanidade para evitar o agravamento da saúde por futuras infecções.

REFERÊNCIAS BIBLIOGRÁFICAS

1. Organização Mundial de Saúde – OMS. Disponível em: https://www.sbcbm.org.br/endoscopia-e-obesidade/; acessado em: 16 de abril de 2020.
2. Associação Brasileira para o Estudo da Obesidade e da Síndrome Metabólica. Diretrizes brasileiras de obesidade 2016. 4.ed. São Paulo: ABESO; 2016. Disponível em: https://abeso.org.br/; acessado em: 28 de agosto de 2020.
3. Kass DA, Duggal P, Cingolani O. Obesity could shift severe COVID-19 disease to younger ages. Lancet [Internet]. 2020;395(10236):1544-5. Disponível em: https://www.thelancet.com/journals/lancet/article/ PIIS0140-6736(20)31024-2/fulltext; acessado em: 8 de junho de 2020.
4. Schetz M, De Jong A, Deane AM, Druml W, Hemelaar P, Pelosi P, et al. Obesity in the critically ill: a narrative review. Intensive Care Med. 2019;45(6):757-69.
5. Apovian CM. Obesity: definition, comorbidities, causes, and burden. Am J Manag Care. 2016;22(7 Suppl):s176-s185.
6. Andolfi C, Fisichella PM. Epidemiology of obesity and associated comorbidities. J Laparoendosc Adv Surg Tech A. 2018;28(8):919-24.
7. Ghanim H, Aljada A, Hofmeyer D, Syed T, Mohanty P, Dandona P. Circulating mononuclear cells in the obese are in a proinflammatory state. Circulation [Internet]. 2004;110(12):1564-71. Disponível em: https://www.ahajournals.org/doi/10.1161/01.cir.0000142055.53122.fa; acessado em: 8 de junho de 2020.
8. Varga Z, Flammer AJ, Steiger P, Haberecker M, Andermatt R, Zinkernagel AS, et al. Endothelial cell infection and endotheliitis in COVID-19. Lancet [Internet]. 2020;395(10234):1417-8. Disponível em: https://www.thelancet.com/journals/lancet/article/PIIS0140-6736(20)30937-5/fulltext; acessado em: 7 de junho de 2020.
9. Kruglikov IL, Scherer PE. The role of adipocytes and adipocyte-like cells in the severity of COVID-19 infections. Obesity (Silver Spring) [Preprint] [Internet]. 2020. Disponível em: https://onlinelibrary.wiley.com/doi/ full/10.1002/oby.22856; acessado em: 8 de junho de 2020.

10. Ackermann M, Verleden SE, Kuehnel M, Haverich A, Welte T, Laenger F, et al. Pulmonary vascular endothelialitis, thrombosis, and angiogenesis in Covid-19. N Engl J Med [Internet]. 2020;1-9. Disponível em: https://www. nejm.org/doi/full/10.1056/NEJMoa2015432; acessado em: 7 de junho de 2020.
11. Bhatheja S, Panchal HB, Ventura H, Paul TK. Obesity cardiomyopathy: pathophysiologic factors and nosologic reevaluation. Am J Med Sci. 2016;352(2):219-22.
12. Cummings MJ, Baldwin MR, Abrams D, Jacobson SD, Meyer BJ, Balough EM, et al. Epidemiology, clinical course, and outcomes of critically ill adults with COVID-19 in New York City: a prospective cohort study. Lancet [Internet]. 2020;395(10239):1763- 70. Disponível em: https://www. thelancet. com/journals/lancet/article/PIIS0140-6736(20)31189-2/fulltext; acessado em: 6 de junho de 2020.
13. Richardson S, Hirsch JS, Narasimhan M, Crawford JM, McGinn T, Davidson KW, et al. Presenting characteristics, comorbidities, and outcomes among 5700 patients hospitalized with COVID-19 in the New York City Area. JAMA [Internet]. 2020;323(20):2052-9. Disponível em: https://jamanetwork. com/journals/jama/fullarticle/2765184; acessado em: 6 de junho de 2020.
14. Kalligeros M, Shehadeh F, Mylona EK, Benitez G, Beckwith CG, Chan PA, et al. Association of obesity with disease severity among patients with COVID-19. Obesity [Preprint] [Internet]. 2020;28(7):1200-4. Disponível em: https://onlinelibrary. wiley.com/doi/full/10.1002/oby.22859; acessado em: 6 de junho de 2020.
15. Becker R. COVID-19 update: Covid-19-associated coagulopathy. J Thromb Thrombolys [Internet]. 2020;50:54-67. Disponível em: https://link.springer. com/article/10.1007/s11239-020-02134-3; acessado em: 7 de junho de 2020.

31 Obesidade e procedimentos médicos na clínica

André Silveira Pinho
Simone Chaves de Miranda Silvestre
Durval Ribas-Neto

INTRODUÇÃO

A consulta de nutrologia tem início como todo atendimento médico habitual, pela queixa principal e história da doença atual. Esses são elementos essenciais para o desenvolvimento de toda consulta médica, mas não os únicos. A relação médico-paciente, importante vínculo interpessoal, tem princípios baseados na empatia, no estabelecimento de uma relação de confiança e credibilidade para que então o profissional possa auxiliar o paciente da melhor forma possível.

Esse vínculo tem início antes mesmo do chamado na sala de espera, tendo origem na trajetória médica em busca de conhecimento e habilidades destinadas a solucionar de forma lógica e científica os anseios do paciente que o escolheu. Essa busca deve estar alinhada com o histórico de conhecimentos médicos transferido por gerações pelas universidades, pós-graduações, cursos, palestras e *workshops*. O investimento em educação continuada é necessário para que o conhecimento adquirido e praticado seja aprimorado pelo atual, mas sempre desenvolvendo o senso crítico e uma atitude científica para discernir o que é novo do que é farsa.

A divulgação de informações e condutas sem comprovação científica com o objetivo muitas vezes de ludibriar o paciente constitui infração ética prevista no Código de Ética Médica em seu Capítulo XIII, Art. 113. "*É vedado ao médico divulgar, fora do meio científico, processo de tratamento ou descoberta cujo valor ainda não esteja expressamente reconhecido cientificamente por órgão competente.*"[1]

"*Primum non nocere*", a máxima da não maleficência de Hipócrates segue ainda mais atual em tempos de multiplicidade de informações com inversão de sentido e apelo comercial. O médico que aspira se tornar nutrólogo deve evitar atalhos e falsas facilidades proporcionadas pelos novos meios de informação, entendendo que o processo para se tornar um especialista requer o empenho de galgar todas as etapas, desde pós-graduação e/ou residência, a cursos de atualização e congressos médicos até a titulação pelos órgãos médicos competentes. Essa trajetória traz sólido conhecimento, credibilidade, autoridade e respeito do meio médico, além de inspirar confiança e segurança ao paciente.

Cabe ao médico nutrólogo a prevenção, diagnóstico e tratamento de doenças relacionadas a distúrbios envolvendo nutrientes. Nessa linha de atuação, o tradicional continua estabelecido durante a primeira consulta. A consagrada anamnese tem novamente prioridade, não devendo haver inversão de etapas. A conversa entre médico e paciente segue na primeira linha para que posteriormente, definido hipóteses diagnósticas, se possam escolher e solicitar os exames mais indicados para cada caso. A procura aleatória por alterações laboratoriais e enfermidades sem o entendimento inicial da correlação clínica não trará economia de tempo, mas um gasto monetário e psicológico desnecessário, além de minar e confundir hipóteses diagnósticas claras. Saber estabelecer uma linha de raciocínio coerente e segui-la é o mínimo que se espera de um médico, independentemente de sua especialidade e área de atuação.

ANAMNESE

A explanação inicial é subjetiva e consiste no motivo da consulta. A anamnese começa com a queixa principal do paciente, seguida da história da doença atual, antecedentes pessoais e familiares e as demais avaliações específicas de cada especialidade. No caso da nutrologia, essas avaliações seguem padrões próprios, com uma busca minuciosa de diferentes situações que interferem direta ou indiretamente na saúde do paciente. Ter em mente que a saúde engloba não simplesmente a ausência de doenças ou enfermidades, mas um estado de completo bem-estar físico, mental e social, como descrito pela Organização Mundial da Saúde,[2] é entender a complexidade que existe na constituição de uma vida saudável.

Ouvir o anseio inicial do paciente direciona o médico a diferentes indagações a fim de correlacionar o físico (queixa inicial) com o mental e o social. Entender que as manifestações físicas são mais bem verbalizadas, mas que o motivo da consulta tem raízes muitas vezes na expectativa do equilíbrio social através da visão (mental) que o paciente tem de si próprio, é reconhecer a real importância do tratamento individualizado.

"Quando se adoece, é necessário mudar a forma de viver, pois não há cura sem um esforço mental e espiritual". Essa citação atribuída a Hipócrates expõe bem a necessidade de transformação e equilíbrio de cada esfera a fim de evitar que o corpo somatize as experiências e conflitos não resolvidos em respostas físicas contínuas e exponenciais, frequentemente ocultadas por desejos alimentares e sustentadas pelo alívio momentâneo que os acompanham.

As tentativas frustradas de resolução da queixa e os objetivos do paciente são pontos interessantes para a continuação da consulta, uma vez que é possível observar a interpretação da doença pelo próprio paciente a partir do grau de consciência do quadro, das expectativas para curto, médio e longo prazo e das dificuldades de adesão ao que é proposto. Durante toda a consulta deve-se ficar atento aos gatilhos que esclareçam por que esse paciente assumiu a necessidade de auxílio profissional.

HISTÓRICO PESSOAL E FAMILIAR

O histórico de doenças pregressas e uso medicamentoso deve ser explorado caso o paciente não tenha relatado na história inicial. A pesquisa detalhada facilita a correlação entre os tratamentos prévios e as enfermidades relatadas. Em caso de doenças crônicas, como o diabetes melito, o direcionamento de perguntas específicas, como tipo de diabetes, uso de hipoglicemiantes, insulinoterapia, sintomatologia em diferentes momentos do dia, por exemplo, é essencial para a continuidade do tratamento. Alergias e intolerâncias alimentares podem ser abordadas nesse momento da consulta.

Seguindo a história do paciente, os questionamentos em relação aos antecedentes familiares são indispensáveis para uma avaliação completa e prevenção de doenças. Um interrogatório básico necessita ser realizado a fim de encontrar indícios de condições que possam desenvolver ou agravar um desequilíbrio na saúde física e mental do paciente. A investigação sobre histórico de diabetes melito, dislipidemia, obesidade, hipertensão arterial, doenças cardiovasculares, osteoporose, câncer ou doenças autoimunes está no rol das principais doenças a serem pesquisadas. Uma busca minuciosa em cada uma dessas áreas pode trazer informações valiosas para um planejamento terapêutico correto.

HÁBITOS DE VIDA

A ocupação e os hábitos de vida são elementos fundamentais para o entendimento dos gatilhos e deficiências do paciente. Hábitos como tabagismo, consumo de bebidas alcóolicas, açucaradas, estimulantes, suplementos, tipo e frequência das atividades físicas apresentam uma associação negativa ou positiva com fatos da rotina do paciente, frequentemente oculta aos seus olhos, mas que precisam ser bloqueadas ou incentivadas. Associações como a ingestão de doces e a pausa no trabalho podem estabelecer um sentido social a esse consumo, mas que é passivo de alteração a partir da introdução de lanches saudáveis, como sementes ou frutas, por exemplo. A prática de atividade física também possui um contexto social importante e deve ser explorada na estratégia da mudança dos hábitos de vida.

ATIVIDADE FÍSICA

Exercício físico constitui peça fundamental no processo de melhora das atividades metabólicas e de adesão do paciente a um estilo de vida mais saudável. O estímulo à prática desportiva, exercícios resistidos e aeróbicos deve ser abordado durante a consulta, bem como a avaliação de dores, câimbras, tipo e o plano alimentar pré e pós-treino, uma vez que jejuns prolongados e consumo exagerado de triglicerídeos de cadeia média, estratégias alimentares atualmente "na moda", não são regra para todos e podem causar sérios distúrbios metabólicos.

Cabe ao educador físico o alinhamento das atividades com as possibilidades físicas do paciente, como frequência, duração e tipo de treino, restrições de movimentos e adaptação contínua a evolução física do desportista. É de competência do médico nutrólogo a identificação da necessidade de atendimento multidisciplinar para a progressão de *performance* e a orientação ao paciente sobre a importância do trabalho em conjunto. Esse *feedback* entre profissionais facilita o planejamento nutrológico e otimiza o resultado.

A consulta de nutrologia não se restringe a um breve atendimento, mas a um longo processo investigativo que demanda um tempo considerável de avaliação e ponderação a fim de compor uma solução objetiva que ajuste as disfunções na rotina, conscientize e impulsione o paciente a um modelo de vida mais saudável. Entender que queixas e diagnósticos nutrológicos semelhantes possam ter diferentes tratamentos é o cerne da terapêutica nutrológica individualizada, porque os pacientes são únicos e os objetivos a serem alcançados são variados.

SONO

A avaliação do sono é frequentemente negligenciada, mas mantém forte relação com diversas enfermidades nutrológicas. Sabe-se que sono insuficiente está associado ao aumento do número de refeições consumidas por dia, do consumo calórico, hábitos alimentares inadequados e obesidade. A ingestão excessiva de energia associada ao sono insuficiente é mais motivada por fatores hedônicos do que homeostáticos.[3] Variações no padrão de sono com diminuição na qualidade e quantidade do processo de repouso atrapalham o ritmo circadiano, podendo ter consequências deletérias à saúde, como o desenvolvimento de doenças cardiometabólicas e aumento dos níveis de adiposidade.[4-6] É importante então a avaliação da qualidade e do tempo de sono, buscando por quadros de insônia, sonolência, despertar noturno, hipopneia, apneia obstrutiva do sono, cansaço matinal e até hábitos urinários que possam direcionar o raciocínio clínico para enfermidades específicas e/ou associadas.

Macro e micronutrientes estão associados com os processos relacionados ao sono. Diversos estudos sugerem a relação entre deficiência de proteínas e carboidratos com a menor duração do sono[7-10] e ingestão noturna de alimentos ricos em triptofano com a melhora do sono, por exemplo.[11-13] Associações entre baixa manutenção e qualidade do sono e deficiências de vitamina B1, folato, fósforo, magnésio, ferro, zinco e selênio, alfa caroteno, selênio, cálcio, vitamina D e licopeno estão presentes na literatura,[8,14] bem como a associação positiva entre a ingestão de melatonina, magnésio, zinco[15,16] e vitamina D[17] e a melhora do padrão de sono. Entende-se então que sono e alimentação possuem uma estreita relação e devem ser abordados em conjunto.

FUNÇÃO INTESTINAL

A função intestinal guarda uma relação importante com as demais funções endócrinas do corpo. Diversos estudos estão resgatando a importância da atividade da flora intestinal nos processos metabólicos, não devendo ser desconsiderada durante a consulta nutrológica. A biodisponibilidade dos nutrientes está diretamente relacionada à adequada função de processamento e absorção do trato gastrointestinal, logo o plano nutrológico deve obrigatoriamente observar e zelar pela saúde intestinal. Perguntas sobre flatulência, frequência e quantidade das evacuações, consistência e cor das fezes, uso de laxantes ou substâncias com o objetivo de regularizar o trânsito intestinal são fundamentais.

O uso de pré e probióticos possui inúmeros benefícios relacionados à modulação da resposta imunológica,[18] manutenção da barreira intestinal, antagonismo de adesão de patógenos ao tecido do hospedeiro e produção de diferentes metabólitos, como vitaminas, ácidos graxos de cadeia curta e moléculas que atuam como neurotransmissores envolvidos na comunicação do eixo intestino-cérebro.[19] A prescrição deve ser seguida de uma adequação dietética, uma vez que a dieta é um modulador estabelecido da composição da microbiota intestinal.[20]

A indicação de probióticos deve ser sempre individualizada, pois, apesar de terem um excelente perfil de segurança na grande maioria de ensaios clínicos,[21] eventos adversos podem ocorrer,[22] como infecções sistêmicas,[23-25] efeitos metabólicos e imunológicos prejudiciais à saúde e mediados por citocinas, além de transferência de genes de resistência a antibióticos. Esses eventos adversos são observados geralmente em indivíduos suscetíveis, como bebês, pacientes com pancreatite aguda grave, doenças inflamatórias intestinais, doenças hepáticas e síndrome da imunodeficiência adquirida.[21,26-27]

RECORDATÓRIO ALIMENTAR

O recordatório e/ou registro alimentar é de grande valor para uma orientação nutroterápica correta. A partir dele, é possível estimar a quantidade de calorias diárias ingeridas pelo paciente, importante passo para as indicações alimentares. Essas indicações devem seguir alinhadas com as possibilidades do paciente, tanto pelo aspecto financeiro quanto pelos hábitos diários. Entender do que, como e quando o paciente se alimenta revela importantes gatilhos de compulsão, associações positivas e negativas, mudanças de planejamento e extrapolação de limites diários. Aprender sobre os hábitos alimentares pode apresentar informações omitidas previamente, como o consumo extra de calorias na forma de líquidos durante as refeições ou o uso de molhos, óleos e industrializados em excesso no preparo alimentar, portanto o registro deve ser o mais detalhado possível. Perguntas sobre a frequência diária de refeições, forma de preparo, tempo reservado para a ingestão, além das preferências e aversões alimentares, são essenciais durante a seleção da proposta alimentar do paciente.

Uma escolha consciente do modelo de orientação dietética baseada na consulta médica deveria ser o padrão e não a indicação de modelos alimentares em voga, impulsionados pela mídia e recebidos como verdade por profissionais e pacientes. O conhecimento dos principais modelos de dieta e suas indicações faz parte dos estudos e da prática clínica em nutrologia. Dietas de baixa energia, de muito baixa energia, com baixo teor de gordura, baixo teor de carboidratos, cetogênica, alto teor de proteínas e estratégias associadas, como jejum intermitente, *nutrient timing*, *carb cycling* e *pulse feeding* têm suas vantagens, desvantagens, indicações e contraindicações e devem ser ponderadas a cada novo paciente.

ANÁLISE COMPORTAMENTAL

Diante dos questionamentos mencionados durante a anamnese, é possível uma análise psicocomportamental efetiva, mas, caso o nutrólogo necessite, é importante alinhar novos pontos para um melhor entendimento das atitudes do paciente. Uma pesquisa breve sobre hábitos alimentares na infância, incluindo regras familiares à mesa, relação religiosa e moral com a comida, ansiedade, fatores estressantes do cotidiano que induzem à compulsão ou abstenção alimentar são exemplos de perguntas complementares a serem abordadas e que podem esclarecer ao médico o perfil psicológico do paciente.

Aprender a reconhecer o perfil psicocomportamental e individualizar a abordagem médica a partir desse conhecimento pode ser um recurso sensato para uma melhor aceitação do planejamento nutrológico. Segundo a teoria D.I.S.C.,[29] os perfis podem ser divididos em quatro comportamentos. Pessoas de perfil Dominante são usualmente diretas, decisivas, impacientes, buscam padrões elevados e são determinadas em atingir metas,[30] características que facilitam a adesão a um plano nutrológico mais prático e objetivo.

O comportamento Influenciador reflete indivíduos extrovertidos, otimistas, comunicativos, geralmente impulsivos e pouco adeptos a regras.[30] Tais particularidades podem indicar um plano inicial menos rígido, objetivando uma melhor aceitação do tratamento proposto.

Pacientes de perfil Cauteloso são sistemáticos, perfeccionistas, controladores e bastante analíticos.[30] Planejamentos terapêuticos rígidos e cuidadosamente conduzidos podem ser bem tolerados por esse perfil de pacientes.

Pessoas com perfil relacionados à Estabilidade apresentam um comportamento cooperativo, paciente, persistente, equilibrado e geralmente são adeptos a mudanças.[30] Uma programação terapêutica com modificações graduais no estilo de vida objetivando uma rotina saudável de longo prazo pode ser compatível com esses pacientes.

EXAME FÍSICO

O exame físico deve ter início no momento em que o paciente entra no consultório e não apenas na ocasião posterior à anamnese. Sinais clássicos e passivos de observação devem auxiliar na condução da consulta, como alopecia, descamação de couro cabeludo nas sobrancelhas, redução da gordura facial, flacidez facial, palidez cutânea, olheiras, descoloração de conjuntiva, xantomas e xantelasmas, aumento parotídeo, glossite, sangramento gengival, fluorose dentária, halitose, eructação, *acanthosis nigricans* cervical, bócio visível, rosário torácico, perda e flacidez muscular, sudorese em mãos, pele ressecada, baqueteamento ungueal, coiloníquia, dermatite e eczemas.

Os exemplos acima (de cranial para caudal) devem ser observados ao contato inicial com o paciente. Sintomas geralmente inespecíficos devem ser ouvidos e interpretados a partir do relato do paciente, mas podem ser interrogados a fim de evitar a falta de informações relevantes. Ansiedade, cefaleia, câimbras, indisposição, tonturas, náuseas e vômitos, refluxo, disfagia e amnésia são exemplos de sintomas inespecíficos, mas relevantes durante a investigação.

O exame físico propriamente dito deve ser completo, auxiliando na confirmação dos possíveis achados à observação do paciente e explorando as demais partes do corpo não visualizadas. Outras avaliações, como pressão arterial, presença de circulação colateral, varizes, escoliose, lordose, edemas supramaleolares e cianose de extremidades devem ser realizadas nesse momento, sendo importantes para uma adequada elucidação diagnóstica e tratamento global do paciente. Queixas específicas e frequentemente amenizadas com tratamento nutrológico e procedimentos ambulatoriais, como a presença de celulite, estrias, flacidez corporal e rítides, devem ser examinadas nas posições adequadas. Tais queixas e os procedimentos realizados são abordados em profundidade no Capítulo 28.

COMPOSIÇÃO CORPORAL

A condução final do exame segue as possíveis hipóteses diagnósticas formuladas no atendimento inicial e visa à busca por outros sinais e sintomas de deficiência e excesso de nutrientes. A análise da composição corporal, importante ferramenta para a adequada classificação da distribuição dos componentes do corpo, permite melhor avaliação do estado de saúde do indivíduo, monitorando a terapia nutrológica e acompanhando as mudanças na constituição individual ao longo do tratamento. Possibilita também melhor definição de prognóstico e conduta clínica, além da identificação precoce de possíveis riscos à saúde.[31,32]

Essa avaliação é uma tentativa de simplificar um processo que é inerentemente complexo.[33] Como tal, existem vários métodos que tentam estimar com precisão a massa magra e a livre de gordura e seus subcomponentes. O modelo de dois componentes (massa magra e massa livre de gordura) é o mais comumente utilizado em adultos na prática clínica e em análise esportiva, pelo relativo baixo custo e facilidade de operação e não ser invasivo. Exemplos de métodos baseados no modelo de dois componentes incluem a hidrodensitometria (pesagem hidrostática), pletismografia por deslocamento de ar, espessura de dobras cutâneas e análise por bioimpedância elétrica.[33]

A aferição indireta da composição corporal a partir de medidas antropométricas é uma ferramenta básica e importante na avaliação nutrológica. Trata-se de um exame simples e de baixo custo, mas avaliador-dependente, com nível de confiabilidade das medições diretamente proporcional à habilidade e ao nível técnico do executor, além das pequenas variações no tipo e marca do adipômetro utilizado.

O profissional deve possuir equipamentos certificados e condizentes com a necessidade das aferições, como balança específica, estadiômetro, fita métrica e adipômetro, a fim de realizar corretamente as medidas que não se restringem apenas ao peso e altura, mas a diferentes circunferências do corpo, como cintura, quadril, região braquial e panturrilha, além da mensuração das dobras cutâneas, como triciptal, bicipital, subescapular, suprailíaca e coxas.[33,34]

Segundo posicionamento da International Society of Sports Nutrition,[33] o melhor uso das medidas de dobras cutâneas está relacionado ao monitoramento de valores brutos, em vez de assumir uma representação precisa da composição corporal. Essas medidas constituem um método útil para monitorar mudanças de gordura em crianças pelo pequeno tamanho corporal e pelo fato de os depósitos de gordura serem principalmente subcutâneo, mesmo em crianças obesas.[33]

A bioimpedanciometria elétrica multifrequência surgiu como uma nova possibilidade de avaliação indireta da composição corporal, já que possibilita ao profissional uma avaliação prática, rápida, segura, não invasiva e reprodutível em cada consulta com mínima participação técnica e bastante informativa, pois, além dos componentes corporais, é capaz de delinear e estimar a distribuição de fluidos nos espaços celulares, a integridade e qualidade celular.[35] A acurácia do exame, no entanto, depende de uma série de fatores como temperatura ambiente, realização de atividade física e consumo de alimentos e bebidas antes da avaliação, condições que afetam o balanço hidroeletrolítico individual.[35] Em comparação com a densitometria por dupla emissão de raios-X, o método tende a subestimar a massa livre de gordura em indivíduos de peso normal e superestimá-la em indivíduos obesos.[33]

Pacientes com marca-passo, gestantes e nutrizes não devem realizar o exame por falta de estudos na literatura demonstrando riscos.[35]

A avaliação indireta da composição corporal por ultrassom tem adquirido popularidade entre profissionais de saúde por ser um método acessível, rápido, não invasivo, indolor, sem uso de radiação ionizante, factível à beira do leito e facilmente reprodutível. Apresenta estudos de precisão para estimar a espessura da gordura em vários locais do corpo, além de ser capaz de medir a espessura de músculo e osso. O método, entretanto, segue em estudo com procedimentos de medições e técnicas em processo de padronização. Requer treinamento prático e experiência técnica na utilização e medição, além de seu alto custo em relação aos métodos de campo.[33] Alguns modelos apresentam *softwares* que estimam, além dos percentuais de gordura e espessura da camada muscular local, a taxa metabólica basal, o cálculo da relação cintura-quadril e o índice de massa corporal.[33,36]

A calorimetria indireta, método de cálculo do gasto energético de repouso (GER) e coeficiente respiratório a partir da mensuração do consumo de oxigênio e produção de gás carbônico, pode ser adicionada ao rol de procedimentos realizados em consultório médico desde que realizada em um aparelho adequadamente calibrado e por profissional treinado e habilitado.[34] Constitui um exame não invasivo, factível também fora de ambiente hospitalar e que pode ser de grande valor em pacientes com déficit ou riscos nutricionais, com fatores de estresse físico ou em situações em que o uso das equações preditivas esteja prejudicada, como em traumas neurológicos, paralisia, câncer, amputações, doença pulmonar obstrutiva crônica, pacientes com obesidade mórbida, em ventilação mecânica, sepse grave e estados de hipo e hipermetabolismo grave.[37]

A análise rigorosa do coeficiente respiratório e do GER é importante, principalmente nos pacientes anteriormente citados, para um correto planejamento da intervenção nutrológica. Para a realização do exame, é necessário um ambiente silencioso com pouca iluminação e temperatura confortável, bem como o paciente estar acordado, em repouso de pelo menos 30 minutos e em jejum por 4 horas.[37]

O cálculo do gasto energético total do paciente pode ser estimado por *softwares* dos exames acima descritos ou por fórmulas tradicionais, como a de Harris-Benedict. A partir do cálculo pode-se objetivamente distribuir as quantidades de macro e micronutrientes de acordo com a proposta nutrológica escolhida, se hipo, normo ou hipercalórica.

Outros procedimentos médicos realizados em pacientes obesos e ex-obesos são relatados no Capítulo 28 e variam a depender da queixa estética do paciente.

EXAMES COMPLEMENTARES

Ao final da consulta, com base na anamnese e exame físico bem dirigido, solicitam-se os exames laboratoriais relacionados às hipóteses diagnósticas propostas.

Esses exames servirão para confirmar uma hipótese, auxiliar na conduta terapêutica e no seguimento clínico do paciente. A solicitação prévia de exames laboratoriais e de imagem sem fundamentação clínica não deve ser estimulada. Exames como teste ergométrico, tomografia computadorizada, densitometria óssea, ressonância magnética, biomarcadores de lesão tecidual, testes de tolerância e testes genéticos podem ser onerosos, sofrer alterações pelo momento e tempo da coleta e até causar efeitos nocivos ao indivíduo sem indicação clínica, não devendo ser solicitados de rotina.

Estudos genéticos são recursos atuais que podem ser utilizados pelo médico nutrólogo para uma avaliação hereditária de possíveis alterações que estejam contribuindo para o quadro clínico do paciente. Variantes genéticas, como gene do receptor da leptina (*LEPR*), por exemplo, têm efeito importante sobre o controle da ingestão alimentar, temperatura e metabolismo corporal, função cardíaca e, consequentemente, do índice de massa corpórea do indivíduo.[38-43]

Uma história clínica adequadamente colhida e exames corretamente interpretados acarretam prescrição terapêutica alinhada com os propósitos e possibilidades metabólicas do paciente, evitando muitos efeitos colaterais previsíveis.

CONCLUSÃO

A nutrologia em sua essência como especialidade médica busca a prevenção e o tratamento de enfermidades relacionadas à alimentação, além da melhora na qualidade de vida a partir do equilíbrio físico e mental em um projeto de longo prazo. Em um modelo ideal de atendimento, o seguimento multidisciplinar com a monitoração constante da evolução psicológica do paciente em relação à comida, do processo de autoconhecimento e das dificuldades na condução do novo estilo de vida seria fundamental, pois o paciente necessita de educação continuada para que a realidade cotidiana dele seja transformada e refletida em adesão completa à terapêutica e otimização de resultados, principalmente no longo prazo.

Ensinar o paciente a perceber os resultados positivos ao longo do processo, orientando sobre maneiras de treinar o paladar e a mente, evitando gatilhos negativos e promessas de terapias milagrosas que podem desestruturar os resultados já alcançados, são pontos factíveis durante a consulta nutrológica. Todo esse cuidado e empenho tenderão a gerar uma mudança positiva permanente no paciente e no profissional, refletindo em ações construtivas e consequente melhora da qualidade de vida de ambos.

A seguir são apresentados procedimentos gerais e bioquímicos disponíveis ao médico nutrólogo, segundo a Classificação Brasileira Hierarquizada de Procedimentos Médicos (CHPM) e aprovados pela Associação Médica Brasileira (AMB) e Conselho Federal de Medicina (CFM) (Tabela 1).[44]

Tabela 1 Procedimentos gerais e bioquímicos disponíveis ao médico nutrólogo

Consultas	Classificação
Em consultório (no horário normal ou preestabelecido)	1.01.01.01-2
Em domicílio	1.01.01.02-0
Em pronto-socorro	1.01.01.03-9
Visita hospitalar (paciente internado)	1.01.02.01-9
Avaliações/acompanhamento	**Classificação**
Avaliação da composição corporal por antropometria (inclui consulta)	2.01.01.09-0
Avaliação da composição corporal por bioimpedância	2.01.01.10-4
Avaliação da composição corporal por pesagem hidrostática	2.01.01.11-2
Avaliação nutrológica (inclui consulta)	2.01.01.07-4
Avaliação nutrológica pré e pós-cirurgia bariátrica (inclui consulta)	2.01.01.08-2
Avaliação clínica diária enteral	2.02.01.10-9
Avaliação clínica diária parenteral	2.02.01.11-7
Avaliação clínica diária parenteral e enteral	2.02.01.12-5
Diagnóstico e terapêutica	**Classificação**
Dissecção de veia com colocação de cateter venoso	3.09.13.09-8
Implante cirúrgico de cateter de longa duração para nutrição parenteral prolongada	3.09.13.10-1
Colocação de banda gástrica	3.10.02.01-3
Colocação de banda gástrica por videolaparoscopia	3.10.02.28-5
Conversão de anastomose gastrojejunal (qualquer técnica)	3.10.02.02-1
Conversão de anastomose gastrojejunal por videolaparoscopia	3.10.02.29-3
Gastroplastia para obesidade mórbida	3.10.02.39-0
Colocação de sonda enteral	3.10.03.20-6
Laboratorial	**Classificação**
Espirometria para determinação do consumo de O_2, produção de CO_2	4.01.01.06-1
Passagem de sonda nasoenteral	4.02.02.53-4
Ácido ascórbico (vitamina C)	4.03.01.06-0
Ácido fólico, dosagem nos eritrócitos	4.03.01.08-7
Ácidos graxos livres	4.03.01.18-4
Ácidos orgânicos (perfil quantitativo)	4.03.01.19-2
Acilcarnitinas (perfil qualitativo)	4.03.01.20-6
Acilcarnitinas (perfil quantitativo)	4.03.01.21-4
Albumina	4.03.01.22-2
Anfetaminas, dosagem	4.03.01.33-8
Apolipoproteína A (Apo A)	4.03.01.35-4
Apolipoproteína B (Apo B)	4.03.01.36-2
Cálcio	4.03.01.40-0

(continua)

Tabela 1 Procedimentos gerais e bioquímicos disponíveis ao médico nutrólogo *(continuação)*

Laboratorial	Classificação
Cálcio iônico	4.03.01.41-9
Capacidade de fixação de ferro	4.03.01.42-7
Carnitina livre	4.03.01.44-3
Carnitina total e frações	4.03.01.45-1
Caroteno	4.03.01.46-0
Ceruloplasmina	4.03.01.47-8
Cobre	4.03.01.56-7
Colesterol (HDL)	4.03.01.58-3
Colesterol (LDL)	4.03.01.59-1
Colesterol (VLDL)	4.03.02.69-5
Colesterol total	4.03.01.60-5
Cromatografia de aminoácidos (perfil qualitativo)	4.03.01.67-2
Curva glicêmica (4 dosagens) via oral ou endovenosa	4.03.01.68-0
Eletroforese de proteínas	4.03.01.76-1
Eletroforese de lipoproteínas	4.03.01.78-8
Fenilalanina, dosagem	4.03.01.81-8
Ferro sérico	4.03.01.84-2
Fósforo	4.03.01.93-1
Frutose	4.03.01.96-6
Galactose	4.03.01.97-4
Glicose	4.03.02.04-0
Homocisteína	4.03.02.11-3
Lipase lipoproteica	4.03.02.20-2
Lipídeos totais	4.03.02.63-6
Lipoproteína A	4.03.02.21-0
Magnésio	4.03.02.23-7
Maltose, teste de tolerância	4.03.02.64-4
Nitrogênio total	4.03.02.26-1
Perfil lipídico/lipidograma (lipídeos totais, colesterol, triglicérides e eletroforese de lipoproteínas)	4.03.02.75-0
Potássio	4.03.02.31-8
Pré-albumina	4.03.02.32-6
Proteína ligadora do retinol	4.03.02.36-9
Proteínas totais	4.03.02.37-7
Proteínas totais – albumina e globulina	4.03.02.38-5
Sacarose, teste de tolerância	4.03.02.41-5
Sódio	4.03.02.42-3

(continua)

Tabela 1 Procedimentos gerais e bioquímicos disponíveis ao médico nutrólogo *(continuação)*

Laboratorial	Classificação
Succinil acetona	4.03.02.43-1
Teste de tolerância à insulina ou aos hipoglicemiantes orais (até 6 dosagens)	4.03.02.48-2
Teste oral de tolerância à glicose – 2 dosagens	4.03.02.70-9
Tirosina	4.03.02.49-0
Transferrina	4.03.02.52-0
Triglicérides	4.03.02.54-7
Ureia	4.03.02.58-0
Vitamina D 25 OH, dosagem (vitamina D3)	4.03.02.83-0
Vitamina A, dosagem	4.03.02.60-1
Vitamina B1, dosagem	4.03.02.78-4
Vitamina B2, dosagem	4.03.02.79-2
Vitamina B3, dosagem	4.03.02.80-6
Vitamina B6, dosagem	4.03.02.81-4
Vitamina D2, dosagem	4.03.02.82-2
Vitamina E	4.03.02.61-0
Vitamina K, dosagem	4.03.02.84-9
Gordura fecal, dosagem	4.03.03.05-5
Hemoglobina, dosagem	4.03.04.34-5
1,25-di-hidroxivitamina D	4.03.05.01-5
Catecolaminas	4.03.16.17-3
Cortisol	4.03.16.19-0
Cortisol livre	4.03.05.21-0
Curva glicêmica (6 dosagens)	4.03.05.22-8
Curva insulínica (6 dosagens)	4.03.05.23-6
Ferritina	4.03.16.27-0
Gastrina	4.03.16.29-7
Glucagon, dosagem	4.03.05.36-8
Insulina	4.03.16.36-0
Leptina	4.03.05.42-2
Vitamina B12	4.03.16.57-2
Catecolaminas fracionadas – dopamina, epinefrina, norepinefrina	4.03.11.05-8
Cistina	4.03.11.24-4
Cistinúria, pesquisa	4.03.11.06-6
Corpos cetônicos, pesquisa	4.03.11.08-2
Cromatografia de açúcares	4.03.11.09-0
Cromo	4.03.13.31-0
Etanol	4.03.13.14-0

(continua)

Tabela 1 Procedimentos gerais e bioquímicos disponíveis ao médico nutrólogo *(continuação)*

Laboratorial	Classificação
Metais: Al, As, Cd, Cr, Mn, Hg, Ni, Zn, Co etc., absorção atômica (cada)	4.03.13.19-0
Selênio, dosagem	4.03.13.25-5
Zinco	4.03.13.32-8
Teste de absorção de vitamina B12 com cobalto 57 (teste de Schilling)	4.07.05.06-4
Colocação de cateter venoso central ou *portocath*	4.08.13.23-1
Calorimetria direta	4.13.01.41-2
Calorimetria indireta (ambulatorial) exame	4.13.01.06-4

Fonte: Ribas e Suen, 2013.[44]

REFERÊNCIAS BIBLIOGRÁFICAS

1. Código de Ética Médica: Resolução CFM no 2.217, de 27 de setembro de 2018, modificada pelas Resoluções CFM no 2.222/2018 e 2.226/2019/Conselho Federal de Medicina - Brasília: Conselho Federal de Medicina, 2019, Capítulo XIII, Art. 113.
2. Organização Mundial da Saúde. Constituição da Organização Mundial da Saúde. Documentos básicos, suplemento da 45ª edição, outubro de 2006. Disponível em: https://www.who.int/governance/eb/who_constitution_sp.pdf; acessado em: 20 de agosto de 2021.
3. Chaput JP. Sleep patterns, diet quality and energy balance. Physiol Behav. 2014;134:86-91.
4. Cappuccio FP, Miller MA. Sleep and cardio-metabolic disease. Curr Cardiol Rep. 2018;19:67-79.
5. Medic G, Wille MHME. Short- and long-term health consequences of sleep disruption. Nat Sci Sleep. 2017;9:151-61.
6. Reinke H, Asher G. Crosstalk between metabolism and circadian clocks. Nat Rev Mol Cell Biol. 2019;20:227-41.
7. Afaghi A, O'Connor H, Chow CM. High-glycemic-index carbohydrate meals shorten sleep onset. Am J Clin Nutr. 2007;85(2):426-30.
8. Grandner MA, Jackson N, Gerstner JR, Knutson KL. Dietary nutrients associated with short and long sleep duration. Data from a nation ally representative sample. Appetite. 2013;64:71-80.
9. Phillips F, Chen CN, Crisp AH, Koval J, McGuinness B, Kalucy RS, et al. Isocaloric diet changes and electroencephalographic sleep. Lancet. 1975;2(7938):723-5.
10. St-Onge M, Roberts A, Shechter A, Choudhury AR. Fiber and saturated fat are associated with sleep arousals and slow wave sleep. J Clin Sleep Med. 2016;12(1):19-24.
11. Markus C, Jonkman L, Lammers J, Deutz N, Messer M, Rigtering N. Evening intake of α-lactalbumin increases plasma tryptophan availability and improves morning alertness and brain measures of attention. Am J Clin Nutr. 2005;81(5):1026-33.
12. Peuhkuri K, Sihvola N, Korpela R. Diet promotes sleep duration and quality. Nutr Res. 2012;32(5):309-19.
13. Silber B, Schmitt J. Effects of tryptophan loading on human cognition, mood, and sleep. Neurosci Biobehav Rev. 2010;34(3):387-407.
14. Grandner M, Jackson N, Gerstner J, Knutson K. Sleep symptoms associated with intake of specific dietary nutrients. J Sleep Res. 2014;23(1):22-34.
15. Rondanelli M, Opizzi A, Monteferrario F, Antoniello N, Manni R, Klersy C. The effect of melatonin, magnesium, and zinc on primary insomnia in long-term care facility residents in Italy: a double-blind, placebo-controlled clinical trial. J Am Geriatr Soc. 2011;59(1):82-90.
16. Saito H, Cherasse Y, Suzuki R, Mitarai M, Ueda F, Urade Y. Zinc-rich oysters as well as zinc-yeast- and astaxanthin-enriched food improved sleep efficiency and sleep onset in a randomized controlled trial of healthy individuals. Mol Nutr Food Res. 2017;61(5).

17. Majid MS, Ahmad HS, Bizhan H, Mohammad Hosein HZ, Mohammad A. The effect of vitamin D supplement on the score and quality of sleep in 20-50 year-old people with sleep disorders compared with control group. Nutr Neurosci. 2017:1-9.
18. Maughan RJ, Burke LM, Dvorak J, Larson-Meyer DE, Peeling P, Phillips SM, et al. IOC consensus statement: dietary supplements and the high-performance athlete. Br J Sports Med. 2018;52:439-55.
19. Duranti S, Ferrario C, van Sinderen D, Ventura M, Turroni F. Obesity and microbiota: an example of an intricate relationship. Genes Nutr. 2017;12:18.
20. David LA, Maurice CF, Carmody RN, Gootenberg DB, Button JE, Wolfe BE, et al. Diet rapidly and reproducibly alters the human gut microbiome. Nature. 2014;505:559-63.
21. Sanders ME, Akkermans LM, Haller D, Hammerman C, Heimbach J, Hormannsperger G, et al. Safety assessment of probiotics for human use. Gut Microbes. 2010;1:164-85.
22. Marteau P. Safety aspects of probiotic products. Naringsforskning. 2001;45:22-4.
23. Cesaro C, Tiso A, Del Prete A, Cariello R, Tuccillo C, Cotticelli G, et al. Gut microbiota and probiotics in chronic liver diseases. Dig Liver Dis. 2011;43:431-8.
24. Gleeson M, Bishop N, Oliveira M, McCauley T, Tauler P, Muhamad AS. Respiratory infection risk in athletes: association with antigen-stimulated IL- 10 production and salivary IgA secretion. Scand J Med Sci Sports. 2012;22:410-7.
25. Ng SC, Hart AL, Kamm MA, Stagg AJ, Knight SC. Mechanisms of action of probiotics: recent advances. Inflamm Bowel Dis. 2009;15:300-10.
26. Besselink MG, van Santvoort HC, Buskens E, Boermeester MA, van Goor H, Timmerman HM, et al. Probiotic prophylaxis in predicted severe acute pancreatitis: a randomised, double-blind, placebo-controlled trial. Lancet. 2008;371:651-9.
27. Sanders ME, Merenstein DJ, Ouwehand AC, Reid G, Salminen S, Cabana MD, et al. Probiotic use in at-risk populations. J Am Pharm Assoc (2003). 2016;56:680-6.
28. Vallabhaneni S, Walker TA, Lockhart SR, Ng D, Chiller T, Melchreit R, et al. Centers for Disease Control and Prevention. Disponível em: https://www.cdc.gov/mmwr/preview/mmwrhtml/mm6406a6.htm.
29. Marston WM. Emotions of normal people. London: K. Paul, Trench, Trubner & Co. Ltd.; 1928.
30. Deviney D, Mills LH, Gerlich R. Environmental impacts on GPA for accelerated schools: a values and behavioral approach. Journal of Instructional Pedagogies. 2010:31-15.
31. De Lucia Rolfe E, Sleigh A, Finucane FM, Brage S, Stolk RP, et al. Ultrasound measurements of visceral and subcutaneous abdominal thickness to predict abdominal adiposity among older men and women. Obesity (Silver Spring). 2010;18(3):625-31.
32. Stolk RP, Meijer R, Mali WP, Grobbee DE, van der Graaf Y. Ultrasound measurements of intraabdominal fat estimate the metabolic syndrome better than do measurements of waist circumference. Am J Clin Nutr. 2003;77:857-60.
33. Aragon AA, Schoenfeld BJ, Wildman R, Kleiner S, VanDusseldorp T, Taylor L, et al. International society of sports nutrition position stand: diets and body composition. J Int Soc Sports Nutr. 2017;14:16.
34. Mancini MC (coord.). Tratado de Obesidade. 2.ed. Rio de Janeiro: Guanabara Koogan; 2015. cap 2. p.73-7.
35. Cômodo ARO, Dias ACF, Tomaz BA, Silva-Filho AA, Werustsky CA, Ribas DF, et al. Utilização da bioimpedância para avaliação da massa corpórea. Projeto Diretrizes, AMB.
36. Smith-Ryan AE, Fultz SN, Melvin MN, Wingfield HL, Woessner MN. Reproducibility and validity of A-mode ultrasound for body composition measurement and classification in overweight and obese men and women. PLoS One. 2014;9(3):e91750.
37. Dias ACF, Silva Filho AA, Cômodo ARO, Tomaz BA, Ribas DF, Spolidoro J, et al. Gasto energético avaliado pela calorimetria indireta. Projeto Diretrizes AMB.
38. Chavarria-Avila E, Vázquez-Del Mercado M, Gomez-Bañuelos E, Ruiz-Quezada Sl, CastroAlbarran J, Sánchez-López L, et al. The impact of LEP G2548A and LEPR Gln223Arg polymorphisms on adiposity, leptin, and leptin-receptor serum levels in a Mexican mestizo population. BioMed Research International. 2015;2015:1-10.
39. Dias NF, Fernandes AE, Melo ME, Reinhardt HL, Cercato C, Villares SM, et al. Lack of mutations in the leptin receptor gene in severely obese children. Arq Bras Endocrinol Metab. 2012;56(3):178-83.

40. Dubern B, Clement K. Leptin and leptin receptor-related monogenic obesity. Biochimie. 2012;94(10):2111-5.
41. Münzberg H, Morrison CD. Structure, production and signaling of leptin. Metabolism. 2015;64(1):13-23.
42. Oliveira RD, Cerda A, Genvigir FD, Sampaio MF, Armaganijan D, Bernik MM, et al. Leptin receptor gene polymorphisms are associated with adiposity and metabolic alterations in Brazilian individuals. Arq Bras Endocrinol Metab. 2013;57(9):677-84,.
43. Steemburgo T, Azevedo MJ, Martínez JA. Gene-nutrient interaction and its association with obesity and diabetes mellitus. Arq Bras Endocrinol Metab. 2009;53(5):497-508.
44. Ribas-Filho D, Suen VMM. Tratado de Nutrologia. Barueri: Manole; 2013. cap 18. p.389-92.

Índice remissivo

E

F

G

H

I

L